国家卫生和计划生育委员会"十三五"规划教材

全国高等学校教材

供本科护理学类专业用

儿童护理学

第 **3** 版

主　编　范　玲

副主编　崔文香　陈　华　张　瑛

编　者　（按姓氏笔画排序）

牛　霞	▶ 安徽医科大学护理学院
王　聪	▶ 厦门医学院护理系
陈　华	▶ 北京大学护理学院
沙丽艳	▶ 大连医科大学附属第二医院
吴心琦	▶ 哈尔滨医科大学附属第二医院
吴丽芬	▶ 华中科技大学同济医学院附属协和医院
张　瑛	▶ 长治医学院护理学院
范　玲	▶ 中国医科大学附属盛京医院
贺琳晰	▶ 中国医科大学附属盛京医院
倪志宏	▶ 石河子大学医学院
崔文香	▶ 延边大学护理学院
彭文涛	▶ 四川大学华西第二医院

U0226269

人民卫生出版社

图书在版编目（CIP）数据

儿童护理学 / 范玲主编. —3 版. —北京：人民卫生出版社，
2017

ISBN 978-7-117-23946-2

Ⅰ. ①儿… Ⅱ. ①范… Ⅲ. ①儿科学 – 护理学 – 医学
院校 – 教材 Ⅳ. ①R473.72

中国版本图书馆 CIP 数据核字（2017）第 090545 号

人卫智网	www.ipmph.com	医学教育、学术、考试、健康，
		购书智慧智能综合服务平台
人卫官网	www.pmph.com	人卫官方资讯发布平台

儿童护理学
第 3 版

主　　编：范　玲
出版发行：人民卫生出版社（中继线 010-59780011）
地　　址：北京市朝阳区潘家园南里 19 号
邮　　编：100021
E - mail：pmph @ pmph.com
购书热线：010-59787592　010-59787584　010-65264830
印　　刷：天津安泰印刷有限公司
经　　销：新华书店
开　　本：850×1168　1/16　印张：29
字　　数：780 千字
版　　次：2005 年 9 月第 1 版　2017 年 6 月第 3 版
　　　　　2021 年 12 月第 3 版第 4 次印刷（总第 15 次印刷）
标准书号：ISBN 978-7-117-23946-2/R·23947
定　　价：78.00 元
打击盗版举报电话：010-59787491　E-mail：WQ @ pmph.com
（凡属印装质量问题请与本社市场营销中心联系退换）

第六轮修订说明

为了在"十三五"期间，持续深化医药卫生体制改革，贯彻落实《"健康中国2030"规划纲要》，全面践行《全国护理事业发展规划（2016—2020年）》，顺应全国高等护理学类专业教育发展与改革的需要，培养能够满足人民群众多样化、多层次健康需求的护理人才。在对第五轮教材进行全面、充分调研的基础上，在国家卫生和计划生育委员会领导下，经第三届全国高等学校护理学专业教材评审委员会的审议和规划，人民卫生出版社于2016年1月进行了全国高等学校护理学类专业教材评审委员会的换届工作，同时启动全国高等学校本科护理学类专业第六轮规划教材的修订工作。

本轮教材修订得到全国百余所本科院校的积极响应和大力支持，在结合调研结果和我国护理学高等教育的特点及发展趋势的基础上，第四届全国高等学校护理学类专业教材建设指导委员会确定第六轮教材修订的指导思想为：坚持"规范化、精品化、创新化、国际化、数字化"战略，紧扣培养目标，遵循教学规律，围绕提升学生能力，创新编写模式，体现专业特色；构筑学习平台，丰富教学资源，打造一流的、核心的、经典的具有国际影响力的护理学本科教材体系。

第六轮教材的编写原则为：

1. **明确目标性与系统性** 本套教材的编写要求定位准确，符合本科教育特点与规律，满足护理学类专业本科学生的培养目标。注重多学科内容的有机融合，减少内容交叉重复，避免某些内容疏漏。在保证单本教材知识完整性的基础上，兼顾各教材之间有序衔接，有机联系，使全套教材整体优化，具有良好的系统性。

2. **坚持科学性与专业性** 本套教材编写应坚持"三基五性"的原则，教材编写内容科学、准确，名称、术语规范，体例、体系具有逻辑性。教材须符合护理学专业思想，具有鲜明的护理学专业特色，满足护理学专业学生的教学要求。同时继续加强对学生人文素质的培养。

3. **兼具传承性与创新性** 本套教材主要是修订，是在传承上一轮教材优点的基础上，结合上一轮教材调研的反馈意见，进行修改及完善，而不是对原教材进行彻底推翻，以保证教材的生命力和教学活动的延续性。教材编写中根据本学科和相关学科的发展，补充更新学科理论与实践发展的新成果，以使经典教材的传统性和精品教材的时代性完美结合。

4. **体现多元性与统一性**　为适应全国二百余所开办本科护理教育院校的多样化教学需要，本套教材在遵循本科教育基本标准的基础上，既包括有经典的临床学科体系教材，也有生命周期体系教材、中医特色课程教材和双语教材，以供各院校根据自身教学模式的特点选用。本套教材在编写过程中，一方面，扩大了参编院校范围，使教材编写团队更具多元性的特点；另一方面，明确要求，审慎把关，力求各章内容详略一致，整书编写风格统一。

5. **注重理论性与实践性**　本套教材在强化理论知识的同时注重对实践应用的思考，通过教材中的思考题、网络增值服务中的练习题，以及引入案例与问题的教材编写形式等，努力构建理论与实践联系的桥梁，以利于培养学生应用知识、分析问题、解决问题的能力。

全套教材采取新型编写模式，借助扫描二维码形式，帮助教材使用者在移动终端共享与教材配套的优质数字资源，实现纸媒教材与富媒体资源的融合。

全套教材共 50 种，于 2017 年 7 月前由人民卫生出版社出版，供各院校本科护理学类专业使用。

人民卫生出版社

2017 年 5 月

获取图书网络增值服务的步骤说明

❶ ——▪ 扫描封底圆形图标中的二维码，
登录图书增值服务激活平台。

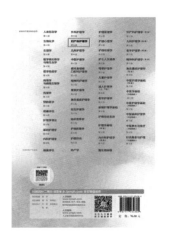

❷ ——▪ 刮开并输入激活码，激活增值
服务。

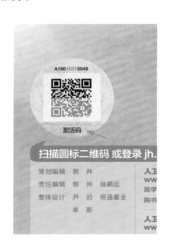

❸ ——▪ 下载"人卫图书增值"客户端。

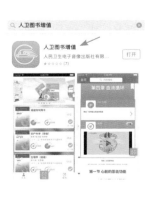

❹ ——▪ 使用客户端"扫码"功能，扫描
图书中二维码即可快速查看网络
增值服务内容。

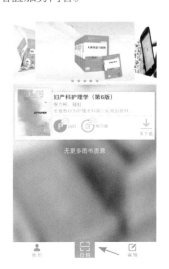

第六轮教材目录

1. 本科护理学类专业教材目录

序号	教材	版次	主审	主编		副主编			
1	人体形态学	第4版		周瑞祥	杨桂姣	王海杰	郝立宏	周劲松	
2	生物化学	第4版		高国全		解 军	方定志	刘 彬	
3	生理学	第4版		唐四元		曲丽辉	张翠英	邢德刚	
4	医学微生物学与寄生虫学	第4版		黄 敏	吴松泉	廖 力	王海河		
5	医学免疫学	第4版	安云庆	司传平		任云青	王 炜	张 艳	胡 洁
6	病理学与病理生理学	第4版		步 宏		王 雯	李连宏		
7	药理学	第4版		董 志		弥 曼	陶 剑	王金红	
8	预防医学	第4版		凌文华	许能锋	袁 晶	龙鼎新	宋爱芹	
9	健康评估	第4版	吕探云	孙玉梅	张立力	朱大乔	施齐芳	张彩虹	陈利群
10	护理学导论	第4版		李小妹	冯先琼	王爱敏	隋树杰		
11	基础护理学	第6版		李小寒	尚少梅	王春梅	郑一宁	丁亚萍	吕冬梅
12	内科护理学	第6版		尤黎明	吴 瑛	孙国珍	王君俏	袁 丽	胡 荣
13	外科护理学	第6版		李乐之	路 潜	张美芬	汪 晖	李惠萍	许 勤
14	妇产科护理学	第6版	郑修霞	安力彬	陆 虹	顾 炜	丁 焱	罗碧如	
15	儿科护理学	第6版		崔 焱	仰曙芬	张玉侠	刘晓丹	林素兰	
16	中医护理学	第4版		孙秋华		段亚平	李明今	陆静波	
17	眼耳鼻咽喉口腔科护理学	第4版		席淑新	赵佛容	肖惠明	李秀娥		
18	精神科护理学	第4版		刘哲宁	杨芳宇	许冬梅	贾守梅		
19	康复护理学	第4版		燕铁斌	尹安春	鲍秀芹	马素慧		
20	急危重症护理学	第4版		张 波	桂 莉	金静芬	李文涛	黄素芳	
21	社区护理学	第4版		李春玉	姜丽萍	陈长香			
22	临床营养学	第4版	张爱珍	周 芸		胡 雯	赵雅宁		
23	护理教育学	第4版		姜安丽	段志光	范秀珍	张 艳		
24	护理研究	第5版		胡 雁	王志稳	刘均娥	颜巧元		

序号	教材	版次	主审	主编		副主编			
25	护理管理学	第4版	李继平	吴欣娟	王艳梅	翟惠敏	张俊娥		
26	护理心理学	第4版		杨艳杰	曹枫林	冯正直	周英		
27	护理伦理学	第2版		姜小鹰	刘俊荣	韩琳	范宇莹		
28	护士人文修养	第2版		史瑞芬	刘义兰	刘桂瑛	王继红		
29	母婴护理学	第3版		王玉琼	莫洁玲	崔仁善	罗阳		
30	儿童护理学	第3版		范玲		崔文香	陈华	张瑛	
31	成人护理学（上、下册）	第3版		郭爱敏	周兰姝	王艳玲	陈红	何朝珠	牟绍玉
32	老年护理学	第4版		化前珍	胡秀英	肖惠敏	张静		
33	新编护理学基础	第3版		姜安丽	钱晓路	曹梅娟	王克芳	郭瑜洁	李春卉
34	护理综合实训	第1版		李映兰	王爱平	李玉红	蓝宇涛	高睿	靳永萍
35	护理学基础（双语）	第2版	姜安丽	王红红	沈洁	陈晓莉	尼春萍	吕爱莉	周洁
36	内外科护理学（双语）	第2版	刘华平 李峥	李津	张静平	李卡	李素云	史铁英	张清
37	妇产科护理学（双语）	第2版		张银萍	单伟颖	张静	周英凤	谢日华	
38	儿科护理学（双语）	第2版	胡雁	蒋文慧	赵秀芳	高燕	张莹	蒋小平	
39	老年护理学（双语）	第2版		郭桂芳	黄金	谷岩梅	郭宏		
40	精神科护理学（双语）	第2版		雷慧	李小麟	杨敏	王再超	王小琴	
41	急危重症护理学（双语）	第2版		钟清玲	许虹	关青	曹宝花		
42	中医护理学基础（双语）	第2版		郝玉芳	王诗源	杨柳	王春艳	徐冬英	
43	中医学基础（中医特色）	第2版		陈莉军	刘兴山	高静	裴秀月	韩新荣	
44	中医护理学基础（中医特色）	第2版		陈佩仪		王俊杰	杨晓玮	郑方道	
45	中医临床护理学（中医特色）	第2版		徐桂华	张先庚	于春光	张雅丽	闫力	马秋平
46	中医养生与食疗（中医特色）	第2版		于睿	姚新	聂宏	宋阳		
47	针灸推拿与护理（中医特色）	第2版		刘明军		卢咏梅	董博		

2. 本科助产学专业教材目录

序号	教材	版次	主审	主编		副主编			
1	健康评估	第1版		罗碧如	李宁	王跃	邹海欧	李玲	
2	助产学	第1版	杨慧霞	余艳红	陈叙	丁焱	侯睿	顾炜	
3	围生期保健	第1版		夏海鸥	徐鑫芬	蔡文智	张银萍		

第四届全国高等学校护理学类专业

教材建设指导委员会名单

顾 问		周 军	▸	中日友好医院
		李秀华	▸	中华护理学会
		么 莉	▸	国家卫生计生委医院管理研究所护理中心
		姜小鹰	▸	福建医科大学护理学院
		吴欣娟	▸	北京协和医院
		郑修霞	▸	北京大学护理学院
		黄金月	▸	香港理工大学护理学院
		李秋洁	▸	哈尔滨医科大学护理学院
		娄凤兰	▸	山东大学护理学院
		王惠珍	▸	南方医科大学护理学院
		何国平	▸	中南大学护理学院

主任委员		尤黎明	▸	中山大学护理学院
		姜安丽	▸	第二军医大学护理学院

副主任委员		安力彬	▸	大连大学护理学院
（按姓氏拼音排序）		崔 焱	▸	南京医科大学护理学院
		段志光	▸	山西医科大学
		胡 雁	▸	复旦大学护理学院
		李继平	▸	四川大学华西护理学院
		李小寒	▸	中国医科大学护理学院
		李小妹	▸	西安交通大学护理学院

刘华平	‣	北京协和医学院护理学院
陆　虹	‣	北京大学护理学院
孙宏玉	‣	北京大学护理学院
孙秋华	‣	浙江中医药大学
吴　瑛	‣	首都医科大学护理学院
徐桂华	‣	南京中医药大学
殷　磊	‣	澳门理工学院
章雅青	‣	上海交通大学护理学院
赵　岳	‣	天津医科大学护理学院

常务委员

（按姓氏拼音排序）

曹枫林	‣	山东大学护理学院
郭桂芳	‣	北京大学护理学院
郝玉芳	‣	北京中医药大学护理学院
罗碧如	‣	四川大学华西护理学院
尚少梅	‣	北京大学护理学院
唐四元	‣	中南大学湘雅护理学院
夏海鸥	‣	复旦大学护理学院
熊云新	‣	广西广播电视大学
仰曙芬	‣	哈尔滨医科大学护理学院
于　睿	‣	辽宁中医药大学护理学院
张先庚	‣	成都中医药大学护理学院

本科教材评审委员会名单

李惠萍	▸	安徽医科大学护理学院
廖 力	▸	南华大学护理学院
林素兰	▸	新疆医科大学护理学院
刘桂瑛	▸	广西医科大学护理学院
刘义兰	▸	华中科技大学同济医学院附属协和医院
刘志燕	▸	贵州医科大学护理学院
龙 霖	▸	川北医学院护理学院
卢东民	▸	湖州师范学院
牟绍玉	▸	重庆医科大学护理学院
任海燕	▸	内蒙古医科大学护理学院
隋树杰	▸	哈尔滨医科大学护理学院
王 军	▸	山西医科大学汾阳学院
王 强	▸	河南大学护理学院
王爱敏	▸	青岛大学护理学院
王春梅	▸	天津医科大学护理学院
王君俏	▸	复旦大学护理学院
王克芳	▸	山东大学护理学院
王绍锋	▸	九江学院护理学院
王玉琼	▸	成都市妇女儿童中心医院
徐月清	▸	河北大学护理学院
许 虹	▸	杭州师范大学护理学院
许燕玲	▸	上海市第六人民医院
杨立群	▸	齐齐哈尔医学院护理学院
张 瑛	▸	长治医学院护理学院
张彩虹	▸	海南医学院国际护理学院
张会君	▸	锦州医科大学护理学院
张美芬	▸	中山大学护理学院
章泾萍	▸	皖南医学院护理学院
赵佛容	▸	四川大学华西口腔医院
赵红佳	▸	福建中医药大学护理学院
周 英	▸	广州医科大学护理学院

| 秘　书 | 王 婧 | ▸ | 西安交通大学护理学院 |
| | 丁亚萍 | ▸ | 南京医科大学护理学院 |

数字教材评审委员会名单

指导主委	段志光	▶	山西医科大学

主任委员	孙宏玉	▶	北京大学护理学院
	章雅青	▶	上海交通大学护理学院

副主任委员	仰曙芬	▶	哈尔滨医科大学护理学院
	熊云新	▶	广西广播电视大学
	曹枫林	▶	山东大学护理学院

委　员 （按姓氏拼音排序）	柏亚妹	▶	南京中医药大学护理学院
	陈　嘉	▶	中南大学湘雅护理学院
	陈　燕	▶	湖南中医药大学护理学院
	陈晓莉	▶	武汉大学 HOPE 护理学院
	郭爱敏	▶	北京协和医学院护理学院
	洪芳芳	▶	桂林医学院护理学院
	鞠　梅	▶	西南医科大学护理学院
	蓝宇涛	▶	广东药科大学护理学院
	李　峰	▶	吉林大学护理学院
	李　强	▶	齐齐哈尔医学院护理学院
	李彩福	▶	延边大学护理学院
	李春卉	▶	吉林医药学院

李芳芳 ‣ 第二军医大学护理学院

李文涛 ‣ 大连大学护理学院

李小萍 ‣ 四川大学护理学院

孟庆慧 ‣ 潍坊医学院护理学院

商临萍 ‣ 山西医科大学护理学院

史铁英 ‣ 大连医科大学附属第一医院

万丽红 ‣ 中山大学护理学院

王桂云 ‣ 山东协和学院护理学院

谢 晖 ‣ 蚌埠医学院护理学系

许 勤 ‣ 南京医科大学护理学院

颜巧元 ‣ 华中科技大学护理学院

张 艳 ‣ 郑州大学护理学院

周 洁 ‣ 上海中医药大学护理学院

庄嘉元 ‣ 福建医科大学护理学院

秘　　书　　　　　　杨 萍 ‣ 北京大学护理学院

范宇莹 ‣ 哈尔滨医科大学护理学院

吴觉敏 ‣ 上海交通大学护理学院

网络增值服务编者名单

主 编　范　玲

副主编　崔文香　陈　华　张　瑛

编 者　（按姓氏笔画排序）

牛　霞	‣	安徽医科大学护理学院
王　聪	‣	厦门医学院护理系
陈　华	‣	北京大学护理学院
沙丽艳	‣	大连医科大学附属第二医院
吴心琦	‣	哈尔滨医科大学附属第二医院
吴丽芬	‣	华中科技大学同济医学院附属协和医院
张　瑛	‣	长治医学院护理学院
范　玲	‣	中国医科大学附属盛京医院
贺琳晰	‣	中国医科大学附属盛京医院
倪志宏	‣	石河子大学医学院
崔文香	‣	延边大学护理学院
彭文涛	‣	四川大学华西第二医院

主编简介

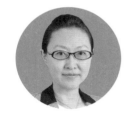

范　玲

范玲，教授，博士生导师。中国医科大学护理学院副院长，中国医科大学附属盛京医院护理部主任。担任中华护理学会理事，中华护理儿科专业委员会副主任委员，中华护理学会护理行政管理委员会专家库成员。辽宁省护理学会副理事长，辽宁省儿科护理学会主任委员，首届全国优秀护理部主任。

主要研究方向：1.基于护理垂直管理的护士岗位管理探索，护理绩效考核与绩效激励机制。2.区域协同护理信息化服务平台的构建与运行机制。3.以护理信息化引领护理精细化管理。4.基于工时测定的儿科护士岗位设置研究。5.护理质量持续改进方法之品管圈。6.新生儿疾病护理新进展。7.病人护理安全管理与质量监控。先后承担国家级省级课题多项，累计科研基金100余万元，发表护理论文70余篇，先后两次获得中华护理学会全国护理科技进步一等奖和二等奖。科研成果《大型公立综合性医院护理垂直管理模式的构建与运行机制的研究》，2013年获得辽宁省科学技术进步三等奖，2015年获得中国医院协会医院科技创新奖三等奖。主编教材与论著10余部。担任《中华护理杂志》《中国护理管理杂志》等编委。

副主编简介

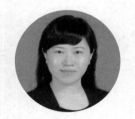

崔文香

崔文香，1969年4月生，医学硕士、护理学博士、教授、硕士研究生导师。延边大学临床医学硕士；韩国延世大学护理学硕士、博士。

主要研究方向为临床护理、公众健康管理、儿童青少年健康促进。近年来先后主持国家社科基金项目、教育部留学回国人员科研启动基金项目、韩国学中央研究院项目等国家级部级项目；也主持了吉林省卫生厅、吉林省教育厅、吉林省中医药管理局、吉林省高教委科研项目；作为主要成员参加"全国老龄工作委员会办公室/联合国儿童基金会（UNICEF）合作项目"、中日老人介护研究项目。近年来，在国内外具有影响力的刊物上发表学术70余篇，其中中文核心期刊论文30篇；主编或参编教材、专著11部；撰写了留守人口健康管理相关政府咨询报告5份；荣获吉林省自然科学学术成果奖、吉林省社会科学联合会优秀成果奖等奖项。

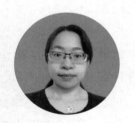

陈　华

陈华，博士，北京大学护理学院副教授，妇儿教研室副主任。承担各层次儿科护理学及相关方向的教学工作。

主要科研方向为新生儿护理（早产儿护理）、慢性病儿童护理、青少年生殖健康管理等。主持及参与的联合国人口基金（UNFPA），联合国儿童基金（UNICEF），CMB科研基金及北京大学医学部等多项科研项目，近五年在核心期刊发表文章十余篇。担任教育部高等学校护理学教学指导委员会秘书，及《中国生育健康杂志》等审稿专家。

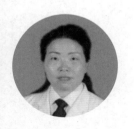

张　瑛

张瑛，汉族，生于1964年2月，中共党员，教授，硕士生导师，现任长治医学院护理学系主任，中国高等教育学会护理教育分会委员，山西护理学会护理教育分会常务委员，从事高等教育工作30余年。

主要研究方向为护理教育、护理科研、儿科护理。2006年护理学山西省品牌专业建设、2008年国家级特色专业建设主要负责人。先后主持山西省教学研究课题四项，参与山西省重点教学研究课题一项，长治医学院科研发展基金两项。先后荣获山西省教学成果一等奖一项、三等奖一项，全国医药优秀教材三等奖一项。发表论文20余篇，主编国家级规划教材10余部。

前　言

　　儿童护理学是一门从整体护理观念出发，研究儿童从新生儿期至青春期的生长发育、健康保健、疾病防治和临床护理的护理专业课程。为进一步加速我国高等医药教材建设，根据全国高等医药教材建设研究会护理学专业教材评审委员会关于第六轮规划教材修订工作的原则和编写要求，本教材是以护理本科生的培养目标为依据，以培养学生能力为重点，以提高学生素质为核心，为培养专业型儿科护理人才而编写的一本儿童护理学本科教材。编写团队结合我国护理实践，继续坚持"三基、五性、三特定"的编写原则，以整体护理为理念，融合多学科的现代护理知识，探究国内外先进护理技术，对教材内容进行了精选、修订和增新，力求全方位地为儿童提供全程的关怀性照顾，保障和促进儿童身心健康。

　　本教材在总结上版教材编写经验基础上，依据学科发展趋势，坚持"以儿童健康为中心"的护理理念，在编写体例上，以护理程序为编写框架，体现儿童护理的连续性、整体性、系统性。重点疾病采用经典案例导入与思考的方式，引导学生建立护理专业的临床思维方法，提高观察、分析、解决问题的能力，营造学生运用护理知识解决临床实际问题的氛围，培养适应当代儿童护理发展需要的专业型人才；正文中增设"box"模块，以"知识拓展"、"经验分享"、"学科前沿"等形式呈现，引导学生对护理领域的研究热点、最新研究成果、学科前沿趋势等进行更深层次地思考，带动学生主动学习，鼓励学生发散思维；章后设置"护理学而思"，题干为护士执业资格考试 A3 或 A4 型题题干，保证教学与护士执业资格考试和实践应用的接轨，提高学生学习的动力和兴趣。此外，本教材同时配有习题集和二维码网络增值服务，为学生创造了更加丰富多彩的学习空间，同时也为教材印上了浓浓的网络时代标记。为了体现护理专业教材的特色，在各系统疾病护理部分，仍传承上版教材的编写风格，按照完整护理程序进行论述，引导学生理解整体护理的科学内涵，并能运用护理程序对患儿实施整体护理。

　　本教材力求内容新颖，理论联系实际，段落层次清楚、文字结构严谨，语句精炼通顺，但限于编写团队水平，虽经过多次修改及审校，书中难免仍存在缺点和不当之处，恳请各院校师生及广大读者批评、指正。

范　玲

2017 年 5 月

目 录

1

第一章
绪　论

章前导言　　儿童在生长发育的动态变化过程中，心理和社会行为也在不断发展。随着医疗水平的不断提高，社会对儿科护士也提出了更高的要求。随着医学模式的转变和护理学科的不断发展，儿童护理学的任务和范畴也在不断拓展。儿童护理是以"儿童及家庭为中心"的护理，儿科领域的伦理问题复杂，对患儿有益且无害是儿科护士的首要原则。为更好地为儿童及其家庭服务，儿科护士的角色逐渐由单一的疾病护理者转变为具有专业知识和技能的多元化角色，在儿科护理人才的培养中，具备高学历、高水平、高素质的儿科护理专家将在临床不断涌现，儿科护士已成为全社会儿童保健的主要力量。

01章

第一节　儿童护理学概述

儿童护理学是研究儿童生长发育规律及其影响因素，运用现代护理理论和技术对儿童进行整体护理，以促进儿童健康发育的一门专科护理学科。包括儿童生长发育、儿童保健、疾病预防及患病儿童护理等多方面内容。

一、儿童护理学的任务和范畴

（一）儿童护理学的任务

儿童护理学的任务是通过研究儿童的生长发育规律、儿童疾病防治和儿童保健，根据各年龄阶段儿童的体格、智力发育和心理行为特点提供"以家庭为中心"的全方位整体护理，增强儿童体质，最大程度地降低儿童发病率和死亡率，保障和促进儿童健康成长。

（二）儿童护理学的范畴

一切涉及儿童时期的健康促进、卫生保健和疾病护理问题都属于儿童护理学的范畴。我国规定，从出生至满14周岁的儿童为医院儿科临床服务对象。而儿童护理学研究的对象范畴更广，是从新生儿期至青春期结束（18～20周岁）。随着医学模式的转变，儿童护理学的范畴已由单纯对疾病的护理转变为"以儿童及其家庭为中心"的全方位整体护理；由单纯对患病儿童的护理扩展为对所有儿童提供有关生长发育、疾病防治、健康保障和促进儿童身心健康的全面服务；由单纯的医疗保健机构承担任务逐渐发展为由护理人员带动整个社会共同参与并承担儿童的预防保健及护理工作。因此，儿童护理学与儿科学、基础医学、其他自然、社会及人文科学等多学科都有着广泛的联系，并需要政府的支持和整个社会所有群体的通力协作，才能实现其目标。

二、儿童的特点

由于儿童处于不断的生长发育过程中，在解剖、生理、免疫、病理、临床表现、预后、心理行为发育及疾病预防等方面，都具有与成人不同的特征和特殊需要，且各年龄期儿童也存在差异。随着医学模式的转变及护理学的发展，儿童护理学的理念、内涵和模式也发生了改变。因此，了解儿童的特点，理解儿童护理的特殊性，有助于儿童护理工作的开展和护理措施的正确实施。

（一）解剖、生理及免疫方面

1. 解剖特点　随着体格的生长发育，儿童外观不断发生变化，体重、身长、头围、胸围、臀围和身体各部分比例逐渐发生改变，儿童各器官的发育亦遵循一定规律，如骨骼的发育、牙齿的萌出等。因此，护士应遵循儿童的生长发育规律，正确对待儿童生长发育过程中的特殊现象，以鉴别正常与病态现象。护士应将儿童生长发育规律渗透在护理工作中，如小婴儿头部比例相对较大，颈部肌肉和颈椎发育相对滞后，抱婴儿时应注意保护头部；又如儿童髋关节附近的韧带较松弛，容易发生脱臼及损伤，护理动作应轻柔，避免过度牵拉等。

2．生理特点　儿童年龄越小，生长越快，与成人相比所需营养物质和液体总量相对越高。不同年龄儿童的生理、生化正常值各不相同，心率、呼吸频率、血压、血清和其他体液的生化检验值等随年龄的变化而改变。此外，儿童不同年龄阶段功能发育不成熟容易发生不同的生理变化，如婴儿代谢旺盛，消化功能及肾功较差，易发生消化不良，比成人更容易发生水和电解质紊乱。又如，儿童贫血时易出现髓外造血。因此，只有熟悉这些生理变化特点，才能对儿童做出正确的评估，给予正确的诊疗护理措施。

3．免疫特点　儿童的非特异性免疫、体液免疫和细胞免疫功能均不成熟，易患感染性、传染性疾病。在生后 6 个月内，因从母体获得特异性抗体 IgG，可暂时形成被动免疫，而很少感染麻疹、腺病毒等传染病。但母体 IgM 不能通过胎盘，故易患其他革兰阴性细菌感染；婴幼儿期 IgA 缺乏，局部分泌型（SIgA）也不足，易患呼吸道及胃肠道感染。因此，护理中应注意消毒隔离以预防感染，同时做好儿童计划免疫的宣教与管理。

（二）病理、临床表现及预后方面

1．病理特点　儿童疾病的种类、病理变化往往与成人有着很大差别。即使对于同一致病因素，儿童与成人甚至不同年龄儿童的病理改变和疾病过程也会有相当大的差异。如支气管肺炎多见于婴幼儿，而青少年和成人则多见大叶性肺炎；维生素 D 缺乏时，婴儿易患佝偻病，而成人则表现为骨软化症。

2．临床表现特点　儿童在不同的年龄阶段，机体的调节与适应能力亦不同，所以疾病的临床表现也不尽相同。如颅内压增高时，年长儿症状较典型，表现为头痛、喷射性呕吐、惊厥等；而小婴儿则出现脑性尖叫、前囟饱满隆起、颅缝增宽等不典型症状。又如化脓性脑膜炎，小婴儿表现为前囟隆起，而脑膜刺激征不明显。此外，儿童病情变化多端，应密切观察病情并结合必要的辅助检查，才能及时发现问题，及早做出确切诊断，并给予及时细致的护理。

3．预后特点　儿童患病时起病急，病情变化快，病情转归有正反两方面倾向。从正面而言，如诊治及时、有效，护理恰当，疾病往往迅速好转；由于儿童修复和再生功能旺盛，后遗症一般较成人少。但从反面而言，儿童病情危重可能在未见明显临床症状时即发生猝死。因此，儿童患病时应严密监护，随时发现病情的微小变化，随时做好积极抢救的准备。

（三）心理行为发育方面

儿童时期是心理行为发育和个性发展的重要时期。由于儿童身心未成熟，依赖性较强，同时心理行为发育易受家庭、学校和社会的影响，因此护理中应以儿童及其家庭为中心，全社会共同参与，促进儿童身心健康成长。并根据不同年龄阶段的儿童心理行为发育特征和需求，采取相应的护理措施。

（四）疾病预防方面

大多数儿童疾病是可以预防的。开展计划免疫和加强传染病管理是降低儿童发病率和死亡率的重要环节。目前，通过各种预防措施已使麻疹、脊髓灰质炎、白喉、破伤风、伤寒、乙型脑炎等许多儿童传染病的发病率和病死率明显下降。同时，应当重视儿童保健，做好胎儿、围生期和新生儿保健。定期健康检查，宣传科学育儿方法，及早筛查和发现先天性、遗传性疾病以及视、听觉和智能异常，加以矫治训练，防止发展为严重伤残。现已发现，很多成年后出现的疾病常常源于儿童时期，如冠状动脉粥样硬化性心脏病、高血压和糖尿病等常与儿童时期饮食有关，可见儿童时期的疾病预防及健康促进已成为儿童护理工作的重点。

三、儿童护理的特殊性

（一）护理评估方面

儿童由于年幼，不能主动、准确陈述病情，多由家长或其他监护人代述，但由于多方面因素影响，其可靠性降低，再加上不少疾病的临床表现可因年龄差别而大不相同，因此护理评估难度较大。例如，惊厥发生在 6 个月以内婴儿，应考虑有无婴儿手足搐搦症或中枢神经系统感染，3 岁以内则考虑高热惊厥、中枢神经系统感染可能性大，发生于 3 岁以上的无热惊厥以癫痫多见。因此，护士应详细向家属询问病史，严密观察病情变化并辅以必要的体格检查，才能保证护理评估的全面性和准确性。

（二）病情观察方面

由于儿童不能及时、准确地表达自己的痛苦，病情变化大多依靠护理人员认真、细致地观察。年幼、体弱、危重病儿童患病时病情变化迅速，处理不及时易恶化甚至死亡，新生儿及体弱儿患严重感染性疾病时往往表现为各种反应低下，如体温不升、拒乳、表情呆滞、外周血白细胞降低或不增等，并常无定位性症状和体征。因此，儿科护士在病情观察方面任务较重，不仅要有高度责任心和敬业精神，更要有丰富的临床实践经验和敏锐的观察力。

（三）护理技术方面

儿童多数的护理操作要求技术水平较高，如儿童静脉穿刺技术，由于儿童血管细、皮下脂肪丰富，再加之不配合，故穿刺操作难度较大。而且多数治疗性护理是有创的，易带给儿童疼痛和恐惧。因此，执行各项护理操作应尽量集中进行，在保证安全的同时，更应防止或减少儿童的创伤和疼痛。

（四）实施以儿童及家庭为中心的身心整体护理

家庭、学校、社区是影响儿童体格、心理、社会发育的重要场所。其中，家庭是儿童最重要的社会支持系统，是儿童疾病康复的强有力后盾。以儿童及家庭为中心的护理（family-centered care，FCC）强调家长是照顾儿童的重要力量，儿科护士需为家庭成员提供具有针对性的疾病护理知识，使其有效地参与到护理决策及实际的照护中来，让家长参与医疗护理决策和护理计划的制定等。儿童时期具有很大的可塑性，生活中的任何经历包括生病、住院等对儿童的心理发展都会造成影响，儿科护士应根据儿童不同年龄段的生理、心理行为发育特征和需求，为儿童提供有针对性的身心整体护理。

○ **知识拓展**　以家庭为中心的护理

1993 年在美国儿科健康护理联合会及各界人士的努力下，美国 FCC 研究所成立。2003 年 11 月在泰国举行的首届亚洲儿科护理学术会议上，有学者提出 FCC 的理念，并就此在亚洲推广开来。我国中华护理学会儿科护理专业委员会于 2010 年提出在儿科医院开展"以家庭为中心"的优质护理服务，努力为患儿提供安全、优质、满意的服务，保障医疗安全。

► 姜楠，李小寒，范玲.以家庭为中心的护理模式在儿科的应用现状.护理研究，2016，30（1）：264-270.

第二节　儿童年龄分期及各期特点

❖ **学习目标** ···

•掌握儿童年龄分期及各期的特点。

儿童处于生长发育的动态变化过程中，随着身体形态与功能的逐渐完善，其心理和社会行为亦同步发展。作为儿科护士应该认识到各期儿童身心发育特点及特定的健康问题，采用整体的、动态的观点来提供相应的护理措施。为更好地做好儿童的护理及保健工作，将儿童阶段划分为以下六个时期。

（一）新生儿期

自出生后脐带结扎时起至生后 28 天止，称新生儿期（infant period）。此期儿童初脱离母体独立生活，体内外环境发生了巨大的变化，由于其生理调节和适应能力尚未成熟，抵抗力较差，易发生低体温、黄疸、溶血、感染等健康问题。还会出现一些与孕母妊娠、分娩有关的问题，如先天畸形、产伤、窒息等。新生儿时期疾病不仅发病率高，死亡率也高，故此期应加强保暖、喂养及预防感染等护理措施。

（二）婴儿期

从生后满 28 天到满 1 周岁之前为婴儿期（infancy），此期儿童以乳汁为主要食物，又称为乳儿期。此期是儿童出生后生长发育最快的时期，由于生长迅速，对营养素和能量的需要相对较多，但其消化、吸收功能尚不够完善，因此易发生腹泻和营养缺乏。6 个月后，由于从母体获得的免疫球蛋白逐渐减少，自身免疫功能又尚未成熟，故易患感染性疾病。此期提倡母乳喂养和合理添加辅食，有计划地预防接种，并重视习惯的培养；另外为促进脑的生长发育，必要的早期教育和智力开发是必不可少的。

（三）幼儿期

1 周岁以后至满 3 周岁之前称为幼儿期（toddler's age）。此期儿童体格生长速度稍减慢，但随着行走能力的增强，活动范围增大，接触周围事物增多，智能发育较前突出，语言、思维和交往能力增强，自主性和独立性不断发展。此期儿童常试图发现事物是如何进展的，故此期应注意加强早期教育，培养良好的习惯和心理素质；同时，儿童对各种危险的识别能力和自我保护意识尚不足，故应注意意外伤害和中毒的发生；由于接触外界较广，而自身免疫力仍低，易患传染病，故预防传染病是保健的重点；此期儿童乳牙逐渐出齐，消化能力逐渐增强，但又面临食物转换问题，故应合理喂养，防止营养缺乏和消化功能紊乱。

（四）学龄前期

3 周岁以后至入小学前（6～7 周岁）称为学龄前期（preschool age）。此期儿童体格发育速度较慢，智能发育较快，并以旺盛的精力和强烈的好奇心为显著特征。此期儿童大多进入幼儿园接受学前教育，求知欲强，好奇，好问，喜欢模仿，具有较强的可塑性。儿童在该期发展语言能力，扩展社会关系，建立自控感，逐渐开始认识独立性和依赖性的区别，因此要加强学前教育，培养良好的品德及生活和学习习惯。学龄前期儿童防病能力有所增强，感染性疾病减少，但自身免疫性疾病（如急性肾炎、风湿热等）开始出现，加之该期儿童活动增加，接触外界更广，因此应注意防止意外伤害，预防自身免疫性疾病。

（五）学龄期

从入小学（6～7周岁）起至青春期开始之前称学龄期（school age）。此期儿童的体格发育稳步增长，除生殖系统外，其他系统、器官发育到本期末已接近成人水平。智能发育进一步成熟，求知能力增强，理解、分析、综合能力逐步完善。此期儿童开始走出家庭，其活动范围以更广阔的同龄人为主，是增长知识、接受科学文化教育的重要时期。但此期学习负担较重，往往会对孩子造成较大的心理负担，故应注意生活的规律性，防止发生精神、情绪和行为等方面的问题。

（六）青春期

从第二性征出现至生殖功能基本发育成熟、身高停止增长的时期称青春期（adolescence）。女孩一般从11～12周岁到17～18周岁，男孩从13～14周岁到18～20周岁，但个体差异较大。此期以成熟的认知能力、自我认同感的建立以及同伴之间的相互影响为显著特征。此期由于性激素的作用，使生长发育速度明显加快，性别差异显著，外界环境对其影响较大，常引起心理、行为等方面的不稳定，故应加强青春期教育和引导，使之树立正确的人生观和培养良好的道德品质，建立健康的生活方式。

第三节　儿科护士的角色和素质要求

❖ **学习目标** ··

  • 熟悉儿科护士的角色。
  • 了解儿科护士的素质要求。

一、儿科护士的角色

随着医学模式的转变和护理学科的不断发展，儿科护士的角色已由单纯的疾病护理者转变为具有专业知识和技能的多元化角色。

儿童护理人员接触的是正在长身体、长知识的儿童。儿童身心发展有一定的过程，他们是通过和他人交往，经过系统的、有目的的学习，逐渐掌握知识、技能并积累社会经验。所以，儿童护理人员不仅肩负着保护和促进儿童健康的重任，还肩负着教育儿童的使命。因而，儿童护理人员的角色是多元化的。

（一）儿童的专业照护者

儿童正处于生长发育阶段，各系统功能尚未成熟，生活自理能力不足，儿科护士最重要的角色就是在帮助儿童保持或恢复健康的过程中提供各种照顾，如合理营养、预防感染、给予药物及心理支持等，以促进儿童身心发育。

（二）儿童护理计划者

为促进儿童身心健康发展，儿科护士必须运用护理专业的知识和技能，收集儿童的生理、心理、社会等方面资料，全面评估儿童的健康状况，找出其健康问题，并制定全面的、切实可行的护理计划，以有效的护理措施尽快减轻患儿的痛苦。

（三）健康教育者

健康教育与家庭支持及疾病预防是紧密联系的。儿科护士接触的都是正在成长中的儿童，因此在对他们进行健康护理的同时，要根据各年龄儿童的智力发展水平，用他们能接受的方式向他们传授有关的健康知识，帮助他们建立自我保健意识，培养良好的生活、卫生习惯，以预防疾病，促进健康。同时，要对家长进行健康教育，为家长在患儿出院后成为一名称职的照护者打下基础。优秀的教育者必须在提供健康教育后及时做好反馈和评价，以保证健康教育效果的持续改进。

（四）健康协调者

整体护理只有通过多学科合作才能得以实现。为促进儿童健康，保证护理服务质量，儿科护士需与其他专业有关人员进行协调合作，维持一个有效的沟通网，使儿童保健工作与有关的诊断、治疗、救助等协调配合。儿科护士应成为患儿及其家长与医生、营养师等其他专业人员之间的桥梁，通过各种方式反映他们的想法和意见，保证儿童得到最适宜的整体性医护照顾。

（五）健康咨询者

咨询是包含了想法、态度和指导的另一种形式上的健康教育，包括鼓励、支持、教育儿童表达情感和想法，帮助家庭应对危机和压力。因此，当患儿及其家长对疾病及与健康有关的问题出现疑惑时，儿科护士需认真倾听他们的询问，解答他们的问题，提供有关治疗和护理的信息，并给予健康指导，以澄清儿童及家长对有关健康问题的模糊认识，解除疑惑。

（六）儿童及其家庭代言人

儿科护士是儿童权益的维护者，在儿童不会表达或表达不清自己的要求和意愿时，护士有责任解释并维护儿童及其家庭免受不恰当的、不道德的或违法的医疗活动的伤害。帮助患儿及其家庭做出合适的决定，包括让家庭清楚地了解他们可利用的卫生资源，告知治疗和护理的程序，让家庭共同参与患儿的护理；还需评估有碍儿童健康的问题和事件，向有关行政部门提出改进的意见和建议。

（七）护理研究者

儿科临床护士的日常工作就是观察患儿对健康和疾病的反应，因此具有参加科研的独特条件。在护理工作中，应积极进行护理研究工作，探讨隐藏在儿童症状及表面行为下的真正问题，通过研究来验证、扩展护理理论和知识，发展儿科护理新技术，指导、改进护理工作，提高儿童护理质量，促进专业发展。

二、儿科护士的素质要求

（一）具有高尚的思想道德品质

1. 儿科护士应当具有全心全意为儿童健康服务的高尚情操，要有强烈的责任感，工作要细心、耐心，态度和蔼，有脚踏实地、一丝不苟的工作精神。

2. 具有较高的"慎独"修养，关爱儿童，以平等、真诚和友善的心态，为儿童及家庭提供帮助，保护儿童及家庭的隐私。

（二）掌握精湛的业务技术和丰富的科学知识

1. 掌握熟练的护理专业实践技能，操作准确，技术精湛。

2. 具有一定的文化素养，不仅系统地掌握护理专业理论知识，同时还要掌握基本的自然科学、社会科学及人文科学等多方面的知识。

3. 具有熟练运用护理程序对患儿实施整体护理的能力。

4. 具有较强的护理科研意识，勇于创新进取。

（三）具备良好的身体心理素质

1. 具备健康的身体和心理，有乐观、开朗、平和的心态和宽容的胸怀。

2. 具备与儿童及家庭进行有效沟通的能力，掌握与儿童及家庭有效沟通和交流的技巧。

第四节　儿童护理相关的伦理与法律

❖ 学习目标 ···

• 了解儿童护理相关的伦理及法律。

一、儿童护理相关的伦理

儿科护士在对患儿实施整体护理的过程中，常常会面临与儿童护理有关的伦理问题。例如，对极度低出生体重的新生儿是否应挽救其生命，临终患儿是否有权利拒绝治疗，在对患儿的关怀照顾中如何权衡利害得失，如何保护儿童及家庭的自主权，如何公正分配护理保健资源等。这就要求护士有能做出道德判断的能力及对伦理问题的推理意识，能正确做出伦理决策。

伦理是研究道德、道德判断、道德问题的核心。伦理问题出现在道德冲突的过程中。护理道德的基本原则是自主原则、有利原则、无害原则、知情同意原则及公正原则。在儿科护理工作中，护理的对象是尚未独立的儿童，因此儿科领域的伦理问题显得更为复杂。如在实际工作中，因为护理对象是未成年的儿童，难以做到自主地做出决定，往往是由其家长代替做出决定，而使自主原则受到限制，对这些问题的抉择，对儿童而言本质上有可能是不合理的。因此，儿科护士必须从伦理的角度为患儿考虑，当遇到伦理冲突时，儿科护士应明确自己的价值观念和判断标准，可依据的首要原则是对患儿有益且无害，同时应明确自己的责任首先是维护患儿的利益，其次是维护家庭的利益。

由于儿童护理是以"儿童及家庭为中心"的护理，因此儿童护理工作具有社会性及多维性等特点。当儿科护士遭遇伦理冲突时，往往会面临与同事、患儿和家长、医院、社会之间的矛盾。作为卫生保健队伍中的一员，儿科护士应明确自己在协作性伦理决策中的作用，理解患儿和家长的价值观、想法、偏好，成为联系患儿及其家庭和其他卫生保健人员之间的最佳桥梁。

二、儿童护理相关的法律

随着社会主义法制的不断健全和完善，许多保护儿童和促进儿童健康的相关法律和规定亦不断完善。1991 年 9 月 4 日第七届全国人民代表大会常务委员会第二十一次会议通过《中华人民共和国未成年人保护法》，2012 年 10 月 26 日第十一届全国人民代表大会常务委员会第二十九次会议第 2 次修订了该法案，体现了我国从家庭、学校、社会、司法等多方面保护儿童的身心健康和合法权益。《儿童权利公约》由联合国于 1989 年通过，是有史以来最为广泛认可的国际公约。《儿童权利公约》阐述了应赋予所有儿童的基本人权：生存的权利；充分发展其全部体能和智能的权利；保护他们不受危害自身发展影响的权利；以及参与家庭、文化和社会生活的权利。中国政府于1992年批准了《儿童权利公约》，并与各人民团体、国际组织、新闻媒体以及个人共同努力，把本公约规定的义务从单纯意向角度上的宣言转变成为改善所有中国儿童的生活的具体行动方案。儿科护士有法律上的责任，运用应有的科学知识，使儿童得到最佳的生理和心理上的照护。法律责任是法律规定医护人员的责任。儿科护士应了解，儿童与成人患者一样具有生命权、身体权、健康权、医疗权、疾病认知权、知情同意权、隐私权，儿童具有受法律保护的权益，儿科护士也有义务维护儿童的各项权益。

儿科护士在护理工作中应告知儿童与家长遵守医院的规定，在为患儿做各项护理操作时，应向患儿及家长解释操作的目的和意义，以便取得同意和合作，必要时让患儿家长签署知情同意书。从法律的角度考虑，护士在执业中应当正确执行医嘱，不得随意涂改或不执行医嘱，对有疑问的医嘱应进行核实后方可执行。如发现医嘱有明显错误，可以拒绝执行，并及时告知医生。要慎重对待口头医嘱，除非抢救或紧急情况时，否则不执行口头医嘱。遇紧急情况，应及时通知医生并配合抢救，医生不在场时，护士应当采取力所能及的急救措施。护士有承担预防保健工作、宣传防病治病知识、进行康复指导、开展健康教育、提供卫生咨询的义务。

第五节　儿童护理学的发展

❖ 学习目标 ··

• 了解儿童护理学的发展。

追溯儿科历史，距今已有2000多年，古代医籍中关于儿科疾病的早期记载见于西汉墓帛书《五十二病方》，书中可见关于"婴儿病痫"、"婴儿瘛"的记述。据《史记·扁鹊仓公列传》记载的儿科医生始见于："扁鹊……入咸阳，闻秦人爱小儿，即为小儿医"。宋代钱乙是我国医学史上第一个著名儿科专家。钱乙撰写的《小儿药证直诀》，是我国现存的第一部儿科专著。

西方医学在16世纪开始对中国较具规模地传入。19世纪以来，在西学东渐的背景下，西医通过多种渠道传入中国。明末清初，来华的传教士把基督教带到中国的同时，也带来了西方近代科学和医药学。有传教士翻译出版西医书籍，创办一系列教会医学院校和护士学校。我国于20世纪40年代开始在医院中设立儿科并培养儿科医生。著名儿科学家诸福棠于1943年编写的《实用儿科学》是我国近代最早的一部西医儿科学著作，标志着我国现代儿科学的建立。

新中国成立后，于1953年某些医学院校设立了儿科学系及儿科研究所或研究室。党和政府对于儿童的医疗卫生事业非常关心，在城乡各地建立和完善了儿童的医疗机构，并且按照预防为主的方针，在全国大多数地区建立起儿童保健机构，同时普遍办起了各种形式的托幼机构。这些机构对于保障我国儿童的健康和提高儿童的生命质量起到了至关重要的作用。通过这些机构，儿童的生长发育监测、先天性遗传性疾病的筛查、疫苗的接种等得以落实，儿童中常见病、多发病能够得到及时的诊治。

1987年，原北京医科大学、北京协和医学院、原上海医科大学、原中山医科大学、原华西医科大学、中国医科大学、原西安医科大学、天津医科大学在全国最早开办本科护理学教育，这些院校的优秀教师编写了"我国解放后第一次编写的高等护理专业教材"，包括《护理学基础》《内科护理学》《外科护理学》《妇产科护理学》《儿科护理学》5 种。为我国护理学教育事业的发展作出了卓越的贡献。2005 年，为实行双轨制人才培养方式，满足不同院校的教学需要，在原来《内科护理学》《外科护理学》《妇产科护理学》《儿科护理学》《眼耳鼻喉口腔科护理学》传统教材为一个轨道的基础上，编写了以生命周期为主体的另一个轨道教材，包括《母婴护理》《儿童护理》《成人护理》。至此，《儿科护理学》和《儿童护理学》成为儿科护理专业发展的里程碑。

我国现有儿童医院 99 所，有 3.6 万家医疗机构开设了儿科，从事儿科的医务人员约 12 万人，儿科的基本医疗和公共卫生服务的能力和水平不断提高。我国婴儿死亡率从医改前 2008 年的 14.9‰下降到 2015 年的 8.1‰，已经接近了世界上发达国家的水平，儿童人群健康的状况不断改善。然而，据 2016 年 2 月 24 日国家卫计委在新闻发布会上公布的数据显示，我国 0～14 岁儿童总人数约 2.26 亿，占全国总人口数的 18%。医疗保健需求巨大，儿科服务的资源总量不足，配置结构不尽合理。2011 年我国国务院颁布了《2011—2020 年中国儿童发展纲要》，主要目标有：进一步降低婴儿、5 岁以下儿童死亡率，特别是流动人口中儿童的死亡率；进一步提高入国家免疫规划的疫苗接种率。其他目标还包括：控制儿童常见疾病和艾滋病、梅毒、结核病、乙肝等重大传染性疾病。

儿科护理工作者在预防疾病、保护儿童健康、教育儿童、全面了解小儿社会心理和健康状况、实施身心整体护理中做出了重要的贡献。同时，儿科的重症监护、儿童心理护理研究、现代护理与整体护理在儿科护理领域的应用也取得了一定的成果。儿科护士已成为全社会儿童保健的主要力量。儿科护士的角色由医生的助手和合作伙伴发展为扮演多重角色的高素质独立专业人员。随着专业的不断细化和儿科护理人才的培养，在不久的将来具备高学历、高水平、高素质的儿科护理专家将在临床涌现，以发挥自己在儿科护理领域的独特作用，更好地为小儿及其家庭服务。

○ 知识拓展　　　　《中国儿童发展纲要（2011—2020 年）》

　　　　　　　　　　纲要从儿童健康、教育、福利、社会环境和法律保护五个领域提出了儿童发展的主要目标和策略措施。其总目标为：完善覆盖城乡儿童的基本医疗卫生制度，提高儿童身心健康水平；促进基本公共教育服务均等化，保障儿童享有更高质量的教育；扩大儿童福利范围，建立和完善适度普惠的儿童福利体系；提高儿童工作社会化服务水平，创建儿童友好型社会环境；完善保护儿童的法规体系和保护机制，依法保护儿童合法权益。

　　►　　2011 年国务院颁布

（范　玲）

◇ 护理学而思

　　1. 小楠，女性，8 月，以"咳嗽 3 天，发热 2 天"为主诉入院。查体：体温 38.4℃，脉搏 166 次/分，呼吸 56 次/分，血压

98/54mmHg，鼻扇及三凹征（＋），腹软，四肢末梢温。听诊：心音有力，律齐，双肺呼吸音粗，偶可闻及痰鸣音。辅助检查：肺 CT 提示双肺炎症。WBC14.3×10^9/L，C 反应蛋白 88.8mg/L。

（1）按儿童年龄分期，该患儿属于哪一期？

（2）对于该患儿护理重点有哪些？

2. 苗苗，早产儿，女性，出生体重 1300g，生后频繁呼吸暂停，给予呼吸机辅助通气，家长提出放弃对患儿的抢救和治疗。

（1）儿科护士的角色有哪些？

（2）儿科护士应具备哪些素质？

（3）作为儿科护士，对于此种情况你应当如何面对和处理？

2

第二章
生长发育

章前导言　　　　　儿童与成人的最大区别在于，儿童处于不断生长发育的过程中，这是儿童生命过程中最基本的特征。儿童生长发育是儿科学的基础，掌握正常的生长发育的知识可以帮助儿科医生和护士及早发现异常情况，并及时做出相应的处理，促进儿童的健康成长。

02章

第一节　生长发育概述

❖ 学习目标 ....

- 掌握儿童生长发育的规律。
- 熟悉生长发育的概念。
- 了解影响生长发育的因素。

生长（growth）是指随着儿童年龄的增长，身体和各器官、系统的长大，可有相应的测量值来表示生长的量的变化，也就是说生长主要以形态的变化来体现。发育（development）是指细胞、组织、器官功能的成熟和机体能力的演进，表示质的方面的变化。生长和发育两者紧密相关，共同表示机体的动态变化，认识生长和发育的规律有助于正确评价儿童的生长发育状况。

（一）生长发育的规律

1．生长发育的连续性和阶段性　在整个儿童时期，生长发育是一个连续的过程，但各年龄阶段生长发育并非等速进行，具有阶段性的特点，每一个阶段的发展均以前一阶段为基础。从体格生长来看，年龄越小，增长越快，生后 6 个月内生长最快，因此出生后第一年为第一个生长高峰，第二年以后生长速度逐渐减慢；至青春期又迅速加快，出现第二个生长高峰。

2．各系统器官发育的不平衡性　各系统的发育快慢不同。例如，神经系统发育领先，生殖系统发育较晚，淋巴系统则先快而后回缩，皮下脂肪发育年幼时较发达，肌肉组织的发育到学龄期才加速。这种各系统发育速度的不平衡与其在不同年龄段的生理功能有关。

3．生长发育的顺序性　一般生长发育遵循由上到下、由近到远、由粗到细、由低级到高级、由简单到复杂的顺序规律。例如，婴儿先抬头，再抬胸，后会坐、立、行走等（从上到下）；先画直线，再画曲线和图形（从简单到复杂）。

4．生长发育的个体差异　虽然生长发育有一定的规律，但是儿童的生长发育因为受先天和后天各种因素影响而存在较大的个体差异。例如在正常范围内，体格生长的变异随年龄增长而逐渐加大，到青春期则差异更明显。因此在判断儿童发育是否正常时，应充分考虑各种影响因素，并需做连续动态地观察，才能更准确地反映儿童生长发育的真实情况。

（二）影响生长发育的因素

遗传特性和环境影响是确定儿童生长发育进程的两个最基本因素。遗传决定机体发育的可能范围，环境则决定发育的速度及最终达到的程度。内在遗传因素与外界环境因素相互作用，共同决定了每个儿童生长发育的状况。

1．遗传因素

（1）儿童生长发育受家长双方遗传因素的影响，种族和家族间的差异影响着体格特征，同时也决定了儿童性格、气质和学习方式等方面的特点。

（2）性别也影响儿童的生长发育。女孩的青春期比男孩早约 2 年，但男孩青春期持续的时间长，所以在青春期末男孩的身高、体重高于同龄女孩。因此在评价儿童生长发育时，应按性别不同进行评价。

（3）一些遗传性的疾病也会对生长发育造成影响。无论是染色体畸变或代谢缺陷对生长发育均有显著影响。

2.环境因素

（1）营养：充足和合理的营养是儿童生长发育的物质基础，是保证儿童健康成长极为重要的因素。营养不足不仅会导致儿童体重不增甚至下降，还会影响身高增长和身体免疫、内分泌、神经等系统的功能。宫内或生后早期的营养不良不仅影响体格生长发育，同时也可能影响重要器官发育，如脑发育不良。

（2）孕母状况：胎儿宫内发育受孕母各方面的影响，因而影响其生后的生长发育。如孕母吸烟超过 6 个月，则极有可能产下低出生体重儿。由于胎儿的营养供给全部来自母体，宫内营养不良和超重儿童成年后发生胰岛素抵抗、糖尿病、动脉粥样硬化、高血压、代谢综合征的概率将会增加。

（3）家庭经济、社会背景与文化状况：家庭社会经济水平对儿童的生长起着显著作用。良好的居住环境、好的生活习惯以及完善的医疗护理服务等都是促进儿童生长发育达到最佳状态的有利条件。和谐的家庭气氛、家长的爱抚以及良好的学校和社会环境对儿童身心各方面的生长发育也有着深远影响。

（4）疾病：任何疾病若持续很长一段时期，尤其是在儿童发展的关键时期，都将对生长发育造成不可逆的负面影响，如长期使用类固醇激素治疗的儿童会出现生长迟缓的现象。同时，长期患病的儿童不断处于疾病所造成的不平衡状态中，承受持续的内在压力，还会影响其独立及自主能力的发展。

第二节　儿童生长和发育

❖ 学习目标　···

- 掌握儿童体格生长与发育的评价指标及正常值和计算公式。
- 熟悉儿童神经心理行为发育的特点。
- 了解儿童发展过程中常见的问题。

一、儿童体格生长和发育

（一）体重

体重（weight）是各器官、组织和体液的总重量，是代表体格生长、营养情况的重要指标，也是临床计算药量、输液量的重要依据。

2005 年我国九市城区调查结果显示，平均男婴新生儿出生体重平均为（3.33±0.39）kg，女婴为（3.24±0.39）kg，与世界卫生组织 2006 年的参考值（男 3.3kg，女 3.2kg）相近。儿童出生体重受宫内因素的影响大，出生后的体重增长则与营养、疾病等因素密切相关。

生后第 1 周，由于摄入不足、水分丢失以及排除胎便，婴儿体重可暂时性下降3%～9%，约在生后 3～4 日后达到最低点，以后逐渐回升，常于第 7～10 日恢复到出生的水平，这一过程称为生理性体重下降（physiological weight loss）。生后及时合理喂养可减轻或避免生理性体重下降的发生。

儿童的体重随着年龄增加，增长速度逐渐减慢。正常足月婴儿生后第一个月体重增加可达1～1.5kg，生后3个月体重约等于出生体重的2倍，生后1年婴儿体重约为出生体重的3倍，这一阶段是生后体重增长最快的时期，是第一生长高峰。生后第二年体重增加2.5～3.5kg，2岁时体重约为出生体重的4倍。2岁后体重增长速度减慢，每年增长约2kg。进入青春期后，受内分泌影响，儿童体重增长变快，出现第二生长高峰。但正常同年龄、同性别儿童的体重存在较大个体差异，一般在10%上下，大规模儿童生长发育指标测量所获数据的均值只能提供参考，评价时应以儿童自己体重的变化作为依据。

儿科临床计算药量和静脉输液量时，有条件测量体重时应根据实际体重计算。如无条件，儿童体重可按下列公式推算：

$$1～6个月：体重（kg）= 出生体重（kg）+ 月龄 ×0.7（kg）$$

$$7～12个月：体重（kg）=6（kg）+ 月龄 ×0.25（kg）$$

$$2～12岁：体重（kg）= 年龄 ×2（kg）+8（kg）$$

（二）身高

身高（standing height）指从头顶至足底的全身长度，代表头部、脊柱和下肢的长度。3岁以下儿童推荐采用卧位测量，称为身长（recumbent length），立位与卧位测量值相差0.7～1cm。

身高的增长规律与体重相似，生后第一年是身高增长最快的时期。出生时婴儿平均身长为50cm，6个月时达65cm，1周岁时75cm。第二年起身长增长速度减慢，年增加10～12cm。2岁时身长85～87cm，2岁以后平均每年增长5～7cm，如每年增加低于5cm，则为生长速度缓慢。至青春期后，出现身高增长的第2个加速期，个体差异较大。2～12岁儿童身高（长）可按下列公式推算：

$$身高（cm）= 年龄（岁）×7+75（cm）$$

身高包括头部、脊柱和下肢的长度。三部分发育进度并不相同，头部发育较早，下肢发育较晚。因此，有时临床上需要分别测量上部量（从头顶至耻骨联合上缘）和下部量（从耻骨联合上缘至足底），以检查其比例关系。新生儿上部量与下部量的比例为6:4，中点在脐以上。2岁时中点在脐下，6岁时中点移至脐与耻骨联合上缘之间。12岁时上、下部量相等，中点在耻骨联合上缘。

（三）坐高

坐高（sitting height）指从头顶至坐骨结节的长度，代表头颅和脊柱的发育情况。出生时坐高为身高的66%，4岁时坐高为身长的60%，6～7岁时小于60%。与身高测量体位一致，婴幼儿卧位测量，年长儿坐位测量坐高。

（四）头围

头围（head circumference，HC）指头的最大围径，经眉弓上方、枕后结节绕头一周的长度为头围。头围的增长与脑和颅骨的发育有关。出生时婴儿的头围平均为32～34cm，6个月44cm，1岁46cm，2岁48cm，5岁50cm，15岁54～58cm，头围过小常提示脑发育不良，头围增长过快往往提示脑积水。

（五）胸围

胸围（chest circumference，CC）指沿乳头下缘水平绕胸一周的长度。胸围反映胸廓、胸背肌肉、皮下脂肪及肺的发育程度。出生时平均为32cm，较头围小1～2cm，1岁时胸围与头围大致相等，1岁以后至青春期前胸围应超过头围，其差数（cm）约等于其岁数减1。

（六）骨骼的发育

1. **颅骨的发育**　颅骨间小的缝隙称为骨缝，包括额缝、冠状缝、矢状缝和人字缝，大的缝隙称为囟门（图 2-1）。骨缝和囟门可以缓冲颅内压力。颅骨发育可通过头围和囟门大小以及骨缝闭合情况来衡量。出生时骨缝可扪及，额缝常在 2 岁内骨性闭合，其余骨缝多在 20 岁左右骨性闭合。后囟是两块顶骨和枕骨形成的三角形间隙，出生时已闭合或很小，一般于出生后 6 ~ 8 周闭合。前囟是两块额骨和两块顶骨形成的菱形间隙。出生时前囟约 1.5 ~ 2cm（对边中点连线长度）（图 2-2），一般至 1 ~ 1 岁半闭合，超过 3 岁称为前囟闭合延迟。前囟检查在儿科临床很重要：前囟早闭或过小见于小头畸形；晚闭或过大见于佝偻病、先天性甲状腺功能减低症；前囟饱满反映颅内压增高，见于脑积水患儿；前囟凹陷见于脱水或极度消瘦患儿。

颅骨随着脑发育而长大，其发育先于面部骨骼。1 ~ 2 岁后随着牙齿萌出、咀嚼动作的发育，鼻、面骨变长，下颌骨向前凸出，额面比例发生变化，颅面骨由婴儿期的圆胖脸型变成儿童期的脸型。

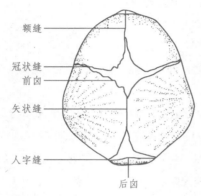
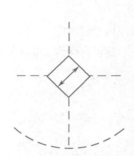

图 2-1　囟门与骨缝　　　　　　　　　　　　图 2-2　前囟大小的测量

2. 脊柱的发育　脊柱发育反映椎骨的生长过程。出生时脊柱没有弯曲，仅呈轻微后凸，3 个月左右抬头动作的发育出现颈椎前凸，6 个月后会坐时呈胸椎后凸，1 岁能行走时出现腰椎前凸。脊柱所形成上述三个自然弯曲可使脊柱吸收和缓冲运动过程中产生的压力，有利于身体保持柔韧性和平衡。6 ~ 7 岁这些弯曲为韧带所固定。儿童不正确的站、立、行走姿势和骨骼疾病均可影响脊柱的正常形态。

3. 骨骼的发育　骨骼的生长常常作为衡量儿童生长发育的重要指标，同时也是评估儿童生物学年龄的最佳依据。骨骼的成熟从胎儿时期骨化中心的出现开始，出生后新的骨化中心有规律地出现，为骨龄的评估奠定了生物学基础。如腕部骨化中心的数目共 10 个，1 岁时约 3 个，1 ~ 9 岁腕部骨化中心的数目约为其年龄加 1，10 岁时出全。长骨生长主要依靠干骺端软骨骨化及骨骺骨化，扁骨生长则主要由于周围骨膜骨化，骨骺的融合也是遵循一定的次序。因此，通过 X 线检查身体各部的骨化中心出现时间、数目和干骺端融合的时间，可判断骨骼发育的成熟程度。目前，临床常用左手腕部 X 线（因多为右利手）计算腕骨、掌骨、指骨的次级骨化中心，用来推测骨龄。如怀疑有骨发育延迟，则应加摄膝部 X 线片。

（七）牙齿的发育

乳牙共 20 个，一般 4 ~ 10 个月（平均 6 个月）起开始出乳牙，13 个月仍未萌出者为出牙延迟。出牙一般下颌先于上颌，自前向后顺序萌出，2 ~ 2.5 岁出齐（图 2-3）。2 岁以内乳牙数目约等于月龄减 4 ~ 6。乳牙的萌出个体差异较大，与遗传、内分泌、食物性状有关。6 岁左右开始出恒牙即第 1 磨牙，7 ~ 8 岁之后乳牙按萌出顺序逐个脱落，换之以恒牙。12 岁左右出第 2 磨牙，18

岁以后出第 3 磨牙（智齿），恒牙共 32 个，一般 20 ~ 30 岁出齐。

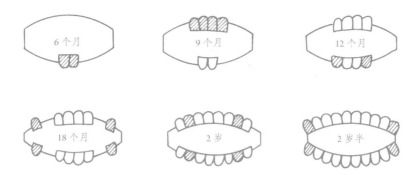

图 2-3　乳牙萌出顺序

牙齿萌出是自然生理现象，但个别儿童会出现低热、流涎、睡眠不安、烦躁等症状。健康牙齿的生长与蛋白质、钙、磷、维生素等营养素及甲状腺素有关，咀嚼运动有利于牙齿的生长。如有较严重的营养不良、佝偻病、甲状腺功能减低症、先天愚型等患儿出牙较迟，牙釉质差。

（八）生殖系统的发育

青春期按发育特点可分为 3 个阶段。①青春早期：女孩 9 ~ 11 岁，男孩 11 ~ 13 岁开始，延续 2 ~ 3 年，体格生长突然增快，出现第二性征（Tanner Ⅱ ~ Ⅲ）。②青春成熟期（中期）：达到此期的年龄个体差异较大，一般持续 2 ~ 3 年，体格生长已达高峰，第二性征全面出现，性器官成熟，出现月经或遗精（Tanner Ⅲ ~ Ⅳ）。③青春晚期：女孩 17 ~ 21 岁，男孩 19 ~ 24 岁，一般约为 3 ~ 4 年，生殖系统已发育成熟如成人，体格生长停止（Tanner Ⅴ）。

女性进入青春早期受垂体前叶促性腺激素的影响，生殖器官迅速发育：一般在 9 ~ 10 岁时骨盆增宽，乳头增大，子宫增大；10 ~ 11 岁乳房发育，阴毛出现；10 ~ 16 岁出现月经初潮。男性一般 12 ~ 13 岁开始出现阴毛，喉结发育；14 ~ 15 岁出现腋毛，声音变粗，部分男孩乳房发育；14 ~ 16 岁发生首次遗精；16 岁后长出胡须，出现痤疮。

青春期的开始和持续时间受各种因素的影响，个体差异较大。女孩在 8 岁之前，男孩在 10 岁之前出现第二性征，称为性早熟（precocious puberty）。女孩在 14 岁以后，男孩在 16 岁以后无第二性征出现，称为性发育延迟（delayed puberty）。

○ **知识拓展**　性发育过程的分期

评价第二性征发育特点可以用青春期性成熟分期来表示。目前各国多采用 Tanner 性成熟五期分法（表 2-1）。

表 2-1　性发育过程的分期

分期	乳房	睾丸、阴茎	阴毛
Ⅰ	婴儿型	婴儿型	无
Ⅱ	出现硬结，乳头乳晕稍增大	双侧睾丸和阴囊增大，阴囊皮肤变红、薄、起皱纹；阴茎稍增长	少数稀疏直毛，色浅

分期	乳房	睾丸、阴茎	阴毛
Ⅲ	乳房和乳晕更增大，侧面呈半圆	阴囊皮肤色泽变深；阴茎增长、增粗，龟头发育	变粗、毛色变深，见于耻骨联合处
Ⅳ	乳晕和乳头增长，侧面观突起于乳房	阴茎增长、增粗，龟头发育	如同成人，但分布面积较少
Ⅴ	呈成人型乳房	成人型	成人型

► 毛萌、李廷玉．儿童保健学．第三版．北京：人民卫生出版社，2014

二、儿童神经心理行为的发育

（一）神经系统发育

1．脑的发育 在胚胎时期神经系统首先形成，脑的发育最为迅速。出生时脑重约370g，占体重的1/9～1/8左右，6个月时脑重约600～700g，2岁时达900～1000g，7岁时已接近成人脑重约1500g。大脑皮质的神经细胞于胎儿第5个月开始增殖分化，出生时神经细胞数目已与成人相同。但树突与轴突少而短。3岁时神经细胞基本分化完成，8岁时接近成人。神经纤维到4岁时才完成髓鞘化。故婴儿时期，神经冲动传入大脑易泛化，不易形成明显的兴奋灶，儿童易疲劳而进入睡眠状态。生长时期的脑组织耗氧较大，儿童脑耗氧量在基础代谢状态下占总耗氧量的50%，而成人仅为20%，因此缺氧对儿童脑的损害更为严重。

2．脊髓的发育 脊髓在出生时发育已较成熟，脊髓的成长和运动功能的发育相平行。胎儿时脊髓下端达第二腰椎下缘，4岁时下端上移至第一腰椎。进行腰椎穿刺时应注意此发育特点，选择儿童第3-4腰椎间进行穿刺。

（二）感知觉发育

1．视觉发育 新生儿已有视觉感应功能，瞳孔有对光反射。但由于晶状体形状调节功能和眼外肌反馈系统发育未完善，新生儿的视觉不敏锐，仅在15～20cm内视觉清晰，在安静清醒状态下有短暂的注视能力。2个月可协调地注视物体；3～4个月头眼协调较好，可随物体水平转动180°，喜看鲜艳明亮的颜色；8～9个月是出现深度感觉，能看到小物体；1～1岁半能注视3米远处小玩具；1岁半～2岁视力为0.5；5岁视力为0.6～0.7；6岁以后视深度充分发育，视力才达1.0。

2．听觉发育 新生儿出生数天后，听力已相当良好；3个月出现定向反应，听到悦耳声音会微笑；8个月能确定声源，开始区别语言的意义；3岁后更为精细的区别不同声音；学龄期儿童能对连续的语言进行信息处理。听觉与儿童智能、语言理解及表达和社交能力有关，因此新生儿的听力筛查至关重要。

3．嗅觉和味觉发育 新生儿的嗅觉和味觉出生时已经发育成熟，3～4个月时能区别愉快和不愉快的气味，4～5个月的婴儿对食物味道的微小改变很敏感，是味觉发育的关键期，故应合理添加各类辅食。

4．皮肤感觉的发育 皮肤感觉可分触觉、痛觉、温度觉和深感觉。新生儿的触觉高度敏感，尤其是眼、口周和四肢末梢等部位；痛觉出生时已存在，但不敏感；温度觉也很灵敏，对冷刺激比热刺激更敏锐。触觉是引起儿童某些反射的基础，2～3岁时儿童能通过皮肤与手眼协调一致的活动区分物体的大小、软硬和冷热等。5岁时能分辨体积相同、重量不同的物体。

5．知觉　知觉是人对事物的综合反映，与上述各感觉能力的发育密切相关。儿童1岁末开始有空间和时间知觉，3岁能辨上下，4岁辨前后，4～5岁开始有时间概念，5岁能辨自身的左右。

（三）运动功能的发育

运动功能发育涉及骨骼肌的一切活动，分为平衡大运动和精细动作两大类。运动发育与脑功能发育密切相关。新生儿由于大脑皮质发育尚不完善，传导神经纤维尚未完成髓鞘化，故运动多为无意识和不协调的，但随着生后大脑的迅速发育，儿童的运动功能日趋完善。

1．平衡和大运动　大动作发育过程可归纳为："二抬四翻六会坐，七滚八爬周会走"（数字代表月龄）。运动发育遵循自上而下，由近及远，由不协调到协调的规律。运动发育存在相当大的个体差异，当出现运动发育落后时，应仔细鉴别。

2．精细动作　主要指手指的精细运动。新生儿两手紧握；2个月时逐渐放松；3～4个月时握持反射消失，开始有意识的取物；6～7个月是能够手掌取物，出现换手和捏敲等探索性的动作；9～10个月时能够用拇指和食指取物；18个月能叠2～3块方积木；3岁时在别人帮助下穿衣服，临摹简单图形。

（四）语言的发育

语言是人类在充分语言刺激的作用下特有的一种高级神经活动，是学习、社会交往和个性发展的一个重要能力。儿童语言是儿童全面发育的标志。语言发展经过发音、理解和表达三个阶段。

1．发音阶段（出生至1岁）　即语言的准备阶段。新生儿已会哭叫，并且不同刺激下哭声的音调会有所区别。婴儿1～2个月开始发喉音，2个月发"啊"、"咿"、"呜"等元音，6个月出现辅音，8～9个月发音有辅音和元音的组合，喜欢模仿成人练习发音。10个月有意识叫"爸爸"、"妈妈"，照顾者对于婴儿发音的及时应答有助于儿童理解语言的特定含义。

2．理解语言阶段（1～1.5岁）　理解语言在发音阶段已开始。儿童通过视觉、触觉、体位感等与听觉的联系，逐步理解一些日常用品，如"奶瓶"、"电灯"等名称，可用简单词语与他人沟通。

3．表达语言阶段（1.5～3岁）　理解语言之后，婴儿将语音和词义的联系储存在记忆中，听觉中枢与发音运动中枢间逐渐建立起联系通路，语言表达中枢产生语言，儿童便学会说出有意义的语言。18～24个月龄时词汇量骤增，进入语言爆发期，并开始出现2个单词的组合阶段。表达语言的特点是开始说单个词组，后组成句子；先会用名词，后会用代名词、动词、形容词、介词等；从讲简单句到复杂句。

儿童语言的发育是与家长的教育和生活环境分不开的，应着重于为儿童提供适合于语言发展的环境，鼓励家长与儿童进行交流，多向儿童提供听、说的机会。同时，评价语言发育应同时评价听觉、发音器官及大脑功能的发育情况，综合考虑以确定可能存在的发音异常或迟缓。如1.5岁幼儿不会说，或2岁幼儿词汇量少于30个，或3岁时词汇量少于50个，或构音不清等情况均属于语言、言语发育迟缓。

（五）心理活动的发展

1．注意力与记忆力的发展　注意可分为无意注意和有意注意。前者是没有预定目的，自然而然发生的；后者为自觉的、有目的的，需付出意志努力的注意。新生儿已有非条件性的定向反射，如大声说话能引起新生儿停止活动。婴儿时期以无意注意为主，3个月开始能短暂地集中注意人脸和声音。强烈的刺激如鲜艳的色彩、较大的声音或需要的物品（奶瓶等）都能成为儿童无意注意的对象。随年龄增长、活动范围扩大及动作语言的发展，儿童的有意注意逐渐增多，但幼儿期和学龄前期儿童仍以无意注意为主，有意注意的稳定性差，易分散和转移。5~6岁后才能较好地控制其注意力，但集中时间约15分钟，7~10岁20分钟，10~12岁25分钟，12岁后30分钟。任何新异的刺激都会引起学龄初期儿童的兴奋、注意力分散，并随着情绪的变化而转移。11~12岁后，儿童注意力的集中性和稳定性提高，注意的范围也不断扩大。自婴儿起需及时培养注意力，加强注意的目的性，去除外界干扰，引起儿童兴趣。

记忆是一个复杂的心理活动过程，包括识记（大脑中形成暂时联系）、保持（大脑中留下痕迹）和回忆（大脑中痕迹恢复）。回忆又可分为再认和重现。再认是指以前感知的事物在眼前再次出现时能认识；重现是指以前感知的事物虽不在眼前，但可在脑中重复出现。5~6个月的婴儿能再认母亲和其他亲近的人，但不能重现，1岁以后才有重现。幼儿期再认的能力进一步增强，幼儿末期能再认相隔几十天或几个月的事物。婴幼儿时期的记忆特点是时间短、内容少，对带有欢乐、愤怒、恐惧等情绪的事物容易记忆。儿童记忆的持久性与精确性随年龄而增长，学龄前期儿童对感兴趣的、能激起强烈情绪体验的事物较易记忆，并保持持久。学龄期儿童由于分析思维能力的发展以及学习任务的要求，有意记忆能力增强，记忆的内容拓宽，复杂性增加。

2. 认知能力的发展　认知是指获得和使用知识。认知过程包括识别、解释、组织、储存和运用信息以及应用知识解决问题等有关行为。想象是一种间接概括性的思维活动，受客观事物的影响，大脑创造出以往未遇到过的或将来可能实现的事物形象。

儿童1~2岁时想象处于萌芽状态，3岁后想象力逐渐发展，但内容多不完整，学龄前期和学龄期是想象迅速发展的时期。医护人员应了解儿童的思维方式，根据儿童不同时期智力发展水平，为患儿提供治疗性的玩具、图书、画片或阅读材料，合理地向他们解释治疗和护理过程，以及采用健康教育的方法。

3. 情绪和情感的发展　情绪是人们从事某种活动时产生的兴奋心理状态，属原始、简单的感情，较短暂而外显。情感是人的需要是否得到满足时所产生的一种内心体验，属较高级、复杂的情绪，持续时间长而不甚外显。情感是在情绪的基础上形成和发展的。新生儿对饥饿、不舒适、寒冷等表现出不安、哭脸及啼哭等消极情绪。2个月时积极情绪增多，尤其是看到母亲时，表现非常高兴。6个月后能辨认陌生人时，明显地表现出对母亲的依恋以及分离性焦虑情绪。婴儿与亲人间的这种依恋感情是儿童社会性发展的最早表现，它的建立有利于婴儿获得母亲的养育。没有建立良好依恋感情的婴儿，以后多不善于与人相处，不能很好地面对现实。9~12个月时依恋情绪达到高峰。2岁开始，儿童的情感表现日渐丰富和复杂，如喜、怒、初步的爱、憎等，也会有一些不良的情绪、情感反应，如见人怕羞、怕黑、嫉妒、爱发脾气等。婴幼儿情绪表现常为时间短暂，反应强烈，易变化，易冲动，外显而真实。随年龄增长，情绪反应渐趋稳定。学龄前期儿童已能有意识地控制自己情感的外部表现，如故意不哭等。

照顾者在日常养育中对儿童的生理需要做出及时、适当的应答，提供合适的玩具，维持和谐的家庭气氛，提供适度的社交活动，以及避免精神紧张和创伤，可以培养儿童良好、稳定的情绪和情感，促进其心智发展和良好品德的形成。

（六）游戏的发展

游戏是儿童必不可少的活动。通过游戏，儿童能够学习到别人无法授予的知识，可以认识自己生存的世界，以及学习处理环境中的人、事、物。了解各期儿童游戏的发展特点，护士可以帮助儿童及家长选择适当的游戏促进其身心发展，同时通过游戏的治疗性作用有效实施护理措施。

1. 各年龄阶段游戏的发展特点

（1）婴儿期：婴儿自己就是他们游戏的主要内容，玩手和脚、翻身、爬行和学步等身体动作带给他们极大的乐趣。学习语言时发出的各种声响也使他们无比兴奋。婴儿早期的游戏需要大人的陪伴和参与，后期逐渐变为单独性的游戏。如果有其他小孩出现，他们会感到快乐，但不会刻意接近他们。

（2）幼儿期：游戏的形式转变为平行性游戏，即幼儿愿意在其他小朋友身旁玩类似的玩具。他们可能偶尔会交换或争夺玩具，但没有联合与合作活动。随着幼儿大动作和精细动作的发展，他们喜欢能被他们独自操纵而运动的玩具，如能连结在一起的火车。幼儿还喜欢用蜡笔在纸上随意涂画，随音乐手舞足蹈，翻看故事书或看动画片等。

（3）学龄前期：儿童的游戏方式转变为联合性的游戏。他们共同参加同一个活动，开始交换意见并相互影响。但此期的游戏团体没有严谨的组织、明确的领袖和共同目标，每一个儿童可以依照自己的意愿去表现，如过家家的游戏。学龄前儿童的想象力是一生中最丰富的，他们喜欢剧烈的活动、绘画、搭积木，做模型和技巧性活动等。

（4）学龄期：学龄期儿童的游戏是合作性的游戏，他们有组织，互相讨论并制定计划，以完成某个目标。在游戏中每一个人的角色明确，他们相互合作构成一个小组，游戏的竞争性和合作性高度发展，并出现游戏的中心人物。

（5）青春期：青少年的兴趣因性别的不同而产生极大的差异。女孩可能对社交性活动发生兴趣。男孩子则通常对运动中的竞争和求胜有兴趣，并表现出对小团体的忠诚精神，他们还喜欢机械和电器装置。

由以上儿童游戏的发展过程可以看出，婴儿期的游戏主要是通过抓握、抱持、爬行和走等来探索世界。1岁到7、8岁则主要是运用玩具的阶段。学龄后期对玩具的兴趣减低，而喜欢运动和戏剧性的游戏。

2．游戏的功能　游戏的价值与功能包括促进儿童的感觉运动发展，智力发展，社会化、创造性、自我认同和道德发展，并且具有重要的治疗性作用。

（1）感觉运动发展：所有年龄阶段的游戏都有感觉运动方面的活动，而在婴儿期最多。儿童通过各种活动，使其感觉功能和肌肉控制能力得到促进，身体动作日益复杂和协调。

（2）智力发展：通过游戏，儿童学习识别物品的颜色、形状、大小、质地及用途，学习数字的意义及用法，练习及增进语言技巧，了解空间、时间等抽象概念，获得解决问题的技巧。

（3）社会化：通过与其他儿童共同游戏，儿童学到如何建立社会关系以及解决有关的问题，学到如何适应自己的社会角色以及良好的行为举止。

（4）创造性：游戏最能为儿童提供发挥创造性的机会，有助于他们将来创造力的发展。

（5）自我认同：婴幼儿通过游戏开始积极探索自己的身体，并把自己与外界分开。在游戏中，他们能够测试自己的能力并逐渐调整自己的行为。

（6）道德价值观发展：儿童在游戏中体会到同伴不会像成人那样容忍他们的"自私"和"暴力"行为，若想被接纳为团体的一员，他们必须遵守社会所接受的各种行为准则，如公平、诚实、自制、关心他人等。

（7）治疗性价值：游戏对每一个年龄阶段均有治疗作用，它为儿童提供一个机会，让他们发泄外界环境所带来的紧张或压力。在医院环境中，游戏的作用更为突出，儿童通过游戏表达他们对陌生环境的恐惧、对离开家长及同伴的焦虑、对治疗及护理等疼痛经历的感受。护士利用儿童游戏的时间，可以观察并评估他们的生长发育水平，对健康保健知识的了解，以及对住院的情绪反应等。同时，运用玩具、绘画、图书、音乐或戏剧性的游戏活动向其解释治疗和护理过程并进行健康教育。

三、儿童发展理论

（一）精神心理发育理论

根据奥地利心理学家弗洛伊德（Freud）的理论，人类所有行为都是由心理动力驱使。根据心理动力的类型，个性由以下成分构成：本我（id），自我（ego），超我（superego）。弗洛伊德认为，性本能是个性发展过程中具有重要意义的因素。

1. **口唇期（出生至1岁）** 婴儿期所有的愉悦质感都来自口唇的活动，如吸吮、咬和发音。婴儿会喜爱其中一种活动，而这种口唇的满足是他们个性发展的指征。因此当婴儿需要禁食时，应尽量给予安慰奶嘴进行抚慰。

2. **肛门期（1～3岁）** 随着肛门括约肌的发育和排便控制能力的形成，幼儿的愉悦中心转移到肛门，这段时期排便环境和氛围对儿童个性的形成有着深远的影响。因此，住院期间应尽量维持幼儿在家的排便习惯和方式。

3. **性蕾期（3～6岁）** 这段时期儿童对性器官开始发生兴趣，他们已经察觉性别的差异。女孩开始更加偏爱父亲，男孩则容易产生恋母情结，但是在性蕾期晚期他们又会与同性的家长更加亲近。

4. **潜伏期（6～12岁）** 此期，儿童早期的性冲动被压抑到潜意识的领域，他们的精力更多地投放在知识的获取和玩耍当中，愉悦感来自于对外界环境的体验。他们喜欢与同性别的伙伴一起活动。儿童开始关注自己的隐私权，开始懂得自己的身体。因此在治疗和护理的过程中，应对孩子进行必要的解释，并提供必要的遮挡，保护其隐私。

5. **生殖期（12岁以上）** 随着青春期的来临，儿童生殖系统开始成熟，性激素开始分泌，生殖器官成为主要关注的中心和愉悦的源泉。儿童对异性发生兴趣，注意力由家长转移到所喜爱的性伴侣上。因此，对此期儿童应及时进行必要的性知识教育，并注意维护其隐私。

（二）儿童认知发展理论

瑞士哲学家和心理学家皮亚杰（Jean Piaget）基于对儿童长期的观察和研究，最先系统地提出了儿童认知发展理论。他认为，儿童的智力起源于他们的动作或行为，智力的发展就是儿童与经常变化着的、要求其不断做出新反应的外部环境相互作用的结果。皮亚杰把认知发展过程分为4个阶段，各个阶段的发展与年龄有一定的关系，但个体之间发展又各有不同。

1. **感觉运动期（0～2岁）** 此期，儿童通过与周围事物的感觉运动性接触，如吸吮、咬、抓握、触摸、敲打等行动来认识世界。初生婴儿以自身拥有的自发运动和一些基本的遗传性反射动作为基础，反复练习以适应环境。如吮吸乳汁的动作由不协调到逐步熟练，并从吸吮乳汁的动作发展到吮手指及其他东西。8～12个月婴儿开始能够协调已学会的动作，为达到某个目的而行动。如儿童为了抓到某个物体，能先推开别人挡在该物前面的手，再抓取它。12个月时儿童已有客体永存的概念，即意识到客观物体是永远存在的而不会神秘地消失。12～18个月儿童通过主动试验，探索新方法以解决问题和了解事物的本质。如儿童喜欢从不同的高度和角度松开手中的物体以观察物体的下落。18～24个月儿童在解决问题时已能先在心中打算好步骤，再开始行动，而不是盲目地重复试验。

2. **运筹前期（2～7岁）** 这一时期儿童开始使用语言等符号记忆和储存信息，但还不具备逻辑思维能力。2～4岁儿童随语言的增加，开始给环境中的刺激物以新的意义，如把玩偶作为小朋友。此期儿童思维的特点是自我为中心，即以自己的角度去考虑和看待事物，不能理解他人的观点。4～7岁儿童虽已掌握了较丰富的概念，但对事物的感知仍限于具体。同时，此期儿童对因果关系的推理往往是不现实或错误的。例如，儿童会把自己生病住院与不听家长的命令相联系，缺乏正确的逻辑推论能力。

3．具体运筹期（7～11岁） 学龄期儿童能够逐渐学会用一个法则解决相同类型的问题。例如，掌握10以内加法和十进位法，即能运算多位数的相加。但是仍以具体形象思维形式为主，尚不能演绎推理。开始建立重量、质量、数、时间、容积等概念。儿童能够比较客观地看待周围事物，不再以自我为中心，学会从别人的观点分析问题，进行初步的逻辑分析推理活动，形成守恒概念，能进行可逆性思维。

4．形式运筹期（12岁以上） 青春期是人达到最终思维形式或思维成熟的时间。青少年逐渐学会综合、分析、分类、比较等思维方法，不仅思考具体的（现存的）事物，也能思考抽象的（可能发生的）事物。这就使青春期儿童能够在解决问题之前，预先制定计划，运用科学的论据来思考不同的解决方法，并推断预期结果。

皮亚杰的理论对儿科护理有着重要的指导意义。儿科护士应理解儿童的思维过程，根据儿童的认知发展特点提供相应的玩具，对治疗过程进行适当的解释，为患儿设计合适的活动和健康教育方案等。近年的研究也发现皮亚杰的理论忽视了儿童发展的个体差异和认知发育的差异，过于强调人类发展的生物学因素，对儿童能力的描述过于保守等。但是他的理论仍然为理解儿童的思维提供了主要的理论框架。

（三）心理社会发展理论

美籍丹麦裔心理分析学家爱瑞克森（Erikson）将弗洛伊德的理论扩展至社会方面，形成心理社会发展理论。他强调了文化及社会环境在人格或情感发展中的重要作用，这对护理实践具有较大的指导意义。爱瑞克森把人的一生分为8个心理社会发展阶段，认为每个阶段均有一个中心问题或矛盾必须解决，这些问题即是儿童健康人格的形成和发展过程中所必须遇到的挑战或危机。成功地解决每一发展阶段的中心问题，就可以健康地步入下一阶段；反之，将导致不健康的结果而影响以后的心理社会发展。因此，一个人的人格或情感表现就可反映其每一阶段的发展结果。儿童心理社会发展的5个阶段及其具体应用如下：

1．信任－不信任期（trust vs mistrust，婴儿期） 信任感是发展健全人格最初而且最重要的因素，人生第一年的发展任务是与照顾者（家长）建立起信任感，学习爱与被爱。此期儿童的各种需要得到满足时，婴儿的感受是愉快和良好的，其对家长的基本信任感就得以建立和巩固。与此相反，如果经常感受到的是痛苦、危险和无人爱抚，就会产生不信任感，婴儿会把对外界的恐惧和怀疑情绪带入以后的发展阶段。与家长之间所建立的信任感是儿童对外界和他人基本信任感的来源。信任感发展的结果是乐观，对环境和将来有信心。

护理此期儿童时，应注意及时满足婴儿的各种需求。除满足其食物和卫生等生理需要外，还应为婴儿提供安全感和抚爱，如经常抱起和抚摸婴儿，与之轻柔地交谈，并提供视觉刺激。在患儿经历痛苦的治疗或护理过程中，应尽量减轻疼痛。在过程结束后，应继续给予抚慰。对于长期住院的婴儿，应鼓励家长多参与护理活动。

2．自主－羞愧或疑虑期（autonomy vs shame or doubt，幼儿期） 此期儿童开始学会控制大小便，并在运动能和智能发展的基础上扩大对周围环境的探索。他们想要独立完成每一件事，他们还反复说"我"、"我的"表示自我中心之感，爱用"不"表示自主性。此时，家长必须对孩子合理的自主行动给予支持，避免过分干预。如果家长替孩子做每一件事，而从不允许他们去做其想做的事，或对其独立行为缺乏耐心，进行嘲笑、否定和斥责，将会使儿童产生羞愧和疑虑。儿童将怀疑自己的能力，并将停止各种尝试和努力。同时，家长应注意用温和、适当的方式约束儿童，以使其按社会能接受的方式行事，帮助他们学会适应社会规则。此期顺利发展的结果是自我控制和自信感。

护理此期儿童时，应为儿童提供自己做决定的机会，并对其能力加以赞赏，而不要评价其所做的决定是否正确。鼓励幼儿进行力所能及的自理活动，如进食、穿衣、如厕等。如果治疗或护理过程需要约束患儿时，应向其做出适当的解释，并给予抚慰，同时尽量缩短约束时间。

3．主动 - 内疚期（initiative vs guilt，**学龄前期**） 此期儿童活动能力加强，有足够的语言能力，他们有无穷无尽的好奇心去探索未知事物。主动性意味着儿童愿意发明或尝试一些新活动或新语言，他们自己制定计划，订立目标，并极力争取达到目标，而不是单纯地模仿其他孩子或家长的行为。这一时期儿童的心理社会发展取决于家长对孩子这些自创活动的反应。如果儿童被给予更多的自由和机会去创造和实践，儿童的自主感就可得以增强。同时，家长对孩子提出的各种问题予以耐心解答，而不是禁止他们有一些离奇的想法或游戏活动，也会增强其主动感。反之，如果成人总是指责孩子或要求孩子完成他们力不能及的任务，都会使儿童产生内疚感。

护理此期儿童时，只要对儿童有益的主动行为加以赞扬，就能帮助儿童顺利通过此阶段。对住院的患儿应提供创造新活动的机会，包括允许儿童使用无伤害性的玩具或医疗用品做游戏，如用听诊器、叩诊锤等给布娃娃检查身体，让他们画画以表达心情，接受儿童的合理要求，倾听他们的感受，并回答他们提出的问题。

4．勤奋 - 自卑期（industry vs inferiority，**学龄期**） 此期是成长过程中的一个决定性阶段。儿童迫切地学习文化知识和各种技能，强烈追求如何将事情做得完美。当儿童被吸收参加某项活动时，他们常问自己"我能做好这项工作吗？我做的对吗？"。如果在孩子完成任务或活动时给予奖励和赞扬，其勤奋感就会增长。此期儿童的活动场所很广阔，包括家庭、学校和社区等。家长、教师以及其他成人都有责任帮助儿童发掘其自身的勤奋潜力。如果孩子的努力只被家长视为胡闹，工作成果不被赞赏，在课堂或操场上因失败而受到嘲笑和伤害，都会导致自卑感的产生。此期顺利发展的结果应是学会与他人竞争，也学会合作，同时学会守规则。

护理此期儿童时，护士应帮助患儿在住院期间继续完成学习任务，鼓励他们把业余爱好带到医院，帮助儿童适应医院的限制性环境。在治疗或护理过程前后可允许儿童帮助准备或整理用物，如静脉输液前，可让患儿帮助准备胶布，以使患儿感到有成就感。

5．自我认同 - 角色紊乱期（identity vs role confusion，**青春期**） 此期青少年在性激素的作用下身体和思维日趋成熟，他们不仅开始注意自己的仪表，还为将来在较大社会中自己所处的地位而苦恼。他们极为专注于别人对自己的看法，并与自我概念相比较。一方面，青少年要适应他们所必须承担的社会角色，同时又想扮演自己喜欢的新潮形象，因此，他们为追求个人价值观与社会观念的统一而困惑和奋斗。因此，青春期的发展任务是建立一种自我认同感，如果无法解决上述冲突，就会导致角色紊乱。

护理青少年时，必须多创造机会让他们参与讨论所关心的问题，谈论感受。在他们做某些决定时给予支持和赞赏。注意帮助他们保持良好的自身形象，尊重他们的隐私，尽可能安排他们与同年龄组的患儿在一起娱乐和沟通交流。

爱瑞克森的心理社会发展学说不但有助于家长了解并促进儿童的正常心理发展，还可以帮助护士更好地理解住院患儿的行为，以便找出护理问题，制定护理措施。

（四）道德的发展理论

道德观念是社会性发展的重要方面。不同的社会文化有不同的道德观，不同文化环境中儿童道德发展内容也有所不同，但总的规则是一致的。儿童道德观念的发展与其认知及心理社会发展水平相关，科尔伯格（Kohlberg）将儿童的道德发展分为3个水平6个阶段。

1．第一水平——前习俗道德（2~7岁） 第一阶段（2~3岁），惩罚－顺从导向阶段：儿童认为一个人必须毫不怀疑地服从权威，否则就要受到惩罚。故儿童对是否符合道德行为的认识取决于其后果是赞许或被责罚。第二阶段（4~7岁），相对功利导向阶段：儿童表现出个人主义或实用主义行为，以自我为中心，他们根据自己的意愿而非社会习俗做出决定或行事，以满足其个人的需要。

2．第二水平——习俗道德（7~12岁） 第三阶段（7~10岁），好孩子导向阶段：儿童愿意遵守社会习俗，因为他们希望在自己和他人眼中是个好孩子。他们的思维和行为都集中在他人的反应上面，希望自己的行为得到他人的认可。儿童在理解他人感受的基础上，努力达到家长或他人的期望。第四阶段（10~12岁），社会秩序导向阶段：儿童的道德已经发展到从关心他人到明确社会需求上，已有一定的法律观念，他们为维护社会秩序而遵守法律，有责任感、义务感。

3．第三水平——后习俗道德（12岁以上） 第五阶段，社会契约导向期：青少年已有独立、抽象思考的能力，他们能将社会行为准则内在化。如在没有他人监督时，自觉遵守规章制度，因为他们认为那样做是正确的。他们能够尊重法律，保证大多数人的利益。第六阶段，普遍道德原则导向期：个人对某些抽象的、超越法律的普遍原则有了较明确的概念，如维护全人类的正义，保持个人尊严，为人类谋福利等原则。但是这些原则是个人自主选择的，并非每个人都能最终达到这个水平。

四、儿童发展中的常见问题

（一）体格生长偏离

体格生长偏离（growth deviation）是儿童生长发育过程中最常见到的问题。有些可起始于胎儿期，部分为遗传、代谢、内分泌疾病所致，少数因神经心理因素所致，但多数是受后天营养与疾病的影响。

1．体重生长偏离

（1）体重过重（overweight）：体重大于同龄儿童组体重中位数加2个标准差，或第97百分位以上者。体重发育超过身高发育水平，即肥胖；体重过重可见到正常的、与身高发育平行的情况，即体重与身高的发育均超过同龄儿童的发育；也有可能是疾病所引起的水肿症，如肾脏疾病等。

（2）低体重（underweight）：体重低于同龄儿童组体重中位数减2个标准差，或第3百分位以下者。低体重可见正常的、与身高发育平行的情况；喂养不当、慢性疾病、精神心理压抑以及严重畸形等，都可发生严重营养不良而致低体重。

2．身高（长）生长偏离

（1）身高过高（tall stature）：身高（长）的发育大于同年龄儿童组身高（长）中位数加2个标准差，或第97百分位以上者。高身材可见于正常的家族性高身材、性早熟，某些遗传代谢病（如垂体性指端肥大症）等。

（2）身材矮小（short stature）：身高（长）的发育小于同年龄儿童组身高（长）中位数减2个标准差，或第3百分位以下者。矮身材的原因比较复杂，可受家长身材矮小的影响，或由于宫内营养不良所致；某些内分泌疾病如生长激素缺乏症、甲状腺功能低下症等也都可以导致身材矮小，但常见的原因仍然是长期营养不良，因此必须在生长发育中监测身高，尽早发现营养问题，尽早干预。

（二）心理和行为发育障碍

儿童心理障碍指儿童期因某种生理缺陷、功能障碍或不利环境因素下出现的心理活动和行为的异常表现，主要从个体的行为、认知、情感或躯体几个方面所表现的症状模式来界定。联合国儿童基金会（UNICEF）报道，全球范围儿童青少年心理障碍发生率约为20%。而儿童心理障碍中约20%可持续至成年期，并且会影响到他们的社会适应、婚姻、人际交往、就业乃至人格等。因此，需要积极构建适宜的儿童生活环境和条件，促进儿童心理健康发展。

1. **屏气发作（breath holding spell）** 屏气发作是一种在婴幼儿时较多见的发作性神经官能症，以呼吸暂停为主要特点。一般发生于6个月~3岁的婴幼儿，3岁后逐渐减少，6岁以上儿童很少发生。具体表现为儿童在遇到疼痛或情绪刺激时出现痛苦、恐惧、发怒或受挫折之后剧烈哭闹，呼吸加深、加快，并很快出现呼吸暂时停止，伴有口唇青紫、四肢僵硬、短暂的意识丧失和抽搐发作。全过程1分钟左右，重者可达2~3分钟，接着全身肌肉松弛，呼吸恢复，大部分患儿意识恢复正常或有短暂的发呆，也有患儿立即入睡。频繁的屏气发作可致脑缺氧，对儿童智力发育有影响。但屏气发作与以后的惊厥发作无关。家长焦虑、过度呵护的教养方式易使儿童发生屏气发作。

屏气发作一般无需治疗，但发作频繁、出现抽搐、持续时间长时，应给予吸氧，还可使用镇静剂止惊，减少发作，预防长期脑缺氧引起脑损害。治疗的重点在于预防发作，关键在于家长对儿童的正确教养，应指导家长平时对孩子既要和蔼可亲，使其感到家庭的温暖，又要耐心教育，使其自觉地严格要求自己。如果为了不使儿童受刺激，过分地强调不挫伤儿童情绪，常无原则地满足孩子的欲望，将来可能会造成儿童性格的异常。反之，如果总是对孩子提出一些过于严厉的要求，容易造成该病的发作。这都是对儿童不利的。

2. **吮拇指癖（thumb sucking）和咬指甲癖（biting thumb）** 吮拇指癖是儿童一种十分幼稚但又频频发生的不良习惯。儿童在饥饿时就会吮拇指来满足生理上的需要，以安慰自己。吸吮手指多随年龄增长而消失，但有时婴儿因为心理上得不到满足而精神紧张，或未获得家长充分关爱，孤独时吸吮拇指自娱，如果时间长了，就会养成不良的习惯而难以改掉。如果在儿童换牙期间长时间吸吮拇指，可影响牙齿、牙龈及下颌的发育，导致牙齿排列不齐而影响咀嚼功能，同时亦易带入病原菌、病毒等微生物而致消化道感染等疾病。所以要十分注意儿童的这种不良习惯，及时发现并帮助孩子纠正。咬指甲癖的形成过程与吮拇指癖相似，也是因为情绪紧张、情感需求得不到满足而形成的，但多见于学龄前期及学龄期的儿童。一些儿童因反复咬指甲可导致手指受伤、出现疱疹或感染等。儿童当遭遇情绪紧张或不安时，更容易出现咬指甲的行为。

预防和纠正吮拇指癖和咬指甲的行为需要指导家长要多关爱儿童，多用鲜艳的玩具，图画吸引儿童，同时培养儿童对外界事物的兴趣，启发儿童看动画片、做游戏来转移其对手指的注意力，鼓励儿童建立改掉不良习惯的信心，切忌打骂、讽刺等做法。对于哺乳期的婴儿，不要让其养成吃着奶睡觉的习惯，因为这种习惯易导致婴儿口中必须有东西才能安心，从而逐渐养成吮手指的不良习惯。可以让婴儿拿着玩具或抱着布娃娃入睡。一般随着年龄增大，这些行为会逐渐消失，但有部分儿童的这些习惯可持续至成年期。

3. **儿童习惯性交叉擦腿** 指反复用手或其他物件摩擦自己外生殖器的行为，这是儿童通过摩擦引起兴奋的一种行为障碍。6个月的婴儿即可出现，但多见于2岁以后的幼儿至学龄前儿童，上学后逐渐消失。这种情况多在儿童入睡或刚醒时进行，持续数分钟，甚至为避免大人的干涉而暗自进行。女孩子有时两腿交叉上下移擦，年龄较大儿童可在突出的家具或骑在某种物体上活动身体进行摩擦。这种习惯有时由于局部的疾病如湿疹、包茎、蛲虫病及衣裤太紧等引起痒痛刺激而造成，也有部分儿童因偶然机会而形成习惯。不良的生活环境、儿童情绪紧张和焦虑等可引发或加剧擦腿动作，成为缓解焦虑的一种手段。

对这种孩子，首先应加以诱导，转移其注意力到其他方面，不可用惩罚、责骂、讥笑等手段。其次应注意外生殖器的清洁，检查局部有无寄生虫，若有应进行治疗。鼓励儿童参加各种游戏和活动，使其生活轻松愉快。勿过早卧床，待疲倦时再上床睡觉，醒后即刻起床。不要让孩子穿得过多过热，宜穿较宽松的内衣，使手不能触及外生殖器。此习惯只要耐心诱导和适当地进行校正，可逐渐改掉，多数儿童随年龄增长会自行缓解。

4. 遗尿症 (enuresis) 2～3岁的儿童多已能够控制膀胱排尿，如5岁以后仍然发生不随意排尿即为遗尿症。本病发病率5岁时为15%，男女之比约为2∶1；逐渐减少到9岁时的5%，男女之比为（2∶1～3∶1）。遗尿症可分为原发性和继发性两种。原发性遗尿症多因控制排尿的能力迟滞所致而无器质性病变，多半有家族史。继发性遗尿症大多由于全身性或泌尿系统疾病等引起，在治疗原发病后症状即可消失。此处只讨论原发性遗尿症。

原发性遗尿症的发生在很大程度上有遗传因素，表现为大脑皮层的先天不成熟，多有家族史。这些儿童的睡眠特别深沉，不易唤醒。脑电波可发现弥漫性慢型脑波，是皮层中枢内抑制功能不健全的典型表现。各种生活紧张事件，如刚进幼儿园、受到惊吓、弟妹出生、家长不和，以及白天玩得过分疲劳、临睡前过分兴奋等也会诱发遗尿。建立排尿自控机制是幼儿行为发育的重要表现，但多数儿童需经适当训练（如半夜按时叫醒起来排尿）才能逐步建立。儿童大脑皮层功能调节的成熟有早有晚，即便按时建立排尿自控机制，也会不时出现反复。约50%的儿童可于3～4年内发作次数逐渐减少而自愈，也有部分儿童持续遗尿至青春期甚至成人，往往影响正常的学习和生活。

儿童年龄越大，因遗尿引起的心理压力也越大。如果再受到家长责罚、邻居取笑和小朋友嘲讽，精神将更紧张，引起遗尿的恶性循环。儿童常因此形成胆怯、退缩、孤独和内向等不良心理倾向。因此，对患儿不应打骂责罚，应多作精神上的劝慰和鼓励。原发性遗尿症的治疗需要家长和儿童的合作，坚持训练，综合治疗。首先应建立合理生活制度，避免白天过度疲劳和临睡前的过度兴奋。被褥不要太软太厚，改仰睡和趴着睡为侧卧式睡，睡前不要喝大量水。家长可总结其尿床的大体发生时间（多数在熟睡后2小时左右），对儿童夜间定时唤醒。另外，也在褥垫下放一个蜂鸣式唤醒器。一旦排尿，唤醒器电流将感应接通，发出铃响，将儿童唤醒；儿童的大脑皮层自控能力和警醒机制间将逐步建立条件联系，重复一段时间后，每次感到有尿意时就会自行醒来。也可在医生指导下作膀胱扩张式训练。例如，鼓励患儿白天多喝水，使膀胱容量扩张；同时克制排尿，使容留时间逐步延长，增加皮层中枢的内抑制能力，加快排尿自控机制建立。药物治疗大多有一定的不良反应，应用时要谨慎，常用的有精氨酸加压素等药物。中医针灸对部分患儿有一定效果，可针灸关元、气海、合谷、足三里和三阴交等。

5. 违抗（defiance）和发脾气（temper tantrums） 当儿童的愿望与环境冲突而受到挫折，或受到过分溺爱时，儿童常常出现违抗或发脾气，表现为躺在地板上、踢腿、大声喊叫等，如家长对其进行惩罚则会加重对立情绪，多见于18个月至3岁的儿童。

家长或抚养者对儿童发脾气的反应非常重要。他们应该理解孩子的情绪失控是对挫折的合理反应，应该给予恢复情绪的时间和空间。如儿童不能恢复情绪，家长应不予理睬，直至儿童能控制自己的情绪。家长应该成为控制情绪的榜样，同时帮助儿童认识到控制情绪是最简单的、家长可接受的选择。

○ **知识拓展**　　导致儿童心理行为障碍的高危因素

　　　　1. 生物学因素　高危出生史、早产、低出生体重、营养不良、出生缺陷、遗传疾病等。

　　　　2. 家庭因素　家庭贫困、养育者更迭（如丧亲、家长离异、家长再婚）、家庭成员重病、虐待、忽视和遗弃、单亲家庭等。

　　　　3. 社会环境因素　教育和卫生条件差、贫困和贫民区成长、环境污染、都市化速度过快、竞争和学习压力等。

▶　　王卫平. 儿科学. 第8版. 北京：人民卫生出版社，2013.

第三节　儿童的健康评估

❖ **学习目标**　　⋯⋯⋯⋯⋯⋯⋯⋯⋯⋯⋯⋯⋯⋯⋯⋯⋯⋯⋯⋯⋯⋯⋯⋯⋯⋯

　　•掌握儿童身体评估的内容和方法。

　　•熟悉儿童健康评估和营养评估的主要内容。

　　•了解儿童家庭评估的主要内容。

一、健康史收集

（一）收集儿童健康史时与家长的沟通

　　儿童的健康评估不仅需要儿童的参与，还需要家长的配合。在与家长沟通的过程中，护士应态度和蔼、语言温和，理解家长因子女患病而引起的焦虑心情，并给予适当的安慰。护士需首先自我介绍，然后鼓励家长详细叙述病情经过以及儿童以往的健康状况，耐心听取，不轻易打断，然后根据需要给予必要的提示和引导，以获得详尽、确切的资料。在交谈时，不要对家长的某些观念、价值观抱有成见和进行评价和批评，以免妨碍双方信任感的建立，也应避免以暗示的语气引导家长提供护士所希望的材料，而使资料失去真实性、可靠性。此外在沟通的过程中，护士应采用适当的沉默、倾听、观察，并配合尊重、移情等方法，充分理解家长，取得家长的配合，促进家长更好的支持治疗和护理工作。

（二）收集儿童健康史时与患儿的沟通

　　初次接触患儿及家长应主动进行自我介绍，这对进一步沟通具有重要的意义。护士在自我介绍之后，再亲切询问患儿姓名、年龄等其熟悉的问题，可拉近彼此之间的距离。与儿童沟通时，护士应采取与患儿视线平行的位置，采取下蹲姿势以与患儿保持同一水平线，让他们感觉自己发表的意见也有重要价值，可维持自尊；注意避免突然接近患儿，以及避免目光持续接触儿童，使其感到有威胁感。

　　沟通过程中护士应注意倾听并与儿童进行交谈，尽量不欺骗患儿，注意保护患儿的隐私，尊重患儿的情绪和情感变化，选择合适的时机进行沟通。护士语言要清楚、明确，使用较简短的语句，语速稍慢，给患儿以表达疑问和害怕的时间，交谈时可通过娃娃等玩具作为媒介，帮助沟通。

（三）儿童健康史的收集过程

年幼儿童多不能自述病史，须由家长或主要照顾者代述。年龄较大的患儿可补充叙述有关病情的细节，但应注意其记忆及表达的准确性。此外，当病情危急时可先重点询问现病史，边体检边询问，以便及时进行抢救，待病情稳定后再仔细了解全面病史。健康史应围绕儿童目前和过去的健康状况以及相关的心理社会环境，健康史的收集应是一个有组织的、系统的资料收集过程。具体内容包括：

1. 一般情况 包括姓名（包括小名）、性别、年龄、出生年月日、种族、入院日期、病历陈述者等项。年龄一项患儿愈小愈应询问确切，新生儿期要求记天数，婴儿要求记月数，较大儿童记几岁几个月。

2. 主诉 即促使家长带儿童来院就诊的主要原因（症状）及其经过。

3. 现病史 即此次患病的详细情况，包括发病时间、主要症状、病情发展、严重程度以及接受过何种处理等。还应包括其他系统和全身的伴随症状以及同时存在的疾病，如营养缺乏疾病、贫血和佝偻病等。

4. 既往健康状况

（1）出生史：新生儿或小婴儿应重点询问，包括胎次、分娩情况、母亲怀孕经过及出生情况。

（2）喂养史：婴幼儿尤其是有营养缺乏症或消化功能紊乱者，应详细询问。包括喂奶的种类和方法、添加辅食情况、儿童进食方式。年长儿应注意询问有无偏食、贪吃零食等不良习惯。

（3）生长发育史：询问有关体格、运动、语言、认知和心理社会等方面的发育情况。此项是儿科患儿所特有的，是评估儿童健康状况的重要依据。

（4）既往健康史：包括预防接种史、既往患病史和住院史、用药史和过敏史等。

（5）日常活动：包括儿童日常生活作息、自理情况、排泄情况和有无特殊行为问题，如咬指甲等。

5. 家族史 包括家族中是否有遗传性疾病、过敏性或传染性疾病，如高血压、哮喘、惊厥、精神病、肝炎等。

6. 心理社会史 包括患儿的性格特征、在学校的情况、家庭环境、家长与患儿的互动方式、患儿对本次疾病的认识和心理反应等。

二、身体评估

（一）体格检查的原则

1. 体格检查的房间应光线充足，温度适中，环境安静，检查用品齐全，并能根据需要提供适当的玩具和书籍等。尽量安排患儿与亲人在一起，以减轻体格检查给患儿带来的焦虑，增加其安全感。

2. 检查者应态度和蔼，有必要向儿童解释体格检查的过程。解释的程度应根据儿童的理解能力而定，语言通俗易懂，简单而可信。

3. 为取得患儿合作，对婴幼儿在开始检查前应先与其交谈，或用玩具、听诊器等与之游戏，以解除恐惧心理及紧张情绪，或以表扬的语言鼓励患儿，使之勇于接受检查。

4. 根据患儿年龄采取适当的检查体位，婴幼儿可让家长抱坐着检查，或让患儿伏在家长肩上，从其背后进行检查。

5. 检查中应减少不良刺激，手和用具要温暖，手法轻柔，动作快速。对于较大儿童应注意保护其隐私，不要过多地暴露身体。

6. 应注意隔离保护，检查前应洗手，必要时戴口罩。避免暴露检查部位过久，以免着凉。注意预防意外，离开前要拉好床栏，检查用具。

7. 检查顺序应根据儿童病情、当时情绪灵活掌握。易受哭闹影响的项目如测呼吸、脉搏、心脏听诊、腹部触诊等先检查，而皮肤、淋巴结、骨骼等项目不易受哭闹影响可随时检查。咽部、眼部等刺激性较大的检查，应放在最后。

（二）体格检查的内容

1. **一般状况**　观察儿童的发育和营养状况、精神状态、面部表情、体位、行走姿势、语言应答、活动能力、对周围事物的反应等，通过这些观察，可初步判断儿童的意识状况。

2. **一般测量**　包括生命体征测量和生长发育指标测量，生命体征包括体温、呼吸、脉搏和血压；生长发育指标包括体重、身高、头围、胸围等。

（1）体温测量：普遍使用的为腋温测量，正常值为 36～37℃，将体温表置于腋窝处夹紧上臂至少 5 分钟后读数。电子体温计测量快速，安全不易碎，但灵敏度较高，读数波动较大。

（2）呼吸、脉搏测量：尽可能在儿童安静时测量，因儿童呼吸和脉搏波动较大，测量时间应为 1 分钟。婴幼儿以腹式呼吸为主，可通过儿童腹部起伏计数，也可借听诊器听呼吸音，同时应注意呼吸的节律和深浅。年长儿可通过桡动脉检查脉搏，年幼儿腕部脉搏不易扪及，可以通过心脏听诊检查，同时注意脉搏的节律、强弱等。

（3）血压：影响血压精确测量的最重要因素是血压计的袖带宽度，一般袖带宽度应为上臂长度的 2/3。新生儿和小婴儿可用多普勒超声诊断仪或心电监护仪测定。不同年龄的血压正常平均值可用公式推算：收缩压（mmHg）=80+（年龄 ×2），舒张压为收缩压的 2/3。

（4）体重：称量体重应在一日的同一时间（最好早餐前）采用同一称量工具进行称重，这样比较准确。称量前必先校正工具。小婴儿需裸体或只戴尿布，大婴儿应脱鞋，只穿内衣裤，衣服不能脱去时应除去衣服重量。小婴儿使用盘式杠杆称测量，1～3 岁采用坐式杠杆称测量，3 岁以后使用站式杠杆称测量。称量时儿童不可接触其他物体，身体不可摇动。称量结果小婴儿精确读数至 10g，大的儿童读数至 100g。

（5）身高（长）：3 岁以下儿童采用量板卧位测量身长。测量时，儿童脱掉鞋、帽、袜，身体尽量伸展，仰卧于量板中线上，头部扶正，头顶接触头板，轻轻按直儿童膝部，使其下肢伸直紧贴量板，双脚足底与底板垂直后测量并读数。3 岁以后儿童可直立测量身高。测量时要求儿童脱鞋，垂直站立，头在中线，目视前方，双脚后跟、臀部和肩胛间同时接触立柱或墙壁，抬头挺胸，双臂自然下垂，测量者移动头顶板与儿童头部接触，板呈水平位时读数，记录至小数点后一位数。

（6）头围：2 岁以前测量最有价值。测量者用左手拇指将软尺 0 点固定在儿童头部右侧眉弓上缘，左手中指和示指固定软尺与枕骨粗隆，右手使软尺紧贴头皮绕枕骨结节最高点及左侧眉弓上缘回到 0 点，读数记录至小数点后一位数。

（7）胸围、腹围：胸围和腹围并不作为常规测量指标，只是某些特殊疾病患儿才测量。胸围为沿乳头下缘水平绕胸一周的长度；腹围为平脐水平绕腹一周的长度（图 2-4）。

3. **系统检查**　包括皮肤、淋巴结、头面部、胸部、腹部、脊柱四肢以及神经系统的检查等，应注意不同年龄段儿童的特点。

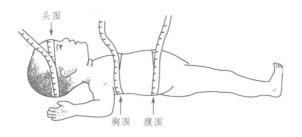

图 2-4　头围、胸围、腹围的测量

三、发育评估

（一）生长发育的评估

1．均值离差法　适用于正态分布的情况。通过大量人群的横断面调查，以均值为基值，标准差为离散距，认为均值加减两个标准差（含 95.4% 的受检总体）的范围被认为是正常范围。

2．中位数百分位法　适用于正态和非正态分布。将一组变量值按大小顺序排列，以第 50 百分位为中位数，其余百分位为离散距，把资料分为第 3、25、50、75、97 百分位数五个等级，一般 3～97 百分位（含 95％ 的受检总体）范围内被认为是正常范围。

3．生长曲线（growth chart）评价法　将各项体格生长指标按照不同性别和年龄画成曲线图（离差法或百分位法），制成生长发育曲线图，对个体儿童从出生开始至青春期进行全程监测，将定期连续的测量结果每月或每年标记于曲线图上作比较，以了解儿童生长在人群分布中的地位以及发育趋势和生长速度，及时发现偏差，分析原因予以干预。这种连续的动态测量较单次测量更能说明问题。

（二）神经心理发育的评估

1．筛查性测验

（1）丹佛发育筛查实验（DDST）：是测量儿童心理发育的最常用的方法。它主要用于婴幼儿和学龄前（6 岁以下）儿童生长发育的筛查，共 105 个项目，各以横条代表，分为应人能、细动作 - 应物能、语言能和粗动作能 4 个能区。监察室需要逐项测评其通过或是失败，每个项目的评分分为通过、未通过、拒绝或未进行测试三类，筛查性测验方法简单，可在短时间内判断儿童神经心理发育情况。对于筛查结果异常者，需要进一步作诊断性测验。筛查性测验也是对儿童目前发育状况的一个客观记录。最后的评定结果为正常、可疑、异常、无法测试四个类别。结果异常者应进一步进行诊断性测验。

（2）绘人实验（goodenough draw-person test）：是一种简便快速的智力测试，不需要特殊培训，适用于 3～10 岁的儿童。绘人实验要求儿童根据自己的想象在一张白纸上面画一个全身人像，尽可能描绘出身体的每一个部位，得分是根据儿童画中表达正确的部位点数来确定。绘人实验能够提供儿童发育问题中的相关信息。

（3）图片词汇测验（peabody picture vocabulary，PPVT）：适用于 4～9 岁儿童，共 150 张图片，每张有黑白线条画四幅。检查时测试者讲一个词汇，儿童指出对应的那一幅画。PPVT 可测试儿童的听觉、视觉、认知、推理、综合分析、注意力和记忆力等能力。该测试方法简单，用时较短，尤其适用于语言或运动障碍者。

2．诊断性测验

（1）Bayley 婴儿发育量表：该量表适用于 2～30 个月的儿童，包括精神发育量表（162 项）、运动量表（81 项）和婴儿行为记录（24 项），顺利完成需要 45～60 分钟。精神发育量表测试儿童的感知、记忆、学习、概念、发音、语言等能力；运动发育量表测试儿童控制自己身体的程度、大肌肉协调和手指的精细动作；行为记录包括儿童情绪、社会性行为、注意力、坚持性、目的性等性格特点。测试结果分别得出运动发育指数和精神发育指数。

（2）Gesell 发育量表（GDS）：该量表适用于 4 周～3 岁的儿童，分为大运动、精细运动、个人 - 社会、语言能以及适应性行为五个方面进行检查，答案无正确和错误之分，其中 4 周、16 周、28 周、40 周、52 周、18 个月、24 个月、36 个月是关键年龄（key-age）。测试结果以发育商数（DQ）表示。如果适应性行为 DQ 在 85 分以下，表明可能有器质性损伤的存在；DQ 在 75 分以下，表明发育落后。测试时间大约 60 分钟。

（3）Standford-Binet 智能量表：该量表适用于 2.5～18 岁的儿童及青少年，测试内容包括幼儿的具体智能如感知、认知和记忆，以及年长儿的抽象智能如思维、逻辑和词汇等，用以评价儿童的学习能力和对智力发育迟缓者进行诊断和程度分类，结果以智商（IQ）表示。年幼者测试时间为 60 分钟，年长儿需要 1.5 小时。

（4）Wechsler 儿童智能量表：分为学前及初儿童智能量表（4～6.5 岁）和儿童智能量表（6～16 岁）两种，内容分为词汇类和操作类两部分。词汇类测试儿童如何用词语表达自我，操作类测试儿童对空间关系的非语言表达，得分综合后可评估儿童的全面智力才能。

四、营养评估

儿童营养状态的评价是对儿童从饮食中摄取的营养物质与其生理需要之间是否合适的评价。通过营养评估，及时发现儿童个人或群体存在的营养问题，以便及时调整膳食，保证儿童身心健康。完整的营养调查应包括膳食调查、体格检查和实验室检查。营养调查了解儿童通过摄入各种食物能获得多少能量和各种营养素，体格检查可了解当前儿童身体的营养状况，实验室检查测定儿童体液、排泄物中各种营养素或其代谢产物的水平，可了解各种营养素在体内被吸收利用的情况。

（一）膳食调查

详细询问儿童在家或在托幼机构进食的情况，每餐进食的食物及数量，每日进餐次数，食欲、饮食习惯、零食多少；乳儿了解母乳喂养情况、次数。人工喂养儿童要了解喂养何种乳品或代乳品、每次的量、冲调浓度、每日次数、辅食添加情况等。从问诊中大致了解儿童每日能量、蛋白质和各种营养摄入的情况。年龄越小应该询问得越详细。必要时应采用 24 小时饮食记录、每日饮食记录或进食频率记录等方法更准确的了解儿童的饮食摄入情况。

调查结果分析主要从以下几方面：①能量和各种营养素的摄入与同龄儿童供给量标准比较，能量低于推荐供给量的 90% 为不足，营养素低于 80% 为不足；②各种营养素之间配合是否适宜，一般谷物供能不应高于 70%，动物蛋白和豆类蛋白供能不应低于 20%；③蛋白质来源分析，动物蛋白质和豆类蛋白质，不宜低于总蛋白质的 30%，最好能达到 50%。通过分析，对所调查膳食的优缺点就显现出来，可以针对性地进行护理干预，以指导改进其营养的不足。

（二）体格测量

儿童营养的紊乱和缺乏最先表现生长发育异常。根据儿童生长指标的监测，可及时、准确地反映儿童营养状态，而定期生长监测又能纵向观察儿童营养状况的动态变化。常用的治疗包括身高、体重、头围、皮褶厚度和上臂围等。皮褶厚度体现机体脂肪的储量，上臂围反映机体蛋白的储量。比较不同时期的测量指标，可了解儿童的营养变化情况。要注意儿童常常同时存在几种营养问题，必须全面评价。

（三）实验室检查

实验室检查包括生化指标和生理指标的检查，主要测定血、尿、体液中的营养素及其代谢产物水平，可反映近期的营养状况。常用指标有：血清总蛋白、白蛋白、血钙、磷、锌及维生素A、B_1、B_2、C、D等；血液中有关的酶或辅酶如碱性磷酸酶、骨碱性磷酸酶、谷胱甘肽还原酶测定，可反映身体的营养代谢状况。

五、家庭评估

家庭是儿童最主要的生活环境，家庭环境的情况直接影响儿童的身心发展，因此对家庭的评估成为儿童健康评估的重要环节。

（一）评估内容

1. 家庭环境

（1）家庭外环境：居住于城市还是农村，周边环境污染情况，人口密度，交通状况，邻里关系，环境中有无潜在危险因素等。

（2）家庭（居室）内环境：居住面积，房屋类型，室内温湿度及采光条件，家庭环境是否安全等。

2. 家庭组成　指家庭中目前与儿童共同居住的家庭成员，也应包括扩展的家庭支持系统。评估中应涉及家庭成员的性别、年龄、职业、文化、健康资料等，尤其应了解家长目前的婚姻状况，如有家庭危机事件，还应了解儿童对该事件的反应。

3. 家庭经济状况　包括家庭收入状况、医疗费用的支出方式及对家庭经济状况的影响等。

4. 家庭生活方式与文化宗教信仰　包括卫生习惯、饮食运动习惯、家人对患儿疾病的认识程度，对患儿未来健康状况的预期等；有关家庭文化传统和宗教信仰方面的信息对于制订治疗和护理计划也十分重要。

5. 家庭功能　家庭成员之间的关系，家庭成员之间的接纳和支持的程度等。

（二）常用评估方法

1. 家庭功能评估　Smilkstein于1978年首先设计出监测家庭功能的问卷，其内容有五项指标：适应度（adaptation）、合作度（partnership）、成长度（growth）、情感度（affection）、亲密度（resolve），称之为APGAR家庭评估问题表。本表共5道题，每题都有3个答案，分别记分2、1、0。所答问题总分在7~10分表示家庭功能良好，4~6分表示家庭功能中度障碍，0~3分表示家庭功能严重障碍。此表是测量个人对家庭功能的感观及满意度，可达到筛查目的。

2. 家庭圈　家庭圈是以个人的观点看待家庭其他成员对于个人的重要性而绘制的图，可作为探讨家庭成员的互动性的方法之一。家庭以大圆圈表示，成员以小圆圈表示。小圆圈的距离代表其亲密程度，绘图者将本人绘于大圆圈中心，其他成员按亲密程度之远近绘于周围，也可将认为是自己生活重要部分的宠物，如狗、猫或是亲友绘入图内。这种方法不需要复杂的言语表达，比较适合儿童使用。但需要注意的是，家庭圈随着个人观点的改变而发生变化，常需随时重画，如个人有重大疾病或家庭生活周期改变时，需要重新绘画。

（陈　华）

1. 健康男婴，足月出生，出生体重为 3.6kg，身长为 50cm，头围 34cm，人工喂养。现在年龄为 8 个月，来医院做健康体检。

（1）应从哪些方面对该婴儿进行健康评估？

（2）该婴儿应能达到的运动能力有哪些？

（3）根据艾瑞克森和皮亚杰的儿童发展理论，分析该婴儿的认知发展水平和心理发育特点，并为其家长进行教育指导。

2. 健康女孩，发育正常，常规到儿保门诊检查。第一胎，足月顺产，人工喂养，目前会翻身，见到人就笑，听不懂单词，不会发复音，会伸手取物，两手不会传递，体重 8kg。

（1）初步判断该婴儿的月龄？

（2）根据儿童语言和运动发育的规律，为家长进行健康指导。

第三章
儿童及其家庭的健康促进

章前导言　　儿童是人类的未来，是社会可持续发展的重要资源。儿童时期是人生发展的关键时期，为儿童提供必要的生存、发展、受保护和参与的机会和条件，最大限度地满足发展需要和发挥潜能将为其一生的发展奠定重要基础。儿童保健是研究儿童各个时期生长发育规律及其影响因素，从而采取有效预防措施保证和促进儿童健康成长的综合性防治医学。我国目前已建立较完善的儿童保健网络，通过各级儿童保健组织对不同年龄及其家庭进行保健指导、计划免疫、健康检测，以达到增强儿童体质，促进儿童身心健康，降低儿童发病率和死亡率的目的。

03章

第一节　新生儿及其家庭的健康促进

❖ 学习目标

•掌握新生儿期家庭访视。
•熟悉新生儿疾病筛查项目。

一、家庭访视

（一）家庭访视的次数

新生儿出生后，一般家庭访视（home visit）2～3次，包括生后5～7天的周访、10～14天的半月访和生后27～28天的满月访。高危儿或者检查发现有异常者应适当增加访视次数。

（二）家庭访视的目的

家庭访视旨在早期发现问题，早期干预，从而降低新生儿疾病发生率或减轻疾病的严重度。

（三）家庭访视的内容

1．基本情况　询问新生儿的出生史、喂养、睡眠、大小便及母亲泌乳情况等。

2．体格检查　包括观察头颅、前囟、心肺腹、四肢、外生殖器等，注意有无黄疸、畸形、皮肤及脐部感染；测量头围、体重、身长。

3．体温管理　评估居室温湿度和通风是否适宜，保持室温22～24℃，湿度55%～65%。环境温度过低可使新生儿（特别是低出生体重儿）体温不升，影响代谢和血液循环，甚至发生新生儿寒冷损伤综合征。若环境温度过高、衣被过厚或包裹过严可引起新生儿体温过高。因此，应随着气温变化调节室温、增减衣被，选择合适的保暖措施。

4．喂养管理　鼓励和支持母乳喂养，按需哺乳，食后右侧卧位，避免溢奶引起窒息。注意部分药物可通过乳汁分泌，如氨基糖苷类、异烟肼、氯霉素等，故乳母应在医师指导下用药。如确系母乳不足或者无法母乳喂养者，可采取人工喂养。评估母乳喂养有效的指征：哺乳时能听见新生儿吞咽声，哺乳后母亲有下奶感，新生儿进食后安静入睡，大小便正常，体重正常增长。

5．生活护理　每日沐浴，水温以略高于体温为宜。每日清洁眼睛、口腔、鼻腔、外耳道。新生儿脐带未脱落前保持局部清洁干燥，每日消毒1～2次。保持臀部皮肤清洁干燥，便后及时清洗并更换尿布，必要时涂护臀膏，以防尿布性皮炎。用柔软、浅色、吸水性强的棉布制作衣服、被褥和尿布，避免使用合成制品或羊毛织物以防过敏。衣服式样简单，易于穿脱，宽松不妨碍肢体活动。尿布以白色为宜，便于观察大小便颜色。存放新生儿衣物的衣柜不宜放置樟脑丸，以免引发新生儿溶血。新生儿不宜穿着过多、过厚，包裹不宜过紧，更不宜用带子捆绑，应保证新生儿活动自如及双下肢屈曲，从而利于髋关节的发育。

6．预防疾病和意外　指导家长观察新生儿的反应、面色、呼吸、体温、哭声和大小便等情况，发现异常及时就诊。凡患有皮肤病、呼吸道和消化道感染及其他传染病者不能接触新生儿，减少亲友探视，避免交叉感染。哺乳和护理新生儿前应洗手，新生儿食具用后要消毒。按时接种卡介苗和乙肝疫苗。新生儿出生2周后应补充维生素D，预防佝偻病的发生。注意防止因包被蒙头过严、俯卧位、哺乳姿势不当堵塞口鼻等造成新生儿窒息。

7．早期教育　新生儿的视、听、触觉已初步发展，可通过视觉和听觉训练建立各种条件反射，培养新生儿对周围环境的定向力以及反应能力。鼓励家长与新生儿进行眼神交流、语言交流、皮肤接触，每日进行新生儿抚触和被动操，促进亲子联接、感知觉发育及运动发育。

二、新生儿疾病筛查

我国现开展的项目有先天性甲状腺功能减退症、苯丙酮尿症、半乳糖血症和听力筛查，推荐对先天性髋关节发育不良进行筛查。

○ 知识拓展　　　　　遗传性代谢病

遗传性代谢病（inherited metabolic diseases，IMD）又称为先天性代谢缺陷病（inborn errors of metabolism，IEM），是因为维持机体正常代谢所需的某种酶、运载蛋白、膜或受体等的编码基因发生突变，使其编码的产物功能发生改变，而出现相应的实验室检查异常和临床症状的一类疾病。

▶　涂文军. 液相串联质谱筛查高危儿和新生儿重症监护室患儿遗传代谢病研究 [D]. 中国协和医科大学，2010.

第二节　婴儿及其家庭的健康促进

❖ 学习目标　· ·

· 掌握婴儿期营养干预和指导的方法及措施。

· 熟悉婴儿期常见的意外伤害类型及预防措施。

· 了解婴儿期的健康促进措施。

一、合理喂养

（一）6 个月之前的喂养

母乳是婴儿前 6 个月最合适的食物，如果母亲乳汁充足，婴儿前 6 个月能从健康母亲的母乳汁里获取足够的营养，除了 4～6 个月补铁外，无需添加其他维生素和矿物质。

（二）6 个月之后的喂养

6 个月以后的婴儿仍以母乳或配方奶为主要营养来源，但需开始添加辅食，应指导家长辅食添加的顺序、食物的选择和制作方法。告知家长观察婴儿的大便，根据消化情况判断辅食添加是否恰当。辅食添加是该阶段婴儿喂养的主要特征。随婴儿的消化系统逐步成熟，牙齿的萌出，可以开始训练婴儿咬与咀嚼能力。7～8 个月后婴儿应学习用杯喝奶和水，以促进咀嚼、吞咽及口腔协调动作的发育。9～10 个月的婴儿开始有主动进食的需求，可先训练婴儿自己抓取食物的能力，主动地抓取和手眼协调使婴儿可以自己去拿食物送到嘴里。婴儿会希望自己拿着奶瓶吃奶，并"帮助"大人给他们喂食的动作。

（三）进食行为的培养

尽早让婴儿学习自己用汤匙进食，可增强其独立意识并促进其自主性发展。最初用匙喂食时，婴儿会出现推开匙等拒绝行为，可用长柄浅匙将少量食物送到舌根位置，食物送得过于表浅容易被婴儿用舌头顶出。刚开始用匙喂食时，可选择哺喂母乳或配方奶后进行，注意先不要让婴儿吃饱，让婴儿感觉这是愉快的进食活动，让其体验快乐的感受。由于进食既是营养供给过程，又是一个学习过程，因此每次添加新的食物时应先添加一种，让婴儿适应其口味和质地。

二、断　奶

断奶指由完全依靠乳类喂养逐渐过渡到多元化食物的过程。随着婴儿月龄增长，各项生理功能逐步适应摄入非流质食物，母乳已不能满足婴儿营养与生长发育需要。因此婴儿出生 6 个月后开始添加辅食，慢慢减少哺乳次数，逐渐增加辅食，以至停止夜间喂奶，直到最后完全断奶。一般于生后 10～12 个月完全断奶。护士应根据具体情况指导断奶，采用渐进的方式进行，以春、秋季节较为适宜，指导家长不宜在奶头上抹辣椒水或苦味的东西来胁迫婴儿断奶。对婴儿可能出现的焦虑不安、易怒、失眠、哭啼等表现，家长应给予特别的关心和爱抚。

○ **知识拓展**　　　*母爱 10 平方*

2013 年 5 月 30 日，联合国儿童基金会（UNICEF）和中国疾病预防控制中心妇幼保健中心联合启动了"母爱 10 平方"母乳喂养宣传活动。旨在致力于提高中国的母乳喂养率，其宣传活动的主要目标是为所有选择母乳喂养的家庭提供更多的支持和关爱，倡议在全国范围内广泛设立母乳喂养室，以帮助更多的家庭在孩子出生后头 6 个月进行纯母乳喂养，更为母亲上班后的持续母乳喂养提供方便。

▶　　*联合国儿童基金会《"母爱 10 平方"启动促建立公共母乳喂养室》*

三、生活护理

婴儿需要精心地呵护，应教会父母如何建立家庭照顾的规律。但首先应对婴儿进行全面的评估，以确保他们较好地适应了环境。观察内容包括婴儿的外表、皮肤颜色、反应性、呼吸、体温、大小便情况等。

（一）沐浴

1. 沐浴准备　婴儿新陈代谢旺盛，应每日沐浴以保持清洁。沐浴宜在喂奶前进行，以防在洗澡的过程中发生溢乳现象。沐浴前应把婴儿替换的衣服、尿布、包被等物品按穿的顺序依次摆好。沐浴时，应将房间的温度调整为 24～26℃，水温以 38～40℃为宜。应选用温和无刺激性、不含六氯酚消毒成分的沐浴露。

2. 沐浴顺序　一般为头、脸、前身、后背、手和脚。洗头面时，用左手掌心托头，用拇指和中指分别将两侧耳郭折向上方堵住外耳道口，以防洗澡水流入耳内，引起耳内感染。选用柔软的浴巾轻轻擦洗婴儿的面部、眼角及耳郭内。婴儿头部前囟处易形成鳞状污垢或痂皮，可涂以植物油，24 小时后再用婴儿肥皂和热水洗净，不可强行剥落，以免引起皮肤破损和出血。耳部及外耳道的可见部分，每日以细软毛巾揩净，鼻孔分泌物用棉签蘸水擦除，切勿将棉签插入鼻腔。

头面洗好后，脐带未脱落者，应注意避免脐带沾水，以防感染。若脐带已脱落，可将婴儿放在浴盆中，下面应垫一块柔软的浴巾或海绵，用手掌支起颈部，手指托住头后部，让头高出水面，然后再由上而下轻轻擦洗身体前面的每个部位。前面洗好后，用手掌托住胸部，手指分开托在双侧腋下，清洗背部及肛门周围。最后清洗四肢，包括腹股沟及腘窝。

3．沐浴后的护理 沐浴完毕应立即将婴儿包在干净的干浴巾中，轻拍将婴儿身上的水吸干，再把眼角、鼻、耳郭等处擦干。要特别注意拭干皮肤皱褶处，如颈、腋、腹股沟等部位，并适量地敷爽身粉，必要时用棉签蘸水擦净女婴大阴唇和男婴包皮处污垢。之后为其穿上备好的衣服，垫上尿布。婴儿沐浴时是观察其行为、反应性、肌肉活动度的最好时机。

（二）抚触

1．抚触的优点 系统的抚触有利于婴儿的生长发育，增强免疫力，增进食物的吸收和利用，减少哭闹，增加睡眠，促进婴儿健康成长，同时能增进父母与婴儿之间的感情交流，促进其身心健康成长。

2．抚触的注意事项 为婴儿进行抚触时需要注意以下几个问题：①室温应在28℃以上，冬季准备电暖气，婴儿全裸时，操作台面的温度应略高于皮肤温度；②抚触时间的选择，最好在沐浴后，午睡及晚上就寝前，儿童清醒，不疲倦，不饥饿，不烦躁，两次进食中间或喂奶半小时后进行；③抚触前应洗净双手，指甲短于指端，将准备好的婴儿润肤油，润肤霜涂在抚触者双手，以保证抚触时润滑；④婴儿皮肤娇嫩，禁忌用力，应避开乳头和脐部，要密切观察婴儿反应，如出现哭吵、肌张力提高、肤色发生变化时应暂停，好转后才能继续，否则停止抚触。每个部位抚触4～6次，抚触时根据婴儿的反应决定抚触，全程时间15～20分钟，哭闹超过1分钟，应停止抚触。抚触时注意与儿童进行感情交流，语言柔和，可播放一些轻音乐，使母婴保持愉快的心情。

（三）更换尿布

婴儿的尿布应选择质地柔软、透气性好、吸水性强的棉质尿布，或采用一次性尿布，以减少每次臀部皮肤的刺激。尿布以白色为宜，便于观察大小便的颜色，且应勤换勤洗，保持臀部皮肤清洁干燥，以防尿布性皮炎。更换尿布时动作应轻快，避免过度暴露，尿布包扎应松紧合适，防止因过紧而影响婴儿活动或过松造成大便外溢。每次更换尿布时，应用温水清洗婴儿的臀部并擦干，以防止尿液中氨对皮肤的刺激导致尿布皮炎。臀部清洁后应在局部涂以鞣酸软膏或鱼肝油油膏。

（四）睡眠

充足的睡眠是保证婴儿健康的先决条件之一。若睡眠不足，婴儿易怒、烦躁、食欲减退、体重下降，且不能熟睡，造成恶性循环。

1．睡眠习惯的培养 婴儿的睡眠习惯有个体差异，活跃型婴儿通常睡眠比安静型婴儿少，随年龄的增大睡眠时间逐渐减少，且两次睡眠间隔时间延长。为保证充足的睡眠，必须在出生后立即培养良好的睡眠习惯。一般1～2个月的小婴儿尚未建立昼夜生活节律，胃容量小，可夜间哺乳1～2次，但不应该让婴儿含着奶头入睡。3～4个月后应逐渐停止夜间哺乳，任其熟睡，一般情况下3～4个月的婴儿晚上能睡9～11小时，加上白天2次左右的小睡，一天可有约15小时的睡眠。婴儿期主要睡眠障碍是难以建立稳定的睡眠规律，易形成行为失眠症，表现为入眠和持续睡眠困难，可持续到幼儿期甚至儿童后期。

2．建立睡眠常规 预防婴儿睡眠问题的最佳办法是建立婴儿睡眠的常规。婴儿的睡眠环境不需要过分安静，光线可稍暗。婴儿睡前应避免过度兴奋，保持身体清洁、干爽和舒适。应有婴儿固定的睡眠场所和睡眠时间，可利用固定的乐曲催眠，尽可能不拍、不摇、不抱。婴儿临睡前把他们放在婴儿小床上，让他们在熟悉的环境中入睡。如果让婴儿在父母的怀抱中睡着，再放到小床上，则他们醒来后是一个陌生的环境，不容易再次入睡。各种卧位均可，但通常侧卧位是最安全舒适的，侧卧时要注意两侧经常更换，以免面部或头部变形。要强调的是，婴儿的床应只是睡眠的场所，不要作为儿童玩耍的地方，习惯养成后不要轻易破坏。

（五）日常活动的安排

家长可以帮助1～6个月的婴儿进行必要的肢体活动，6～12个月的婴儿则应根据发育特征在家长指导下每日进行大动作（如爬、扶站、走等）和精细动作（如取物）的训练，同时定期带婴儿进行户外活动，呼吸新鲜空气，晒太阳，有条件者可进行空气浴和日光浴，以增强体质和预防佝偻病发生。

（六）牙齿的护理

4～10个月乳牙萌出，婴儿会有一些不舒服的表现，如吸吮手指，咬东西，严重的会表现烦躁不安、无法入睡和拒食等。应指导家长每天用润湿的纱布清洁齿龈和萌出的乳牙，但不要马上用牙刷。清洁牙齿时，大人可给婴儿唱歌或和他说话。当儿童大部分牙齿长出来而且适应每日清洁牙齿的常规后，可开始试用小的软毛牙刷。不要用牙膏，而用水代替，因为婴儿会吞咽下去。婴儿出牙后应注意口腔卫生，教育父母不要在晚上让婴儿含着奶头入睡，因为奶汁中的糖分容易使儿童牙齿形成蛀牙。

四、增进亲子依恋

婴儿与父母的关系建立在互动基础上。大量的研究证实了婴儿与环境之间的相互关系，所以应促进婴儿与父母之间的纽带连接，帮助父母认识婴儿产生依恋情绪的过程，教会家长如何认识婴儿的健康问题。

（一）依恋行为表现

婴儿对父母的依恋在6个月后变得非常明显，婴儿会出现以下依恋行为：①对父母表现出不同于他人的啼哭、微笑、发音；②视觉－动作趋向：注视母亲的身影，即便母亲不在身边；③当母亲离开房间时啼哭；④通过移动（爬、匍匐前进、走）接近母亲；⑤抓紧母亲（尤其有陌生人时）；⑥尝试从母亲身边走开的感觉，但仍将母亲作为安全岛。

（二）增进依恋措施

鼓励家长拥抱和抚摸婴儿，经常与婴儿进行目光对视，对婴儿说话、唱歌，可促进婴儿的心智发育。人的目光是一种重要的肢体语言，目光对视所引起的感受，往往在早期的亲子依恋中起着纽带般的重要作用。在进行目光对视的同时，要对婴儿发出的信号及时给予反应和回应，用高音调、拉长声的交流方式与婴儿沟通，也可以把一天的事缓慢地"唠叨"给婴儿听，婴儿喜欢父母的这种交流方式，也会从中慢慢习得语言的结构和作用。

五、促进社会化发展

（一）0～6个月婴儿的社会化

婴儿最初的社会化发展受其神经反射影响，如握持反射。婴儿与父母之间的互动关系对其社会化发展起着主要作用。婴儿的个体－社会行为包括儿童对环境的反应，个体的社会行为发育遵循一定的规律，但受外界环境的影响较大。婴儿能够适应环境刺激，产生相应的反应，如新生儿喜欢看人的脸，而且在 1 周左右就能够在父母和他说话时注视父母，到 6～8 周会在愉快时产生微笑的表情，3 个月的婴儿对环境开始感兴趣，特别是有玩具时。对 3 个月以内的婴儿，可以在床上悬吊颜色鲜艳、能发声及转动的玩具，逗引婴儿注意力；每天定时放悦耳的音乐，家长经常面对婴儿说话、唱歌。他们不愿被单独留在房间里，能认识父母，高兴时会发出尖叫声。此阶段的婴儿需进一步完善视觉、听觉，可选择各种颜色、形状、发声的玩具，逗引婴儿看、摸、听。

（二）7～12 个月婴儿的社会化

此阶段应培养婴儿稍长时间的注意力，引导其观察周围的事物，促使婴儿逐渐认识和熟悉常见的事物；以询问的方式让婴儿看、指、找，从而使其视觉、听觉和心理活动紧密联系起来。6 个月的婴儿已变得讨人喜欢，把他们的头用毛巾遮挡时会和父母玩躲猫猫游戏，会把手伸出表示要东西，当玩具被拿走时会表示不高兴。这时他们控制环境的能力逐渐增强，也懂得了简单的纪律，他们知道了"不"的意思，也知道了责骂时的气氛。这时儿童开始了模仿，婴儿在 7 个月开始模仿动作，8 个月开始模仿声音，10 个月开始模仿"拍手"、"躲猫猫"游戏。11 个月后婴儿逐渐开始独立，他们学着自己用手指、调匙、杯子给自己喂食，他们能在穿衣时配合把手放在袖子里，穿鞋时将脚放在鞋子里。他们不仅理解了"不"的意思，也能摇摇手表示"不"。游戏和玩耍是婴儿认知发展和社会化发展的形式，最初的游戏与他们的身体有关，婴儿期间通过游戏的刺激为他们进一步适应环境做好准备。

六、预防感染与疾病

婴儿的抵抗力差，易患各种传染病，为保证婴儿的健康成长，必须切实按照计划完成预防接种的基础免疫，预防急性传染病的发生，降低婴儿死亡率。同时，应定期为婴儿做健康检查和体格测量，进行生长发育监测，以便及早发现问题，及时纠正。婴儿期普遍存在的健康问题包括婴儿腹泻、佝偻病、营养不良、营养性缺铁性贫血、过敏症、尿布皮炎等，护士应根据情况给予家长具体指导。

七、防止意外

婴儿期常见的意外事故有异物吸入、窒息、中毒、跌伤、触电、溺水和烫伤。应向家长特别强调意外伤害的预防。本节重点介绍婴儿期最常见的意外事故窒息和跌落的预防措施。

（一）窒息

1．窒息的原因

（1）缺氧：缺氧性窒息是 1～3 个月内婴儿最常见的意外事故，多发生于严冬季节。如婴儿包裹过严，过厚过软的被褥、大毛巾等物品不慎盖在婴儿的脸上，或母亲与婴儿同床，母亲的乳房、手臂或被子捂住婴儿的脸部而导致婴儿窒息等。

（2）异物吸入：因异物吸入呼吸道导致机械性窒息是儿童 1 岁内意外死亡的主要原因。吸入食物或物体的大小、形状、质地是决定窒息程度的重要因素，如小的圆形、圆柱形、易弯曲的物体往往会导致呼吸道完全阻塞，很多家居小物件对婴儿都很致命。婴儿很容易发生溢奶现象，如家长或监护人未能及时发现，婴儿可将奶液或奶块呛入气管引起窒息。另外，婴儿在玩耍时可能会将小物品如奶豆、硬币、纽扣、瓜子、花生、果冻、药片等异物含入口中，致使异物误入呼吸道而发生窒息。

2. 窒息的预防　①看护婴儿时，必须做到不让孩子离开看护者的视线范围，家长对意外事故的情况应有预见性；②婴儿与母亲应分床睡，用坚固的床垫和松软的毯子，婴儿床上无杂物，婴儿被褥不宜过软过厚；③不要给婴儿和幼儿喂食硬糖、有皮或有核的食物、有刺的鱼、干的豆子、口香糖、果仁、爆米花、葡萄、果冻或大块的食物；④婴儿进餐时，成人切勿惊吓、逗乐、责骂，以免儿童大笑、大哭而将食物吸入气管；⑤不要在婴儿躺着时喂食，婴儿喂奶时应抱起，不能把奶瓶撑在枕头上喂奶；⑥地板上应没有任何小物体，将纽扣、珠子、瓶盖、硬币等小物体远离儿童可及范围；⑦不要让婴儿触及塑料袋，丢弃大的塑料袋之前应先打一个结；⑧不要将安慰奶嘴链绕在婴儿的头颈处；⑨监督儿童玩充气的气球，及时丢弃爆炸的气球残片，将未充气的气球放在婴儿不能触及的地方；⑩掌握窒息的紧急处理方法，将急救中心的电话号码放在电话机旁边。

（二）跌落

当婴儿会翻身后，应时刻注意防止跌落：①应注意不要将儿童放在没有护栏的高处；②应养成习惯，随时将婴儿的床栏拉起；③当不知如何放置儿童时，最好放在地板上；④在婴儿学会很好地坐后再将婴儿放在椅子上，而且要时刻注意婴儿的动作；⑤婴儿床最好是放在地毯上，而不是硬的地板上；⑥保证家具固定、坚实，婴儿不会在扶持时跌倒。

第三节　幼儿和学龄前儿童及其家庭的健康促进

❖ **学习目标**　· ·

· 掌握幼儿大小便训练的方法和注意事项。

· 熟悉幼儿及学前儿童常见的意外伤害及预防措施。

一、营养与喂养

（一）膳食要求

必须要能供给足够的热量和各种营养素，以满足体格生长发育、神经精神发育和活动的需求。但幼儿在2岁半以前，乳牙尚未出齐，咀嚼和胃肠消化功能较弱，因而食物易细、软、烂，要为他们安排平衡膳食，还要注意培养良好的饮食习惯。

制备平衡膳食，必须达到下列要求：①质优：膳食中有营养价值较高的各类食品；②量足：能满足机体生长发育需要量的足够进食量和达到供给量标准80%以上的营养素摄入量；③各种营养素之间的比例适当、合理：幼儿膳食每日以4次进餐较好，全天热量在4餐中合理分配又利于幼儿生长发育，一般早餐（上午7点）占25%，午餐（中午11点）占35%，午点（下午3点）占10%，晚餐（下午6点）占30%。在幼儿期，儿童的生长速度减慢，其能量需求也有所下降，约108kcal/kg。大约到18个月时，大部分儿童都会出现营养需求下降，食欲有所下降，称为生理性食欲减退。学龄前期儿童的营养需求也类似于幼儿期，热量需求继续下降，减少至约90kcal/kg，平均每日摄入的热量约1800kcal。

（二）进食行为的培养

1. 进食行为培养的重要性　1～3 岁前是儿童各种习惯形成的重要时期，应注重培养其良好的饮食习惯。此期幼儿可能存在间歇性贪食与拒食，他们开始注重食物的非营养性功能，如进食带来的愉快感、把进餐作为与其他人交往的时机等。幼儿的进餐具有较强的心理成分，在考虑儿童的营养时应注意这一特征。提供食物的方式在该时期也显得很重要，儿童需要一种把握感和成就感，成人的餐具对他们而言只会感到无法应付，因此餐具应适合儿童的年龄特点。提供的食物最好比他们实际需要的量少，可以让他们吃完再要。

2. 进食行为培养时的注意事项　①一些儿童进入幼儿期后拒绝吃固体食物，仍然喜欢用奶瓶进食，较实际的做法是逐渐稀释儿童的奶，使儿童对此不再满意，并在儿童感到饥饿时给予固体食物。必要时应限制儿童用奶瓶进食，包括两餐之间的果汁等，直到儿童饥饿，愿意吃固定食物。②强迫儿童吃固定食物常常不可取，只会导致儿童拒食，对建立健康的饮食方式不利。在2～3 岁期间养成的进食习惯有延续效应，如果食物作为赞扬的象征，则儿童会为非营养性原因而过分进食。如果是强迫进食，进餐时总是不愉快，则以往享受进食的愉悦感则会消失。③进餐应是愉快的过程而非"作规矩"和家庭争吵的时间，进餐时提供社会交往的机会会分散儿童的注意力，所以应让儿童提早用餐。④大一些的儿童无法忍受长时间坐在餐桌边，他们会变得躁动不安，特别是当儿童刚刚结束游戏活动就被带到餐桌旁。可提前 15 分钟让他们结束游戏，让他们有时间在身体上和心理上做好调整，准备就餐。⑤对学龄前儿童而言，坐在餐桌旁边进餐的时间很难熬，因此"少食多餐"是满足儿童营养需求的较好办法。两餐之间的小吃可以提供必要的营养素，特别是热量、蛋白质、碳水化合物、钙和维生素 C。

二、睡眠和活动

幼儿每日睡眠时间比婴儿期有所减少。儿童的睡眠方式是从新生婴儿频繁而短暂的睡眠周期，到学步幼儿夜间长觉白天小睡，再至学龄前儿童只有夜间长觉。12 月龄时，婴儿通常白天睡两小觉；到 5～6 岁，儿童可以像成人一样，没有规律的午睡，而仅有夜间睡眠。随着年龄增长，儿童每日的睡眠时间逐渐减少。从 2 岁的 13 个小时降至 4 岁的 11.5 个小时，每个儿童的睡眠时间存在个体差异。儿童普遍存在入睡问题，多与分离有关，对不愿上床睡觉的儿童，护士应教育建立入睡前模式或规矩，并将这一规矩常规化，如睡前洗澡或睡前讲故事。

此期儿童的活动量增加，在托儿机构的儿童应关注其白天活动情况，多鼓励他们进行户外活动。

三、牙齿健康

（一）清洁牙齿

1. 父母协助刷牙　幼儿不会很好地刷牙，因此有效的牙齿清洁应由父母操作。家长的下列姿势能帮助固定儿童的头，给儿童刷牙：①站在儿童背后；②坐在凳子上让儿童的头靠在家长膝盖上。为鼓励儿童张开嘴，教他们"学小鸟唧唧叫"以刷牙齿前面，再"学小狗汪汪叫"以刷牙齿后面。刷牙时可以给儿童唱歌、讲故事、聊天，以减少无聊感。

2. 儿童自行刷牙　从 2 岁半开始可教给孩子正确的刷牙方法，每天要刷 2 次牙，早晚各 1 次；到 6 岁时，孩子就能自己刷牙，但家长要进行监督。清除两个牙之间的牙菌斑要使用牙线，儿童自己使用牙线有一定困难，可以由口腔专业人员或父母用牙线清除牙齿邻面的牙菌斑。

3. 牙刷与牙膏的选择 为有效地清洁牙齿，应选择刷头小、刷毛软、刷毛末端经过磨圆的尼龙毛束牙刷。首选清水刷牙，因为儿童通常不喜欢牙膏的泡沫，且泡沫也影响家长观察牙齿。若选择牙膏，应让儿童自己选择喜欢的味道。

（二）预防龋齿

1. 龋齿形成原因 龋齿形成与糖类发酵有直接关系，包括食用糖，一些天然食品如蜂蜜、葡萄干，及其他降低口腔 pH 值的碳水化合物如面包、土豆、面条等。龋齿是 18 个月~3 岁儿童常见的一种牙齿疾病，尤其是儿童含着奶瓶入睡时常会发生，频繁的夜间喂奶也会导致龋齿。儿童睡眠障碍、脾气偏强不配合、氟元素供给不足等也成为儿童龋齿的影响因素。上齿比下齿更容易发生龋齿，因为下齿有下唇、舌头、唾液的保护。严重的龋齿需要用不锈钢牙套保护，直到恒牙长出。

2. 龋齿的预防 龋齿预防的方法包括：①杜绝含奶嘴入睡的习惯，入睡前就喂好奶，睡觉时不喂糖水而用白开水；②不把奶瓶当作安慰奶嘴，不在安慰奶嘴上涂抹蜂蜜，更应避免睡前饮用瓶装的果汁，因为其中的糖分更容易转化为果酸；③补充适当的含氟物质对预防龋齿也是很重要的，适量的氟化物可使牙釉质更坚固，可抵抗酸性物质的腐蚀。用含氟牙膏刷牙也是一个办法，但对年幼儿童而言，应防止他们将含氟牙膏的泡沫咽下导致过量的氟化物积聚。

四、社会化发展

正确引导儿童建立独立意识。进入幼儿期后，儿童显著的变化是个体－社会交往的发展，父母会发现以往听话的、顺从的、可爱的孩子会突然变成固执、执拗、不讲道理的"小暴君"，而后这个"小暴君"又会很快地变回以往可爱的孩子。这些过程都是儿童成长的正常过程，在儿童穿衣、喂食、游戏、建立自我等过程中表现明显。

（一）独立意识的培养

1. 幼儿期 幼儿 15 个月时开始要求自己吃东西，能用杯子喝水，24 个月时能很好地用调匙，2~3 岁时能和大人一同进餐，并乐意帮助放碗筷，但其"吃相"不好，而且不能和大人一起从头到尾吃完全餐。幼儿在穿衣上也表现出独立意识，15 个月时儿童穿衣时能配合将手伸进袖子，帮助脱鞋袜；18 个月时能配合大人穿套头衫，能松开拉链；2 岁时能自己脱衣服、穿鞋袜，但不能分清左右前后，因此仍需要大人协助。

幼儿期应避免对儿童说"不可以"，因为这样容易在幼儿大脑皮质上形成一个抑制过程。另外，成人对待儿童的态度应一致，避免同一刺激有时引起兴奋、有时引起抑制的变换过程，从而造成儿童高级神经活动失常，促使儿童变得骄纵、执拗、不合作等。

2. 学龄期 到了学龄前期，儿童不再像幼儿期那样讲究仪式、违拗。但学龄前期儿童的自立性表现形式仍然不同于幼儿，由于其体格和认知的逐渐发育，他们能表达其独立的愿望并能独立行事。到了 4~5 岁，他们几乎可以独立穿衣、吃饭、如厕，也能够听从大人关于危险的警告。

（二）游戏

游戏是儿童生理和心理社会发育状况的反映。幼儿游戏的类型从婴儿期的独立游戏变为平行游戏，尽管仍以感知运动性游戏为主，但已不再强调单一感官的刺激。他们开始观察玩具，和玩具说话，"测试"玩具的韧性和耐用性，并探索玩具的各种用处。应根据不同年龄选择玩具，玩具是早期教育的工具，可以发展儿童的感官、动作和语言，也可以帮助儿童认识周围事物。

1. 1~2岁儿童的玩具 对于1~2岁的儿童，要选择发展走、跳、投掷、攀登和发展小肌肉活动的玩具，如球类、拖拉车、积木、插棍、小瓶、木马、滑梯等。

2. 2~3岁儿童的玩具 要选择适合发展动作、注意、想象、思维等能力发展的玩具，如球类、形象玩具（积木、娃娃等）、能拆能装卸的玩具、三轮车、攀登架等。玩玩具时，成人要教会幼儿不同玩具的玩法，注意不要同时给太多的玩具，可以经常多次更换玩具。

五、训练大小便

幼儿期间的重要任务之一是大小便的训练。儿童18~24个月学会行走后便已具备控制肛门直肠括约肌的能力，但大小便的控制还受生理心理因素影响。此时儿童基本掌握了大部分的大动作技能，能聪明地用语言或动作与父母沟通这一需求，尚未出现执拗和抗拒的行为倾向，知道如何通过控制大小便取悦父母。认知的发展使他们能够表示便意，理解排泄的时间和场所，为大小便训练做好了生理和心理的准备。

（一）训练大小便的技巧

首先应选择合适的坐便器，这可让儿童感到安全。稍大幼儿可选用放在成人坐便器上的便携式儿童便圈，从而逐渐过渡到使用成人坐便器。应在儿童脚下放一只小凳子帮助其平衡身体。同时应让儿童看到便后冲水的过程，使其意识到这一行为并常规化。练习排便一般以每次5~10分钟为宜，父母必须陪在旁边。

（二）注意事项

1. 在训练过程中，家长应随时采用赞赏和鼓励的方式，训练失败时不要表示失望或责备幼儿。

2. 训练排便时，儿童的穿着应易脱卸或穿开裆裤，并让他们观察他人的大小便行为。

3. 在大小便习惯形成的过程中，会经常发生尿裤子的现象，特别是儿童专注于游戏和玩耍时，应经常提醒儿童，并带他们到卫生间看是否需要大小便。

4. 大便训练经常较小便训练先完成，因为它较有规律性，而且幼儿对排大便的感觉更强烈。

5. 在环境突然变化时，幼儿已形成的排泄习惯会改变，但当幼儿情绪平稳后，排泄习惯会恢复。

六、托幼机构的生活适应和健康促进

（一）幼儿园、托儿所的体验

儿童早期教育的重要性正日益得到重视，儿童的社会化发展需要同伴和其他成人的参与，因此幼儿园和学前班是扩展儿童和他人的交往范围的重要场所，同时也为儿童进入小学打下基础。儿童在幼儿园或日托机构能够培养集体精神和合作意识，能够面对形形色色的社会文化差异，能够有机会应对烦恼、不满、愤怒等情绪。

（二）托幼机构的卫生保健

托幼机构中的儿童保健工作是儿童保健的重要内容。由于托幼机构中的儿童正处于生理和心理不断生长发育的阶段，儿童各器官的生理功能尚不够完善，机体的免疫功能低下，加上年幼无知、适应外界环境的能力较差，在集居地条件下，相互接触密切，极易引起疾病的传播和流行。因此托幼机构中必须贯彻"预防为主"的方针，认真做好各项卫生保健工作，保证儿童健康成长。

1. 托幼机构儿童保健的任务　根据我国《托儿所幼儿园卫生保健管理办法》第十条的要求，幼托机构儿童保健的任务是：①建立合理的生活制度，培养儿童良好的生活习惯，以促进儿童身心发育；②为儿童提供合理的营养，满足其生长发育的需要。应及时添加辅食，确保儿童的膳食，防止儿童营养缺乏性疾病的发生；③建立定期健康检查制度，3岁以下儿童开展生长监测，并做好常见病的预防，发现问题及时处理；④完成计划免疫工作，预防传染病的发生，做好传染病的管理；⑤根据不同年龄开展与其相适应的体格锻炼，增加儿童身心健康和抗病能力；⑥制定各种安全措施，保证儿童的人身安全，防止事故发生；⑦安排适合儿童发育程度的游戏活动，选择适合儿童身心发育和健康的玩具、教具以及制作材料；⑧为儿童创造安全、整洁、有益、优美的环境，保证灯光、座位、通风、设施等的完好性，并为孩子提供安全的游戏场所；⑨对儿童进行健康教育，学习自我保健知识和技能，培养良好的生活习惯。

2. 托幼机构的卫生保健制度　包括：①儿童和工作人员入园前的体格检查制度：儿童入园前必须在当地妇幼保健机构或当地卫生行政部门指定的卫生机构进行体格检查，只有经检查证明身体健康及近期内无传染病史者方可入园。工作人员也要进行体格检查，并持健康证书上岗；②定期体格检查：通过定期体检，评估儿童发育水平，干预不利于儿童生长发育的因素，及时治疗疾病和缺陷，建立体弱儿童的专案以加强管理；③晨晚间检查制度：日托儿晨间送幼儿园时应作简单的检查和询问，以便及早发现疾病。对疑似传染病要立即采取隔离措施，及时确诊并治疗。全托者除晨间检查外，还应增加晚间检查；④清洁卫生消毒制度：定期进行清洁大扫除，常晒被褥，开窗通风，对水源、食具、食物进行卫生监督，食具、茶杯、毛巾、便具等个人生活用品应个人单独使用。应建立清洁消毒制度，对垃圾和粪便要妥善处理；⑤安全制度：定期检查房屋设备，及时维修。室内电器、煤气、门窗、阳台等应有防护措施，妥善放置各种药物、热水瓶、刀、剪等有安全隐患物品，防止意外事故的发生。在健全制度基础上，托幼机构应加强儿童的膳食管理，合理安排儿童的生活，加强早期教育和智力开发，加强体格锻炼，同时与儿童家长保持密切联系，取得家长配合，共同做好儿童保健工作。

3. 托幼机构卫生保健的内容　托幼机构的卫生保健工作内容包括卫生保健和教养工作。卫生保健工作包括：①儿童和工作人员的入所（园）体检及定期体检；②儿童入所（园）前家庭访视；③儿童健康监测；④儿童生活制度的合理安排；⑤常见病、多发病、传染病的预防和管理；⑥日常卫生消毒；⑦儿童意外伤害的预防；⑧儿童膳食管理；⑨开展体格锻炼。

托儿所及幼儿园教养工作属于学龄前教育范围，早期教育具体划分两个阶段，即0～3岁的学龄前早期教育和3～6岁的学龄前教育。托儿所实施早期教育应按照国家卫生行政部门制定的《三岁前教育大纲》的要求，而幼儿园则按照教育部门的教育计划以及国务院2010年11月颁发的《国务院关于当前发展学前教育的若干意见》进行。

七、幼儿和学龄前儿童常见的行为问题

（一）发脾气

1. 表现　幼儿努力要求自立的行为通常会遇到许多困难，如体力不够或与规定相对立。这时儿童会试图以发脾气方式释放他们紧张的情绪，通常是躺在地板上踢腿并大声哭喊，有时会摇头气喘。应告诉家长儿童呼吸加快和感到头晕是缺氧的表现，并无大碍，只是积聚的二氧化碳刺激呼吸中枢后引起。

2. 家长的应对　对儿童上述希望引起大人注意的行为，最好的办法是忽略（不说话或不与

孩子目光接触），但前提是这些行为不会导致对儿童的伤害。家长应靠近儿童以防万一，同时在发过脾气后给其喜欢的玩具或活动，以转移注意力。当儿童拒绝执行父母的指示而发脾气时，父母可先不去理睬。特殊要求（如上床）可先满足，但事后应进行语言上的规劝。

应说明的是发脾气是幼儿时期常见的行为表现，属发育过程中正常的现象。但发脾气也可以是严重问题的信号，应对其加以关注。

（二）抗拒

1. 表现 幼儿期更为麻烦的问题就是他们的抗拒性，即对所有要求都说"不"。这种抗拒并非表示固执或不尊重，而是希望控制局面。

2. 家长的应对 处理这一抗拒行为就是要减少儿童说"不"的机会。①如果问孩子："你现在想睡觉吗？"得到的回答可能总是"不"，较合适的方式是告诉孩子什么时候要去睡觉了，然后严格执行。②在孩子试图控制局面时，他们希望自己作决定。当他们面临选择时，他们总是做出一个选择而不是说"不"。例如，当问"你的午餐是吃蛋炒饭还是鸡汤面？"时，他们总会说出一个选择。如果即使孩子还是说"不"，则家长还需为他们做出另外的选择。面对这种情形时，家长必须以平静和肯定的语气回答他们。③还可用其他策略处理儿童的抗拒行为。例如幼儿都喜欢比赛和被挑战，当要求孩子"把鞋穿好"时，如果大人说"比比看我们俩谁先穿好"，则儿童通常会出现迅速的反应，其间一个重要的原则是让孩子赢。另外，运用幽默也是一个办法，能够缓和愤怒和烦恼。例如，儿童坚持不穿鞋，这时大人试图将自己的脚挤进孩子的鞋子里，儿童也许会说"不要，这是我的鞋"，而把鞋穿好。

（三）学习语言中的问题

2~4岁是儿童语言发育的关键时期，这一时期儿童的词汇迅速增加，但还不能将他们很好地表达出来。当出现儿童试图说出他们想好的词却说不出来时，他们会结巴。这种语言表达不流畅是儿童语言发展过程中的正常现象，但如果父母或其他重要人物过分地强调他们语言不流畅或嘲笑其口吃，则会导致语言表达不良的问题。对儿童学习语言过程中出现的问题最好的方法是预防和早期诊断。

（四）攻击性行为

1. 表现 是指伤害他人、破坏财产的行为。攻击性行为在学龄前期常见，表现为无缘无故地对其他孩子或大人进行身体的挑衅，破坏他人财产，频繁地发脾气，极度易冲动，无礼，不听话。儿童的攻击性行为受一系列复杂的生物、社会文化、家庭因素的影响，在男孩多见。

2. 家长的应对 学龄前儿童的任务之一就是学习社会接受的行为，学会控制自己，将攻击性行为以合适的方式发泄出去。父母应给孩子树立榜样，鼓励他们将自己的情绪表达出来。当孩子出现过度的攻击性行为，父母则应寻求儿童心理专家的帮助。一般情况下，区别正常和异常行为的标志不在于行为本身，而在于行为出现的频率、严重程度、持续时间。严重的攻击性行为需要矫正，应进行专门治疗。

（五）害怕

1. 表现 学龄前期儿童会出现各类害怕，害怕的对象有的是现实的，有的是想象中的，包括害怕黑暗、单独留在一处、动物、妖怪、与疼痛相关的人或物（如医生和针筒）。这时儿童害怕的确切原因往往不清楚，如有的孩子在看了动画片后，认为会被排水管里的妖怪拖走而不愿洗澡。学龄前儿童的认知介于婴幼儿的自我为中心（尚未产生想象性害怕）和学龄儿童的逻辑思维（能解释并驱散潜在的害怕）之间，他们能想象一件事，即使并未体验过它。例如当他看到另一个孩子接受注射时，他会很害怕，就像自己在接受注射一样。

2．家长的应对　帮助儿童克服害怕的方法是让他们主动参与处理令他们害怕的事物的过程。例如，在孩子的卧室里开夜灯，表示没有妖怪隐藏在房间；或让孩子给娃娃洗澡，让他们看到现实中大的东西是不会从排水管里被冲走的。另外，可让儿童在安全的情形下逐渐接触他所害怕的物体，即为脱敏法。例如，如果孩子害怕狗，千万不要强迫他接近狗或去摸狗，而可让他在安全处观察其他孩子和狗玩。

有时对一种事物的害怕并不是简单的干预措施或随长大成熟而减退的，当学龄前儿童经历严重的害怕情绪并因此扰乱家庭生活时，应寻求专业人员的帮助。克服害怕有效的训练项目包括：①肌肉放松；②想象愉快的场景；③积极的自我对话，强化自己是勇敢的；④停止思考，或重复勇敢的信念，阻断令其害怕的想法。当孩子对以往害怕的事物有一次不害怕的体验时，要给予奖励或纪念品。这一干预方法对减少临床上的害怕情绪也有效。

八、预防疾病和意外

幼儿期应继续加强预防接种和预防工作，应每3～6个月为幼儿进行一次健康检查，重点放在营养指导、传染病预防、牙齿健康、听力和视力检查、生长发育检测上。意外伤害对4岁左右的儿童而言是常见的死亡原因，幼儿和学龄前儿童意外事故发生率高，要求家长和其他有关人员重视儿童的安全问题。儿童保护和对大人的教育是预防儿童意外的关键措施。

（一）交通事故

1．原因　交通事故是1～4岁儿童意外死亡最首要的原因，主要是由于儿童在车中没有系好安全带。同时3岁以后儿童由于动作发育成熟，能自如地走、跑、爬，也具备完好的精细动作技能如开门，所以如果不加监督，他们的行为将是危险的。他们不能意识到危险，不能估计汽车的速度，所以总是很容易发生与汽车相撞的事故。

2．预防措施　①幼儿应坐在汽车的后座，并应有特制的婴儿或幼儿汽车座椅；②坐轿车时，不要将幼儿直接放在汽车椅子上或抱在大人膝上，不要将儿童放在汽车前座；③不要将幼儿放在停好的汽车后面；④不要将幼儿放在有气囊的汽车座上；⑤当孩子户外活动时，应监督其活动；⑥骑自行车时，大人、儿童均应戴头盔；⑦当孩子骑三轮童车时，应监督其活动；⑧教会儿童遵守交通规则（过马路应走横道线，红灯停、绿灯行，过马路时要先左右看再看右面方可通行，走人行道，靠右行）。

（二）溺水

1．原因　溺水也是导致儿童意外死亡的主要原因之一。当儿童会走后，他们能到达较危险的地方，如水龙头、水池、水渠等，甚至看似安全的地方，如厕所、水桶，这对孩子来说也是危险的，因为孩子因好奇倾斜身体时，他们头大、力量有限、协调能力差，所以很容易溺水。因此，盛水容器使用后应马上把水倒掉。儿童的探索欲望和无法识别水的危险性，这使溺水很危险，死亡往往很快发生，抢救的机会较少。

2．预防措施　①不要让儿童单独留在浴室里；②游泳池应有围栏；③当接近水源时，应密切注意儿童，如清洗水桶时、浇水时；④儿童会走后，浴室的门应关闭；⑤家中不要积攒不必要的水；⑥在水龙头边上应随时用一只手扶着儿童。

（三）烫伤/烧伤

1．原因　热水太烫、日晒过多、被火烧伤、被电线、插座的电击伤、被家中的取暖器烫伤等均可能导致儿童意外死亡和受伤。儿童的皮肤娇嫩，因此应对各种热源加以严密控制，最好在卧室装上烟雾探测器。

2．预防措施 ①洗澡水应先测量温度；②水龙头应放在婴儿不能触及的位置；③将电线隐藏，电源插座用塑料保护套保护，或用家具挡住插座口；④不要让婴儿在强烈的阳光下暴晒，应将暴露部位遮盖上；⑤将婴儿放在汽车座位前应检查座位的温度；⑥将火柴和打火机放在孩子无法触及的地方，丢弃时应小心，不要随意丢弃；⑦强调点火时的危险，教会孩子什么是热的感觉。

（四）中毒

1．原因 中毒是儿童 5 岁内意外死亡的主要原因。在 2 岁左右发生率最高，其次是 1 岁左右。一旦儿童会爬，中毒的危险时刻存在，因为在一个普通家庭有至少 500 种用品是有毒性的，其中三分之一在厨房。

2．预防措施 ①将有毒物质放在高处或上锁；②大人的药要放在安全处，让孩子知道药而不是糖果；③不要给孩子擅自用药；④千万不要撕掉装有毒物质容器的标签；⑤不要贮存大量的清洁液、油漆、杀虫剂及其他有毒物质，及时丢弃盛装上述有毒物质的容器；⑥不要用食具盛装有毒物质，不要用矿泉水瓶或果汁瓶装清洁剂或有毒溶液；⑦教育孩子不要玩垃圾桶。

第四节　学龄儿童及其家庭的健康促进

❖ **学习目标** ···

• 掌握学龄儿童近视预防措施。
• 熟悉学龄儿童的牙齿保健措施。

一、健康行为的培养

学龄儿童认知能力的发展使其能够选择自己的健康行为。学龄儿童应达到在个人卫生、营养、体育锻炼、娱乐、安全等方面具备自理能力的目标。

实施健康教育是儿童保健的首要内容之一。针对学龄儿童的健康教育项目应通过指导、学习、示范等方式促进儿童健康行为形成，应教育孩子认识他们的身体，并了解他们的行为是如何影响到其健康的。健康的行为包括培养儿童良好的睡眠习惯；养成良好的饮食习惯；教育儿童注意口腔卫生，培养每天早晚刷牙、饭后漱口的习惯；注意用眼卫生，预防近视；预防传染病；培养正确的坐、立、行的姿势，预防骨骼畸形（如脊柱侧弯、斜肩）等。

二、营养与膳食

（一）强调膳食平衡

尽管学龄儿童的能量需求相对于体重而言比婴幼儿期下降，但应储备一定的营养物质为青春期体格的迅速生长打好基础。应强调膳食的平衡。进入学校后，儿童的饮食方式无法像学龄前期一样接受父母的干预和监督，即使将带午餐到学校，也难以保证进食量。

（二）零食的补充

学龄儿童极易选择营养价值相对较低的零食。因此，应保证早餐质量，最好于上午课间补充营养食品，以保证体格发育。下午放学后吃零食是很普遍的事情，应鼓励儿童吃水果、坚果或其他有营养的小吃。学校应开设营养教育课程以纠正儿童挑食、偏食、吃零食、暴饮暴食的习惯，并注意饮食卫生。

三、睡　眠

（一）保证睡眠时间

学龄儿童的休息和睡眠需求有较大的个体差异，应根据儿童的年龄、活动量、健康状况等因素制定个体化的休息和睡眠习惯。学龄期儿童每天睡眠约 9.5 小时，入睡障碍问题随年龄增加而有所缓解，但有时仍会因入睡的规矩被打破而发生睡眠问题。一般可通过睡前进行安静的活动（如阅读）促进入睡。

（二）处理好睡眠问题

学龄期儿童不再出现入睡时害怕黑暗的问题，睡眠问题大多与梦游梦呓有关。梦游发生在非眼快动期从第 4 期到第 1 期的转变过程，当儿童从深度睡眠的非眼快动第 4 期醒来后，他们很难马上清醒过来。因此会出现意识混淆的现象。

梦游常出现在睡眠后的前 3～4 小时，儿童第二天往往不记得自己晚上曾梦游。梦游时，儿童通常是突然坐起，下床行走，动作往往是笨拙的、重复性的，可有手和手指的运动，他们看起来不安，然后重新躺下入睡。梦游中他们不太会从事有目的的活动，和他们说话只会得到喃喃自语、含含糊糊的回答。梦呓也大多是无目的的，所说的话往往无法理解，通常是单音节。只要梦游时儿童没有出现危险，最好不去干涉他们。由于梦游时儿童的运动是笨拙的，所以应保证环境的安全性。如果一定要唤醒孩子，则应轻唤其名字，将其带回床上，告诉孩子如果放松一些则不会再发生这种情况。预防儿童梦游的措施包括避免过于疲乏，解除压力，运用放松技术。

梦游通常无须治疗，如果梦游反复出现，可在睡前用小剂量的镇静剂（如安定）。一些平时表现好的儿童和青少年往往会因为过分压抑强烈的情绪（如愤怒）而持续出现梦游现象，对这类孩子应教会他们表达自己的感受，并在睡前作一些自我放松的活动。

四、牙齿健康

（一）换牙

儿童约 6 岁左右开始出恒牙。恒牙在萌出之前隐藏在乳牙之下。换牙时，乳牙的牙根被逐渐吸收，所以乳牙脱落时已只剩牙冠。儿童 6 岁时，乳牙已长齐，牙床基础已建立，所以第一颗恒牙又称 6 岁牙，通常是第一磨牙，长在乳牙之后。其他恒牙的出牙顺序则和乳牙一致，通常在乳牙脱落后相应的恒牙随后长出。

（二）口腔卫生

恒牙的生长出现在学龄期，因此该期应特别注意口腔卫生和定期的牙科检查。应注意换牙时牙齿的咬合错位造成的牙齿功能障碍。常规的牙科检查和足量的含氟物质供给是学龄期重要的健康促进内容。预防龋齿最有效的方法是保持口腔卫生，牙刷应选择软尼龙毛、柄长约 21cm 的牙刷。学龄儿童应在家长的监督和指导下保持自己口腔的卫生，养成用餐后、食用零食后、入睡前刷牙的习惯。指导家长教育儿童避免食用发酵的淀粉类食物和黏的糖类，并注意针对牙齿错位咬合、牙痛、口腔感染等疾病的预防和治疗。

五、体格锻炼

（一）重要性

体格锻炼对肌肉的发育、肌肉的增长、平衡和协调能力的发展、耐力的获得均很重要，并能刺激机体的正常运转和新陈代谢过程。在学龄期，儿童动作的速度和控制能力增强，基本具备了必要的协调、时间控制、专注能力，应鼓励学龄儿童进行较多的体育活动。体格锻炼同样适合患慢性疾病的孩子，如糖尿病、癫痫、哮喘、过敏症等，但前提是病症较轻并且得到药物控制。低智力的孩子也可以在同类孩子之间进行体育活动，但应进行监督和指导，体育活动的方式也可针对这些孩子的情况适当做些修改。

（二）方法

应为儿童提供体育锻炼机会，包括有空间让他们跑、跳、滑、爬，并有合适的室内和室外活动器具。跑步、跳绳、游泳、滑冰、骑车都是能促进儿童体力和协调力发展的运动。当孩子在运动中建立平稳度、节奏感、省力意识后，就能积极强化其运动行为，不过学龄期儿童仍不适合进行一些高强度的竞争性运动。

（三）注意事项

学龄儿童喜爱竞争，因此教师、父母应了解儿童的体能极限，教会儿童适当的技巧和安全防护原则，避免对肌肉骨骼的伤害，使所有的孩子都投入到体育活动中。应强调通过运动强健体魄，建立积极的自我形象，而不是输赢，家长、老师等应在运动中帮助孩子建立自尊意识。儿童体育活动应强调娱乐性，让儿童从事多种体育活动，并在集体和个人的体育锻炼过程中学习和玩耍。

六、学校教育

学校必须首先要有安全和健康的环境。学校在促进学龄儿童健康方面起到重要作用，包括健康的学校环境、提供健康服务、健康教育等，这对儿童体格、心理发育和社会化发展起到积极的作用。

（一）健康的学校环境

1. 清洁、安全、健全的校园和教室环境，适当的灯光、座位、取暖、通风、设备、安全的玩耍场所。
2. 针对儿童体格和心理发育的健康教育项目。
3. 适合儿童成熟程度和发育能力的有计划的体育活动。
4. 有规律的体格训练项目、预防近视项目。
5. 有计划的用餐系统，保证儿童的营养。

（二）服务项目

学校应为学龄儿童提供系统的促进服务，包括：

1. 健康检查，除常规检查外，还应包括视力和听力检查、身高和体重测量、心理评定。
2. 急救设施。

3. 传染病控制措施，包括监察被传染儿童，患传染病儿童的就学制度。

4. 咨询和指导，随访患特殊疾病的儿童。

（三）健康教育

学龄儿童健康教育的内容主要包括提供有关健康态度、行为的知识，良好的生活习惯、学习习惯、用眼卫生，以及意外事故预防。健康教育应根据具体需要、目标、合法性原则制定详细方案。同时家长也应了解学校的健康教育课程，使之在家里继续强化。应系统培训儿童的健康行为，并提供实践机会，而不是单纯地进行讲授。

七、社会化发展

学龄期孩子大多不会出现过分强烈的情绪，继续保持着对父母和家庭的依赖，同时具有较多的自信心，想法已较现实。他们具备探索家庭以外环境的精力，人际交往的范围扩展，好奇心驱使他们更多地了解世界。

（一）社会交往

和同龄儿童之间的关系是学龄期儿童重要的社会交往。这时儿童可以无拘无束地投入到与同伴的活动中而不受父母的监督。他们从与同伴的交往中学习，学会欣赏同伴多种多样的想法和行为，对同伴间的行为模式和来自同伴的压力均变得很敏感，同时同伴之间的交往使他们形成同性之间的亲密友谊。获得同伴的认同成为该期儿童独立的重要动力，同伴的帮助和支持促使儿童尝试摆脱父母的庇护、寻求独立。

（二）性别意识

学龄期儿童有强烈的性别意识，男孩和男孩交往，女孩和女孩交往，各自追求各自的兴趣，相互的沟通受限。该期儿童的性别角色意识从与同伴的关系中获得。学龄期早期阶段，男孩和女孩可以一起玩游戏和其他活动，但到了后期，两性的区别变得明显。

（三）纪律意识

1. 纪律意识的影响因素　严格纪律是帮助学龄期儿童依照家庭和社会规范行事的重要形式。影响学龄期儿童的纪律意识和行为的因素有父母的心理社会成熟度、父母的抚育过程、儿童的自身气质特征、儿童发生不当行为的缘由和儿童对奖励和惩罚的反应。

2. 严格纪律应达到的目的　①帮助儿童杜绝禁止的行为；②指出什么是可接受的行为，让儿童知道在今后的类似情景中如何做；③用儿童可理解的形式指出为什么一种行为是不妥的，而另一行为是适合的；④教育儿童同情犯罪事件中的受害者。当孩子能站在他人的角度看问题后，他们就能理解他们的反应对他人和自己的影响。纪律能帮助儿童控制他们的行为。

八、预防疾病和意外伤害

（一）预防近视

良好的视力功能是学龄期儿童顺利阅读、书写以及进行各项活动的先决条件，学龄期儿童如果不注意眼的卫生，很容易发生近视。保护视力与预防近视应采取以下综合措施。

1. 培养儿童良好的用眼习惯

（1）阅读及写字姿势要端正，桌椅高低适当，保持眼与书本合适距离（30～50cm）。

（2）要保持视线与书本平面呈直角（此时字在视网膜上所形成的像最清晰），可使书本平面与桌面倾斜角为 30°～40°。

（3）不要躺着或在吃饭、走路和乘车时看书。

（4）用眼时间不宜过长，看书、写字或看电视等 1h 左右应闭目休息或眺望远方约 10min。

2. 提倡优生优育　父母双方如一方为高度近视者，另一方最好是视力正常者。

3. 改善学习环境　阅读时光线要柔和充足，白天最好采用散射日光，晚上照明灯选用白炽灯或日光灯，光线最好从左侧投射。选择儿童读物时，注意字体大小与儿童年龄相适应，即年龄越小字体应越大，字迹要清晰。

4. 做好眼保健操　眼保健操通过对眼周围穴位的按摩，使眼内气血通畅，改善神经营养，消除睫状肌紧张或痉挛。一般每日做 1～2 次，上午、下午各一次，要做到动作准确，并持之以恒。

5. 加强营养及增强体质　保证足够的蛋白质、脂肪、维生素 A、维生素 D 和钙的摄入，限制过多甜食摄入；鼓励儿童积极参加文体活动，重视课间 10min 的休息；保证充足的睡眠。

6. 定期检查视力　每 3～6 个月检查一次视力，及早发现视力下降的儿童；平时家长也应注意观察儿童视物的举动，如发现儿童看东西时喜欢靠得很近、皱眉、眯眼睛、常用手揉眼或成绩下降等，应及时带儿童到医院就诊。若是假性近视，通过放松疗法（如散瞳疗法、雾视疗法、远眺法等）可恢复视力；确诊为真性近视，可采用配镜、药物、物理疗法等治疗，同时纠正不良用眼习惯。

（二）预防伤害

学龄期儿童的协调能力和控制能力增强，并能运用其认知能力谨慎行动，所以由于不慎造成的意外伤害有所减少。但是学龄期儿童面对的环境更宽广，尝试冒险所需要的技能，而较少在大人监督下活动，同时更多地参与到成人的活动中，因此安全问题仍然十分重要。常发生的伤害包括车祸、溺水、活动中的意外伤害，最有效的预防是教育儿童和家长关于冒险行为的危害性，并教会正确使用活动的器具。

第五节　青少年及其家庭的健康促进

❖ 学习目标 ....

　　• 掌握青春期性教育的主要内容及措施。
　　• 熟悉青少年的健康观念及青少年健康相关问题。

一、青春期心理社会发育

（一）自我认同的形式

皮亚杰认为，从学龄期到青春期的过渡是儿童的认知从具体运思阶段到形式运思阶段的转移。所谓自我认同，是指形成一种对自己稳定的、一致的认识，将自身过去和现在的经历与自己将要如何发展相联系。艾瑞克森认为，争取自我认同是青少年时期的心理社会发育任务。通过和他人的交往，使青少年取得自我认同，他们交往的对象就像镜子一样反射出"我是谁"以及"我应该成为怎样的人"的信息。社会同样也对青少年自我意识的形成提供一块广阔的平台。

（二）自立性的发展

成为自主和自立的人是青少年时期的另一个基本的心理社会发育任务。自主包括情感自主、认知自主、行为自主三个部分。当青少年逐渐发现当成人不在场、他们必须自己做出决定并对自己的行为负责时，其独立决定的能力和自主性行为起到关键作用。在行为上自主的人能够向他人寻求有利的建议，能够根据自己的判断和他人的建议权衡将采取何种行动，然后独立地决定将如何行动。决定能力在青少年时期逐步得以提高，随着年龄的增长，他们更能意识到决定过程中危险的存在，能考虑到决定的后果，能向专家讨教。从青少年早期开始他们就不大会绝对顺从父母的意见，这时同伴的影响力增强。但在青少年中期和晚期，他们对父母和同伴的顺从均下降，真正形成行为上的自主。

二、青少年的健康观念

（一）青少年对健康的定义

青少年对健康的定义和成人相似，认为健康是能够在生理上、心理上、社会上具备完好的功能，能够具备积极的情绪状况。他们对健康的认识已超越了"不生病"的观念，包含了维护和促进健康的内容。

与青少年的健康相关的顾虑包括压力和焦虑、和成人及同伴的关系、体重、痤疮、沮丧或抑郁情绪。这种健康相关顾虑通常与其发育任务是一致的，如青春早期的青少年常常对生长发育的一些特定性问题感兴趣。当从初中向高中转变时，他们所关心的问题主要是如何使同伴接受、和朋友的关系、外表形象；而青春期晚期的青少年主要关心的是学校的表现、将来的职业生涯、情绪健康等问题。

（二）青少年对危险的认知

青少年能够认识到一些危险的行为，如吸烟、吸毒、性行为、网络成瘾等，同时也认识到心理问题对健康的影响，如抑郁、饮食上和体重方面的问题。他们还能够认识到来自环境和社会的威胁，如暴力、污染，和父母、老师、朋友的冲突。他们往往会低估自身行为潜在的负面后果。

尽管青少年能够识别对健康的威胁，并能够理解这些威胁主要来自社会和心理，但他们对非生理性的问题却很不愿寻求健康咨询，究其原因与对卫生保健服务的保密性的顾虑、保健人员的特征、经济上不能自立有关。因此，医护人员和家长应理解青少年的生理和心理变化，特别是他们所面临的情感冲突，提供相应的支持和咨询，帮助他们顺利渡过青春期。

三、青少年及其家庭的健康促进措施

（一）青春期营养和饮食卫生

1. 健康的进食行为　青春期少年体格迅速增长，因此其营养需求成倍增加，特别是对蛋白质、铁、钙、锌等的需求大大增加。同时，青少年需要独立、需要同伴的接受、注重自己的外形、活动量加大等因素均影响了青少年的饮食习惯、对食物的选择、营养素的摄入以及其营养状况。目前青少年营养素缺乏的发生率已大大下降，但取而代之的是饮食不平衡和营养过剩。摄入过多的热量、糖、脂肪、胆固醇、盐是青少年时期常见的饮食问题。这些因素结合其他因素增加了成人时罹患心脏疾病、骨质疏松、一些类型的癌症的危险性。一些维生素和矿物质摄入不足在女孩中发生率较高，如女孩在月经初潮到来后很容易缺乏铁元素。另外骨骼的发育在青春期为高峰，因此储存足够的钙对减少成人期骨质疏松的发生率有一定作用。

2．定期进行营养筛查　内容包括饮食方式、饮食行为、高脂肪、高盐食物的摄入量、最近的体重变化等。应和青少年探讨健康的饮食习惯等问题，包括健康饮食的益处，如补充含钙、铁、维生素和矿物质，安全的体重自我管理方式等。还应在青春期开始、常规体检时、青春期结束时筛查青少年的血红蛋白和血细胞比容。

在饮食和健康评估过程中，如果青少年出现下述情况之一，则应警惕可能的心理社会性或生理性疾病：①体重指数（BMI）在过去的 12 个月内增加 2 个单位；②有先天性心脏病、肥胖、高血压、糖尿病的家族史；③青少年过于关注自己的体重；④血清胆固醇水平增高和血压增高。

3．需要治疗的情况　应警惕青少年有躯体疾病或神经性厌食，建议到专科门诊进行诊治：①体重下降大于 10%；②在没有超重时节食；③使用自引呕吐、服用泻药、饥饿、利尿等方式减轻体重；④不良的自我形象认识；⑤BMI 在年龄同性别青少年中低于第 5 个百分位。

（二）青春期心理保健

1．重要性　青春期是心理发育的又一个重要阶段，其心理与身体和生理一样正发生巨大的变化，认识它们的心理特点，正确对待，主动引导，开展青春期的心理保健，能够使他们顺利渡过心理发育的"断乳期"。否则易造成心理发育偏离正常，甚至产生意想不到的严重后果。青春期的身心变化使得青少年重新界定"我是谁"、"我需要怎样的生活"。大多数人在经历青春期后都会发生轻度的情感骚动，当多种常规的生活事件同时发生或非常规性生活事件出现时，部分青少年会出现应对困难，陷入情感困境。

青少年时期发生的变化是多维的，一般从青春早期开始出现，因此那些"早熟"或"晚熟"的青少年会感到自己与同伴不合拍，而出现情感困惑。另外，青春中期的青少年在由初中升入高中时会格外关注同伴，包括同性和异性之间的关系。同时，学习环境的改变意味着青少年面对的社会环境更宽广、个体化更少、成人的支持和监督更少，因此该阶段青少年的心理社会关注重点是学校表现和将来的职业规划。

2．保健措施　护士能为青少年提供信息、支持、鼓励，帮助他们应对青春期变化和挑战。护士和其他卫生保健人员可通过对青少年进行压力和变化应对技巧培训或帮助青少年加入到对个人发展有积极意义的活动中等方式，促进青少年的情感健康和心理社会调整。

（三）减少有意和无意伤害

青少年时期无意受伤、打架斗殴、自杀等的发生率较高，同时也是青少年死亡的主要原因之一。青少年时期的伤害包括交通事故、打架斗殴、自杀、溺水、中毒、烧伤。因此，对青少年的预防伤害教育应包括不良情绪和行为的筛查、咨询等。

（四）体格锻炼

1．重要性　体育锻炼能减少成人心血管疾病的发生率。青少年时期的体育活动可以减少高血压、高血脂、肥胖的发生。另外，经常的体育活动能减少青少年发生抑郁和情感障碍的危险。

2．原则　①所有的青少年都应每日锻炼，可作为每日玩耍、游戏、体育活动、交通、娱乐的一部分，也可是有计划的体育活动；②青少年每周应有 3 次以上、中大量的锻炼和活动，每次持续 20～30 分钟。

（五）性教育

1．重要性　由于生殖系统的发育，青少年时期是进行性知识教育的关键时刻。青春期少年出现性兴趣，表现为取笑异性，乐于制造和散播谁"喜欢"谁的谎言，开始对异性有好感和兴趣，在言行举止、处事等方面都努力吸引异性的关注。

2．教育措施和途径　家长、学校和保健人员可通过交谈、发放宣传手册、上卫生课等形式，让青少年接受健康的性知识教育，内容包括生殖器官的结构和功能、第二性征、月经、遗精、性行为、怀孕等，同时宣传教育性传播性疾病（如艾滋病）的传播途径和造成的后果。这种教育可解除青少年对性的困惑。家长和老师应主动与他们交流，增加相互间的信任感，认识到他们渴求独立、渴求志趣相同的知心朋友、渴求异性的注意是正常心理表现，帮助和指导他们与异性进行正常的交往，坦然面对异性。应提倡正常的男女交往，抵制不良信息的影响。对青春期自慰行为（如手淫）应正确指导，避免夸大其危害而造成恐惧、追悔的心理压力。

（六）青少年网络成瘾

网络成瘾（internet addiction，IA）是随着互联网的发展和普及出现的，是指因过度使用网络而导致的一种心理行为障碍。美国心理学会称之为"病理性网络使用"。其主要特征是心理与行为沉溺于网络世界，通过上网产生情绪体验，获得内心安宁，一不上网则会焦躁不安，个人生活、工作因此而产生矛盾与冲突，精神心理走入歧途。由于网络的新异性和变化性，对青少年具有很大的吸引力，故网络成瘾群体主要是 13～18 岁的青少年。调查显示，2011 年我国网络青少年网瘾的比例高达 26%，网瘾倾向比例高达 12%。

（七）建立健康的生活方式

青少年的健康促进重点应放在建立健康的生活方式上，包括养成良好的个人卫生习惯、足够的睡眠和运动、健康的行为等。应加强青春期少女的经期卫生指导，特别是刚经历月经初潮的少女，帮助其应对经期的压力。随着青少年的性发育和体格发育，身高体重增加，血压也开始升高，直至青春期结束。男性的这种趋势更为突出。虽然出现持续高血压的情况很少见，但不能忽视青春期对血压的控制，因为高血压是导致成人心血管疾病的重要危险因素，青少年应每年测量一次血压。

第六节　儿童意外伤害

❖ **学习目标** ....

- 掌握常见非故意伤害的急救处理措施。
- 熟悉儿童非故意伤害的影响因素。
- 了解伤害的定义及分类。

一、伤害的定义与分类

（一）伤害的定义

伤害（injury）指因能量（机械能、电能、热能等）的传递或干扰超过人体的耐受性，造成机体组织损伤，或因窒息导致缺氧，以及由于刺激引起的心理创伤。

（二）伤害的分类

WHO《国际疾病分类（第 10 版）》（International Classification of Diseases，ICD-10）按照伤害发生

地点，将儿童伤害分为道路交通伤害、家庭伤害、校园伤害和公共场所伤害等。目前，多根据伤害发生的意图，将伤害分为非故意伤害和故意伤害两大类。

二、儿童非故意伤害

非故意伤害（unintentional injury）指外来的、突发的、非本意的、非疾病的事件导致身体受到的伤害，如道路交通伤、溺水、跌落伤、烧（烫）伤、中毒、切割伤、动物咬伤、医疗事故等。

（一）儿童非故意伤害的流行特征

1．不均衡性　95% 以上的儿童致死性伤害发生在低收入和中等收入国家，东南亚和西太平洋地区的死亡数在全球范围内是最高的。同一国家不同地区也存在不均衡性，我国农村儿童非故意伤害发生率高于城市。不同年龄阶段儿童非故意伤害的发生率和死亡率以及非故意伤害的发生类型亦存在较大差异。

2．多样性与聚集性　儿童非故意伤害的类型具有多样性，且呈现一定的家族聚集性特征。

3．可预防性　虽然儿童非故意伤害事件的现状异常严峻，但大多数儿童非故意伤害是可以进行事先预防的。

（二）儿童非故意伤害的影响因素

非故意伤害的发生由宿主（个体）、环境（物理或社会）、致病原或媒介物三方面因素综合促成。

1．个体因素　包括年龄、性别、个性心理特征、生理 – 病理因素等。不同年龄均存在相应非故意伤害的危险性。

2．环境因素　包括家庭环境、社会环境、自然环境等。环境因素在儿童非故意伤害的发生中起着重要作用，也为非故意伤害的发生提供了基础条件。

3．致病原或媒介物　许多物理环境在伤害的发生过程中都是重要的环境因素，可作为致病原和媒介物而发挥中介作用。

（三）儿童非故意伤害的预防控制

1．Haddon 模型　Haddon 开创的伤害预防研究建立了著名的"三阶段三因素矩阵模型"，即将非故意伤害事件的发生划分为发生前、发生时和发生后三个阶段，每个阶段均从宿主、媒介物、环境三个因素方面实施预防。

2．主动干预（active intervention）　是个体自身选择一定的安全设备或采取某些行为方式，以达到避免伤害的目的，如骑自行车佩戴头盔以减少头部损伤。主动干预针对的是全人群，无论是否会发生事故，都常规使用某些安全设备或采取某些安全行为方式，是防止非故意伤害最有效的措施。

3．被动干预（positive intervention）　是通过环境因素的改造，减少伤害的风险。

（1）教育干预（educational intervention）：是通过对家长和儿童的安全教育，减少环境中的危险因素，改变危险的行为方式，增加安全行为。

（2）技术干预或工程干预（engineering intervention）：是通过设备与产品的设计与革新，使伤害风险减少，如家具无角，汽车配安全气囊，药品和日用品采用儿童无法开启的包装等。

（3）强制干预（enforcement intervention）：主要是通过立法手段，如禁止酒后驾驶，规定驾驶和骑摩托车的最小年龄等。

（4）加强急救（emergency care and first aid）：是通过完善急救系统，开通医院急救绿色通道，提高医院急诊处理和护理水平，使受伤儿童在最短的时间内得到最好的医疗服务，降低伤害的死亡率和减少功能损伤。

上述 4 种被动干预方法称为"四 E 干预"。研究表明，最成功的预防非故意伤害的策略是技术干预或工程干预，其次是教育干预。在技术干预中，产品改良（如汽车中使用安全气囊、防止儿童开启的药瓶盖）的效果优于环境改变（如道路设计、抽屉上锁等）。

（四）常见儿童非故意伤害

1. 道路交通伤（road traffic injury） 是指发生在公共道路上、至少涉及一辆移动车辆的碰撞或事故而引起的致命性或非致命性的伤害。

2. 溺水（drowning） 是指呼吸道中浸入液体，导致呼吸损伤的事故。事故后果可能致命也可能不致命，但有些非致命的溺水可以导致严重的神经系统损害。

3. 烫伤 / 烧伤（scald/burn） 是一类由于热辐射导致的、对皮肤或其他机体组织的损伤。烫伤 / 烧伤主要包括由热的液体或蒸汽导致的烫伤，由热的固体（热水袋、保暖瓶、取暖器）或烫的熨斗、厨房用具、燃烧的烟草等物体所致的接触性烧伤，由燃烧的烟草、蜡烛、灯具或火炉等引发火灾导致的烧伤，由接触化学反应性物质（如强酸或强碱）而引起的烧伤，由电流经过机体而导致的电烧伤。

4. 跌落伤（fall） 是由于重力作用，人体不慎跌倒、坠落，撞击在同一平面或较低水平面而导致的伤害。

5. 中毒（poisoning） 是指因吸入、摄入、注射或吸收有毒物质而导致的细胞损伤，扰乱或破坏机体正常的生理功能，或导致死亡。

6. 窒息（asphyxia） 是指呼吸道由于内部或外部障碍，引起的血液缺氧状态。意外窒息最常发生在婴儿，年龄越小，窒息导致死亡的比例越高。

一直以来，预防儿童非故意伤害的研究试图找出伤害儿童的内在特征，但在追踪观察中发现，多动、冲动与伤害高发之间虽有联系，但有些危险特征的敏感性和特异性极低。因此，过分强调儿童非故意伤害的倾向性，容易使人们忽视对外部环境的重视。实际上，儿童非故意伤害的预防控制更应该重视儿童生存的外部环境，儿童保健工作者应加强安全教育、指导父母和儿童监护人减少家庭环境中非故意伤害危险因素的暴露；整个社会应从儿童的角度，对与儿童密切的生活环境进行改造，制定有效的立法和安全标准，为儿童创造更加适宜生存和发展的空间。

三、儿童故意伤害

故意伤害（intentional injury）指有目的的、有意的自我伤害行为或他人加害行为，故意又统称为暴力（violence）。故意自伤行为包括各种方式的自杀、自残、自伤等；他人加害行为包括各种方式的他杀、被虐待或疏忽、被遗弃、家庭或社会暴力、强奸等。2010 年全球疾病负担报告显示，每年死于故意伤害的人数全球超过 134 万人，死亡率为 74.3/10 万。2011 年 WHO 报告显示，每年全世界约 25 万起杀人事件发生在 10～29 岁青年中间，占全球杀人总数的 41%。

（一）儿童故意伤害的类型

1. 自杀（suicide） 指个体在意识清醒情况下自愿（而非被迫）的以自我伤害方式结束自己生命的行为。

2. 自伤（self-injury，self-harm） 指由个体自己实施的、对自身机体或心理造成实质或潜在的伤害行为，常连续、反复发生，轻者导致损伤或潜在损伤，重者导致残疾死亡。自伤行为不伴随自杀意图，这是自伤与自杀最主要的区别。

3. 校园暴力（school violence） 是在学生之间、师生之间、学生与社会其他人员之间，发生在校园内外的、故意的欺凌、敲诈、伤害等性质的暴力或非暴力行为，可导致学校成员身体和心理的伤害。

4. 虐待与忽视（abuse and neglect，maltreatment） 指一个人对另外一个人实施的、蓄意或非蓄意的、能够造成对方身心健康实际或潜在伤害与危害的一类伤害的总称。最常见的虐待与忽视主要为有抚养义务的成年人对儿童实施的虐待与忽视。

（二）虐待与忽视对儿童身心健康的影响

2016 年 WHO《西太平洋地区的暴力虐待儿童》指出，约四分之一的成年人小时候遭受过虐待。儿童期的虐待与忽视不仅对儿童身心健康产生严重影响，而且与一系列成年后健康问题的风险因素密切相关。

1. 生理方面的影响 躯体健康的影响、脑发育的影响、生殖系统的影响、成年期疾病的影响。

2. 心理方面的影响 童年期遭受躯体虐待者更容易引发抑郁、焦虑、低自尊、性功能障碍、创伤后应激障碍、反社会性人格以及边缘性精神分裂症等，对女性的影响大于男性。

3. 行为方面的影响 高攻击性是早熟躯体虐待儿童突出的行为问题之一；情感（精神）虐待会导致自暴自弃，出现行为障碍；性虐待受害者，近期表现多为退缩、离家出走、物质滥用、自杀等，远期表现多为性别角色冲突、异性化行为以及多种行为问题；被忽视的儿童由于长期得不到亲人的关爱，很容易寻求或相信他人的爱抚、接受虚假的情感欺骗和诱惑，从而遭受性侵犯、性虐待等剥夺型伤害。

（三）儿童虐待与忽视的预防控制

1. 社会和社区层面的预防控制 推行法律改革和促进人权，制定相关的社会和经济政策，转变社会文化规范，缩小经济不平等，减少环境危害因素，培训卫生保健专业人员。

2. 人际关系层面的预防控制 促进早期安全亲子依恋关系的形成，倡导非暴力的管教方式，在家庭内为儿童的心理健康发展创造条件。

3. 个体层面的预防控制 旨在直接改变个人的态度、信念和行为，针对受虐者和施虐者，可采取的措施有减少意外妊娠，增加围产期保健服务，教育儿童远离潜在的虐待情境。

（四）儿童虐待与忽视的干预

儿童享有健康的权利，当发现其遭受虐待与忽视时，应积极采取综合的干预措施，降低虐待与忽视对儿童身心健康近期和远期的不良影响。

1. 躯体虐待的干预 有外科指征者按外科规范处理，减少后遗症和残疾的发生。对受虐儿童给予更多的心理支持和关怀，降低不良事件对儿童心理产生的负面影响，避免其不良心理行为的形成与恶化。对施虐者进行教育，触犯法律者应给予制裁。

2. 情感（精神）虐待的干预 通过多种有效途径（如游戏、角色扮演等）与受害儿童直接接触与交流，并给予直接指导，使儿童从中得到锻炼和学习，提高儿童的社会能力，增进儿童自尊心和自信心。针对施虐者，要通过积极有效的交流和健康教育，提高其养育知识和技能，接纳成长中儿童的好奇心和探索行为，重视童年期情感环境对儿童发展的影响。

3. 性虐待的干预 对遭受性虐待的儿童的干预是一个复杂的问题，不仅涉及受害儿童，也包括其家庭成员。对受虐儿童提供保护，避免虐待事件的重演；提供足够的心理支持，避免不良心理行为的形成；保护受虐儿童的隐私。同时，对施虐者进行控制、教育甚至医学治疗，以增加他们停止虐待儿童的可能性。

4. 忽视的干预 针对被忽视儿童，首先要对儿童忽视状况进行评估，了解儿童忽视的程度以及潜在的危险因素，为有针对性干预提供准备；其次采取相关措施（如通知有关儿童虐待忽视组织、实施家庭干预等）和针对儿童监护人采取积极、有效的干预（如行为治疗、认知－行为治疗等）等，保证该儿童不再被忽视。同时，应对受忽视儿童的发展和恢复进行群体咨询服务、技能发展训练，以及提供临时庇护所、对年幼儿童的日间照管等干预措施。密切注意所采取的干预行动对儿童情感发育的影响，保证其绝对有益。

5. 监护人虚夸综合征的干预 应首先考虑儿童的身心安全及健康成长，必要时将母子强制隔离。医疗机构工作人员，特别是儿科医生，当遇到不自然症状（母亲的态度与儿童的症状矛盾）时，应想到本综合征的可能，与处理儿童虐待的专门机构取得联系，并赢得母子、父亲等家人的信任，努力重建和谐的家庭氛围。

对受虐儿童的任何一项治疗，绝不能以单纯的生物医学的观点来实施，在做任何一项治疗时都需要辅以心理护理、行为关怀和循循善诱的劝慰，使受害者接受治疗、坚持治疗、配合治疗，同时坚定其人生信念。社会服务者进行的任何评估和干预，都应代表儿童的利益，在保证儿童安全的前提下，采用对儿童伤害最小、对家庭侵扰最小的干预方案。

第七节　儿童计划免疫

❖ 学习目标

- 掌握我国 1 岁以内儿童计划免疫程序及注意事项。
- 熟悉预防接种的一般禁忌证和特殊禁忌证及熟悉预防接种的反应。
- 了解预防接种的种类。

计划免疫（planned immunizations）是根据儿童的免疫特点和传染病发生的情况制定的免疫程序，通过有计划地使用生物制品进行预防接种，以提高人群的免疫水平，达到控制和消灭传染病为目的。按照国家卫生行政部门的规定，婴儿必须在 1 岁内完成卡介苗、脊髓灰质炎三型混合疫苗、百日咳、白喉、破伤风类毒素混合制剂、麻疹减毒疫苗及乙肝疫苗的基础免疫。根据流行地区和季节或根据家长的自己的意愿，有时也进行乙肝脑炎疫苗、流行性脑脊髓膜炎疫苗、风疹疫苗、流感疫苗、腮腺炎疫苗、甲型肝炎疫苗、水痘疫苗、流感杆菌疫苗、肺炎疫苗、轮状病毒疫苗等的接种（表 3-1）。

表 3-1　国家免疫规划疫苗接种程序 (2008 年)

疫苗	接种对象月（年）龄	接种剂次	接种途径	接种剂量 / 剂次	备注
乙肝疫苗	0、1、6 月龄	3	肌内注射	酵母苗 5μg/0.5ml CHO 苗 10μg/1ml、20μg/1ml	出生后24 小时内接种第 1 剂次，第 1、2 剂次间隔 ≥ 28 天
卡介苗	出生时	1	皮内注射	0.1ml	

疫苗	接种对象 月（年）龄	接种 剂次	接种途径	接种剂量／剂次	备注
脊灰疫苗	2、3、4月龄，4周岁	4	口服	1粒	第1、2剂次，第2、3剂次间隔均≥28天
百白破疫苗	3、4、5月龄，18～24月龄	4	肌内注射	0.5ml	第1、2剂次，第2、3剂次间隔均≥28天
白破疫苗	6周岁	1	肌内注射	0.5ml	
麻风疫苗 （麻疹疫苗）	8月龄	1	皮下注射	0.5ml	
麻腮风疫苗 （麻腮疫苗、 麻疹疫苗）	18～24月龄	1	皮下注射	0.5ml	
乙脑减毒活疫苗	8月龄、2周岁	2	皮下注射	0.5ml	
A群流脑疫苗	6～18月龄	2	皮下注射	30µg/0.5ml	第1、2剂次间隔3个月
A+C流脑疫苗	3周岁，6周岁	2	皮下注射	100µg/0.5ml	2剂次间隔≥3年；第1剂次与A群流脑疫苗第2剂次间隔≥12个月
甲肝减毒活疫苗	18月龄	1	皮下注射	1ml	
出血热疫苗 （双价）	16～60周岁	3	肌内注射	1ml	接种第1剂次后14天接种第2剂次，第3剂次在第1剂次接种后6个月接种
炭疽疫苗	炭疽疫情发生时，病例或病畜间接接触者及疫点周围高危人群	1	皮上划痕	0.05ml（2滴）	病例或病畜的直接接触者不能接种
钩体疫苗	流行地区可能接触疫水的7～60岁高危人群	2	皮下注射	成人第1剂0.5ml，第2剂1.0ml 7～13岁剂量减半，必要时7岁以下儿童依据年龄、体重酌量注射，不超过成人剂量1/4	接种第1剂次后7～10天接种第2剂次
乙脑灭活疫苗	8月龄（2剂次），2周岁、6周岁	4	皮下注射	0.5ml	第1、2剂次间隔7～10天
甲肝灭活疫苗	18月龄，24～30月龄	2	肌内注射	0.5ml	2剂次间隔≥6个月

一、预防接种的种类

（一）主动免疫

主动免疫是将特异性抗原接种易感者，使其体内主动产生免疫抗体以抵抗同抗原的致病体，预防疾病发生。主动免疫制剂可分3类：

1. 菌苗　有死菌苗和活菌苗2种。死菌苗是细菌在培养基上生长繁殖后，将其杀死制成，如伤寒、副伤寒、霍乱、百日咳菌苗等。这类菌苗进入人体后不能生长繁殖，注射1次对身体刺激的时间短，免疫效果较差，需多次注射才能使人体获得较高而持久的免疫力。活菌苗是由"无毒"或毒力很低的菌种培养繁殖后的活菌制成，如卡介苗等。这类菌苗进入人体后能生长繁殖，类似一次轻型自然感染过程，但不会发病，对身体刺激时间长。同死菌苗相比，优点是接种量小，接种次数少，免疫效果好，免疫持久性生长；缺点是有效期短，液体活菌苗需要冷藏，运输保存也不方便。

2．疫苗 有灭活疫苗及减毒素活疫苗2种。灭活疫苗如乙型脑炎和狂犬病疫苗等；减毒活疫苗如麻疹、脊髓类质炎、风疹、腮腺炎疫苗等。其优缺点与菌苗同。

3．类毒素 细菌所产生的外毒素经甲醛处理后失去毒力而保留原来的抗原性，注射后可刺激身体产生抵抗毒素的免疫力，如白喉类毒素、破伤风类毒素等。

联合免疫接种指一种以上的预防接种制剂联合应用，能同时对几种传染病产生抵抗力。如百日咳菌苗、白喉类毒素（二联）、百日咳菌苗、白喉类毒素、破伤风类毒素（三联）等。这是目前各国都采用的方法，效果好，可减少接种次数，增加协同作用。

（二）被动免疫

对未接受主动免疫的易感儿，在接触该传染病后，可予以胎盘球蛋白、免疫球蛋白或同型血浆注射，使机体在短期内（3周左右）具有免疫能力，称为被动免疫。此种方法使用的范围甚为狭窄，常用于预防麻疹、甲型病毒性肝炎。免疫血清（包括抗毒素和抗病毒血清等）是将抗原物质免疫动物或人而取得。常用的有破伤风、白喉抗毒素、抗狂犬病血清，一般用于受伤而未经破伤风类毒素免疫的人，或密切接触白喉患者又未经白喉类毒素免疫的人，只能作为临时应急办法。这类制品注入体内后很快被排泄掉，预防时间短（1~3周），而且这类制品是动物血清，对人体来说是种异种蛋白，重复注射容易引起过敏反应。

○ **知识拓展**　　　　五联疫苗

五联疫苗潘太欣（Pentaxim®）是由吸附无细胞百白破和灭活脊髓灰质炎联合疫苗（DTacP-IPV）和b型流感嗜血杆菌结合疫苗（Hib）组成的联合疫苗，用于预防白喉、破伤风、百日咳、脊髓灰质炎和b型流感嗜血杆菌引起的五种感染性疾病。推荐的免疫程序为：在2、3、4月龄，或3、4、5月龄进行三剂基础免疫；在18月龄进行一剂加强免疫，每次接种单剂本品0.5ml。

五联疫苗潘太欣属于二类疫苗，根据国务院《疫苗流通和预防接种管理条例》的规定，二类疫苗以自愿、自费为原则，在知情告知的情况下由受种者家长选择。受种者家长也可选择百白破、脊髓灰质炎灭活疫苗或减毒活疫苗等一类疫苗和b型流感嗜血杆菌结合疫苗作为替代，其中b型流感嗜血杆菌结合疫苗为二类疫苗。

▶　国家食品药品监督管理总局《关于赛诺菲五联疫苗潘太欣的有关情况说明》

二、预防接种的禁忌证

（一）一般禁忌证

1. 生理状态 某种传染病流行季节（如百日咳疫苗接种可诱发乙型脑炎，故乙脑流行季节不宜接种百日咳疫苗）；近6周曾注射丙种球蛋白、免疫球蛋白或其他被动免疫制剂者。

2. 病理状态 发热；急性传染病的潜伏期、前驱期、发病期及恢复期；过敏体质；婴儿严重营养不良。对患有癫痫、有抽搐史者，接种乙型脑炎疫苗、百白破疫苗和流脑多糖疫苗时应慎重。

（二）特殊禁忌证

1. 免疫缺陷病、恶性肿瘤、长期服用肾上腺皮质激素、抗代谢药物及免疫抵制药患者禁止接种活疫苗。

2. 百白破混合疫苗禁止接种于既往有神经系统疾患、第1针注射反应严重者（如休克、高热、惊厥、意识改变、血小板减少或溶血等）、肾炎恢复期及慢性肾炎者。

3. 卡介苗禁止接种于患有湿疹、化脓性中耳炎或严重皮肤病者。

4. 严重腹泻患者应暂缓服用脊髓灰质炎减毒活疫苗，待疾病康复后使用。

三、预防接种反应

（一）局部反应

接种后数小时到24h注射部位出现红、肿、热、痛。红肿直径在5cm以上，伴有淋巴结炎，为重度反应。这种反应一般在2～3d内自行消退，不需特殊处理。如果局部红肿断续扩大，高热持续不退，则可送医院诊治。接种卡介苗可出现特殊形式的局部反应，4周左右局部出现红、肿，以后局部化脓，偶有同侧腋下淋巴结肿大，一般在2个月左右结痂，形成瘢痕。

（二）全身反应

轻者可有疲倦感、头晕、全身不适；重者则出现头痛、发热、寒战、恶心，甚至呕吐、腹痛、腹泻等。轻度反应不需处理，重度者休息，对症治疗，服解热镇痛药。少数儿童接种麻疹疫苗后6～12d，可有发热、一过性皮疹。

（三）异常反应

异常反应包括晕针、过敏性休克、过敏性皮疹、血清病、变态反应性脑脊髓膜炎、诱发潜伏的感染等。

（四）偶合症

偶合症是指受种者正处于某种疾病的潜伏期，或存在尚未发现的基础疾病，接种后巧合发病（复发或加重）。偶合症的发生和疫苗本身无关，疫苗接种率越高、品种越多，发生偶合症的概率就越大。

四、预防接种注意事项

1. 做好健康教育，护士应对接种儿童的家长进行计划免疫的健康教育，告知各种疫苗的益处及潜在危险，并为其提供有关接种的文字信息。

2. 接种场所应光线明亮，空气流通，温度适宜。备好接种用品及急救用品，并常规检查核对。

3. 疫苗应冷藏保存，应避免放置冰箱门附近，因经常开冰箱会使门上的物品温度上升而影响药效。若要求避光保存，则将疫苗包在铝箔内再放在容器中。

4. 每次接种前应检查药液的有效期，检查药液是否有颜色变化。

5. 接种活菌苗、疫苗时只用75%乙醇消毒，而且应待干后接种，以防活菌苗疫苗被灭活。

6. 使用一次性无菌注射器。注射器和针头在接种完成后应根据普通防护原则进行处理（剩余药液废弃、活菌苗烧毁）。

7. 大部分疫苗接种途径是肌内注射，以上臂三角肌为多用。肌内注射的针头长25毫米为宜，皮下注射12毫米为宜。进针后应先抽吸针筒，避免疫苗直接进入血管。严格按要求的间隔时间接种，一般接种活疫苗需间隔4周，死疫苗应间隔2周。

8. 应严格掌握接种禁忌证，教育家长如何应对接种后不良反应，并告知其接种咨询和急救处理电话。

9. 在接种结束后应和家长书面预约下次接种日期。

10. 记录每次接种的情况。对经常搬迁的家庭而言，应让父母保存儿童的预约接种记录。记录的内容包括接种的年月日、疫苗的标号和剂型、接种人员、接种的部位等，漏种者应补种。

（崔文香）

◇ 护理学而思

1. 文文，女性，4岁，喜甜食尤爱果汁与糖果，父母忙于工作疏于为其进行口腔保健。

（1）文文可能存在的口腔问题？

（2）如何对文文及其父母进行口腔保健指导？

2. 丁丁，男性，3月龄。持续腹泻3天，每日5～6次。按计划免疫程序，今天该患儿应接种脊髓灰质炎疫苗和百白破疫苗。

（1）该患儿能否按计划进行预防接种？

（2）若患儿是健康的，能否同时接种脊髓灰质炎疫苗和百白破疫苗？

第四章
住院患儿及其家庭的护理

章前导言

儿童正处于体格不断生长发育、心理活动和社会行为不断发展的重要阶段。住院对儿童及其家庭来讲是一个压力事件，极易对其心理健康产生不良影响，从而影响其正常的生长发育及人格发展。儿童对未知事物的恐惧远甚于已知事物，刚入院的患儿通常对陌生的环境、陌生的人群、尤其是各种侵入性的治疗感到不适应甚至是恐惧。此外，住院使患儿和家庭的日常生活被打乱，致使患儿适应社会生活的能力减低。为了减轻住院对儿童及其家庭产生的压力，儿科护士应根据儿童的年龄、疾病的严重程度、住院期间主要的压力来源等引起的心理反应，为患儿提供全面的身心护理，同时为其家庭提供帮助。

04章

第一节 儿童医疗机构的设置特点及护理管理

❖ 学习目标 ....

- 熟悉儿童医疗机构的设置特点。
- 了解儿童医疗机构的护理管理。

目前，我国的儿童医疗机构主要有三类：儿童医院、妇幼保健院和综合性医院的儿科门诊及病房，它们共同担负着我国儿童的医疗和保健工作。其中以儿童医院的设置最为全面。

一、儿科门诊

（一）设置特点

1. **预诊处** 设在门诊入口处，其主要目的为：①鉴别和隔离传染病患儿，减少交叉感染；②协助患儿家长正确选择就诊科别，节省就诊时间；③及时发现危重患儿并争取抢救时间。预诊处应备有简单的预诊用具及一般的消毒隔离设备等，其出口应有两个通道，分别通向候诊室及隔离室。

预诊的方式主要有简单扼要的问诊、望诊及查体。在短时间内迅速提炼关键的病史、症状及体征，做出判断，以避免因患儿停留过久而发生交叉感染。当遇有危重患儿急需抢救时，预诊处护士要将其护送至抢救地点；如遇有较重的传染病患儿，应立即收入传染病房或转至传染病院。因此，预诊工作要求由经验丰富、责任心强、动作迅速、决断能力强、处理果断的高年资护士担当。

2. **挂号收费处** 患儿经过预诊后，便可在此处挂号交费就诊。目前国内不少大型儿童医院设有自助挂号机，有效缓解了门诊挂号排队时间长、等待时间久、环境拥挤堵塞的现状，一定程度上改善了患儿及家长的就医感受。

3. **体温测量处** 发热患儿需在就诊前到体温测量处测量体温，测温室内设有候诊椅。

4. **候诊室** 由于儿童就诊多由家长陪同，候诊室要宽敞、明亮、空气流通，有足够的候诊椅，并设1～2张床，供患儿换尿布、包裹之用。同时应设有饮水处及厕所，以方便患儿及家长候诊。候诊室是门诊健康教育的重要场所，可在此利用宣传栏、电视视频、健康小手册等媒介进行科普卫生知识的宣传。

5. **诊察室** 数量不限，室内设有诊查桌、椅、诊查床及洗手设备。每个诊察室内设有1～2个诊察桌椅及诊查床，以减少就诊患儿之间的相互干扰。力求保证一医一患，保护患儿隐私。每日应留有机动诊查室，供特殊情况时使用。

6. **治疗室** 备有各种治疗所需的设备、器械和药品，可进行必要的治疗，如各种注射、穿刺、换药等。

7. **化验室** 应设在诊查室附近，便于患儿化验检查。

8. **门诊药局** 方便患儿及家长取药。

9. **其他** 根据医院规模及实际情况，还可设置儿科配液中心、输液区及采血中心等，以方便患儿就医、提高工作效率。

（二）护理管理

1. 维持良好的就诊秩序 门诊护士要合理安排各诊室就诊人数，随时调整、疏散就诊患儿，做好患儿及家长的沟通协调工作，每次只允许一位家长陪同患儿进入诊查室，保证就诊秩序有条不紊。

2. 密切观察病情变化 由于患儿病情变化较快，门诊护士需随时观察患儿病情变化，以确保紧急情况下患儿能得到及时的救治。

3. 预防院内感染 严格执行消毒隔离制度，遵守无菌技术操作规程，及时发现传染病的可疑征象，并予以处理。

4. 杜绝差错事故发生 严格执行三查七对，在给药、注射等各项工作中一丝不苟，避免差错发生。

5. 提供健康教育 根据季节及疾病流行情况，护士可利用候诊时间，通过宣传栏、视频、健康小手册等形式进行科普卫生知识宣传。

二、儿科急诊

（一）设置特点

儿科急诊是抢救患儿生命的第一线，因此急诊的各诊室应必备抢救器械、用具及药品等。儿童病情变化快，突发情况多，应及时发现，随时做好紧急抢救的准备。

1. 抢救室 抢救室内设 2~3 张抢救床，配有气管插管用具、呼吸机、心电监护仪、供氧及吸引装置、洗胃机等仪器，以及各种穿刺包、切开包、常用无菌用品等。抢救车内备有常用急救药品、物品等，以满足抢救危重患儿的需要。

2. 观察室 设有病床及一般抢救设备，如有条件可装备监护仪、婴儿暖箱等，还应按病房要求备有各种医疗文件。

3. 治疗室 应设有治疗床、药品柜、注射用具，各种治疗、穿刺用物品及各种导管等。

4. 简易手术室 应备有用于清创缝合手术、大面积烧伤的初步处理、骨折固定等相应的器械、药品等。

（二）护理管理

1. 急诊抢救的五要素 人员、医疗技术、药品、仪器设备及时间为急诊抢救的五要素，其中抢救人员起主要作用。急诊护士应有高度的责任心，熟练掌握儿童各种急诊抢救的理论与技术，具备敏锐的观察力和坚强的抢救意志。此外，药品种类齐全、仪器设备先进、时间争分夺秒都是保证抢救成功缺一不可的重要环节。

2. 执行急诊岗位责任制度 坚守岗位，随时做好抢救患儿的准备。经常巡视、观察病情变化并及时处理。对抢救药品和设备的使用、保管、补充、维护等应有明确的分工及交接班制度，确保仪器设备性能良好，放在指定位置。

3. 建立并执行各科常见急诊的抢救护理常规 定期组织护士学习，掌握各科常见疾病的抢救程序、护理要点，熟练掌握各种急救技术，培养高度的责任心及良好的应急能力。建立急救卡片，不断提高抢救效率。

4. 加强急诊文件管理 急诊工作繁忙而紧张，但仍要保持病历材料的完整性、真实性和准确性，记录患儿就诊时间、一般情况、诊治过程等。紧急抢救中遇有口头医嘱，须当面复述确保无误后执行，抢救结束后及时补记于病历上。

三、儿科病房

（一）设置特点

1. 病室　儿科病房最适宜的床位数是 30~40 张。设有大、小两种病室，大病室容纳 4~6 张床。小病室为 1~2 张床，作为观察、隔离之用。病室间以玻璃隔开，以便医护人员观察患儿病情变化，患儿也能相互观望，减轻孤独感。一个床单位占地 2m²，床与床之间距离为 1 米，床与窗台的距离为 1 米，床周设有护栏。每个病室均应设有卫生间，墙壁设壁灯，供夜间照明。病室墙壁可装饰颜色鲜明、儿童喜爱的各种图案，减轻患儿的恐惧心理。

2. 重症监护室　收治病情危重、需要观察及抢救的患儿。监护室主要由监护病房、负压隔离病房和辅助用房及家长接待室等组成，室内备有各种监护设备和抢救设备。为减少交叉感染，大部分儿童重症监护室采用取消陪护的封闭式管理，同时为了满足患儿家长的探视需求，可在监护室内安装视频探视系统，家长可通过监护室外的屏幕看到患儿住院的情况。

3. 护士站及医生办公室　设在病房中间，靠近危重病室，以便观察和抢救。

4. 治疗室　备有各种治疗所需的设备、器械和药品。可进行各种注射和必要的治疗，如各种穿刺、换药等。

5. 配膳（奶）室　将营养部门备好的患儿食品在配膳室分发。室内配备消毒锅、冰箱、配膳桌、碗柜及分发膳食用的餐车，如为营养部门集中配奶，另备有加热奶的用具。

6. 游戏室　供住院患儿游戏、活动时使用。设有桌椅、可清洁的玩具及图书等，备有电视机、收录机等。地面采用地板或塑料材质，以防患儿跌倒受伤。

7. 厕所与浴室　各种设置要适合患儿年龄特点。浴室要宽敞，便于护士协助患儿沐浴，厕所可有门，但不应加锁，以防意外发生。

此外，病房还需设有库房、值班室、仪器室、干燥间及开水间等。

（二）护理管理

1. 环境管理　病房环境要适合患儿生理、心理特点，可张贴或悬挂卡通画，以动物形象作为病房标记等。病室窗帘及患儿被服采用颜色鲜艳、图案活泼的布料制作。新生儿与未成熟儿病室一定要有照明，以便观察；患儿病室夜间灯光应调暗，以免影响睡眠。室内温湿度根据患儿年龄大小而定（表 4-1）。

表 4-1　不同年龄儿童适宜的温湿度

年龄	室温	相对湿度
新生儿	22~24℃	55%~65%
婴幼儿	20~22℃	55%~65%
年长儿	18~20℃	50%~60%

2. 生活管理　患儿的饮食不仅要符合疾病治疗的要求，也要满足其生长发育的需要。餐具由医院供给，做到每次用餐后进行消毒。医院负责提供式样简单、布料柔软的患儿病号服，经常更换，集中清洗消毒，保持整洁。根据患儿的不同疾病与病情，决定其活动与休息的时间。对长期住院的学龄期患儿，要适当安排学习时间，形成规律的作息生活，减轻或消除离开学校后的寂寞、焦虑心理。

3. 安全管理 儿童病房安全管理的范围广泛、内容繁杂，无论设施、设备还是日常护理的操作，都要考虑患儿的安全问题。防止跌伤烫伤，防止误饮误服。病房对紧急事件应有应急预案，每个病房门后粘贴紧急疏散图，发生火灾等紧急情况时，根据病房所在方位按图中指示进行疏散。病房中的消防、照明器材应专人管理，安全出口要保持通畅。在治疗护理过程中要细心，严格执行查对制度。

4. 防止交叉感染 患儿在住院期间，机体抵抗力明显降低，易发生交叉感染，护士应给予高度重视。病房应明确清洁区、半污染区及污染区。严格执行清洁、消毒隔离、探视和陪伴制度。病室定时通风，按时进行空气、地面及设施的消毒，操作前后认真洗手。

第二节　与患儿及其家庭的沟通

❖ **学习目标**..

- 掌握与患儿沟通的技巧。
- 熟悉沟通的涵义。
- 熟悉与患儿家长的沟通方法。
- 了解患儿沟通的特点。

沟通（communication）是人与人之间信息传递的过程，可通过文字、语言、表情、肢体动作等方法来实现，是人类与生俱来的本能，也是构成人际关系的基础。沟通是儿科护理中的重要技能，通过沟通不仅能完成有效的护理评估，而且可以帮助建立良好的护患关系，解决患儿健康问题。但由于患儿年龄、生长发育水平及心理发展的不同特点，与患儿的沟通需采用一定的技巧，同时还应注意与患儿家长的交流。

一、儿童沟通的特点

（一）语言表达能力差

由于发育水平有限，不同年龄阶段的儿童语言表达能力不同，年龄越小，词汇量越少，表达能力越差。婴儿只能用不同音调、响度的哭声来表达自己的需要。幼儿吐字不清楚，用词不准确，不仅自己表达不清，也使对方难以理解。3岁以上儿童，可通过语言并借助肢体动作形容、叙述某些事情，但容易夸大事实，掺杂个人想象，缺乏条理性、准确性。

（二）认识、分析问题的能力不足

随年龄的增长，儿童对事物的认识逐渐从直觉活动思维和具体形象思维过渡到抽象逻辑思维，在这转变过程中，常因经验不足、知识能力有限而在理解、认识、判断、分析等环节出现偏差，对自己及周围事物缺乏正确的认识和评估，容易影响沟通的进展与效果。

（三）模仿能力强，具有很强的可塑性

学龄前儿童智能发育日趋完善，思维能力进一步发展。他们注意模仿成人的一言一行，设法了解和认识周围环境。学龄期儿童接触范围扩大，开始意识到进入社会，在追求成功的努力中，

注意追随模仿优秀的同龄人和老师。在不同的环境里，儿童模仿的内容不同，只要成人在沟通时有目的性地引导，就能获得事半功倍的效果。

二、与患儿沟通的技巧

尊重是护士与患儿沟通的最根本原则。护士在与患儿沟通过程中应一直坚持这一原则，并促使家长遵守。同时应根据患儿的年龄、心理特点等，来组织沟通的内容，并采用相应的沟通技巧。

（一）语言沟通技巧

1. 选择合适的沟通方式与通俗易懂的词汇　护士需了解不同年龄患儿语言表达能力及理解水平，选择适合该年龄段的沟通方式。在语言沟通时掌握适当的语速，注意语调和声调，尽量不用"是不是"、"要不要"等模棱两可的语言，不用否定方式，尽可能使用简单、简短和重点突出的句子，避免使用专业的医学术语和省略语等。

2. 耐心倾听　沟通中护士应注意倾听。患儿是"特殊"的群体，他们有自己的思想，护士应该关注他们的观点，鼓励他们进一步交谈，不要轻易打断他们的谈话或过早地作出判断，要仔细体会弦外音，以了解患儿的主要意思和真实内容。必要时，可以应用复述、意译、澄清或总结的方法核实患儿的想法。

3. 真诚理解　儿童的情绪变化快，有时喜怒无常，应容许患儿在受伤时哭泣、在受挫时表达愤怒。对患儿某些幼稚、夸大的想象和分析，应采取诚恳态度，表示接受与理解，不能敷衍了事，更不能以此作为讥讽、取笑患儿的话题而失去患儿的信任。适当的触摸、温和的表情、简单的问候可使患儿减轻伤痛，并逐渐接受即使是不愉快的事实。

4. 适时使用幽默　恰当地使用幽默，可以帮助患儿释放其情绪上的紧张感，从而调整由于疾病所产生的压力，有效地帮助患儿更开放、更真诚地与护士沟通。

5. 注意保护隐私　与患儿沟通需要保护其隐私，即使年龄小，也有其个人世界。面对外部世界，他们需要宁静的自我空间进行幻想。

（二）非语言沟通技巧

1. 面带微笑　护士的面部表情会对患儿的情绪产生影响。微笑有助于患儿消除紧张情绪，增加交流的主动性。即使是不会语言表达的婴儿，若看到护士表情严肃地面对自己时，也会很紧张，甚至哭啼。因此除治疗外，护士一般不需要戴口罩，以使患儿经常能见到护士的微笑，缩短双方感情上的距离。

2. 适时触摸　触摸是含义深刻的沟通之一，它的方式有很多种，如安抚、抚摸、搂抱等。儿童对于触摸传递的信息十分敏感，当患儿忧伤害怕时，触摸向患儿传递"爱"的信息，可以让他们感受到特别的温暖和关怀。对于哭闹的患儿，触摸也是一种有效的帮助患儿恢复平静的手段。护士在应用触摸的时候应该注意部位、强度和持续时间等。

3. 平等尊重　儿科护士的服务对象虽然是年龄小、经验经历少甚至是对外界一无所知的患儿，但仍要平等相待，尊重患儿。与患儿沟通时，护士应采取与患儿保持目光接触，采取下蹲姿势与患儿保持视线平行，让他们感觉到护士对交谈内容感兴趣以及愿意听他们谈话，可维持自尊，促进交流。

（三）游戏及绘画的沟通技巧

游戏是与儿童沟通的最重要最有效的途径。患儿通过游戏可以减轻疾病和住院带来的压力，护士可以通过游戏了解患儿的住院感受、评估患儿的身体状况、智力和社会发展水平等。护士应根据患儿不同的年龄和心理发展阶段，安排适当的游戏。在治疗性游戏中，护士还可以鼓励和教育患儿，使之消除因住院和疾病带来的恐惧和焦虑等不良情绪。

绘画可以帮助儿童表达内心的感受，儿童常常在图画中投射出大量的内在自我。护士应该鼓励患儿画画，并用自己的语言进行描述。在对患儿绘画内容进行分析的时候，应结合患儿的具体情况，从画面的整体情况、个体形象大小、颜色和色调、线条、特别被强调的部分等方面进行综合细致地分析，切不可机械简单地得出结论。

三、与患儿家长的沟通

儿童的健康评估不仅需要儿童的参与，还需要家长的配合。在与家长沟通的过程中，护士应态度和蔼、语言温和，理解家长因子女患病而引起的焦虑心情，并给予适当的安慰。护士需首先自我介绍，然后鼓励家长详细叙述病情经过以及患儿以往的健康状况，耐心听取，不轻易打断，然后根据需要给予必要的提示和引导，以获得详尽、确切的资料。在交谈时，不要对家长的某些观念、价值观抱有成见和进行评价、批评，从而妨碍双方信任感的建立，也应避免用暗示的语气引导家长提供护士所希望的材料，而使资料失去真实性、可靠性。此外在沟通的过程中，护士应采用适当的沉默、倾听、观察，并配合尊重、移情等方法，充分理解家长，取得家长的配合，促进家长更好地支持治疗和护理工作。

第三节　住院患儿及其家庭的护理

❖ 学习目标

• 掌握各年龄阶段患儿对住院的反应及护理。
• 掌握疼痛患儿及临终患儿的护理要点。
• 熟悉住院对患儿家庭的影响及如何对家庭提供支持。
• 熟悉对临终患儿家长的情感支持。
• 了解患儿对疾病的认识及住院患儿的压力来源。
• 了解慢性病患儿的护理。

一、住院对患儿及其家庭的影响

（一）患儿对疾病的认识

儿童由于认知能力的局限，其对患病、住院的认识往往与惩罚、罪恶、自责联想在一起。各年龄阶段儿童对疾病的认识有不同特点：

1. 幼儿与学龄前期儿童　此期儿童知道自己身体各部位的名称，但不知道其功能，只注重疾病的现象，认为患病是外在的事物，仅仅是使其身体感到不适。但他们不能从疾病的现象中找出原因，常将疼痛等感觉与惩罚相联系，对疾病的发展及预后缺乏认识。

2．学龄期儿童　此期儿童具有一定的抽象思维能力，对疾病的病因有一定的认识。他们常认为道德行为与病因有关，并能注意疾病的程度，开始恐惧身体的伤残和死亡，并常常与惩罚联系在一起。

3．青少年　此期儿童的抽象思维能力进一步发展，能够认识到疾病的原因，明确病与器官功能不良有关。对疾病的发生及治疗有一定的理解，能够用言语表达身体的不适，并具有一定的自我控制能力。患儿往往会出现焦虑，常常夸大病情，对死亡产生恐惧，甚至会失眠。

（二）住院患儿的主要压力来源

医院常被儿童认为是最不安全、最可怕的地方，陌生的环境，陌生的人群，紧张的气氛，特别是某些创伤性的治疗，都会给患儿造成压力。他们常感到不安、焦虑和恐惧。护士有必要了解住院患儿的主要压力来源，采取相应的护理措施，使他们尽快适应住院生活，平静地接受治疗。

1．疾病本身及侵入性治疗所带来的痛苦和创伤　疾病往往给患儿带来种种不适，如疼痛、发热、腹泻、呕吐等。而一些侵入性的治疗更给患儿带来痛苦，如采血、吸痰、肌内注射、静脉输液、腰椎穿刺等。

2．住院限制了患儿的日常活动　住院给患儿增加了许多以往没有的限制，如抽血前不能进食、静脉输液时必须卧床等，这些都使患儿丧失了住院前的自由。

3．对疾病的认识不足而产生情绪反应　由于儿童的认知能力有限，往往将生病与惩罚联想在一起，会因身体不适而产生种种情绪反应，如哭闹、焦虑、恐惧、悲伤，甚至因不当的幻想而失眠，无法得到充分的休息。

4．身体形象改变所造成的情绪影响　随着疾病的发展，随之而来的是身体外观的改变，如某些药物不良反应所产生的脱发、满月脸、水牛背，插入体内的各种引流管，甚至身体某部分功能的丧失等，均使患儿产生恐惧及焦虑情绪。

5．与亲人分离　住院需要患儿与家人及朋友分开，原有生活的舒适及稳定被陌生人群的不安全感所代替。

6．对陌生的环境缺乏安全感　住院的特殊环境对患儿来说是陌生的，穿白衣的医护人员、各种治疗仪器、特殊的药味等，对患儿来说都也是不良的刺激，必须经过一段时间的调整才能适应。

7．学习中断　住院患儿被迫丧失该年龄阶段应有的学习机会，而且在陌生环境中如适应不良，还会产生退化行为，不但无法学习新的技能，还可能导致学习障碍、行为退缩、缺乏自信等人格障碍。

8．家长的不良情绪　儿童的患病及住院打破了家庭正常的生活，它会影响家庭中的每一位成员，特别是患儿的家长。而家长对患儿生病住院的反应又与疾病的严重程度、以往患儿住院的经历、个人应对能力及宗教文化背景等有关。家长的不良情绪反应往往会影响患儿住院期间的情绪。

（三）各年龄阶段患儿对住院的反应

1．婴儿期

（1）6个月以内的婴儿：此期如能满足其生理需要，一般比较平静，较少哭闹。婴儿出生2个月后，开始注视母亲的脸并微笑，母婴感情不断加深，而住院使这一过程中断，婴儿的安全感减弱，信任感的发展中断；同时，婴儿所需的外界刺激减少，感觉及运动的发育将受到一定影响。

（2）6个月至1岁的婴儿：此期婴儿开始逐渐认生，对家长或亲密的人依赖性越来越强，主要反应是分离性焦虑（separation anxiety），即婴儿与其家长或最亲密的人分开所表现出来的行为特征，可有哭闹不止、寻找家长、避开和拒绝陌生人，亦可有抑郁、退缩等表现。

2．幼儿期　幼儿对母亲的依恋变得十分强烈，对住院误认为是惩罚，而且害怕被家长抛弃；对医院环境不熟悉，生活不习惯，缺乏安全感；语言表达能力及理解能力有限，使他们易被误解和忽视，而感到苦恼；自主性开始发展，但住院往往使他们受到约束，有可能产生孤独感和反抗情绪；家长不在身边，会感到失望和孤独无依，主要表现为分离性焦虑和退化现象。

3．学龄前期　学龄前期儿童住院期间，迫切希望得到家长的照顾和安慰，如与家长分离，同幼儿一样会出现分离性焦虑。但因智能进一步发展，表现较温和，如悄悄哭泣、难以入睡。但由于自我意识的形成，能够控制和调节自己的行为，能把情感和注意力更多地转移到游戏、绘画等活动中。此阶段患儿可有恐惧心理，源于对陌生环境的不习惯、对疾病与住院的不理解，尤其惧怕因疾病或治疗而破坏了身体的完整性。

4．学龄期　学龄期儿童已进入学校学习，生活已由游戏为主转变为以学习为主，接触的范围更广，能更好地控制自己；学校生活在他们心目中占有相当的位置，因住院而与学校及同学分离，会感到孤独，并担心学业落后；因对疾病缺乏了解，患儿忧虑自己会残疾或死亡；喜欢观察医护人员的动作、表情及查房时的讨论等，以此作为估计自己病情的依据；因怕羞而不愿配合体格检查；也有的患儿唯恐因自己住院给家庭造成严重的经济负担而感到内疚。由于此阶段患儿自尊心较强、独立性增加，所以尽管他们的心理活动很多，但表现比较隐匿，可能努力做出若无其事的样子来掩盖内心的恐慌。控制感的丧失可使患儿产生挫折感、抑郁或敌意。

5．青春期　青春期是独立性、自我肯定和角色认同发展的关键时期。此期儿童的个性基本形成，住院后限制了身体的运动，减少了与伙伴沟通交流的机会，归属感丧失，常常不愿受医护过多的干涉，心理适应能力加强，但情绪容易波动，也易出现日常生活被打乱的问题。

（四）住院对家庭的影响

儿童患病和住院打破了家庭的正常生活，家庭成员尤其是母亲受到的影响最大，她会将儿童患病归罪于自己的过失。许多家长会表现出对患儿不正确行为的容忍和支持，他们认为孩子的生病是自己照顾不周造成的，对孩子有内疚感，于是对患儿的不合理要求尽量满足，甚至许多无理的行为也不加管教。特别是一些绝症患儿的家长对患儿在吃、穿、玩等方面的不合理的索要和故意毁坏物品等行为不加以制止，并对工作人员的制止表示不满，使护患矛盾激化，不利于患儿的疾病康复。目睹患儿遭受困扰对家长而言是极其痛苦的，尤其是当诊断不明确或病情比较严重时，由于对患儿的预后顾虑重重，家长可能会焦虑、担心，严重时会产生心理障碍，以至于影响生理功能，造成内分泌失调及循环、消化、呼吸系统功能的紊乱。部分患儿病程长、预后不良、家庭缺少经济或社会的支持等，都增加了家长适应的难度。

对于有多个孩子的家庭，一个孩子的住院打破了其余孩子的生活娱乐习惯，家长们常全神贯注于患儿而忽视其他兄弟姐妹。兄弟姐妹们可能会为过去与患儿打架或对其刻薄而感到内疚，并认为他们在引起患儿的疾病中起到了不好的作用。随着患儿住院时间的延长，家庭角色和日常生活的改变，兄弟姐妹可能会感到焦虑和不安，并可能妒忌患儿独占了家长的注意力。此时，恰当的心理支持可帮助他们很好地应对这种改变。

二、住院患儿及其家庭的护理

（一）各年龄阶段住院患儿的护理

1．婴儿期患儿的护理　6个月以内的婴儿，要及时满足其生理需要和解除病痛，特别要多给予抚摸、怀抱、微笑，提供适当的颜色、声音等感知觉的刺激，协助进行全身或局部的动作训练，维持患儿正常的发育。6个月至1岁的婴儿，尽量减少患儿与家长的分离，尽可能多与患儿接触，向家长了解并在护理中尽量保持患儿住院前的生活习惯，可把患儿喜爱的玩具或物品放在床旁。通过耐心、细致的护理，使患儿感到护士像亲人一样爱自己，在护理中与患儿建立感情。

2. **幼儿期患儿的护理** 鼓励家长陪伴及照顾患儿，尽量由固定的责任护士对患儿进行连续的、全面的护理。多与患儿进行语言沟通，以保持患儿语言能力的发展。使患儿获得情感上满足的同时，要掌握沟通的方法和技巧，了解患儿表达需要和要求的特殊方式。尽量保持患儿住院前的生活习惯，了解患儿惯用的词汇及特殊的表达方式，允许患儿留下心爱的玩具、物品和一些能引起回忆的东西，如照片、家人讲的故事、唱歌的录音带等，帮助患儿尽快熟悉住院环境。允许患儿发泄自己的情绪，接受其退化行为，不要当面批评，并向其家长作适当的解释。在病情及治疗允许的范围内，提供与患儿发育相适应的活动机会，鼓励其自主性行为。

3. **学龄前期患儿的护理** 关心、爱护、尊重患儿，尽快与患儿建立友好关系。介绍住院环境及其他病友，帮助其减轻陌生感。根据患儿病情组织适当的活动，如游戏、绘画、看电视、讲故事等。通过活动，以患儿容易理解的语言讲解所患的疾病、治疗的必要性、各种检查、护理操作的过程等，使患儿清楚疾病和住院治疗不会对自己的身体的完整性构成威胁，以转移其注意力，帮助其克服恐惧心理。并能促进患儿主动遵守各项制度，配合治疗，促进其正常的生长和发育。在病情允许时，给患儿自我选择的机会，鼓励他们参与自我照顾，帮助其树立自信心。

4. **学龄期患儿的护理** 关心患儿的需求，尽量满足他们的合理要求，耐心解释所提出的问题，增强患儿的信任感和安全感。根据患儿的需要及理解程度，提供有关疾病及住院的知识，开导患儿，解除其疑虑，使之确信身体不会受到伤害，积极主动地接受治疗。可让其参与护理计划的制定，鼓励他们从事适当的自我护理。帮助患儿与学校、同学保持联系，允许他们来院探视，交流学习进展情况，病情允许时鼓励患儿尽快恢复学习。进行体格检查及各项操作时，采取必要的措施维护患儿的自尊。

5. **青春期患儿的护理** 多与患儿交谈，向其解释病因、治疗过程及预计的出院时间，增加患儿的安全感，使其安心治病。根据病情，与患儿共同制定每日生活时间表，安排治疗、学习、锻炼及娱乐活动等。允许患儿表达其情绪的波动。在执行治疗护理措施时，提供给患儿部分选择权，通过强调患儿的个人能力，否定不合作或消极行为，来强化患儿的自我管理能力。

（二）对住院患儿家庭的护理

儿童护理应该是以家庭为中心的护理，只有将家庭作为一个整体意义上的"患者"，对住院患儿的护理才是最完整的护理。因此在护理住院患儿的过程中，应优先考虑家庭的价值和需要，促进家庭合作，强化家庭整体的力量来为家庭提供支持，家长就会不同程度地减轻紧张、焦虑的心理，与护士建立信任的关系，减少家庭对患儿住院的不良反应，有利于医护工作的进行，更好地促进患儿的康复。

1. **为患儿的父母提供支持**

（1）向患儿父母介绍医院环境，讲解疾病的知识，提供有关患儿治疗、生理心理反应及预后的相关信息，减轻患儿父母的紧张和焦虑，缓解患儿住院给父母带来的压力。

（2）经常陪伴并与之沟通，接受患儿父母语言和非语言信息，让患儿父母表达悲伤、内疚、愤怒等情感，并帮助其明确产生这些感觉的原因，从而选择适当的应对方式。

（3）护士也可以通过指导患儿父母如何照顾患儿、照顾家庭等来减轻父母的负担。

（4）安排其他家庭成员探视，安排家庭成员轮流陪护患儿，使患儿父母得到休息。

（5）组织患儿父母共同讨论孩子住院后的感受、体会和顾虑，为患儿父母提供相互支持。

2.为患儿家庭其他成员提供支持

（1）护士应当事先告知家长患儿兄弟姐妹可能出现的反应，如内疚、焦虑、嫉妒等，使家长了解患儿住院可能对家庭其他成员造成的影响，并采取相应的措施防止消极变化的发生。

（2）允许兄弟姐妹探视或参与对患儿的护理，鼓励兄弟姐妹和父母共同参与患儿的活动。通过集体讨论兄弟姐妹的感觉，来评估他们的适应能力，并制定相应护理措施。

（3）帮助患儿与兄弟姐妹之间通过写信、打电话、交换视频信息等方式交流感情。

三、儿童疼痛的评估及护理

根据国际疼痛学会的定义，疼痛是一种与现存或潜在的组织损伤有关的不愉快的感觉和情绪上的体验，且伴有一系列生理变化及心理行为反应，是儿童常见的临床症状之一。疼痛已经成为体温、脉搏、呼吸、血压4大生命体征之后第5大生命体征而日益受到重视。如果儿童特别是婴幼儿的疼痛不能被及时有效地处理，将会产生长期的负面影响。解除儿童疼痛是儿科工作的一个重要方面。

（一）儿童疼痛的评估

儿童作为一个特殊的群体，经常接受一些常规治疗，或是经历一些儿童疾病，形成疼痛体验。儿童受各种因素的影响，很难准确地描述自己现存的疼痛，因此儿童疼痛的评估对医护人员来说显得尤为重要。不同年龄阶段儿童，对疼痛的认知能力、行为反应和表达方式也不同，这就要求护士必须选择合适的评估工具对不同年龄段儿童的疼痛进行评估。对儿童疼痛的评估是进行疼痛干预的重要步骤。

1.儿童疼痛的特点 儿童疼痛有其自己的特点，儿童正处于生长发育阶段，其生理结构和器官、系统的功能均处于不平衡状态，不同年龄阶段的儿童对疼痛感受的差异性较大，受影响因素较多，表达疼痛的方式也不尽相同。儿童对疼痛的敏感性高，对轻微刺激所产生的生理变化更明显；儿童缺乏完善的认知和语言表达能力，多不能以恰当的语言表达疼痛的强度和部位；对疼痛的回避性强，表达疼痛时行为夸张。这些儿童疼痛的特点决定了对儿童疼痛进行评估有其特殊性，因此儿童疼痛的评估变得更加复杂。

2.疼痛评估的内容 护士应以整体的观点看待患儿疼痛，从身体、心理等多方面对患儿进行综合评估。包括：①疼痛的原因、部位、性质、程度及伴随症状；②影响疼痛的因素；③患儿疼痛的表达方式；④过去疼痛的经验；⑤患儿家长对疼痛的反应。

3.各年龄段患儿对疼痛的语言表述和行为反应（表4-2）

表4-2 不同年龄阶段患儿对疼痛的语言表述和行为反应

年龄组	语言表述	行为反应
婴儿	哭闹	面部表情痛苦，眉毛前额紧缩，肢体活动，肌肉紧张，拒乳，睡眠改变
幼儿	哭闹，尖叫	局部退缩，有抗拒行为，睡眠改变
学龄前儿童	能够描述疼痛的位置及程度，不能对疼痛的感觉量化	剧烈反抗，有攻击行为
学龄儿童	能够描述疼痛的位置及程度，能逐渐对疼痛的感觉量化	为表现勇敢而控制和忍受疼痛，表现得安静、沉默
青少年	对疼痛的描述更熟练准确	用社会所接受的方式来表现疼痛，行为有控制力

4. 儿童疼痛评估工具 目前儿童疼痛的评估主要有自我描述、生物学或生理学评估、行为学评估三方面。在进行疼痛评估时，应根据儿童的年龄特点、疼痛特点，选择最适合的评估工具（表4-3），没有一个量表能够适用于所有的疼痛评估。

表4-3 疼痛评估工具

评估工具	适用年龄	评估项目	适用范围
CRIES 术后疼痛评分	新生儿和婴儿	观察啼哭、SpO_2>95% 时对 FiO_2 的要求、心率和血压、表情、入睡情况	评估术后疼痛
东安大略儿童医院疼痛评估量表（CHEOPS）	1~7岁	观察患儿啼哭、面部表情、躯干姿势、腿的位置、疼痛的面积和口头主诉，在5秒之后选择每类的分值	评估术后疼痛
FLACC 量表	2个月~7岁	观察患儿面部表情、腿部动作、活动度、哭闹程度、可安慰性	评估术后疼痛
儿童疼痛观察评分（POCIS）	1~4岁	观察表情、哭泣、呼吸、身体紧张程度、手臂和手指的紧张程度、腿和脚趾的紧张程度、觉醒程度	评估急性和慢性疼痛
面部表情评分（FPS）	4岁以上	告知患儿疼痛程度与图片中面部表情的关系，让患儿选择和自己疼痛最相似的脸	评估急性和慢性疼痛，特别适合急性疼痛

（二）儿童疼痛的护理

1. 药物性干预

（1）遵医嘱给镇痛药：镇痛的目的就是控制疼痛、改善功能、提高生活质量。选择镇痛药时，应充分考虑儿童的年龄特征不同，镇痛药的药代动力学和药效学亦不同。临床上常用的镇痛药有阿片类镇痛药、非阿片类镇痛药和非甾体类抗炎药三类。

（2）观察患儿的生命体征及镇痛药的不良反应，如恶心、呕吐、瘙痒、过度镇静和呼吸抑制等。

（3）经常评估患儿的疼痛水平，判断镇痛药是否有效，疼痛是否缓解。

2. 非药物性干预

（1）分散注意力：分散注意力就是使患儿的注意力从疼痛或伴随的恶劣情绪转移到其他刺激上，如让患儿听音乐、唱歌、看视频、做游戏等，以转移其对疼痛的注意力。

（2）放松疗法：肌肉紧张可以加重疼痛，可以用放松的技术来减轻肌肉的紧张，方法包括有规律的呼吸及将注意力集中到患儿喜欢的事情上。

（3）冷热疗法：热疗可以促进血液循环，使肌肉放松；冷疗可降低疼痛的传感速度，减轻水肿，缓解急性软组织损伤的疼痛。在应用这种方法时，应注意冷热敷的温度、使用时间及禁忌证等。

（4）皮肤刺激：抚摸可以阻止疼痛的刺激从神经末梢传导到脊髓，可以一定程度上降低患儿疼痛的感觉。

四、慢性病患儿及其家庭的护理

自20世纪90年代以来，我国慢性病患儿的数量急剧增加，慢性病不仅造成患儿辍学率增高、活动受限，而且造成患儿心理和社交行为障碍等问题。儿童慢性病已成为全球关注的公共卫生问题。

慢性病全称是慢性非传染性疾病，不是特指某种疾病，而是对一类起病隐匿，病程长且病情迁延不愈，缺乏确切的传染性生物病因证据，病因复杂，且有些尚未完全被确认的疾病的概括性总称。慢性病患儿不仅要面对疾病带来的生理改变，以及各种检查和治疗所带来的痛苦，还要应对认知、心理、社会等各方面的问题。当儿童患慢性疾病时，患儿的家庭需要去面对孩子的缺陷，去适应接纳一个不完美的儿童及其所带来的其他情况。

（一）慢性病对患儿及家庭的影响

1. 自我控制能力减低，情绪不稳定　对于患儿来说疾病已经成为一种慢性的生命状态。为了控制症状，延缓病情的发展，需要长期维持治疗，慢性病儿童不得不面对经常到医院就诊或住院、家庭生活的打乱、家庭关系的改变、长期服药，以及接受各种检查和治疗所带来的痛苦等压力，常常会出现焦虑、抑郁、愤懑等情绪上的不稳定。再加上疾病的反复和疗效的不确定，容易使他们脾气暴躁，对周围环境及事物较敏感、好猜忌。

2. 自我意识增强，行为偏激　由于我国儿童大都是独生子女，一旦发病，家长格外紧张，往往会过度保护或纵容患儿，使其自认为是家庭的中心，对家长常提出过分要求。要求未经满足，就会出现拒食、不睡觉、不配合治疗、霸道甚至破坏等过激行为。

3. 行为退化　长期患病、病情反复以及对前景的迷茫使患儿自我意识消极，加上家长的过分照顾，使得患儿自我照顾能力减低，依赖性增强，常常会出现行为的倒退。

4. 社交能力下降　慢性病使患儿的生活方式发生改变，他们感到自己与其他儿童的区别。另外，疾病的折磨、长期的药物治疗可能导致形体和相貌的改变，会增加患儿的自卑感和退缩心理，而使患儿对社会交往感到畏惧。

5. 家庭功能受损　当子女患了慢性病，对父母而言是一种挑战性应激。疾病结果的难以预测、间断性住院、长期服用药物、巨额的医药费、长期的家庭照顾甚至是死亡的威胁等，对家庭来说无疑是巨大的负担。父母往往投入大量的时间和精力去照顾孩子，甚至有的家庭父母中的一位停止原有的工作，成为一个专门的照顾者，没有时间进行自我照顾与自我实现，从而影响了父母的正常生活，进而影响了家庭的正常功能。

6. 家庭关系改变　患儿生病住院，家长的注意力全部转向患病的孩子，忽略了家庭中其他的孩子，家庭的关系被迫重新调整。而且患儿频繁住院，致使其兄弟姐妹与父母经常分离，久而久之，兄弟姐妹也会产生失落或心理上的不满情绪。患儿病情反复、疗效不确定，使得其兄弟姐妹对自身的健康也产生了疑惑以及情绪上的波动。而同时由于孩子患病，父母情感上反应过度，于是父母间、父母与其他子女间、兄弟姐妹间的冲突也逐渐增多，导致家庭成员间关系不佳。

（二）慢性病患儿及其家庭的护理

罹患慢性疾病的患儿，尤其是缺乏自我照护能力的患儿，更需要家长的长期照护。家长的身心健康是为患儿提供支持的前提，家长的心理健康状态是影响患儿心理行为的重要因素。因此，应将慢性病患儿及其家庭作为一个整体，在治疗疾病的同时，关注患儿及其家长的心理状态，了解他们的应激源和应对方式并提供有针对性的措施，对于帮助患儿及其家庭更好地应对慢性病的挑战是非常有帮助的。

1. 心理护理　护士要经常与患儿进行心理交流，疏通情感，使患儿不感到孤独、焦虑、恐惧、紧张，而获得安全感。允许患儿表达或发泄不良情绪，尽量让家长多陪伴患儿，减轻分离性焦虑。根据患儿的不同年龄、个性特点、不同的治疗方法和要求，进行说服引导，同时对于年长儿也可给予必要的治疗信息，鼓励其勇敢坚持，培养战胜疾病的信心。

2. 促进患儿正常的生长发育　护理长期或反复住院患儿的基本目标是减少威胁患儿正常发

育的因素。若病情允许，不要过分限制患儿的活动，允许其有自行选择的机会，如可让其自己穿衣、吃饭，鼓励其参与自我照护，增强自我控制感。鼓励患儿尽快地恢复学习，帮助他们制定在医院的学习计划，尽可能地为患儿提供与其发育相适应的学习和活动机会，使住院治疗成为患儿继续学习和发育的有益时机。对患儿的照顾尽可能"正常化"，避免对患儿过度保护，也不要过分苛求患儿完成正常儿童的活动，以免造成患儿的自卑和退缩。

3. 维持家庭功能及成员关系的正常 慢性病患儿家长的心理感受直接关系到其心理及行为是否健康，也关系到患儿是否能够得到最好的家庭支持。护士应努力帮助他们重建家庭正常功能，使慢性病患儿从正常的家庭生活中获得正能量。鼓励他们表达内心的忧虑、恐惧，支持家庭成员之间相互沟通，鼓励家长与其他有相似经历的家庭取得联系并相互交流感受和应对方法。在护理过程中，帮助患儿家长接受适应孩子患病不同阶段的不同情况。应从家庭成员的角度出发，花一定时间陪伴患儿的家长，帮他们度过这一过程。另外，应鼓励患儿的家长们学会满足自己的需要，不要一味地照顾孩子而完全放弃自己的生活及需求，向家长提供其他家庭的有效支持方式。

4. 延续护理 延续护理是适应当今医疗模式的一种新型的护理服务理念，它将护理服务从住院延续到社区及家庭，为患者提供连续不断、更具针对性和有效性的护理，从而提高患者自我管理和照护的能力。对于一部分慢性病患儿来说，如果病情允许，大部分时间的护理是可以由家庭成员在家中完成的，因此应鼓励并帮助父母积极参与到慢性病患儿的整个照顾过程中。可以通过电话随访、专家咨询、家庭访视、网络信息平台等途径，为家长和患儿提供必要的知识，训练家长的护理技巧，使他们掌握某些简单、常用的居家护理技能，如生命体征的观察、给药、清洁、吸氧、胰岛素注射、血糖检测等，预防和简单鉴别急性发作和并发症，以及传染性疾病的消毒隔离知识。延续护理应该是一个连续的过程，应在患儿疾病治疗过程中随时为患儿及家长提供信息支持和帮助，增强家长护理患儿的自信心和应对能力，减少慢性病的复发频率，促进患儿疾病的恢复。

5. 社会支持 慢性病患儿家长往往将注意力集中在患儿疾病的治疗及预后上，而忽视寻求社会支持。社会支持是一项有效的应对方法，在患儿家长遇到困难时及时提供支持，有效缓解其压力，往往能使患儿家庭顺利渡过难关。作为护士应鼓励患儿家长，将患儿病情告知亲戚、同事或朋友，得到其帮助和支持。护士也可以安排他们加入到正式的家长团体中，或者从已恢复健康的慢性病患儿家长那里得到帮助和支持。对于家庭贫困、需资助的慢性病儿童家庭，可通过媒体、网络等宣传媒介，寻求来自社会的爱心捐助。

五、临终患儿及其家庭的护理

△ **历史长廊**　　　临终关怀的发展历程

临终关怀的提出和兴起缘起于英国的第一家临终关怀机构——圣克里斯多弗关怀院，是由英国的桑德斯博士（D.C Saunders）于1967年在英国伦敦创办的。1987年，临终关怀在英国被批准作为医学的一门专业。我国的临终关怀起步较晚，1988年在天津医学院（现天津医科大学）成立了我国第一家临终关怀研究中心，同年在上海诞生了第一家临终关怀医院——南汇护理院，标志着我国临终关怀事业的起步。自1998年以来，香港李嘉诚基金会先后在全国各地建立了20多家宁养院，为关爱生命、促进社会进步做出了重要贡献。2006年中国生命关怀协会成立，使我国临终关怀事业得到了进一步发展。但同发达国家相比还是相差较大，全国仅有一家专门的儿童临终护理院，即2009年在长沙成立的与英国联办的"蝴蝶之家"。

► 冉伶，许毅.儿童临终关怀的发展.医学与哲学.2014，35（492）：37-39.

儿童临终关怀（hospice care）是指一种照护方案，为濒死的患儿及其家长提供缓和性及支持性照顾，以及患儿死亡后对家长的心理辅导。目的是为临终患儿提供一种最舒适的服务和照顾，减轻身心痛苦，使患儿及其家长接纳患儿临终的事实，协助患儿与家长度过濒死的过程，平静地走完生命的最后一程。

（一）临终患儿的护理

1. 临终患儿的心理反应　儿童是一个特殊的群体，对死亡的认识还不够成熟、不够清楚，而且不同年龄段的儿童对死亡的认识各不相同。婴幼儿尚不能理解死亡；学龄前儿童对死亡的概念仍不清楚，常与睡眠相混淆，认为死亡是躺下不动、不呼吸、死后仍可以复生，对死亡很好奇；学龄儿童开始认识死亡，但7～10岁的儿童并不理解死亡的真正意义，仅仅认为死亡是非常可怕的大事，而不能将死亡与自己直接联系起来。因此对10岁以下的儿童来说，与亲人在一起，便能有安全感。随着心理的发展，10岁以后的儿童逐渐懂得死亡是生命的终结，是普遍存在且不可逆的，自己也不例外，对死亡有了和成人相似的概念，因此惧怕死亡及死亡前的痛苦。

2. 临终患儿的护理要点　护士应为患儿创造一个安静、舒适的良好环境，以耐心、细致的护理服务支持患儿，尽量减少患儿的痛苦，及时满足其生理、心理需要。允许其家长守护在身边，参与适当的照顾，并将患儿最喜欢的玩具陪伴在其身边，帮助患儿减轻对死亡的恐惧和焦虑等心理。结合10岁以后患儿对死亡的理解程度，认真面对患儿提出的与死亡相关的问题并给予回答。不要用太多不固定的信息来增加患儿的负担，但避免给予预期死亡的时间。随时观察患儿情绪的变化，提供必要的支持与鼓励。鼓励患儿交谈、倾听，询问患儿希望如何被支持，对于患儿提出的一些合理要求应尽量予以满足，使患儿建立起对护理人员的信赖，主动说出内心的感受和想法。护士应与家长一起努力，尽量满足患儿的要求，帮助患儿在最后的生命阶段建立最佳的心理状态。

（二）对临终患儿父母的情感支持

儿童临终期间，父母承受着比儿童更大的心理负担，对临终患儿父母的支持是儿童临终关怀中不可忽视的内容。在护理临终患儿的过程中，父母的悉心照顾很大程度上能缓解患儿的疼痛，减轻患儿的心理负担。但同时，他们内心也承受着巨大的痛苦，心理健康受到严重影响。随着患儿病情的加重及不可逆转，极度悲伤的父母会感到失去生活的意义，甚至有轻生的意念。因此，护士在精心护理患儿的同时，更要理解患儿父母的心理感受，及时给予安慰和舒缓，使他们安全度过心理障碍期。

护士在护理临终患儿时，应选择恰当的言辞与患儿父母交谈，与父母谈论有关死亡的问题，使其有充分的时间来做心理准备。最重要的是让父母面对现实、接受现实，为父母提供有价值的信息，使其明确知道患儿现在最需要的是什么，帮助他们合理安排与患儿剩余的相处时间。对家长的一些过激言行，应容忍和谅解，鼓励他们适当的宣泄感情。

在患儿死亡后，父母极度悲伤，绝大多数父母的心理反应可分为5期：第1期极度痛苦期，父母一旦得知患儿死亡，感到异常悲伤；第2期全心贯注期，父母凝视着已故的患儿，心情茫然；第 3 期内疚期，父母感到对患儿疾病的治疗未竭尽全力，有负罪感；第 4 期敌对反应期，部分父母可能会责怪医护人员，会臆想患儿的死亡与医护人员的治疗和护理不当有关；第 5 期丧失理智期，部分父母可能会做出不理智的举动（哭、叫、与医护人员吵闹等）。

护士应正确理解患儿死亡后父母的心理反应，根据不同的心理反应过程，给予恰当的劝慰和解释，并表示出极大地同情，以利于其心理的康复。尽量安排一个安静的环境，允许父母在患儿身边停留一段时间，给予最后的照顾。

第四节　儿童用药护理

❖ 学习目标 ∙∙

- 掌握儿童药物的选用及护理。
- 熟悉儿童用药剂量的计算方法。
- 熟悉儿童用药常用的给药方法。
- 了解儿童用药特点。

药物治疗是疾病治疗的重要组成部分，合理及时的用药可以控制病情、促进康复。但药物的不良反应会对生长发育中的儿童产生不良的影响。因此，儿童用药应慎重选择，剂量准确，针对性强，做到合理用药。

（一）儿童用药特点

1. 儿童时期新陈代谢旺盛，药物在体内的吸收、分布、代谢和排泄的过程比成人快。

2. 肝肾功能及某些酶系发育不完善，对药物的代谢及解毒功能较差。

3. 儿童血脑屏障不完善，药物容易通过血脑屏障到达神经中枢。

4. 儿童对水、电解质的调节功能较差，易致失衡。对影响水盐代谢或酸碱代谢的药物特别敏感，比成人容易中毒，在应用利尿剂后极易产生低钠或低钾血症。

5. 儿童免疫系统发育不完善，易发生营养紊乱性疾病，这些病反过来又影响机体抵抗微生物的能力和对药物代谢耐受能力。

（二）药物剂量计算

儿童用药剂量相对成人更应计算准确，可按下列方法计算：

1. **按体重计算**　是最基本的计算方法，多数药物已给出每千克体重、每日或每次需要量，按体重计算总量方便易行，故在临床广泛应用。

$$每日（次）剂量 = 患儿体重（kg）\times 每日（次）每千克体重需要量$$

患儿体重应按实际测得值为准。若计算结果超出成人剂量，则以成人量为限。

2. **按体表面积计算**　由于许多生理过程（如心搏出量、基础代谢）与体表面积关系密切，按体表面积计算药物剂量较其他方法更为准确，但计算过程相对复杂。

$$每日（次）剂量 = 儿童体表面积（m^2）\times 每日（次）每平方米体表面积需要量$$

儿童体表面积可按下列公式计算，也可按"儿童体表面积图或表"求得（图 4-1）。

$$\leqslant 30kg 儿童体表面积（m^2）= 体重（kg）\times 0.035 + 0.1$$

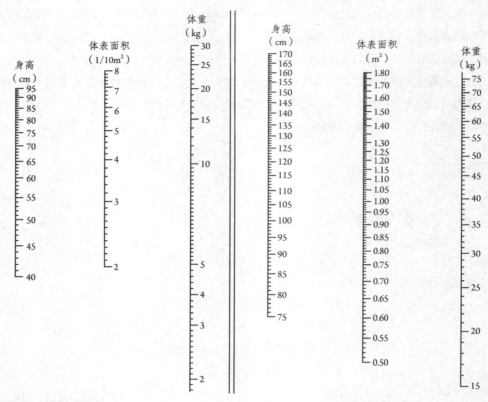

图 4-1　儿童体表面积图

$$>30kg 儿童体表面积（m^2）=[体重（kg）-30]×0.02+1.05$$

3．按年龄计算　方法简单易行，用于剂量幅度大、不需十分精确的药物，如营养类药物。

4．从成人剂量折算　仅用于未提供儿童剂量的药物，所得剂量一般偏小，故不常用。

$$儿童剂量＝成人剂量×儿童体重（kg）/50。$$

（三）儿童药物选用及护理

儿童用药应慎重选择，不可滥用。应结合儿童的年龄、病情有针对性地选择药物，注意观察用药效果和不良反应。

1．抗生素的应用及护理　感染性疾病是儿童时期的常见病，因此抗生素是临床最常用的药物之一，主要对细菌引起的感染性疾病有较好的效果。在使用过程中，要严格掌握抗生素的药理作用及用药指征。首先要掌握不同抗生素的抗菌谱，有针对性地使用。通常以应用一种抗生素为宜，儿童长期联合应用大量抗生素，容易造成肠道菌群失调和消化功能紊乱，甚至可引起二重感染（霉菌感染）或细菌耐药性的发生。在应用抗生素时，还要注意药物的不良反应，如应用链霉素、卡那霉素、庆大霉素等时，注意有无听神经、肾脏损害。

○ **知识拓展**　今天不采取行动，明天就无药可救

　　细菌耐药是一个相当严重的问题，如耐青霉素的肺炎链球菌（PRSP）、耐甲氧西林的金黄色葡萄球菌（MRSA）、耐万古霉素的肠球菌（VRA）以及耐链霉素的结核杆菌和其他耐药的铜绿假单胞菌、大肠埃希菌、变形杆菌、痢疾杆菌等。近年来，全球耐药病原体不断出现并蔓延，越来越多的药物正在失效。治疗手段日益减少，失去这些药

物的速度远远超过其替代药物的研发速度。而多重耐药菌株的产生及传播，将使人类面临着复杂感染无药可医的困境。世界卫生组织呼吁全球关注抗菌药耐药性问题，并遏制这一问题的蔓延。

► 江载芳，申昆玲，沈颖. 诸福棠实用儿科学. 第8版. 北京：人民卫生出版社，2015.

2. **退热药的应用及护理**　儿童疾病的临床症状中多有发热表现，常使用布洛芬和对乙酰氨基酚类药物退热，作用机制是抑制前列腺素合成酶，使前列腺素合成减少，使体温下降。该类药物可反复使用，但剂量不可过大，用药时间不可过长，保证足够的给药间隔时间。使用退热药后应多饮水，以增强药物疗效。阿司匹林一般不用于婴幼儿降温，防止发生瑞夷（Reye）综合征。用药后注意观察患儿的体温和出汗情况，及时补充液体，防止发生虚脱。小婴儿应首选物理降温，必要时给予药物降温。

3. **镇静药的应用及护理**　儿童出现高热、过度兴奋、烦躁不安、频繁呕吐、惊厥等情况时，使用镇静药可以使患儿得到休息，以利病情恢复。常用的药物有苯巴比妥、地西泮、水合氯醛等，使用中应特别注意观察呼吸情况，以免患儿发生呼吸抑制。

4. **止咳、化痰、平喘药的应用及护理**　儿童由于其呼吸道的解剖特点所致，发生炎症时易致黏膜肿胀、分泌物较多，咳嗽反射较弱，容易出现呼吸困难。因此在呼吸道感染时，一般不用止咳药，而应用祛痰药或雾化吸入法稀释分泌物，配合体位引流排痰，使之易于咳出。哮喘患儿应用平喘药时，应注意药物的不良反应，静脉输注过快或浓度过高时，可兴奋中枢神经系统和循环系统，应观察有无精神兴奋、头晕、心律失常，小婴儿观察有无惊厥等。

5. **泻药和止泻药的应用及护理**　儿童便秘应首先多吃水果、蔬菜等先调整饮食，或使用开塞露等外用药物通便，在必要时才使用泻药。儿童腹泻时也应该先调整饮食，一般不主张使用止泻药，因为使用止泻药后虽然腹泻可以得到缓解，但是由于肠蠕动减弱，可以增加肠道内毒素吸收，而加重全身中毒症状。多采用口服或静脉补充液体，满足机体所需，再辅以肠黏膜保护剂或微生态制剂（如乳酸杆菌、双歧杆菌）调节肠道微生态环境。

6. **肾上腺皮质激素的应用及护理**　肾上腺皮质激素是肾上腺皮质分泌的甾体类激素的总称，按其作用机制分为糖皮质激素、盐皮质激素和促肾上腺皮质激素。糖皮质激素应用最多，有抗炎、抗毒素、抗休克等作用。应严格掌握使用指征，在诊断未明确时避免滥用，以免掩盖病情。长期使用可影响蛋白质、脂肪、糖代谢，抑制骨骼生长，降低机体免疫力。用药过程中，不可随意减量或停药，防止出现反弹现象。此外，患水痘时用药可使病情加重，应禁止使用。

（四）给药方法

儿童给药的方法应以保证用药效果为原则，综合考虑患儿的年龄、疾病和病情严重程度，选择适当的给药途径、药物剂型、剂量和用药频次，以排除各种不利因素对患儿产生的影响。

1. **口服法**　是将药物经口服后，被胃肠道吸收、利用，起到局部或全身作用，以达到防治和诊断疾病的目的，是最常用、最方便，且较安全的给药方法，对患儿身心的不良影响小。只要条件允许，尽量采用口服给药。婴幼儿通常选用糖浆、水剂或冲剂，也可将药片捣碎加糖水吞服，年长儿可用片剂或药丸。患儿哭闹时不可喂药，以免呛入气管或呕吐。通常用40～60℃温开水服药，对牙齿有腐蚀作用或使牙齿染色的药液应使用吸管；服用止咳糖浆后暂不饮水；胃动力药及保护胃黏膜药应在饭前服用。口服给药法的缺点是吸收慢，不适用于急救，对意识不清、呕吐不止、禁食等患儿也不适用。

2. 注射法　是将无菌药液或生物制剂注入体内，以达到预防、诊断、治疗疾病的目的。适用于急、重症及不宜口服给药的患儿。此法具有吸收快、血药浓度升高迅速、给药量准确的特点。常用注射法包括皮下注射、肌内注射、静脉注射及动脉注射。肌内注射一般选择臀大肌外上方，对年长儿注射前应做适当解释，注射中给予鼓励；对不合作、哭闹挣扎的婴幼儿，可采取"三快"（进针、注药及拔针均快）的特殊注射技术，以缩短时间，防止发生意外。肌内注射次数过多可造成臀肌挛缩，影响下肢功能，使用中应尽量注意避免。静脉注射多用于抢救危重患儿，在推注时速度要慢，并密切观察，防止药液外渗。

3. 静脉输液法　是将无菌药液直接滴入人体静脉内的治疗方法，不仅用于给药，还可补充水分、营养及供给能量等，是临床上治疗各种疾病和抢救患儿的重要措施之一。目前根据穿刺导管尖端所到的位置，可分为外周静脉输液和中心静脉输液，使用中应根据患儿年龄、病情及药物性质调节输液速度，合理安排输液顺序，保持静脉通畅，严密观察有无输液反应。

4. 外用法　以软膏为多，也可用水剂、混悬剂、粉剂等。根据不同的用药部位，可对患儿手进行适当约束，以免因患儿抓摸使药物误入眼、口而发生意外。

5. 其他方法　雾化吸入较常应用，但需有人在旁照顾；对意识不清、昏迷不能吞服药物时，可采用鼻饲给药；灌肠给药采用不多，可用缓释栓剂；含剂、漱剂在婴幼儿时期使用不便，年长儿可用。

第五节　儿童护理技术

❖ 学习目标 ···

- 掌握常用的儿童护理技术操作规程。
- 了解儿童常用诊疗技术的护理配合。

一、儿童常用诊治技术的护理配合

给患儿做诊断性操作时，护士的职责包括以下几个方面：

1. 征得患儿和家长同意　知情同意权指从法律和伦理上而言，家长和患儿有权了解实施操作的危险性、可供选择的方式和不实施的危险性。

2. 心理准备　向患儿和家长解释操作过程，可以减轻其焦虑或恐惧，提高其在应对压力事件时的控制能力，并促使他们配合。

3. 备好用物和仪器设备。

4. 陪伴患儿去治疗室或操作室。

5. 保护患儿隐私，在诊查操作的过程中给予支持。

6. 操作中评估患儿的反应并给予护理。

7. 操作结束后注意观察患儿的反应并收集标本、整理物品等。

二、温箱使用法

【目的】

温箱使用是以科学的方法创造一个温度和湿度相适宜的环境，使患儿体温保持稳定，用以提高未成熟儿的成活率。

【准备】

1. **物品准备**　婴儿温箱（图4-2）应检查其性能完好，保证安全，用前清洁消毒。

2. **护士准备**　了解患儿的孕周、出生体重、日龄、生命体征、有无并发症等，估计常见的护理问题，操作前洗手。

3. **患儿准备**　患儿穿单衣，裹尿布。

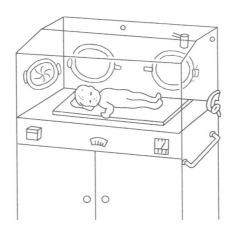

图4-2　婴儿温箱

【操作步骤】

1. 检查温箱，温箱水槽内加入蒸馏水。

2. 接通电源，预热温箱，达到所需的温湿度。温箱的温湿度应根据早产儿的体重及出生日龄而定（表4-4）。

表4-4　不同出生体重早产儿温箱温湿度参数

出生体重（g）	温度				相对湿度
	35℃	34℃	33℃	32℃	
1000	初生10天内	10天	3周	5周	55% ~ 65%
1500	—	初生10天内	10天	4周	
2000	—	初生2天内	2天	3周	
2500	—	—	初生2天内	2天后	

3. 温箱达到预热温度后，患儿入温箱，可穿单衣，裹尿布。

4. 定时测量体温，根据体温调节箱温，并做好记录。在患儿体温未升至正常之前应每小时监测1次，升至正常后可每4小时测1次，注意保持体温在 36 ～ 37℃ 之间，并维持相对湿度。

5. 一切护理操作应尽量在箱内进行，如喂奶、换尿布、清洁皮肤、观察病情及检查等，操作可从边门或袖孔伸入进行，以免箱内温度波动。

6. 出温箱条件

（1）体重达 2000g 左右或以上，体温正常者。

（2）在不加热的温箱内，室温维持在 24 ～ 26℃时，患儿能保持正常体温者。

（3）患儿置温箱内 1 个月以上，体重虽不到 2000g，但一般情况良好者。

7. 患儿出箱后，温箱应进行终末清洁消毒。

【注意事项】

1. 使用温箱要严格遵守消毒隔离制度，工作人员接触患儿前必须洗手，定期做细菌监测，防止发生院内感染。温箱内外每天擦拭消毒，每周更换温箱1次，以便彻底清洁、消毒，定期进行细菌培养。

2. 随时观察使用效果，如温箱发出报警信号，应及时查找原因，妥善处理。

3. 温箱不宜放置在阳光直射、有对流风及取暖设备附近，以免影响箱内温度的控制。

4. 严禁骤然提高温箱温度，以免患儿体温上升造成不良后果。

5. 要掌握温箱性能，严格执行操作规程，并要定期检查有无故障、失灵现象，如有漏电应立即拔除电源进行检修，保证绝对安全使用。

三、光照疗法

【目的】

光照疗法（Phototherapy）是一种通过荧光照射治疗新生儿高胆红素血症的辅助疗法。主要作用是使患儿血中的间接胆红素氧化分解为水溶性胆红素，从而易于从胆汁和尿液中排出体外，以减轻黄疸。

【准备】

1. **物品准备**

（1）光疗箱：一般采用波长 425 ～ 475nm 的蓝色荧光灯最为有效，还可用白光照射，光亮度约 160 ～ 320W 为宜。分单面和双面光疗箱，双面光优于单面光。灯管与皮肤距离 33 ～ 50cm。

（2）遮光眼罩：用不透光的布或纸制成。

（3）其他：长条尿布、尿布带、胶布等。

2. **护士准备** 了解患儿诊断、日龄、体重、黄疸的范围和程度、胆红素检查结果、生命体征、精神反应等资料。操作前戴墨镜、洗手。

3. **患儿准备** 患儿入箱前须进行皮肤清洁，禁忌在皮肤上涂粉和油类；剪短指甲；双眼佩戴遮光眼罩，避免光线损伤视网膜；脱去患儿衣裤，全身裸露，只用长条尿布遮盖会阴部，男婴注意保护阴囊。

【操作步骤】

1. 清洁光疗箱，特别注意清除灯管及反射板的灰尘。

2. 接通电源，检查线路及光管亮度。使箱温升至患儿适中温度，相对湿度 55% ~ 65%。

3. 将患儿全身裸露，用尿布遮盖会阴部，佩戴护眼罩，放入已预热好的光疗箱中，记录开始照射时间（图 4-3）。

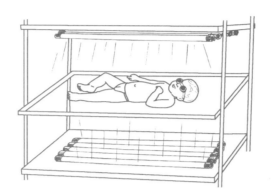

图 4-3　婴儿光疗

4. 应使患儿皮肤均匀受光，并尽量使身体广泛照射。若使用单面光疗箱，一般每 2 小时更换体位一次，可以仰卧、侧卧、俯卧交替更换。俯卧照射时，要有专人巡视，以免口鼻受压影响呼吸。

5. 监测体温和温箱变化，光疗时应 2 ~ 4 小时测体温 1 次，使体温保持在 36 ~ 37℃为宜，根据体温调节箱温。若光疗时体温上升超过 38.5℃时，要暂停光疗。

6. 一般光照 12 ~ 24 小时才能使血清胆红素下降。光疗总时间按医嘱执行，一般情况下，血清胆红素 <171μmol/L（10mg/dl）时可停止光疗。出箱时，给患儿穿好衣服，除去眼罩，抱回病床，并做好各项记录。

7. 患儿出箱后清洁消毒光疗设备。

【注意事项】

1. **密切观察病情变化**　监测血清胆红素变化，以判断疗效；观察患儿精神反应及生命体征；注意黄疸的部位、程度及其变化；大小便颜色与性状；皮肤有无发红、干燥、皮疹；有无呼吸暂停、烦躁、嗜睡、发热、腹胀、呕吐、惊厥等；注意吸吮能力、哭声变化。若有异常须立即与医师联系，及时进行处理。

2. **保证水分及营养供给**　光疗过程中，应按医嘱静脉输液，按需喂奶。因光疗时患儿不显性失水比正常儿童高 2 ~ 3 倍，故应在喂奶间喂水，记录出入量。

3. **保持灯管及反射板清洁，及时更换灯管**　每天应清洁灯箱及反射板，灯管使用 300 小时后其灯光能量输出减弱 20%，900 小时后减弱 35%，因此灯管使用 1000 小时必须更换。

4. **光疗箱的维护与保养**　光疗结束后，关好电源，拔出电源插座，将湿化器水箱内水倒尽，做好整机的清洗、消毒工作，有机玻璃制品忌用乙醇擦洗。光疗箱应放置在干净、温湿度变化较小、无阳光直射的场所。

四、换血疗法

【目的】

换血疗法（exchange transfusion）是抢救严重溶血患儿的重要措施。通过换血可达到换出致敏红细胞和血清中的抗体，防止继续溶血；降低胆红素，防止核黄疸的发生；纠正溶血导致的贫血，防止缺氧及心功能不全。

【准备】

1. 物品准备

（1）血源选择：Rh 血型不合，应采用 Rh 血型与母亲相同、ABO 血型与患儿相同（或抗 A、抗 B 效价不高的 O 型）的供血者；ABO 血型不合，可用 O 型的红细胞加 AB 型血浆或用抗 A、抗 B 效价不高的 O 型血或患儿同型血。有明显贫血和心功能不全，可用血浆减半的浓缩血。换血量为 150～180ml/kg 体重（约为患儿全血量的 2 倍），应尽量选用新鲜血，库存血不应超过 3 天。

（2）药物：生理盐水、10% 葡萄糖液、10% 葡萄糖酸钙、利多卡因、肝素、盐酸肾上腺素、5%NaHCO₃、10% 苯巴比妥、地西泮（安定），并按需要准备急救药物。

（3）用品：24G 留置针、小切包、注射器、三通管、换药碗、弯盘、无菌外科手套、1000ml 量杯、心电监护仪、远红外线辐射保温床、干燥试管、尿袋、安尔碘、换血记录单等。

2. 环境准备　应在消毒处理的环境中进行，室温保持在 26～28℃。

3. 护士准备

（1）掌握换血指征：①母婴有 ABO 血型不合或 Rh 血型不合，产前确诊为溶血病；②出生时有胎儿水肿，脐血总胆红素 >68μmol/L（4mg/dl），明显贫血（脐带血 Hb<120g/L）；③血清胆红素在足月儿 >342μmol/L（20mg/dl），早产儿体重在 1500g 者 >256μmol/L（15ml/dl），体重 1200g 者 >205μmol/L（12mg/dl）；④有早期核黄疸症状者。

（2）了解病史：明确诊断、出生日龄、体重、生命体征及一般状况。操作前戴口罩，术前洗手，穿手术衣。

4. 患儿准备　换血前禁食 4 小时或抽空胃内容物，进行静脉输液，术前半小时肌注苯巴比妥，患儿在辐射式保暖床上仰卧，贴上尿袋，固定四肢。

【操作步骤】

1. 患儿仰卧，约束固定四肢。

2. 选择合适的外周动、静脉，按常规消毒皮肤，行外周动、静脉留置套管针，动脉留置连接三通管，抽血测定胆红素及生化等项目，确定抽血输血速度后开始换血。

3. 遵医嘱一边为患儿输血，一边以一定速度缓慢抽血。换血量为患儿血量的 2 倍（约 150～180ml/kg），每换血 100ml，监测血压一次。

4. 换血过程中，每换 100ml 血后要缓慢推注稀释的 10% 葡萄糖酸钙 1ml，每换出 200ml 血要监测血气、血糖、胆红素一次。

5. 换血完毕后，正压封管，清理用物。

【注意事项】

1. 严格执行无菌操作，避免感染。

2. 插管动作轻柔，避免损伤。

3. 换血过程应要保证出入量平衡，详细记录每次入量、出量、累积出入量，注射器内不能有空气，防止空气栓塞，换血过程中要匀速抽出血液，抽血不畅时可用含肝素的生理盐水冲洗动脉留置针，防止凝血堵管。

4. 密切观察全身情况及反应，注意给患儿保暖，观察皮肤颜色并监测生命体征，记录心率、呼吸、血压、尿量及用药等，发生意外情况及时给予处置。

5. 在换血开始前、术中、换血结束时，均需抽取血样本送检测定血胆红素，并根据需要检查各生化项目，以判断换血效果及病情变化。

【换血后护理】

1. 密切观察生命体征，监测血糖、血胆红素变化及黄疸消退情况，注意观察有无胆红素脑病的早期征象，有无并发症等。

2. 维持静脉输液通畅。

3. 保持呼吸道通畅，换血后应先禁食 4 ~ 6h，4h 后可遵医嘱试喂糖水，吸吮正常无呕吐，可正常喂养。

4. 拔掉动脉留置针需按压针眼 5 ~ 10min，严密观察有无渗血，防止血肿发生。

五、儿童动、静脉采血法

（一）桡动脉穿刺术

【目的】

采集动脉血做相关检查。

【准备】

1. **物品准备** 治疗盘、采血针、1ml 或 2ml 注射器、真空采血管、碘伏、棉签，必要时备肝素用于注射器抗凝。

2. **护士准备** 评估患儿一般情况，用艾勒（Allen）试验检查桡动脉供血情况；向家属解释，取得理解和配合。

3. **患儿准备** 让患儿手臂外展放置于治疗台上，助手用两臂约束患儿躯干及四肢，两手固定穿刺的上臂。

【操作步骤】

1. 携用物至患儿床旁，核对患儿信息，洗手、戴口罩。

2. 操作者用左或右手示指和中指触摸桡动脉搏动最强处，确定穿刺点。

3. 常规消毒穿刺点周围皮肤。

4. 右手持针以 15° ~ 30° 角度进针，见回血后固定针头，左手轻轻抽回血至所需血量，或连接真空采血管让血流出至所需量。

5. 拔针后用无菌棉签按压穿刺点约 5 ~ 10 分钟，至不出血为止。

【注意事项】

1. 严格执行无菌技术操作原则，做好三查七对。

2. 穿刺中密切观察患儿面色和呼吸情况，发现异常立即停止操作。

3. 有出血倾向或凝血功能障碍者，应延长按压时间并观察局部渗血情况。

（二）四肢静脉穿刺术

【目的】

采取血标本。

1. **物品准备**　治疗盘、采血针、5ml注射器、真空采血管、碘伏、棉签、止血带、胶布。

2. **护士准备**　了解患儿病情、意识状态、合作程度；根据血管情况选择合适静脉；向患儿及家长解释，取得理解和配合。

3. **患儿准备**　四肢是静脉穿刺最常用的部位，尤其是胳膊，抽血前应固定患儿的手臂，另一个人按住患儿的上半身，以阻止身体的移动，并用胳膊固定穿刺的部位。

【操作步骤】

1. 携用物至患儿床旁，核对患儿信息，洗手、戴口罩。

2. 选择血管，在穿刺点上方扎止血带，碘伏消毒皮肤。

3. 左手绷紧皮肤，右手持针穿刺，见回血后固定针头，抽取所需血量或连接真空采血管。

4. 拔针，以棉签压迫穿刺点至血止。

【注意事项】

1. 严格执行无菌技术操作原则及查对制度。

2. 穿刺过程中注意观察患儿的反应，并注意安慰患儿。

（三）股静脉穿刺术

【目的】

用于婴幼儿外周静脉条件不良及肥胖儿的血标本采取。

【准备】

1. **物品准备**　治疗盘、采血针、5ml注射器、真空采血管、碘伏、棉签、纱布垫、胶布。

2. **护士准备**　了解患儿病情、年龄、意识状态、心理状态；根据患儿的年龄做好解释工作。

3. **患儿准备**　患儿处于仰卧位，大腿外展成蛙型，以便暴露腹股沟区。由站于患儿头侧的助手用左手及前臂压住患儿左下肢，右手固定患儿的右膝关节处。

【操作步骤】

1. 携用物至患儿床旁，核对患儿信息，洗手、戴口罩。

2. 消毒穿刺点周围皮肤。

3. 患儿腹股沟中、内1/3交界处，以左手食指触及股动脉搏动处，右手持注射器在股动脉搏动内侧0.5cm处垂直穿刺（图4-4）；或在腹股沟下1cm处与皮肤呈35°～45°角进针，有障碍感后边退针边回抽，见回血后固定，抽取所需血量或连接真空采血管。

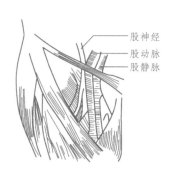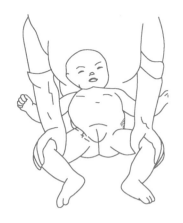

图 4-4　股静脉穿刺法示意图

4. 回血后固定针头，抽取所需血量。

5. 拔针，以手指垫干纱布压迫穿刺点约 5 分钟至血止，胶布固定。

【注意事项】

1. 严格执行无菌技术操作原则及查对制度。

2. 在整个过程中注意观察患儿的反应，并注意安慰患儿。

（四）颈外静脉穿刺术

【目的】

用于婴幼儿外周静脉条件不良及肥胖儿的血标本采集。

【准备】

1. **物品准备**　治疗盘、采血针、5ml 注射器、真空采血管、碘伏、棉签、胶布。

2. **护士准备**　了解患儿病情、年龄、意识状态；做好解释工作，取得患儿及家长配合；核对抽血项目。

3. **患儿准备**　让患儿仰卧于治疗台上，肩部用软枕适当垫高，头部转向一侧并下垂，暴露颈外静脉，助手用双臂约束患儿躯干及四肢，两手固定其头部。

【操作步骤】

1. 携用物至患儿床旁，核对患儿信息，洗手、戴口罩。

2. 穿刺者位于患儿头端，常规消毒局部皮肤。

3. 用左手示指压迫颈外静脉近心端，使颈外静脉充盈显露，拇指拉紧穿刺点下方皮肤，右手持针以 30° ~ 40° 角沿显露的颈外静脉边缘向心方向刺入血管，见回血后固定，抽取所需血量或连接真空采血管。

4. 拔针后用无菌棉签按压穿刺点约 5 ~ 10 分钟至血止。

【注意事项】

1. 严格执行无菌技术操作原则，做好三查七对。

2. 穿刺过程中密切观察患儿面色及呼吸情况，发现异常立即处理。

3. 穿刺者应技术熟练，动作迅速，以防头部下垂时间过长，影响血液回流。

4. 有出血倾向或凝血功能障碍者，延长按压时间并观察局部渗血情况。

六、儿童静脉输液法

（一）头皮静脉输液法

婴幼儿头皮静脉极为丰富，分支甚多，互相沟通交错成网状且静脉表浅，易于固定，方便肢体活动，故婴幼儿静脉输液多采用头皮静脉。常选用额上静脉、颞浅静脉及耳后静脉等（图4-5）。

【目的】

1. 补充液体、营养，维持体内电解质平衡。

2. 使药物快速进入体内以达到治疗疾病的目的。

【准备】

1. **物品准备**　治疗盘、输液器、液体及药物、碘伏、棉签、胶布、头皮针、剃刀、治疗巾等。

2. **护士准备**　了解患儿病情、年龄、意识状态、对输液的认识程度、心理状态，观察穿刺部位的皮肤及血管状况；在治疗室做好输液前各项准备工作；根据患儿的年龄做好解释工作。

3. **患儿准备**　为小婴儿更换尿布，协助幼儿排尿，顺头发方向剃净局部毛发。

【操作步骤】

1. 携用物至患儿床旁，核对患儿，再次核对药液，洗手、戴口罩。将输液瓶挂于输液架上，排尽空气。

2. 将枕头放在床沿，使患儿横卧于床中央，头下垫治疗巾，必要时全身约束法约束患儿，选择血管。

3. 如两人操作，则一人固定患儿头部，另一人进行穿刺。穿刺者位于患儿头端，常规消毒皮肤后，一手绷紧血管两端皮肤，另一手持针在距静脉最清晰点向后移0.3cm处与皮肤呈5°～15°角将针头沿静脉向心方向平行刺入皮肤，然后将针头稍挑起，沿静脉走向徐徐刺入，见回血后打开调节器，如点滴通畅、针尖处无肿胀，可用胶布固定，调节滴速。

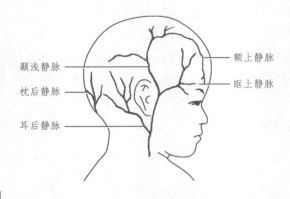

图4-5　头皮浅静脉示意图

4. 整理用物，并做好相关记录。

5. 向家属做输液相关知识的健康指导。

【注意事项】

1. 严格执行无菌技术操作原则和三查七对制度，注意药物浓度、剂量及配伍禁忌。

2. 穿刺中注意观察患儿的面色和一般情况，必要时暂缓穿刺。

3. 根据患儿病情、年龄、药物性质调节输液速度。

4. 加强巡视，观察速度是否合适，穿刺点局部有无红、肿、热、痛，以及有无输液反应发生。

5. 输液结束及时更换输液瓶或拔针。

（二）静脉留置针输液法

【目的】

1. 安全留置，用于长期和反复输液的患儿。

2. 可保护血管，减轻反复穿刺的痛苦。

【准备】

1. 物品准备 治疗盘、输液器、液体及药物、碘伏、棉签、静脉留置针、无菌敷贴、封管液、正压输液接头、胶布、治疗巾等。

2. 护士准备 了解患儿病情、年龄、意识状态、对输液的认识程度、心理状态，观察穿刺部位的皮肤及血管状况；根据患儿的年龄做好解释工作。

3. 患儿准备 为小婴儿更换尿布，协助幼儿及年长儿排尿。

【操作步骤】

1. 携用物至患儿床旁，核对患儿，再次核对药液，洗手、戴口罩。将输液瓶挂于输液架上，排尽空气，连接静脉留置针。

2. 选择粗、直、易于固定的血管。

3. 操作者扎上止血带，常规消毒穿刺点皮肤。

4. 去除留置针针套，旋转松动外套管，排尽留置针内的空气，操作者左手示、拇指绷紧穿刺处皮肤，固定血管，右手持针柄，以 15°～20° 刺入，见回血后再将留置针缓慢送入 0.1～0.2cm 后，再缓慢边送套管边退出针芯，用无菌敷贴固定好留置针，连接正压接头。

5. 根据患儿年龄、病情及药物性质调节滴速。

6. 整理用物，并做好相关记录。

7. 向家属做输液相关知识的健康指导。

【注意事项】

1. 避免选择靠近神经、韧带、关节、硬化、受伤、感染部位的静脉。

2. 在送外套管过程中若遇到阻力，不能硬行推进，否则导管可能发生折叠或弯曲。

3. 送管时固定针芯的右手将针尾稍抬起，避免外套管紧贴皮肤，产生一定的阻力。

4. 静脉留置针可保留 3～5 天，时间不宜过长，如穿刺处针眼发红或周围有炎性反应，应停止使用并拔出留置针套管，局部做相应处理。

5. 输液完毕后，拔出头皮针，用封管液正压封管（边推边退关闭夹子），以防回血凝块阻塞，使用正压接头可不封管。

七、经外周静脉置入中心静脉导管术（PICC）

【目的】

1. 为输注高渗液体、刺激性药物及化疗药物提供长期的静脉途径。
2. 为中心静脉压监测、肠外营养提供重要通道。
3. 减轻药物对周围静脉的刺激和反复穿刺给患儿带来的痛苦。

【准备】

1. **物品准备** PICC 导管、止血带、带翼的可撕裂的导入针、厘米刻度尺、注射器、孔巾、镊子、剪子、无菌纱布等。另备处置车 2 台、隔离衣、无菌手套、生理盐水、肝素液、输液接头及附件、专用胶布、棉签、75% 乙醇、安尔碘。

2. **护士准备** 了解患儿病情、意识状态；评估穿刺部位的皮肤及血管情况，首选贵要静脉，其次为肘正中静脉和头静脉；做好解释工作，取得患儿及家长的配合，并签署知情同意书。

3. **患儿准备** 平卧、手臂外展呈 90°。

【操作步骤】

1. 携用物至患儿床旁，核对患儿信息。
2. 再次确认穿刺部位。洗手，戴口罩。
3. 定位穿刺点，测量穿刺点至上腔静脉的长度及上臂臂围并记录。
4. 打开 PICC 穿刺包，按要求备物。
5. 消毒穿刺部位后戴无菌手套，在穿刺部位建立无菌区，用生理盐水预冲导管。
6. 扎止血带后穿刺，见回血推进外套管，压迫血管，取出针芯。
7. 自导入鞘置入 PICC 导管，至腋静脉时，将患儿头偏向穿刺侧，使下颌紧贴肩头，以防止导管误入颈静脉。
8. 导管顶端到达上腔静脉后，撤出导入鞘和导丝。
9. 连接正压接头及附件或用肝素稀释生理盐水封管。
10. 消毒穿刺点，置纱布加压，粘贴透明敷料，注明穿刺日期及时间。
11. 联系胸部 X 线拍片，确定导管位置。
12. 向患儿及家属宣教有关注意事项，并填写相关记录单。

【注意事项】

1. 测量长度要准确，避免导管过长或过短。
2. 严格执行无菌技术操作原则，操作时动作轻柔、匀速、短距离送管。
3. 密切观察穿刺点和血管情况，如有红、肿、热、痛时给予适当处理，必要时拔出导管。
4. 穿刺后确认导管末端在上腔静脉内方可开始输液治疗。
5. 规范维护导管，保持导管通畅。

6. 透明敷料应在导管置入的第一个 24h 更换，以后每 2 天更换一次，如遇污染、潮湿等随时更换。

八、静脉输液港的使用与维护

学科前沿　　静脉输液港

静脉输液港是一种完全可以植入体内的输液装置，主要是由供穿刺的输液座和静脉导管组成。利用手术的方法将导管经皮下穿刺置于上腔静脉中，剩余导管及输液港座埋藏在皮下组织，只在患儿体表可触摸到一圆形凸起。治疗时从此处定位，将无损伤针经皮垂直穿刺到注射座的储液槽，即可用于输注各种药物、补液、营养支持治疗、输血及血样采集等。

静脉输液港能够建立一个长期、稳定的深静脉通道，避免了反复外周静脉穿刺，静脉输液港植入后，较现在常用的 PICC 及其他中心静脉导管而言无伤口，日常生活、洗澡不受限制，不需换药，从而降低了感染的风险。特别是夏季可以维护患者良好的形象，可正常洗澡和参加游泳等户外活动，显著提高了患者的生活质量。

► 李海洋，黄金，高竹林. 完全植入式静脉输液港应用及护理进展. 中华护理杂志，2012，47（10）：953-955.

【目的】

1. 为需要长期反复静脉化疗、输血、胃肠外营养及支持治疗的患儿提供可靠稳定的深静脉通道。

2. 体表无伤口、护理简单、感染风险低。

3. 较其他中心静脉导管并发症少。

（一）静脉输液

【准备】

1. **物品准备**　输液器、药液、10ml 注射器、输液港专用无损伤针、中心静脉护理包（皮肤消毒剂、酒精棉片、无菌手套、无菌胶带、10cm 以上透明敷贴、无菌开口纱布）、肝素帽、酒精、抗菌棉签、碘伏棉签、生理盐水、肝素稀释液。

2. **护士准备**　了解患儿病情、意识状态；评估输液港植入部位有无发红、肿胀、渗血、感染等并发症；询问患儿有无肢体麻木、疼痛等症状；做好解释工作，取得患儿及家长的配合。

3. **患儿准备**　平卧，年长儿协助排尿。

【操作步骤】

1. 备齐用物，洗手，戴口罩。

2. 携用物至患儿床旁，核对患儿，按触、确认注射座的位置。

3. 洗手，戴无菌手套。

4. 以注射座为中心，用酒精棉签螺旋状消毒，直径 10～12cm。同法以碘伏消毒 3 次。

5. 10ml 注射器抽吸 10ml 生理盐水，连接无损伤蝶翼针，排气，夹闭延长管。

6. 用非主力手的拇指、食指与中指做成等边三角形，将输液港固定，确定此三指的中心。

7. 将无损伤针自三指中心处轻柔地垂直刺入穿刺隔，直达储液槽底部。

8. 打开延长管的夹子，抽回血，以确定针头位置无误，用生理盐水脉冲方式冲洗输液港后，夹注延长管并分离注射器，安装肝素帽。

9. 针头下垫无菌开口纱布，用无菌胶带固定针翼，再用无菌透明敷贴固定无损伤针。

10. 用酒精棉片擦拭接口，连接输液系统或抽好药的注射器。

11. 当输液或静脉注射结束后，夹闭延长管，撤掉输液系统或注射器。

12. 每次输液或静脉注射后，用 10ml 生理盐水冲管。

13. 每次间歇式输液后，用浓度为 10U/ml 肝素盐水正压封管。当输液港用于连续输液时，专用无损伤针一般每 7 天更换一次。

（二）血样采集

【准备】

1. **物品准备** 输液港专用无损伤针、10ml 注射器、20ml 注射器、真空采血管、无菌手套、无菌胶带、酒精、抗菌棉签、碘伏棉签、生理盐水、肝素稀释液。

2. **护士准备** 了解患儿病情、意识状态；评估输液港植入部位有无发红、肿胀、渗血、感染等并发症；询问患儿有无肢体麻木、疼痛等症状；告知家属采血项目及目的，取得配合。

3. **患儿准备** 平卧，暴露采血部位。

【操作步骤】

1. 备齐用物，洗手，戴口罩。

2. 核对患儿，准备注射部位，无菌条件下定位并连接输液座（方法同输液）。

3. 抽回血后用 10ml 无菌生理盐水冲洗输液座。

4. 抽出至少 2.5ml 血，丢弃。

5. 更换一新的 20ml 注射器抽取足量血标本于注射器内。

6. 采血完毕后，用 20ml 无菌生理盐水脉冲冲管、正压封管。

7. 将采集的血转移至恰当的采血管内。

（三）更换敷料

【准备】

1. **物品准备** 清洁手套、无菌手套、无菌胶带、敷料、透明贴膜、肝素帽、酒精、抗菌棉签、碘伏棉签。

2. **护士准备** 了解患儿病情、意识状态；评估输液港植入部位有无发红、肿胀、渗血、感染等并发症，询问患儿有无肢体麻木、疼痛等症状。做好解释工作，取得患儿及家长的配合。

3. **患儿准备** 平卧。

【操作步骤】

1. 洗手、戴清洁手套。

2. 使用生理盐水棉签小心去除透明贴膜及其他敷料，观察穿刺点和局部皮肤有无红、肿、热、痛、炎性反应。

3. 脱去手套，再次清洗双手戴无菌手套。

4. 以酒精、碘伏围绕穿刺点螺旋状消毒皮肤各 3 次，直径 10 ~ 12cm，以酒精棉签擦拭穿刺针座及延长管部分。

5. 戴无菌手套，以透明敷贴固定穿刺针，以低于插针水平位置置换肝素帽。

6. 贴膜上填写好更换敷料日期，固定延长管。

【注意事项】

1. 必须使用无损伤针穿刺输液港。针头必须垂直刺入，以免针尖刺入输液港侧壁。

2. 穿刺动作轻柔，感觉有阻力不可强行进针，以免针尖与注射座底部推磨，形成倒钩。

3. 应该用透明的半透膜敷料或者纱布敷料覆盖在无损伤针和穿刺部位上。如果纱布被用来垫在针头的一个侧翼，且在透明的半透膜敷料之下，它没有妨碍穿刺部位的观察，可以视为半透膜敷料，每隔 7 天更换一次。

4. 在拔除无损伤针过程中，应该使用正压，以减少血液的反流和引起血栓闭塞导管危险。

5. 冲洗导管、静脉注射给药时必须使用 10ml 以上的注射器，防止小注射器的压强过大损伤导管、瓣膜或导管与注射座连接处。

6. 每次给药后都以标准脉冲方式冲洗导管。

7. 注射器推注化疗药物时，须边推注药物边检查回血，以防药物渗出血管外，损伤邻近组织。

8. 使用两种以上不同药物时，应使用 10ml 以上生理盐水以脉冲方式对输液港进行适时的冲洗，以防止因药物化学成分不同而产生的沉淀。

9. 治疗间歇期每 4 周冲管一次。

10. 从植入式输液港撤除连接针或定期进行连接和冲洗之前，应该用 100 U/ml 肝素盐水封管液封管。

（范 玲 贺琳晰）

◇ 护理学而思

1. 患儿，女性，4 岁，发育正常，以"儿童咳嗽变异性哮喘"为诊断收入院。

（1）简述此患儿对疾病的认识程度。

（2）对于该患儿来说主要的压力来源有哪些？

（3）该年龄段儿童对住院主要的心理反应有哪些？应如何进行护理？

2. 张某，男性，10 岁，患儿父亲代诉于 3 小时前横穿马路时不慎被小型货车从身上压过，伤后约 1 分钟，患儿昏迷，约 2 分钟后，患儿出现意识。急诊以"车祸外伤 3 小时"收治入院。

查体：意识不清，贫血貌，双侧瞳孔等大等圆，对光反射差，口周发绀，腹胀，腹硬，腹式呼吸受限，全腹压痛阳性，伴全腹肌紧张及反跳痛，未触及确切包块，肝脾肋下未触及。

辅助检查：腹腔增强 CT 提示，肝破裂，腹盆腔大量积液、积血。胸部 CT 提示双肺散在渗出性病灶，肺挫裂伤可能性大。

（1）对该患儿进行疼痛评估的工具有哪些？

（2）如何对该患儿的疼痛进行护理？

（3）该患儿术后，护士对该患儿进行动脉采血应注意哪些问题？

3. 笑笑，女性，5 岁，以"以发热 12 天，发现意识障碍伴发热 10 小时，抽搐 2 次"为主诉入院。

查体：体温 39.1℃，脉搏 148 次 / 分，血压 105/69mmHg，呼吸 40 次 / 分。双瞳孔等大正圆，D=3.5mm，对光反应迟钝。呼吸费力，节律不规则。

辅助检查：WBC 28×10^9/L，中性粒细胞 86.2%。肺 CT 提示，双肺散在少许炎症。

（1）对该患儿用药药物剂量计算最基本的方法是什么？如何计算？

（2）对该患儿使用退热药，护理的注意事项有哪些？

第五章
高危新生儿的护理

章前导言　　新生儿是指从脐带结扎到生后 28 天内的婴儿。新生儿时期是一生中最重要的发展阶段之一，此期的小儿由宫内生活向宫外生活过渡，生活的环境和方式发生了巨大的变化。国际上常以新生儿期和围生期死亡率作为衡量一个国家卫生保健水平的标准，因此加强新生儿的保健与护理是儿科工作者的重要任务之一。同时新生儿期疾病具有其特殊性，医务人员应充分认识新生儿疾病的特点，给予正确的治疗和护理，为其一生的健康和发展奠定基础。

05章

第一节　正常足月儿和早产儿的特点及护理

❖ 学习目标

　　• 掌握正常足月儿和早产儿的定义、常见护理诊断，并能根据预期目标，按护理程序为患儿实施整体护理。

　　• 熟悉正常足月儿和早产儿各系统的特点。

　　• 了解正常足月儿和早产儿健康教育知识。

一、正常足月儿的特点及护理

　　正常足月新生儿（normal term infant）是指出生时胎龄满 37～42 周，体重在 2500g 以上，无畸形和疾病的活产婴儿。

【正常足月儿的特点】

　　1. 外观特点　正常足月新生儿体重在 2500g 以上，身长在 47cm 以上，哭声洪亮，四肢屈曲，皮肤红润，胎毛少，全身有胎脂覆盖，耳郭发育良好，乳晕清楚，乳头突起，可扪及结节，指（趾）甲达到或超过指（趾）端，整个足底有较深的足纹，男婴睾丸下降，女婴大阴唇覆盖小阴唇。

　　2. 生理特点

　　（1）呼吸系统：新生儿呼吸中枢发育不成熟，呼吸肌弱，胸腔小，主要靠膈肌呼吸，故新生儿呼吸浅表，频率较快，40 次 / 分左右，节律不规则。

　　（2）循环系统：胎儿出生后，循环发生巨大变化。新生儿心率快，波动范围大，可达 100～150 次 / 分，平均 120～140 次 / 分，有的新生儿生后第一、二天内心前区可听到杂音，这与动脉导管暂时性未关闭有关，数天后自行消失。血压平均为 70/50mmHg（9.3/6.7kPa）。

　　（3）消化系统：新生儿胃呈横位，贲门括约肌不发达，幽门括约肌较发达，所以新生儿易呕吐、溢奶。新生儿消化道面积相对较大，通透性高，有利于营养物质的吸收，但也使毒性物质被吸收的机会大大增加。新生儿第一次排大便多在生后 12 小时内，为墨绿色黏稠的胎粪，3～4 天内排完。若 24 小时还未见胎粪排出，应检查是否存在肛门闭锁等消化道畸形。

　　（4）泌尿系统：新生儿一般生后 24 小时内排尿，如 48 小时仍无尿，需要查找原因。新生儿肾浓缩功能差，不能迅速处理过多的水和溶质，易出现脱水或水肿症状。肾脏处理酸碱负荷能力不足，易发生代谢性酸中毒。

　　（5）血液系统：新生儿出生时血液中细胞数较高，血红蛋白中胎儿血红蛋白（HbF）约占70%，后逐渐被成人血红蛋白（HbA）替代。胎儿血红蛋白对氧有较强的亲和力，氧离曲线左移，不易将氧释放到组织中，故缺氧时往往发绀不明显。足月儿出生时，白细胞较高且以中性粒细胞为主，4～6 天中性粒细胞与淋巴细胞相近，以后淋巴细胞占优势。

　　（6）神经系统：新生儿脑相对较大，约重 300～400g，占体重的 10%～20%（成人仅占 2%）。脊髓相对较长，其末端约在第 3、4 腰椎下缘，故腰穿时应在第 4、5 腰椎间隙进针。足月儿大脑皮层兴奋低，睡眠时间长。新生儿视觉、听觉、味觉、触觉、温觉发育良好，痛觉、嗅觉（除对母乳外）相对较差。足月儿出生时已具有原始的神经反射，如觅食反射、吸吮反射、握持反射、拥抱反射和交叉伸腿反射。新生儿巴氏征、克氏征、佛斯特征阳性属正常现象。

（7）体温：新生儿体温调节功能差，皮下脂肪薄，体表面积相对较大，容易散热，而产热主要依靠棕色脂肪，故体温不稳定，易随环境温度变化。新生儿出生后，因环境温度较宫内低，体温明显下降，如环境温度适宜，体温可逐渐回升，并波动在 36～37℃之间。如环境温度过高，足月儿蒸发散热增加 2～3 倍，可致脱水血液浓缩而发热（脱水热）。

（8）免疫：新生儿特异性和非特异性免疫功能均差，易患感染。胎儿可从母体通过胎盘得到免疫球蛋白 IgG，因此新生儿对一些传染病如麻疹有免疫力而不易感染；而免疫球蛋白 IgA 和 IgM 则不能通过胎盘传给新生儿，因此新生儿易患呼吸道、消化道感染和大肠埃希菌、金黄色葡萄球菌败血症。新生儿单核 - 吞噬细胞系统和白细胞的吞噬作用较弱，血清补体比成人低，白细胞对真菌的杀灭能力也较低，这是新生儿易患感染的另一个原因。

（9）常见的几种特殊生理状态：①生理性黄疸（参见本章第五节新生儿黄疸）。②上皮珠和"马牙"：新生儿上腭中线部位和齿龈边缘有散在黄白色、米粒大小颗粒隆起，系上皮细胞堆积或黏液分泌物积留所致，称上皮珠和"马牙"，均属正常，于生后数周或数月自行消失，不宜挑刮，以免发生感染。③假性月经及乳腺肿大：由于在宫内胎儿从母体获得一定量的雌激素，某些女婴出生后 5～7 天会出现阴道少量出血，类似月经来潮，持续 1～3 天自止。同样原因，男、女婴皆可在生后 3～5 天发生乳腺肿胀，2～3 周后消退，一般不必处理，切忌挤压，以免继发感染。

【护理评估】

1. 健康史 评估孕母及孕期有无异常，生产过程及生后保暖、喂养、护理和消毒隔离措施是否得当。

2. 身体状况 评估新生儿的一般情况、意识、反应、生命体征、皮肤黏膜及大小便情况有无异常。

3. 心理 - 社会状况 评估新生儿父母是否了解新生儿的特点及护理知识，是否知道如何抱孩子、喂养、洗澡、穿衣、换尿片等，以及家人对新生儿的情绪反应有无异常。

【常见护理诊断／问题】

1. 有体温失调的危险 与体温调节中枢发育不完善有关。

2. 有窒息的危险 与呛奶、呕吐有关。

3. 有感染的危险 与新生儿免疫功能不足及皮肤黏膜屏障功能差有关。

【预期目标】

1. 新生儿体温能稳定在正常范围。

2. 新生儿能维持自主呼吸，并获得所需营养，体重增加。

3. 新生儿无感染性疾病发生。

【护理措施】

（一）维持体温稳定

新生儿室应阳光充足，空气新鲜，避免对流风。保持环境的适中温度（又称"中性温度"）是维持正常体温的重要条件。适中温度是指维持正常体温的环境温度，在此温度下能量消耗最少。正常足月新生儿室内的中性温度为 22～24℃，相对湿度在 55%～65%。

（二）保持呼吸道通畅

出生时，必须立即擦干婴儿，清除口、鼻、咽的黏液及羊水，以免引起吸入性肺炎。保持新生儿舒适的体位，如仰卧时避免颈部前屈或过度后仰，俯卧时头侧向一侧。专人看护，经常检查鼻孔是否通畅，清除鼻孔内分泌物，避免物品阻挡新生儿口鼻腔或按压其胸部。

（三）合理喂养

正常足月儿提倡早哺乳，一般生后半小时内即可让母亲怀抱新生儿使其吸吮，以促进乳汁分泌，并可防止新生儿低血糖。鼓励按需哺乳，提倡母乳喂养，无法母乳喂养者先试喂 5%～10% 糖水，如无消化道畸形、吸吮吞咽功能良好者可给予配方乳。人工喂养者，奶具专用并严格消毒，奶汁流速以连续滴入为宜，奶量以奶后安静、不吐、无腹胀和理想的体重增长（15～30g/d，生理性体重下降期除外）为标准。

（四）预防感染

1. 建立消毒隔离制度和完善清洗设施　新生儿室应严格执行消毒隔离制度，定期全面清扫、消毒。接触每个新生儿前严格执行消毒隔离制度，强化工作人员的洗手意识，严格控制参观和示教人数，室内物品定期更换、消毒，室内应湿式清洁，空气最好予以净化。每月对空气、物品及工作人员的手等进行监测，每季度对工作人员作一次咽拭子培养，对患病或带菌者暂时调离新生儿室。

2. 保持脐部清洁干燥　一般在新生儿娩出后立即结扎脐带，消毒处理好残端。脐带脱落前应注意脐部有无渗血，保持不被污染。脐带脱落后应注意脐窝有无分泌物及肉芽，有黏液者可用碘伏涂抹，并保持干燥；有肉芽形成者，用硝酸银溶液点灼。

3. 做好皮肤护理　出生后可用纱布蘸温开水将头皮、耳后、面、颈、腋下及其他皮肤皱褶处的血渍和胎脂拭去，臀部可涂无菌植物油。体温稳定后，每天沐浴一次，以保持皮肤清洁和促进血液循环。每次大便后，用温水冲洗会阴及臀部，以防尿布性皮炎。

（五）健康教育

1. 促进母婴感情的建立　提倡母婴同室和母乳喂养。在母婴情况允许下，应早期将新生儿安放在母亲身旁，给予皮肤接触，鼓励早吸吮，促进感情交流，使新生儿得到良好的身心照顾。

2. 健康宣教　宣传有关育儿保健知识，介绍喂养、保暖、皮肤护理、预防接种等有关知识。

3. 新生儿筛查　新生儿期应开展先天性、遗传性疾病的筛查，如苯丙酮尿症、先天性甲状腺功能减低症和半乳糖症等，以便早期治疗。

【护理评价】

经过治疗和护理，新生儿体温能稳定在正常范围；能维持自主呼吸，并获得所需营养，体重增加；无感染性疾病发生。

二、早产儿的特点及护理

早产儿（preterm infant）又称未成熟儿，是指胎龄 <37 周（259 天）的新生儿。近年来我国早产儿的发生率呈逐年上升趋势，且胎龄越小，体重越轻，死亡率越高。因此，预防早产对于降低新生儿死亡率、减少儿童的伤残率均具有重要意义。孕期感染、吸烟、酗酒、吸毒、外伤、生殖器畸形、过度劳累、胎盘异常、多胎及胎儿畸形等均是引起早产的原因。另外，种族和遗传因素与早产也有一定的关系。

【早产儿的特点】

1．外观特点　不同胎龄的正常足月儿与早产儿在外观上各具特点（表5-1），早产儿大多体重在2500g以下，身长不到47cm，颈肌软弱，四肢肌张力低下，哭声轻等。

表5-1　正常足月儿与早产儿的外观特点

	足月儿	早产儿
皮肤	红润、皮下脂肪丰满和毳毛少	鲜红发亮、水肿和毳毛多
头发	分条清楚	细而乱
耳壳	软骨发育好、耳舟成形、直挺	软、缺乏软骨和耳舟不清楚
指（趾）甲	达到或超过指（趾）端	未达指（趾）端
跖纹	足纹遍及整个足底	足底纹理少
乳腺	结节 >4mm	无结节或结节 <4mm
外生殖器		
男婴	睾丸已降至阴囊，阴囊皱纹多	睾丸未降或未全降
女婴	大阴唇遮盖小阴唇	大阴唇不能遮盖小阴唇

2．生理特点

（1）呼吸系统：呼吸中枢及呼吸器官发育不成熟，早产儿呼吸浅快不规则，易出现周期性呼吸及呼吸暂停（apnea）或青紫。周期性呼吸是指呼吸停止 <20 秒，不伴有心率减慢及发绀；呼吸暂停是指呼吸停止 >20 秒，伴有心率 <100 次 / 分及发绀。其发生率与胎龄有关，胎龄愈小发生率愈高，且常于生后第 1 天出现。因肺泡表面活性物质少，容易发生呼吸窘迫综合征即肺透明膜病；由于肺发育不成熟，易因高气道压力、高容量、高浓度氧以及炎性损伤而致支气管肺发育不良（bronchopulmonary dysplasia，BPD）；有宫内窘迫史的早产儿，易发生吸入性肺炎。

（2）循环系统：出生后血液循环动力学发生重大变化。①脐带结扎，胎盘－脐血循环终止；②肺循环阻力降低，肺血流增加；③回流至左心房血量明显增多，压力增高，卵圆孔关闭；④由于 $PaCO_2$ 增高，动脉导管收缩，继而功能性关闭，完成胎儿循环向成人循环的转变。

早产儿心率快，血压较足月儿低，在败血症或心功能不全等情况下，易出现血容量不足和低血压。同时因毛细血管脆弱，缺氧时易致出血。部分可伴有动脉导管开放。

（3）消化系统：早产儿吸吮力较差，吞咽反射弱，常出现哺乳困难或乳汁吸入引起吸入性肺炎。胃贲门括约肌松弛、容量小，易发生反流和溢乳。早产儿消化酶含量接近足月儿，但胆酸分泌较少，对脂肪的消化吸收较差，在缺血、缺氧、喂养不当等情况下易引起坏死性小肠结肠炎。由于胎粪形成较少和肠蠕动乏力，易出现胎粪延迟排出。肝功能更不成熟，生理性黄疸较足月儿重，持续时间长，且易发生胆红素脑病。肝脏合成蛋白能力差，糖原储备少，易发生低血糖、低蛋白血症和水肿。

（4）泌尿系统：早产儿肾脏功能不成熟，易发生水、电解质紊乱。肾浓缩功能更差，肾小管对醛固酮反应低下，排钠分数高，易产生低钠血症。葡萄糖阈值低，易发生糖尿。由于碳酸氢根阈值极低，肾小管排酸能力差，在用普通牛奶人工喂养时，因酪蛋白含量较高，易引起晚期代谢性酸中毒，表现为面色苍白、反应差、体重不增和代谢性酸中毒。故人工喂养的早产儿应采用早产儿配方奶粉。

（5）血液系统：早产儿血容量为 85 ~ 110ml/kg，周围血中有核红细胞较多，白细胞和血小板稍低于足月儿。早产儿红细胞生成素水平低下，先天性铁储备少，"生理性贫血"出现早，且胎龄越小，贫血持续时间越长，程度越严重。维生素 K 贮存不足，致凝血因子缺乏，易引起出血，特别是肺出血和颅内出血。

（6）神经系统：早产儿神经系统成熟度与胎龄有关，胎龄愈小，功能越差，原始反射越难引出或反射不完全，肌张力低。早产儿易发生缺氧，导致缺氧缺血性脑病。此外，早产儿尤其极低出生体重儿脑室管膜下存在发达的胚胎生发层组织，易发生脑室周围 - 脑室内出血及脑室周围白质软化。

（7）免疫系统：早产儿非特异性与特异性免疫功能更差，IgG 和补体水平较足月儿更低，极易发生各种感染。

（8）体温调节：早产儿体温调节功能更差，棕色脂肪少，基础代谢低，产热能力差，而体表面积相对较大，皮下脂肪少，易散热，同时汗腺发育不成熟和缺乏寒冷发抖反应。因此，早产儿的体温易随环境温度的变化而变化，且常因寒冷而导致寒冷损伤综合征的发生。

（9）能量及体液代谢：早产儿所需热量基本同足月儿，但由于吸吮力弱，消化功能差，在生后数周内常不能达到需要量，因此需肠道外营养。

足月儿钠需要量为 1～2mmol/（kg·d），<32 周早产儿为 3～4mmol/（kg·d）；初生婴儿 10 天内一般不需补钾，以后需要量为 1～2mmol/（kg·d）。

【护理评估】

1. **健康史**　详细询问病史，了解母亲孕期有无感染、吸烟、酗酒、吸毒、外伤等情况，有无生殖器畸形、过度劳累、多胎及胎儿畸形、胎盘异常，有无早产史；询问早产儿出生体重、身长、睡眠、哺乳、大小便情况，有无窒息史。

2. **身体状况**　评估早产儿的体温、脉搏、呼吸等生命体征，以及面色、精神反应、反射、哭声、皮肤颜色、肢体末梢的温度、脐部、进食及大小便情况等。

3. **心理 - 社会状况**　了解家长对早产的病因和防护知识的了解程度，患儿居住环境及家庭经济状况如何，家长是否有恐惧、焦虑等不良心理反应。

【常见护理诊断／问题】

1. **体温过低**　与体温调节中枢发育不完善有关。

2. **自主呼吸受损**　与呼吸中枢不成熟、肺发育不良、呼吸肌无力有关。

3. **有窒息的危险**　与呛奶、呕吐有关。

4. **营养失调：低于机体需要量**　与吸吮、吞咽、消化吸收功能差有关。

5. **有感染的危险**　与免疫功能不足及皮肤黏膜屏障功能差有关。

【预期目标】

1. 早产儿家长学会护理早产儿。

2. 早产儿体温能稳定在正常范围。

3. 早产儿能维持自主呼吸，并获得所需营养，体重增加。

4. 早产儿无感染性疾病发生。

【护理措施】

1. **维持体温稳定**　根据早产儿的体重、成熟度及病情，给予不同的保暖措施。出生体重

<2000g 或低体温者,应尽早置婴儿暖箱保暖,并根据体重、日龄选择中性环境温度(见第四章第四节)。体重大于 2000g 者,应给予戴帽保暖,以降低氧耗量和散热量。暴露操作应在远红外辐射床保暖下进行,没有条件者则应加强保暖,尽量缩短操作时间。

2.合理营养 早产儿应尽早喂养,以防低血糖。最好母乳喂养,与足月母乳相比,早产儿的母乳含有更多的蛋白质、必需脂肪酸、能量、矿物质、微量元素、IgA,可使早产儿在较短期恢复到出生体重。无法母乳喂养者,以早产儿配方奶为宜。对于吸吮能力差和吞咽不协调者,可经管饲喂养;出生体重 <1500g 的小早产儿,可试行微量肠道喂养;哺乳量不能满足所需热能者,应辅以静脉营养。哺乳量应因人而异,胎龄愈小,出生体重愈低,每次哺乳量愈少,喂奶间隔时间也愈短,以不发生胃潴留及呕吐为原则(表 5-2)。

表 5-2 早产儿喂乳量与间隔时间

出生体重(g)	<1000	1000 ~ 1499	1500 ~ 1999	2000 ~ 2499
开始量(ml)	1 ~ 2	3 ~ 4	5 ~ 10	10 ~ 15
每天隔次增加量(ml)	1	2	5 ~ 10	10 ~ 15
喂乳间隔时间(h)	1	2	2 ~ 3	3

早产儿缺乏维生素 K 依赖凝血因子,生后应补充维生素 K,预防出血症,此外还应补充维生素 A、C、D、E 和铁剂等物质。

3.维持有效呼吸 保持呼吸道通畅,早产儿仰卧时可在肩下放置软垫,避免颈部弯曲。早产儿易发生缺氧和呼吸暂停,有缺氧症状者给予氧气吸入,应以维持动脉血氧分压 6.7 ~ 9.3kPa(50 ~ 70mmHg)或经皮血氧饱和度 90% ~ 95% 为宜。一般主张间断低流量给氧,切忌给早产儿常规吸氧,以防吸入高浓度氧或吸氧时间过长,导致早产儿视网膜病(retinopathy of prematurity, ROP)和 BPD。呼吸暂停者,给予拍打足底、托背、刺激皮肤等处理,条件允许放置水囊床垫,利用水振动减少呼吸暂停发生。必要时氨茶碱静脉注入,负荷量为 4 ~ 6mg/kg,12 小时后给予维持量 2 ~ 4mg/(kg·d),分 2 ~ 4 次给药。

4.预防感染

(1)建立消毒隔离制度和完善清洗设施:接触每个早产儿前,应严格执行消毒隔离制度和洗手,工作人员相对固定,严格控制入室人数,室内物品定期更换、消毒,防止交叉感染。

(2)保持脐部清洁干燥:一般生后 3 ~ 7 天残端脱落,脱落前应注意脐部有无渗血,保持其不被污染;脱落后如有黏液或渗血,应用碘伏消毒或重新结扎;有肉芽形成者,用硝酸银溶液点灼;如有化脓感染,用过氧化氢溶液或碘酒消毒。

(3)做好皮肤护理:勤洗澡,保持皮肤清洁。每次大便后用温水清洗臀部,防止红臀。衣服宜宽大,质软,不用纽扣。

5.密切观察病情 早产儿病情变化快,常出现呼吸暂停等生命体征的改变,故应密切观察体温、脉搏、呼吸的变化。此外,还需注意观察患儿进食情况、精神反应、哭声、反射、面色、皮肤颜色、肢体末梢温度及大小便等情况。若需药物治疗及补液时,应加强补液管理,剂量要绝对精确,并严格控制补液速度,定时观察记录,最好使用输液泵,防止医源性高血糖、低血糖发生。

6.健康教育

宣传有关育儿保健知识,指导父母如何喂养、保暖、皮肤护理,何时预防接种,如何进行早产儿常见疾病的预防等，以使他们得到良好的信息支持和树立照顾婴儿的信心。

【护理评价】

经过治疗和护理，早产儿家长掌握各种照顾技能，学会护理早产儿；早产儿体温稳定在正常范围，并获得所需营养，体重增加；住院期间未产生各种并发症。

第二节　新生儿呼吸窘迫综合征患儿的护理

> 案例导入与思考 ···

患儿，女性，生后 10 小时，系 32 周早产，出生体重 1250g，出生后无窒息，哭声好，约 3 小时后开始出现呼吸困难，并进行性加重、呻吟、鼻翼扇动，吸气时胸廓凹陷，呼吸不规则有暂停，双肺呼吸音低。经进一步检查，诊断为新生儿呼吸窘迫综合征。

请思考：

1. 该患儿存在哪些护理诊断 / 问题？
2. 对该患儿应采取哪些护理措施？
3. 如何对患儿家长进行健康指导？

❖ 学习目标 ···

• 掌握新生儿呼吸窘迫综合征的定义、常见护理诊断，并能根据预期目标，按护理程序为患儿实施整体护理。

• 熟悉新生儿呼吸窘迫综合征治疗要点。

• 了解新生儿呼吸窘迫综合征的病因、发病机制。

新生儿呼吸窘迫综合征（neonatal respiratory distress syndrome，NRDS）又称新生儿肺透明膜病（hyaline membrane disease of the newborn，HMD），是由于缺乏肺表面活性物质（pulmonary surfactant，PS）所致，表现为新生儿出生后不久即出现进行性加重的呼吸困难和呼吸衰竭。多见于早产儿，胎龄越小，发病率越高，胎龄 36 周者仅 5%，32 周者为 25%，28 周者达 70%，24 周者超过 80%。糖尿病母亲婴儿也易发生此病。病理特征为肺泡壁至终末细支气管壁上附有嗜伊红透明膜和肺不张。

【病因及发病机制】

PS 是由 II 型肺泡上皮细胞合成并分泌的一种磷脂蛋白复合物，磷脂约占 80%，其中磷脂酰胆碱（phosphatidyl cholin，PC）即卵磷脂（lecithin）是起表面活性作用的重要物质，在孕 18 ~ 20 周开始产生，继之缓慢上升，35 ~ 36 周迅速增加达肺成熟水平。其次是磷脂酰甘油（phosphatidylglycerol，PG），26 ~ 30 周前浓度很低，而后与 PC 平行升高，36 周达高峰，随后下降，足月时约为高峰值的 1/2。此外尚有其他磷脂，其中鞘磷脂（sphingomyelin）的含量较恒定，只在 28 ~ 30 周出现小高峰，故羊水或气管吸引物中 L/S（lecithin/sphingomyelin）值可作为判断胎儿或新生儿肺成熟度的重要指标。PS 中蛋白质约占 13%，其中能与 PS 结合的蛋白质称为表面活性物质蛋白（surfactant protein，SP），可与磷脂结合，增加其表面活性作用，包括 SP-A、SP-B、SP-C、SP-D 等。PS 覆盖在肺泡表面，降低肺泡表面张力，防止呼气末肺泡萎陷，稳定肺泡内压和减少液体自毛细血管向肺泡渗出。

早产儿由于 PS 不足或缺乏，肺泡表面张力增加，呼气末功能残气量（functional residual capacity，FRC）降低，肺泡趋于萎陷。肺功能异常主要表现为肺顺应性下降，气道阻力增加，通气/血流值降低，气体弥散障碍及呼吸功增加，从而导致缺氧、代谢性酸中毒和通气功能障碍所致的呼吸性酸中毒。由于缺氧和酸中毒，又使毛细血管及肺泡壁渗透性增加，肺间质水肿及纤维蛋白沉着于肺泡表面，形成嗜伊红透明膜，严重妨碍气体交换，使缺氧和酸中毒更加严重，并抑制 PS 合成，形成恶性循环。此外，严重缺氧及混合性酸中毒也可导致 PPHN 的发生。

糖尿病母亲所娩的婴儿，由于其血中高浓度胰岛素能拮抗肾上腺皮质激素对 PS 合成的促进作用，故 NRDS 的发生率比正常儿增加 5～6 倍。此外，PS 的合成还受体液 pH 值、体温和肺血流量的影响，因此围生期窒息、低体温、前置胎盘、胎盘早剥等所致的胎儿血容量减少，均可诱发 NRDS。

【治疗要点】

治疗目的是保证通换气功能的正常，待自身 PS 产生增加，RDS 得以恢复。机械通气和应用 PS 是治疗的重要手段。

1. 纠正缺氧　根据患儿情况给予吸氧、持续气道正压通气（CPAP）、常频机械通气。

2. PS 替代疗法　目前用于临床的表面活性物质制剂有天然制剂、人工合成制剂。天然制剂从人羊水或牛、猪肺灌洗液中提取，效果较好。一旦确诊，力争生后 24h 内经气管插管注入肺内。

3. 维持酸碱平衡　呼吸性酸中毒以改善通气为主；代谢性酸中毒常用 5% 碳酸氢钠治疗，剂量根据酸中毒情况而定。

4. 支持治疗　供给所需营养和水分，保证气道通畅。

5. 防治肺部感染　应用青霉素或头孢菌素等抗生素预防和治疗肺部感染。

【护理评估】

1. 健康史　详细询问病史，了解母亲有无患糖尿病病史，孕期有无引起早产的原因及前置胎盘、胎盘早剥等诱发 NRDS 的情况，患儿有无围生期窒息、低体温等，以及患儿生后呼吸情况。

2. 身体状况　症状多于出生后 2～6h 内出现，主要表现为呼吸急促（频率 >60 次/分）、发绀、鼻扇、吸气性三凹征和明显的呼气呻吟，并呈进行性加重。严重时，可表现为呼吸浅表、呼吸节律不整、呼吸暂停及四肢松软。听诊，两肺呼吸音减低，肺泡有渗出时可闻及细湿啰音；心率增快或减慢，心前区增强，胸骨左缘第 2 肋间可听到收缩期或连续性杂音。

NRDS 通常于生后 2～3 天病情加重，72 小时后明显好转。若出生 12 小时后才出现呼吸窘迫，一般不考虑本病。

3. 辅助检查

（1）实验室检查：①泡沫试验：取患儿胃液 1ml，加 95% 酒精 1ml，振荡 15 秒后静置 15 分钟，若沿管壁有多层泡沫形成即为阳性，可排除本病。②PS 测定：测定羊水或患儿气管吸引物中 L/S，L/S ≥ 2 提示"肺成熟"，1.5～2 为可疑，<1.5 提示"肺未成熟"。③血气分析：PaO_2 下降，$PaCO_2$ 升高，pH 降低。

（2）X 线检查：是目前确诊 NRDS 的最佳手段。①磨玻璃样改变：早期两肺透明度降低，可见弥漫性均匀细颗粒网状影。②支气管充气征：在弥漫性不张肺泡（白色）的背景下，可见充气的树枝状支气管（黑色）影。③白肺：严重者双肺野均呈白色，肺肝界及肺心界均消失。

（3）超声波检查：彩色多普勒超声有助于确定动脉导管开放和 PPHN 的诊断。

4．心理 – 社会状况 询问家长对新生儿呼吸窘迫综合征病因和防护知识的了解程度，患儿居住环境及家庭经济状况如何，家长是否有恐惧、焦虑等不良心理反应。

【常见护理诊断 / 问题】

1．**低效性呼吸型态** 与肺不张、气体交换减少有关。
2．**气体交换障碍** 与肺泡表面活性物质缺乏、肺泡萎陷及肺透明膜形成有关。
3．**有感染的危险** 与免疫功能不足及皮肤黏膜屏障功能差有关。
4．**有窒息的危险** 与呼吸道分泌物增多、反应差、咳嗽反射弱有关。
5．**体温过低** 与体温调节功能差有关。

【预期目标】

1．患儿能进行有效自主呼吸。
2．病儿住院期间不发生窒息和感染，并能获得所需的营养和水分。

【护理措施】

1．一般护理

（1）严密观察病情：监测体温、呼吸、心率、血压和血气，并随时进行再评估。

（2）保温：保持皮肤温度在 36.5℃，减少耗氧量。

（3）预防感染：保持室内空气清新，严格执行无菌操作，原则上不主张使用抗生素，但若合并感染，应依据细菌培养和药敏结果选择相应抗生素。

（4）保证营养供应：危重期应由静脉补充热量，第 1 天 5% 或 10% 葡萄糖液 65 ~ 75ml/（kg·d），以后逐渐增加到 120 ~ 150ml/（kg·d），并适当补充电解质。病情好转后改经口喂养，热能不足时辅以部分静脉营养。

（5）维持酸碱平衡：呼吸性酸中毒以改善通气为主；代谢性酸中毒常用 5% 碳酸氢钠治疗。

2．氧疗和辅助通气

（1）保持呼吸道畅通：及时清除口、鼻、咽部分泌物，必要时于雾化吸入后吸痰。

（2）供氧及辅助呼吸：①轻症可选用鼻导管、面罩、氧气涵或鼻塞吸氧，使 PaO_2 维持在 6.7 ~ 10.6kPa（50 ~ 80mmHg），经皮血氧饱和度（$TcSO_2$）90% ~ 95% 为宜。②尽早应用持续气道正压通气（CPAP）：压力 4 ~ 6cmH_2O，很少超过 8 ~ 10cmH_2O。多适用于轻、中度 RDS 患儿，其目的是使有自主呼吸的患儿在整个呼吸周期中都接受高于大气压的气体，增加功能残气量，防止肺泡萎陷和不张，以改善肺氧合及减少肺内分流。当 CPAP 无效，PaO_2 仍 <50mmHg（6.7kPa），或 $PaCO_2$ 仍 >60 ~ 70mmHg（7.8 ~ 9.3kPa）时，或频发呼吸暂停时，行机械通气。③常频机械通气（CMV）：新生儿最好使用持续气流、时间转换、压力限制型呼吸机。吸气峰压（PIP）20 ~ 25cmH_2O；呼气末正压（PEEP）5 ~ 6cmH_2O；呼吸频率（RR）25 ~ 30bpm；吸气时间（TI）0.3 ~ 0.4 秒。15 ~ 30 min 后检测动脉血气，依据其结果决定是否需调整参数，防止并发症的发生。

3．PS 替代疗法和护理 可明显降低 RDS 病死率及气胸发生率，同时可改善肺顺应性和通换气功能，降低呼吸机参数。一旦确诊，力争生后 24h 内经气管插管注入肺内。

（1）临床常用的表面活性物质制剂（PS）：有 3 种，即天然制剂、人工制剂、混合制剂。

天然制剂效果较好。临床常用的 PS 制剂有：①Survanta：从牛肺中提取，脱脂后加入棕榈酸、PC、三酰甘油而制成，内含 SP-B、SP-C；②Exosurf：为人工合成的 PS，含二软脂酰磷酰胆碱（DPPC）、16 烷醇和四丁酚醛，前者起表面活性作用，后两者可改善 PS 在肺泡表面的分布。此外，目前临床还应用从猪肺提取的 Curosurf、来自牛肺的 Infasurf 及人造肺扩张剂（ALEC）等。

（2）注意事项：①因表面活性物质的黏滞可发生气道阻塞，故在 PS 从呼吸道扩散到肺泡内之前，清理呼吸道，适当增加机械通气的压力；②应用 PS 后，当潮气量迅速增加时，应及时下调 PIP，以免发生肺气漏；③预防性应用 PS 时，应尽量避免因气管插管时间过长而发生低氧血症，甚至导致早产儿脑损伤。

4. 健康教育 让家长了解病情及治疗过程，以取得最佳配合；同时做好育儿知识宣传工作。

【护理评价】

经过治疗和护理，患儿呼吸改善，能进行有效自主呼吸，患儿住院期间未发生窒息和感染，并能获得所需的营养和水分。

第三节 新生儿缺氧缺血性脑病患儿的护理

❖ 学习目标 ....

- 掌握新生儿缺氧缺血性脑病的定义、患儿的身体状况、常见护理诊断，并能根据预期目标，按护理程序为患儿实施整体护理。
- 熟悉新生儿缺氧缺血性脑病治疗要点。
- 了解新生儿缺氧缺血性脑病的病因、发病机制。

新生儿缺氧缺血性脑病（hypoxic-ischemic encephalopathy，HIE）是指各种围生期窒息引起的部分或完全缺氧、脑血流减少或暂停，而导致胎儿或新生儿脑损伤。早产儿发生率（90‰）明显高于足月儿（3.38‰），但由于足月儿占活产新生儿的 92%，因此以足月儿多见。HIE 是引起新生儿急性死亡和慢性神经系统损伤的主要原因之一。

【病因及发病机制】

1. 病因 缺氧是发病的核心，其中围生期窒息是引起 HIE 的最主要原因。另外，出生后肺部疾患、心脏病变及严重失血或贫血也可引起脑损伤。

2. 发病机制 发病机制十分复杂。①脑血流改变：缺氧可以导致脑血流自主调节功能受损，脑血流受血压的变化而波动，从而形成"压力被动性脑血流"，当血压升高时，脑血流过度灌注可致颅内血管破裂出血；若窒息时间过长，心输出量和平均动脉压下降，使脑血流量显著减少，引起缺血性脑损伤。②脑组织代谢改变：严重的缺氧缺血导致脑细胞能量代谢障碍，细胞膜离子泵功能受损，细胞内水钠钙增多，最终导致细胞水肿、凋亡和坏死。

缺氧缺血引起脑损伤的部位还与胎龄有很大的关系。足月儿主要累及大脑矢状旁区，因该区处于大脑前、中、后动脉流经的分界区，因此最易受损；早产儿的易损区则位于脑室周围白质区，它是脑血流供应中离心脏最远的部位，故易导致缺血梗死，而发生脑室周围白质软化。

【治疗要点】

以控制惊厥和脑水肿、对症及支持疗法为主。给氧，改善通气，纠正低氧血症，纠正酸中毒，纠正低血糖；保持血压稳定，保证充分的脑血流灌注，必要时可用多巴胺滴注。控制新生儿惊厥首选苯巴比妥，负荷量为 20mg/kg，维持量每天 3～5mg/kg。肝功能不良者改用苯妥英钠，剂量同苯巴比妥。

【护理评估】

1. **健康史**　详细询问病史，了解患儿有无围生期窒息史，出生后有无肺部疾患、心脏病变及严重失血或贫血史，患儿有无意识、肌张力、原始反射等改变，有无惊厥等。

2. **身体状况**　主要表现为意识障碍、惊厥、肌张力及原始反射改变、脑水肿颅内高压等神经系统症状。惊厥常发生在生后 24h 内，脑水肿颅内高压在 24～72h 内最明显，严重者可伴有脑干功能障碍。临床可分为轻、中、重三度（表 5-3），重度者常在 24～72 小时病情恶化或死亡。

表 5-3　HIE 临床分度

临床表现	分度		
	轻度	中度	重度
意识	兴奋、激惹	嗜睡	昏迷
肌张力	正常	减低	消失
拥抱反射	稍活跃	减弱	消失
吸吮反射	正常	减弱	消失
惊厥	可有肌阵挛	常有	频繁发作
中枢性呼吸衰竭	无	有	严重
瞳孔改变	正常或扩大	缩小、对光反射迟钝	不对称或扩大
前囟张力	正常	正常或稍高	高
病程及预后	症状在 72 小时内消失，预后好	症状在 14 天内消失，可能有后遗症	症状可持续数周，病死率高，存活者多有后遗症

3. **辅助检查**

（1）血清肌酸磷酸激酶同工酶（CPK-BB）：正常值 <10U/L，脑组织受损时升高。

（2）神经元特异性烯醇化酶（NSE）：正常值 <6μg/L，神经元受损时血浆中该酶活性升高。

（3）B 超：显示缺血性脑水肿所引起的改变，其对基底神经节、脑室及其周围出血具有较高的特异性，但对皮质损伤不敏感。

（4）CT 扫描：可帮助确定病变的部位、范围及有无颅内出血等情况，最适检查时间为生后 3～5d。

（5）核磁共振（MRI）：对脑灰、白质的分辨率异常清晰，且三维成像能清晰显示 B 超或 CT 不易探及的部位，对于足月儿和早产儿脑损伤的判断均有较强的敏感性。弥散加权磁共振（DWI）对显示脑梗死则具有较高的敏感性和特异性。

（6）氢质子磁共振波谱：可在活体上直接检测脑内代谢产物的变化，有助于早期诊断早产儿和足月儿脑损伤。

（7）脑电图：可客观地反映脑损害程度，判断预后，且有助于惊厥的诊断。在生后 1 周内检查，可表现为脑电活动延迟、异常放电、背景活动异常（以低电压和爆发抑制为主）等。

4.心理-社会状况 询问家长对新生儿缺氧缺血性脑病的病因和防护知识的了解程度，以及家属对该病后遗症康复治疗的了解程度；患儿居住环境及家庭经济状况如何；该病可能导致永久性神经损伤，家长是否有恐惧、焦虑等不良心理反应。

【常见护理诊断 / 问题】

1.潜在并发症：颅内压增高、呼吸衰竭。

2.有废用综合征的危险 与缺血缺氧导致的后遗症有关。

3.低效性呼吸型态 与缺血缺氧导致的中枢损伤有关。

4.恐惧 与病情严重、预后不良有关。

【预期目标】

1. 患儿意识清醒、生命体征平稳，恢复吸吮能力。
2. 患儿住院期间未发生废用综合征或发生后能尽量降低到最低程度。

【护理措施】

1.加强监护 严密监护患儿的呼吸、心率、血氧饱和度、血压等，注意观察患儿的意识、瞳孔、前囟张力、肌张力及抽搐等症状，观察药物反应。

2.支持疗法

（1）维持良好的通气功能，保持 PaO$_2$>7.98 ~ 10.64kPa（60 ~ 80mmHg）、PaCO$_2$ 和 pH 在正常范围。可酌情予以不同方式的氧疗，严重者可用机械通气、NO 吸入，但应避免 PaO$_2$ 过高或 PaCO$_2$ 过低。

（2）维持脑和全身良好的血液灌注，避免脑灌注过低或过高。血压低者补充血容量，必要时可用多巴胺静脉滴注。

（3）纠正低血糖，维持血糖在正常高值（4.16 ~ 5.55mmol/L，75 ~ 100mg/dl），以提供神经细胞代谢所需能源。

3.控制惊厥 惊厥者首选苯巴比妥，负荷量为 20mg/kg，于 15 ~ 30 分钟静脉滴入；若惊厥不能控制，1 小时后可加 10mg/kg，12 ~ 24 小时后给维持量，每日 3 ~ 5mg/kg。顽固性抽搐者加用地西泮，每次 0.1 ~ 0.3mg/kg 静脉推注。

4.治疗脑水肿 严格控制液体入量，每日液体总量不超过 60 ~ 80ml/kg。有颅内高压者可用呋塞米，每次 0.5 ~ 1mg/kg 静脉推注；严重者可用 20% 甘露醇，每次 0.25 ~ 0.5g/kg 静脉推注，每 4 ~ 6 小时 1 次，连用 3 ~ 5 天。一般不主张使用糖皮质激素。

5.早期康复干预 疑有功能障碍者，固定肢体于功能位。早期给予患儿动作训练和感知刺激，促进脑功能的恢复。向患儿家长耐心细致解释病情，以取得理解。恢复期指导家长掌握康复干预的措施，以得到家长最佳的配合，并坚持定期随访。

【护理评价】

经过治疗和护理，患儿呼吸平稳，各项检查结果逐渐正常；家长了解有关疾病的治疗和预后等方面的知识，恐惧程度减轻，能配合治疗和护理；患儿伤残程度降至最低限度，反应正常。

⊙ **知识链接**　　　　　新生儿神经重症监护单元

新生儿神经重症监护单元（NNCU）是一个新兴亚学科，由新生儿科、神经科、外科、影像学和康复专家等组成临床多学科综合治疗团队，目的就是为了改善伴有神经系统损伤或有临床脑病证据的新生儿的神经预后。入院时存在神经系统疾病或住院期间发生神经系统疾病的患儿均需要收入 NNCU，包括各种危重的新生儿如严重感染、极早早产儿、需要有创通气支持的患儿、严重循环功能异常疾病（先天性心脏病、低血压、休克等）、外科手术后患儿。这些患儿均存在一种或多种导致脑损伤的高危因素，是脑损伤高危儿，临床上进行相应的监护和护理，可以避免或减轻脑损伤。

► 周文浩，程国强. 新生儿神经重症监护单元的建立与应用 [J]. 中华实用儿科临床杂志，2016，31(2): 84 ~ 89.

第四节　新生儿颅内出血患儿的护理

❖ **学习目标**　···

• 掌握新生儿颅内出血的定义、患儿的身体状况、常见护理诊断，并能根据预期目标，按护理程序为患儿实施整体护理。
• 熟悉新生儿颅内出血治疗要点及临床分型。
• 了解新生儿颅内出血的病因、发病机制。

　　新生儿颅内出血（intracranial haemorrhage of the newborn）是新生儿期最严重的脑损伤，早产儿发病率较高，病死率高，存活者常留有神经系统后遗症。

【病因及发病机制】

　　1．**早产**　胎龄小于 32 周的早产儿，脑室管膜下的胚胎生发基质因缺氧和血压波动而发生血管破裂出血，并可引起脑室内出血。此外，缺氧及缺血还可直接损伤毛细血管内皮细胞，使其通透性增加或血管壁破裂出血。

　　2．**压力因素**　窒息、酸中毒、迅速大量输液、高渗液体输入不当等原因均可损害脑血流的自主调节功能而出血。

　　3．**外伤**　以足月儿多见，主要为产伤所致。因胎位不正、胎头过大、头盆不称、产程过短或过长等使胎儿头部过分受压，或使用高位产钳、胎头吸引器、臀牵引等机械性损伤均可使大脑镰、小脑天幕撕裂和脑表浅静脉破裂而引起硬膜下出血。

　　4．**其他**　新生儿肝功能不成熟，凝血因子不足或患其他出血性疾病，如母亲患有原发性血小板减少性紫癜或孕期使用苯妥英钠、苯巴比妥、利福平等药物，也是引起出血的原因。

【治疗要点】

1. **止血** 可选择使用维生素 K_1、酚磺乙胺、立止血等，酌情使用新鲜冰冻血浆。

2. **镇静、止惊** 选用地西泮和苯巴比妥等。

3. **降低颅内压** 有颅内压力增高症状者，用呋塞米 0.5～1mg/kg 静注，每日 2～3 次静脉注射。对中枢性呼吸衰竭者，可选用小剂量甘露醇静注，每次 0.25～0.5g/kg，6～8 小时 1 次，静脉注射。

4. **其他治疗** 使用恢复脑细胞功能的药物，处理合并症等。

【护理评估】

1. **健康史** 详细询问病史，是否有缺氧、产伤因素存在；了解有无医源性损伤，如出生后快速输注高渗液体、机械通气不当等；患儿有无兴奋或抑制症状等。

2. **身体状况** 主要与出血部位和出血量有关，轻者可无症状，大量出血者可在短期内死亡。常见的症状与体征有：①颅内压增高症：脑性尖叫、呕吐、前囟隆起、血压增高、惊厥、角弓反张等；②呼吸改变：呼吸增快或减慢、不规则或呼吸暂停等；③意识改变：激惹、嗜睡或昏迷等；④眼征：双目凝视、斜视、眼球上转困难、眼球震颤等；⑤瞳孔：不等大，对光反应消失；⑥肌张力：增高、减弱或消失；⑦其他：不明原因的苍白、贫血和黄疸。

根据出血部位不同，临床上分为以下几型：

（1）脑室周围－脑室内出血：本型多见于胎龄小于 32 周、体重低于 1500g 的早产儿，常于 24 小时内出现症状。大量出血时，神经系统迅速由兴奋转向抑制，病情迅速恶化，脑脊液呈血性。根据头颅 B 超或 CT 检查，可分为 4 级：Ⅰ级，室管膜下出血；Ⅱ级，脑室内出血，但无脑室扩大；Ⅲ级，脑室内出血伴脑室扩大；Ⅳ级，脑室内出血伴脑实质出血。

（2）原发性蛛网膜下腔出血：大多有产伤史，症状与出血量的多少有关。由于出血原因常为缺氧引起蛛网膜下毛细血管内的血液外渗，故大多数出血量少，无临床症状，预后良好。出血量多时，可出现抽搐，但发作间歇期正常，早产儿可同时发生呼吸暂停；大量出血时，病情发展迅速，常于短期内死亡。

（3）硬脑膜下出血：是产伤性颅内出血最常见的类型，多见于巨大儿。轻微出血者可无症状，明显出血者常在生后 24 小时即可出现惊厥、偏瘫和斜视等神经系统症状，大量出血时，颅内压可突然升高压迫脑干，患儿短时间内呼吸暂停而死亡。

3. **辅助检查** 脑脊液检查、头颅 B 超和 CT 等检查有助于诊断和判断预后。胎龄小于 32 周的早产儿，应在出生后 3～7 天常规做头颅 B 超检查，及时发现颅内出血。

4. **心理－社会状况** 询问家长对新生儿颅内出血的病因和防护知识的了解程度，以及家属是否有恐惧、焦虑、悲伤、担忧、失望等不良心理反应，甚至有遗弃孩子的可能；患儿居住环境及家庭经济状况如何。

【常见护理诊断／问题】

1. **低效性呼吸型态** 与呼吸中枢受损害有关。

2. **潜在并发症**：颅内压增高。

3. **有窒息的危险** 与惊厥、昏迷有关。

4. **体温调节无效** 与感染、体温调节中枢受损有关。

5. **焦虑** 与知识缺乏，担心患儿预后有关。

【预期目标】

1. 患儿颅内出血逐渐减轻，呼吸型态正常，无呼吸暂停现象。
2. 患儿能得到所需的营养和水分。
3. 家长对患儿的康复恢复信心，正确面对。

【护理措施】

1. 密切观察病情，降低颅内压

（1）注意观察生命体征、意识状态、活动、肌张力，以及瞳孔对光反射和各种神经反射等变化，注意前囟是否隆起、有无惊厥等，定期测量头围，及时记录阳性体征，并与医生取得联系。遵医嘱应用降颅内压药物。

（2）保持患儿安静，绝对静卧，抬高头部，尽可能避免搬动、刺激性操作，动作要稳、准、轻；注意液体平衡，维持血压，保证热量供给，维持正常的 PaO_2、$PaCO_2$、pH、渗透压和灌注压。静脉穿刺最好用留置针保留，减少反复穿刺，防止加重颅内出血。

2. 保持呼吸道通畅，维持正常呼吸型态

（1）及时清除呼吸道分泌物，避免外在因素如奶瓶、被子遮盖等压迫患儿，引起窒息。

（2）根据缺氧程度给予用氧，注意用氧的方式和浓度，维持血氧饱和度在 85%～95%。呼吸衰竭或严重的呼吸暂停时，需气管插管，机械通气，并做好相应护理。

3. 保持体温稳定 体温过高时应予物理降温，体温过低时予以保暖。

4. 健康教育 向家长解释患儿病后及早进行功能锻炼和智能开发可减轻后遗症状，并给予支持和安慰，减轻其紧张和恐惧心理，改变家庭应对能力。

【护理评价】

经过治疗和护理，患儿意识、生命体征、前囟等情况恢复正常；营养摄入均衡，体重正常；家长对本病的发生、发展及预后了解，心理状态平稳。

第五节　新生儿黄疸患儿的护理

❖ **学习目标** ....

•掌握新生儿黄疸的定义和分类、患儿的身体状况、常见护理诊断，并能根据预期目标，按护理程序为患儿实施整体护理。

•熟悉新生儿黄疸治疗要点。

•了解新生儿黄疸的病因、发病机制。

新生儿黄疸（neonatal jaundice）是因新生儿期胆红素在体内积聚引起的皮肤或其他器官黄染。当新生儿血中胆红素超过 5～7mg/dl，即可出现肉眼可见的黄疸，可分为生理性黄疸及病理性黄疸两大类。病理性黄疸可导致胆红素脑病（核黄疸），一般多留有不同程度的神经系统后遗症，重者甚至死亡。

【新生儿胆红素代谢特点】

1. 胆红素生成过多 新生儿胆红素是血红素的分解产物，约 80% 来源于血红蛋白，约 20% 来源于肝脏和其他组织中的血红素及骨髓中红细胞前体。新生儿每日生成的胆红素（8.8 mg/kg）明显高于成人（3.8mg/kg），其原因是：①胎儿血氧分压低，红细胞代偿性增多，生后血氧分压升高，使过多的红细胞破坏；②新生儿红细胞寿命短（早产儿低于 70 天，足月儿约 80 天，成人为 120 天），形成胆红素的周期亦缩短，且血红蛋白的分解速度是成人的 2 倍。③肝脏和其他组织中的血红素及骨髓红细胞前体较多。

2. 血浆白蛋白联结胆红素的能力差 单核 – 吞噬细胞系统的胆红素进入血循环，与白蛋白联结后，运送到肝脏进行代谢。与白蛋白联结的胆红素不能透过细胞膜及血脑屏障，而引起细胞和脑组织损伤。刚娩出的新生儿常有不同程度的酸中毒，可减少胆红素与白蛋白联结；早产儿胎龄越小，蛋白含量越低，其联结胆红素的量也越少。

3. 肝细胞处理胆红素能力差 ①新生儿肝细胞内摄取胆红素所必需的 Y 蛋白含量极微，使肝细胞对胆红素摄取能力差。②新生儿肝细胞内尿苷二磷酸葡萄糖醛酸基转移酶（UDPGT）含量极低（生后 1 周接近正常），且活性差（仅为正常的 0～30%），形成结合胆红素量较少。③新生儿肝细胞将结合胆红素排泄到肠道的能力暂时低下，易致暂时性肝内胆汁淤积。

4. 肠肝循环增加 新生儿肠道内 β- 葡萄糖醛酸苷酶活性较高，能很快将结合胆红素转变成未结合胆红素，加之肠道内缺乏细菌，不能将进入肠道的胆红素转化为尿胆原和粪胆原，未结合胆红素又被肠壁重吸收经门静脉进入血循环到达肝脏，导致未结合胆红素的产生和吸收增加。

当患儿饥饿或伴有缺氧、脱水、酸中毒、头颅血肿或颅内出血时，更易出现黄疸，或使原有黄疸加重。

【新生儿黄疸的分类】

1. 生理性黄疸 由于新生儿胆红素代谢特点，约 50%～60% 的足月儿和 80% 的早产儿出现生理性黄疸。特点为：①一般情况良好；②足月儿生后 2～3d 开始出现，4～5d 达高峰，5～7d 消退，但最迟不超过 2 周；早产儿多于生后 3～5d 出现，5～7d 达高峰，7～9d 消退，最长可延迟到 3～4 周。③每日血清胆红素升高 <85μmol/L（5mg/dl）。除皮肤及巩膜黄染外，无其他临床症状，血中未结合胆红素升高。

2. 病理性黄疸 ①黄疸出现早，一般在生后 24 小时内出现；②黄疸程度重，血清胆红素足月儿 >221μmol/L（12.9mg/dl），早月儿 >257μmol/L（15mg/dl），或每日上升 >85μmol/L（5mg/dl）；③黄疸持续时间长，足月儿 >2 周，早产儿 >4 周；④黄疸退而复现；⑤血清结合胆红素 >34μmol/L（2mg/dl）。具备上述任何一项者，即可诊断为病理性黄疸。

【病因及发病机制】

病理性黄疸根据其发病原因，分为以下三类：

1. 胆红素生成过多 因过多红细胞的破坏及肠肝循环增加，使血清未结合胆红素升高，包括：①红细胞增多症；②血管外溶血；③同族免疫性溶血，如 ABO 或 Rh 血型不合等；④肠肝循环增加；⑤感染；⑥血红蛋白病；⑦红细胞酶缺陷；⑧红细胞形态异常；⑨其他，如维生素 E 缺乏和低锌血症等。

2. 肝脏胆红素代谢障碍 由于肝细胞摄取和结合胆红素的功能低下，使血清未结合胆红素升高，包括：①缺氧和感染；②Crigler–Najjar 综合征，即先天性 UDPGT 缺乏；③Gilbert 综合征，即先天性非溶血性未结合胆红素增高症；④ Lucey-Driscoll 综合征，即家族性暂时性新生儿黄疸；⑤ 药物，如磺胺、水杨酸盐、维生素 K_3、吲哚美辛、毛花苷 C 等，可与胆红素竞争 Y、Z 蛋白的结合位点；⑥ 其他，如先天性甲状腺功能低下、脑垂体功能低下和 21- 三体综合征等，常伴有血胆红素升高或生理性黄疸消退延迟。

3. 胆汁排泄障碍 肝细胞排泄结合胆红素障碍或胆管受阻，可致高结合胆红素血症，但如伴有肝细胞功能受损，也可有未结合胆红素增高，包括：① 新生儿肝炎；② 先天性代谢缺陷病：$α_1$- 抗胰蛋白酶缺乏症、半乳糖血症、果糖不耐受症、酪氨酸血症、糖原累积病Ⅳ型及脂质累积病等；③ Dubin-Johnson 综合征，即先天性非溶血性结合胆红素增高症；④ 胆管阻塞，如先天性胆道闭锁、胆汁黏稠综合征及肝和胆道肿瘤等。

4. 新生儿溶血病 目前已知血型抗原有 160 多种，但新生儿溶血病以 ABO 血型不合最为多见，其次是 Rh 血型系统不合。主要是由于母体存在着与胎儿血型不相容的血型抗体（IgG），这种 IgG 血型抗体可经胎盘进入胎儿循环，引起胎儿红细胞发生凝集、破坏而导致溶血。

（1）ABO 血型不合：多为母亲 O 型，新生儿 A 型或 B 型；A、B 物质广泛存在于自然界某些植物、寄生虫和细菌中，O 型母亲一般在孕前已受到自然界具有 AB 血型物质的刺激而产生抗 A、抗 B 抗体（IgG），故大约 50% 的 ABO 溶血病发生在第一胎。

（2）Rh 血型不合：母为 Rh 阴性，子为 Rh 阳性发生溶血多见，第一胎很少发生，多在第二胎或第二胎以后。这是因为 Rh 溶血病只能由人类的红细胞作为抗原刺激才能产生抗体，当胎儿红细胞的 Rh 血型和母亲不合时，若胎儿红细胞所具有的抗原为母亲所缺少，一旦胎儿红细胞经胎盘进入母体循环，母体产生相应的血型抗体，由于初次致敏，免疫反应发展缓慢，而且产生的是不能通过胎盘的 IgM 抗体，到以后产生 IgG 时，胎儿已经娩出而不致受累。当再次妊娠时，即使经胎盘进入母体的血量很少，亦能很快地发生免疫反应，产生大量的 IgG 抗体通过胎盘，迅速使胎儿发生溶血。因此，Rh 溶血病症状随胎次增多而加重。极少数未输过血的母亲怀孕第一胎时就发生 Rh 溶血病，可能由于产妇是 Rh 阴性而其母亲为 Rh 阳性，产妇本人在出生时已被致敏有关。

【治疗要点】

1. 生理性黄疸一般不需要特殊治疗，注意尽早开始供给充足奶量，多可自行消退。血清胆红素大于 $171μmol/L$（l0mg/dl）时，每天监测胆红素值。病理性黄疸应针对不同病因，采取相应的措施，治疗基础疾病。

2. 提倡早喂养，诱导肠道正常菌群的建立，减少胆红素肠肝循环。保持大便通畅，减少肠壁对胆红素的再吸收。

3. 降低血清胆红素，给予光照疗法或换血治疗。

4. 保护肝脏，不用对肝脏有损害及可能引起溶血、黄疸的药物。

5. 控制感染，注意保暖，供给营养，及时纠正酸中毒和缺氧。

6. 适当用酶诱导剂、输血浆和白蛋白，降低游离胆红素。

7. 对于新生儿溶血病所致黄疸，应于产前监测和治疗。孕妇产前监测血 Rh 抗体滴定不断增高者，可采用反复血浆置换术，以换出抗体，减轻婴儿溶血。胎儿有溶血或胎儿 Hb<8g/L、肺未成熟者，可行宫内输血。重症 Rh 阴性孕妇，既往有死胎、流产史，本次妊娠中 Rh 抗体效价升高，羊水中胆红素增高，可提前分娩，减轻胎儿受累。

【护理评估】

1. 健康史 了解母亲既往有无原因不明的流产、早产及死胎或重度黄疸患儿分娩史；了解患儿胎龄、分娩方式、Apgar评分、母婴血型、出生体重、喂养方式、体温变化、大便颜色及保暖情况；询问患儿有无饥饿、缺氧、脱水、酸中毒、头颅血肿或颅内出血等诱使黄疸加重的因素。

2. 身体状况

（1）观察患儿的反应、精神状态、吸吮力、肌张力等情况，监测体温、呼吸、患儿皮肤黄染的部位和范围，黄疸的特点，有无贫血、水肿、肝脾肿大，注意患儿有无心力衰竭、胆红素脑病的表现。

（2）新生儿溶血病症状轻重与溶血程度基本一致。ABO溶血病多为轻症，而Rh溶血病一般较重。①贫血：Rh溶血者一般贫血出现早且重，ABO溶血者贫血少，一般到新生儿后期才出现。②黄疸：Rh溶血者大多在24小时内出现黄疸并迅速加重，而ABO溶血者多于生后2～3天出现，血清胆红素以未结合型为主。③肝脾肿大：由于髓外造血而引起肝脾代偿性肿大。④胆红素脑病（bilirubin encephalopathy）：是指血中游离间接胆红素通过血脑屏障引起的脑组织的病理性损害，又称核黄疸。多发生在早期新生儿，早产儿尤易发生。

3. 辅助检查 应及时采集标本做好各项检查，评估有无母子血型不合，有无溶血性贫血的改变，血清胆红素尤其是间接胆红素是否升高，抗人球蛋白实验、红细胞抗体释放实验等是否阳性。

（1）血常规：红细胞计数、血红蛋白降低，网织红细胞显著增加。

（2）胆红素测定：血清胆红素升高，以未结合胆红素升高为主。

（3）血型测定：检查母子ABO和Rh血型，证实有血型不合存在。

（4）抗体检查：新生儿溶血病患者应进行致敏红细胞和血型抗体测定，包括：①改良直接抗人球蛋白试验阳性；②患儿红细胞抗体释放试验阳性；③患儿血清中游离抗体试验阳性。

4. 心理－社会状况 了解患儿家长心理状况，对本病病因、性质、护理、预后的认识程度，尤其是胆红素脑病患儿家长的心理状况和有无焦虑。

【常见护理诊断/问题】

1. 潜在并发症：胆红素脑病、心力衰竭。

2. 知识缺乏：患儿家长缺乏黄疸护理的知识。

3. 有体液不足的危险 与光照疗法有关。

【预期目标】

1. 患儿血清胆红素逐步下降。

2. 胆红素脑病的早期征象得到及时发现和处理。

3. 体液保持平衡状态，体重、尿液正常。

4. 家长焦虑减轻，恐惧消除。

【护理措施】

1. 观察病情，做好相关护理

（1）密切观察病情：注意皮肤、巩膜、大小便颜色变化和神经系统的表现，根据患儿皮肤黄染的部位和范围，估计血清胆红素的近似值，评价进展情况。如患儿出现拒食、嗜睡、肌张力减退等胆红素脑病的早期表现，应立即报告医生，做好抢救准备。

（2）喂养：按需调整喂养方式，保证奶量摄入。提倡早期喂养，诱导建立正常菌群，减少肠肝循环；保持大便通畅，减少肠壁对胆红素的再吸收。

2．针对病因护理，预防核黄疸的发生

（1）实施光照疗法和换血疗法。

（2）根据病情，遵医嘱给予白蛋白和肝酶诱导剂。控制感染，注意保暖，供给营养，及时纠正酸中毒和缺氧，以利于胆红素与白蛋白结合，降低游离胆红素，减少胆红素脑病的发生。

（3）保护肝脏，禁用对肝脏有损害及可能引起溶血、黄疸的药物。

3．减轻心脑负担，防止心力衰竭

（1）保持室内安静，减少不必要刺激，缺氧时给予吸氧；合理安排补液计划，控制输液量及速度，切忌快速输入高渗性药物，以免血脑屏障暂时开放，使已与白蛋白联结的胆红素进入脑组织而引起胆红素脑病。

（2）若有心衰表现，遵医嘱给予利尿剂和洋地黄类药物，注意观察用药反应，以防中毒。

（3）密切观察患儿面色及精神状态，监测体温、脉搏、呼吸、心率、尿量的变化及肝脾肿大等情况。

4．健康教育　向患儿家长解释病情、治疗效果及预后，取得家长的配合。对于新生儿溶血病，作好产前咨询及孕妇预防性用药；发生胆红素脑病可能有后遗症者，指导家长早期进行康复治疗和护理。

【护理评价】

经过治疗和护理，患儿黄疸消退；血清胆红素逐渐下降，体液保持平衡状态；患儿家长能给予患儿正确的照护。

第六节　新生儿败血症患儿的护理

❖ 学习目标 ....

　　•掌握新生儿败血症的定义、患儿的身体状况、常见护理诊断，并能按照护理程序为患儿实施整体护理。

　　•熟悉新生儿败血症治疗要点。

　　•了解新生儿败血症的病因、发病机制。

新生儿败血症（neonatal septicemia）指病原体侵入新生儿血液循环并在其中生长、繁殖、产生毒素而造成的全身炎症性反应综合征。新生儿败血症是新生儿期重要的感染性疾病之一，发病率和死亡率较高。常见的病原体为细菌，也可为真菌、病毒或原虫等。

【病因及发病机制】

1．病原菌　因地区和年代而异，我国多年来一直以葡萄球菌最多见，其次为大肠埃希菌等革兰阴性杆菌。近年来，由于 NICU 的发展，各种导管、气管插管和广谱抗生素的广泛使用以及极低出生体重儿存活率的显著提高，表皮葡萄球菌、肺炎克雷伯杆菌、铜绿假单胞菌、肠杆菌、厌氧菌及耐药菌株等条件致病菌所致的感染有增加趋势。空肠弯曲菌、幽门螺杆菌等已成为新的致病菌。

2. 非特异性免疫功能　新生儿免疫系统功能不完善，皮肤黏膜屏障功能差，淋巴结发育不全，缺乏吞噬细菌的过滤作用，补体在血液中含量少，中性粒细胞产生及储备均少，吞噬和杀菌能力不足等。

3. 特异性免疫功能　T 细胞对特异性抗原反应差，新生儿体内 IgG 主要来自母体，胎龄越小，含量越低，早产儿更易感染，巨噬细胞、自然杀伤细胞活性低。当新生儿被细菌侵袭后易致全身感染。

【治疗要点】

1. 选用合适的抗菌药物　早期、联合、足量、静脉应用抗生素，疗程要足，一般 10～14 天。病原菌已明确者，应根据药敏选用。病原菌尚未明确前，结合当地菌种流行病学特点和耐药菌株情况选择两种抗生素联合使用。

2. 对症、支持治疗　保暖、供氧、纠正酸中毒、维持水及电解质平衡；保证能量和水的供给；必要时，输入少量血浆或免疫球蛋白、新鲜血等。

【护理评估】

1. 健康史　询问母亲孕期有无感染史，有无胎膜早破、产程延长等情况；了解胎儿在宫内、产时或产后有无感染史；询问患儿胎龄、出生体重及有无早产等。

2. 身体状况　早期症状、体征常不典型，无特异性，早产儿尤其如此。一般疾病早期，可表现为反应差、食欲不佳、体重不增、哭声弱、体温异常等，而后发展为精神萎靡、嗜睡、不吃、不哭、不动，黄疸迅速加重、消退延迟或退而复现，严重者有核黄疸表现。少数严重患儿很快发展为中毒性肠麻痹、呼吸衰竭、循环衰竭、DIC 等。

根据发病时间，分为早发型和晚发型。早发型感染在生后 7 天内起病，大多数症状出现在生后 24 小时内，为产前、产时感染，病原菌以大肠埃希菌等革兰阴性杆菌为主，常呈暴发性多器官受累，尤以呼吸系统的症状最明显。晚发型感染多在出生 7 天后起病，病原体可来自产道、院内感染或周围环境等，以葡萄球菌、机会致病菌为主，常有脐炎、肺炎或脑膜炎等局灶性感染。

3. 辅助检查　白细胞总数 $<5×10^9/L$ 或 $>20×10^9/L$，出现中毒颗粒或空泡；C 反应蛋白增加，其在感染 6～8 小时内即上升，8～60 小时达高峰，感染控制后可迅速下降；血培养阳性，血培养与病灶分泌物细菌培养一致更具有临床意义。

4. 心理 - 社会状况　了解患儿家长心理状况，是否有恐惧、焦虑、担忧等不良心理反应，及对本病病因、性质、护理、预后的认识程度。

【常见护理诊断 / 问题】

1. 体温调节无效　与感染有关。

2. 营养失调：低于机体需要量　与吸吮无力、纳差及摄入量不足有关。

3. 皮肤完整性受损　与脐炎、脓疱疮等感染灶有关。

4. 潜在并发症：化脓性脑膜炎或肺炎等。

【预期目标】

1. 患儿体温能保持在正常范围，并能获得充足营养，体重不降或增加。

2. 患儿住院期间皮肤恢复其完整性，无化脓性脑膜炎等并发症发生。

【护理措施】

1. 维持体温稳定　患儿体温易波动，除感染因素外，易受环境因素影响。因此当体温低或体温不升时，及时予以保暖措施；当体温过高时，行物理降温及多喂温开水。

2. 保证抗菌药物有效进入体内，注意药物不良反应。

3. 对症支持治疗　维持生命体征，供给足够热能和液体，及时纠正休克、酸中毒和电解质紊乱，维持血糖和电解质在正常水平；必要时，根据患儿情况输注新鲜血浆或全血、粒细胞及血小板，早产儿可静注免疫球蛋白。

4. 清除局部病灶　及时处理脐炎、鹅口疮、脓疱疮、皮肤破损等，促进皮肤早日愈合，防止感染继续蔓延扩散。

5. 密切观察病情　如患儿出现面色青灰、呕吐、脑性尖叫、前囟饱满、两眼凝视，即提示有脑膜炎的可能；如患儿面色青灰、皮肤发花、四肢厥冷、脉搏细弱、皮肤有出血点等，则应考虑感染性休克或 DIC，应立即报告医生，积极处理。必要时设专人守护。

6. 健康教育　指导家长正确喂养和护理患儿，保持皮肤的清洁。同时做好家长的心理护理，减轻家长的焦虑及恐惧，向其讲解与败血症发生有关的护理知识和抗生素治疗过程长的原因，以取得家长合作。

【护理评价】

经过治疗和护理，患儿生命体征平稳，各项检查指标恢复正常；患儿能进食并维持所需营养；脐部无红肿及脓性分泌物，皮肤、皮下组织完整无损；患儿家长能给予患儿正确的照护。

第七节　新生儿寒冷损伤综合征患儿的护理

❖ 学习目标

· 掌握新生儿寒冷损伤综合征的定义、患儿的病情分度、常见护理诊断，并能根据预期目标，按护理程序为患儿实施整体护理。

· 熟悉新生儿寒冷损伤综合征的治疗要点。

· 了解新生儿寒冷损伤综合征的病因及发病机制。

新生儿寒冷损伤综合征（neonatal cold injury syndrome）简称新生儿冷伤，因多有皮肤硬肿，又称新生儿硬肿症（sclerema neonatorum），是由于寒冷或（和）多种疾病所致，临床表现为低体温和皮肤硬肿，重症可并发多器官功能衰竭。

【病因及发病机制】

1. **寒冷和保温不足**　新生儿尤其是早产儿的生理特点是发生低体温和皮肤硬肿的重要原因：①体温调节中枢不成熟；②体表面积相对较大，皮下脂肪少，皮肤薄，血管丰富，易于失热，寒冷时散热增加，导致低体温；③躯体小，总液体含量少，体内储存热量少，对失热的耐受力差，寒冷时即使有少量热量丢失，体温便可降低；④棕色脂肪（brown fat）是寒冷时产热的主要物质，主要分布在颈、肩胛间、腋下、中心动脉、肾和肾上腺周围，胎龄越小含量越少，且代偿能力有限，早产儿由于其储存少，代偿产热能力更差；⑤皮下脂肪中饱和脂肪酸含量高（为成人3倍），因其熔点高，低体温时易于凝固出现皮肤硬肿。

2. **疾病影响**　严重感染、缺氧、心力衰竭、休克和严重颅脑疾病均为本病的致病因素。

3. **多器官损害**　低体温及皮肤硬肿可使局部血液循环淤滞，引起缺氧和代谢性酸中毒，导致皮肤毛细血管壁通透性增加，出现水肿。重症可导致多器官功能损害。

【治疗要点】

1. **复温**　是硬肿症患儿治疗关键。复温原则是逐步复温，循序渐进。

2. **支持疗法**　足够的热量有利于体温恢复，根据病情选择经口喂养或静脉营养。必要时，可间歇性输血或血浆。有心脏或肾功能损害时，必须严格限制输液量及速度。

3. **合理用药**　有感染者合理使用抗生素。纠正代谢紊乱。有出血倾向者用止血药，高凝状态时考虑用肝素，但DIC已发生出血时不宜用肝素。休克时，除扩容纠正酸中毒外，可用多巴胺。

【护理评估】

1. **健康史**　询问患儿有无寒冷、早产、缺氧、感染和摄入不足等病史；了解新生儿胎龄、分娩史、Apgar评分、体重、喂养及保暖等情况。

2. **身体状况**

（1）一般表现：反应低下，吮乳差或拒乳，哭声低弱或不哭，活动减少，也可出现呼吸暂停等。

（2）低体温：新生儿低体温是指肛温 <35℃。轻症为 30～35℃；重度 <30℃，可出现四肢甚至全身冰冷。

（3）皮肤硬肿：即皮肤紧贴皮下组织不能移动，按之似橡皮样感，呈暗红色或青紫色，伴水肿者有指压凹陷。硬肿常呈对称性分布，其发生顺序是：下肢→臀部→面颊→上肢→全身。硬肿的面积可按头颈部20%、双上肢18%、前脚及腹部14%、背及腰骶部14%、臀部8%、双下肢26%计算。严重硬肿可致患儿活动受限，吮吸及呼吸功能障碍。

（4）多器官功能损害：严重者可出现休克、DIC、肾功能衰竭和肺出血等多器官功能损伤。

（5）病情分度：根据体温、硬肿范围及器官功能损伤程度，可将病情分为三种程度。轻度：体温≥35℃，皮肤硬肿范围 <20%；中度：体温 <35℃，皮肤硬肿范围 20%～50%；重度：体温 <30℃，皮肤硬肿范围 >50%，常伴有器官功能障碍。

3. **辅助检查**　根据病情需要，检测血常规、动脉血气和血电解质、血糖、尿素氮、肌酐、DIC筛查试验。必要时，可做X线胸片和ECG等。

4. **心理－社会状况**　了解患儿家长心理状况，是否有恐惧、焦虑、担忧等不良心理反应，以及家长对本病病因、性质、护理、预防的认识程度。

【常见护理诊断/问题】

1. **体温过低** 与新生儿体温调节功能低下、寒冷、早产、感染和窒息等因素有关。
2. **皮肤完整性受损** 与皮肤硬肿,局部血液供应不良有关。
3. **有感染的危险** 与免疫力低下有关。
4. **营养失调:低于机体需要量** 与吸吮无力、热量摄入不足有关。
5. **潜在并发症:肺出血、DIC**。
6. **知识缺乏:** 患儿家长缺乏正确保暖及育儿知识。

【预期目标】

1. 患儿体温逐渐恢复正常。
2. 皮肤完整性保持良好,硬肿逐渐消失。
3. 患儿能维持良好的营养状况,体重开始增加。
4. 患儿家长也能采取正确的保暖措施、喂养和护理患儿。

【护理措施】

1. **复温** 是低体温患儿治疗的关键。其目的是在体内产热不足的情况下,通过提高环境温度,以恢复和保持正常体温。复温原则是逐步复温,循序渐进。

(1)肛温 >30℃,$T_{A-R} \geq 0$ 时:此时体温虽低,但棕色脂肪产热较好,可通过减少散热使体温回升。将患儿置于已预热至中性温度的暖箱中,一般在 6 ~ 12 小时内体温可恢复正常。

(2)肛温 <30℃时,多数患儿 $T_{A-R}<0$:此时体温很低,棕色脂肪已被耗尽,尽管少数患儿 $T_{A-R} \geq 0$,但体温过低,靠棕色脂肪自身产热很难恢复正常体温,并易造成多器官功能损害。因此只要肛温 <30℃,一般均应将患儿置于箱温比肛温高 1 ~ 2℃的暖箱中进行外加温,每小时提高箱温 0.5 ~ 1℃,箱温不超过 34℃,在 12 ~ 24 小时内体温恢复正常,然后根据患儿体温调整暖箱温度。

(3)肛温 >30℃,腋肛温差 $T_{A-R}<0$ 时:仍提示棕色脂肪不产热,此时也应采用外加温使体温回升。

(4)无上述条件者,也可采用温水浴、热水袋、电热毯或母亲将患儿抱在怀中等方法复温。

2. **保证热量供给** 足够的热能有助于复温和维持正常体温。热量供给从每日 210kJ/kg(50kcal/kg)开始,随体温上升逐渐增加至每日 419 ~ 502kJ/kg(100 ~ 120kcal/kg)。喂养困难者,可给予部分或完全静脉营养。有明显心、肾功能损害者,应严格控制输液量及速度。

3. **控制感染** 根据血培养和药敏结果选用抗生素及对症处理,同时做好消毒隔离,加强皮肤护理,并经常更换体位,防止体位性水肿和坠积性肺炎。此外,尽量避免肌内注射,防止皮肤破损引起感染。

4. **纠正器官功能紊乱** 对并发休克、肺出血、凝血机制障碍、肾衰竭及 DIC 等,应给予相应治疗和护理。

5. **密切观察病情** 注意观察体温、脉搏、呼吸、硬肿范围及程度、尿量、有无出血症状等,并详细记录;备好抢救药物和设备,如氧气、吸引器、面罩复苏囊、呼吸器等,一旦发生病情变化,应及时报告医生进行救治。

6. **健康教育** 介绍有关新生儿寒冷损伤综合征的疾病知识,指导患儿家长加强护理,注意保暖,保持适宜的环境温度;鼓励母乳喂养,保证足够的热量。

【护理评价】

经过治疗和护理，患儿体温、活动、皮肤完整性恢复正常；患儿营养摄入良好，体重增加；患儿未发生继发感染和并发症；家长了解本病的预防要点，并学会家庭简易保暖方法。

第八节　新生儿坏死性小肠结肠炎患儿的护理

❖ 学习目标

•掌握新生儿坏死性小肠结肠炎的定义、患儿的身体状况、常见护理诊断，并能根据预期目标，按护理程序为患儿实施整体护理。

•熟悉新生儿坏死性小肠结肠炎的治疗要点。

•了解新生儿坏死性小肠结肠炎的病因及发病机制。

新生儿坏死性小肠结肠炎（neonatal necrotizing enterocolitis，NEC）是以腹胀、呕吐和便血为主要临床表现，以肠壁囊样积气和门静脉充气征为 X 线特征的新生儿肠道疾病。90% 发生于早产儿，病情严重，其病死率高达 50% 左右。

【病因及发病机制】

目前有关其确切机制尚不清楚，多认为与下列因素有关：

1. **早产儿胃肠道功能不成熟**　胃酸分泌少，胃肠动力差，消化酶活力不足，消化道黏膜通透性高，消化吸收能力及局部免疫反应低下。故不适当的喂养、感染及肠壁缺氧缺血等诸因素，均可导致肠道损伤而引发 NEC。

2. **肠黏膜缺氧缺血**　机体缺氧缺血时将重新分配全身血液，以保证心、脑等重要脏器的血液供应，而此时肠系膜血管收缩，肠道血流可减少至正常的 35%～50%。若肠黏膜缺血持续存在或缺血后再灌注发生，均可导致肠黏膜损伤而发生 NEC，如围生期窒息、严重呼吸暂停、严重心肺疾病、休克、脐动脉插管、低体温、红细胞增多症等。

3. **感染**　败血症或肠道感染时，细菌及其毒素可直接损伤肠道黏膜，或通过激活免疫细胞产生多种细胞因子，如血小板活化因子、白介素及肿瘤坏死因子等，从而介导肠黏膜的损伤。此外，因肠道内细菌的过度繁殖而造成的肠管胀气，也导致肠道黏膜损伤。较常见的细菌有大肠埃希菌、梭状芽胞杆菌、铜绿假单胞菌、沙门菌、克雷伯杆菌、产气荚膜杆菌等。病毒和真菌也可引起本病。

4. **其他**　摄入渗透压过高（>460mmol/L）的配方乳、渗透压较高的药物如维生素 E、茶碱、吲哚美辛等，使大量液体由血管渗入肠腔，减少肠黏膜的血流灌注。此外，高渗乳或高渗液也可直接损伤尚未发育成熟的肠黏膜。

【治疗要点】

1. 禁食　一经确诊立即禁食，同时进行胃肠减压，定期抽出胃液。

2. 静脉供给液体和高营养液　禁食或进食不足时，应补充液体和其他营养液。有条件时可输全血、血浆或白蛋白。

3. **抗生素** 根据细菌培养和药敏试验选择。

4. 合并休克、DIC 时，给予相应治疗。

5. 经内科治疗无效或有肠穿孔、腹膜炎、明显肠梗阻时，应做手术治疗。

【护理评估】

1. **健康史** 询问患儿有无围生期窒息、严重呼吸暂停、心肺疾病、休克、低体温及早产、感染、摄入渗透压过高的配方乳和药物等病史；了解新生儿胎龄、体重、喂养及保暖等情况。

2. **身体状况** 病初可表现为体温不升、呼吸暂停、心动过缓、拒乳及嗜睡等，同时或继之出现不同程度的胃潴留、腹胀、呕吐、腹泻及血便等。体格检查可见腹壁发红、肠型、腹部压痛，肠鸣音减弱或消失。严重者常并发败血症、肠穿孔和腹膜炎等，最后发展为呼吸衰竭、休克、DIC 而死亡。本病多见于早产儿，大多在生后 2 周内（2～12 天）发病，极低出生体重儿可延迟至 2 个月。

3. **辅助检查** 腹部 X 线摄片对诊断本病有重要意义。主要表现为麻痹性肠梗阻、肠壁间隔增宽、肠壁积气、门静脉充气征，重者肠袢固定（肠坏死）、腹水（腹膜炎）和气腹（肠穿孔）。肠壁积气和门静脉充气征为本病的特征性表现。严重者常伴有外周血中性粒细胞及血小板的减少、代谢性酸中毒或呼吸性酸中毒、休克及 DIC 等，故血气分析、血常规、C 反应蛋白、血培养及 DIC 的监测对判定病情尤为重要。此外，大便潜血及培养也不容忽视。

4. **心理－社会状况** 询问患儿家长对本病病因、性质、护理了解程度，以及家长的心理状况，是否有恐惧、焦虑、担忧等不良心理反应。

【常见护理诊断／问题】

1. **体温过高** 与细菌毒素有关。

2. **腹泻** 与肠道炎症有关。

3. **潜在并发症**：肠穿孔、腹膜炎、DIC 等。

4. **体液不足** 与液体丢失过多、补充不足有关。

【预期目标】

1. 患儿体温能保持在正常范围，并获得充足营养。

2. 腹泻、呕吐症状缓解，且患儿住院期间未发生并发症。

【护理措施】

1. **监测体温** 根据监测的体温结果给予相应的物理降温或药物降温。

2. **减轻腹胀、腹痛，控制腹泻**

（1）禁食：疑似患儿需禁食 3 天，确诊者 7～10 天，重症 14 天或更长。待临床表现好转、腹胀消失、大便潜血转阴后，才可逐渐恢复进乳。恢复喂养应从水开始，再试喂糖水、稀释奶，而后根据病情逐步增加稀释奶浓度。

（2）胃肠减压：禁食期间需进行胃肠减压，并应观察腹胀消退情况和引流物的色、质、量。

（3）抗感染：根据细菌培养及药敏试验结果选择敏感抗生素。细菌不明时，可用氨苄西林、哌拉西林或头孢菌素；若为厌氧菌，首选甲硝唑。疗程一般 7～10 天，重症可达 14 天或更长。

3．补充液体，维持营养 禁食期间应予以静脉营养，维持能量及水电解质平衡，液体量120～150ml/kg，热能从209kJ/kg（50kcal/kg）开始，逐渐增加至418～503kJ/kg（100～120kcal/kg）。并注意补充必需氨基酸、脂肪酸和维生素。有凝血机制障碍者，可输新鲜冰冻血浆或冷沉淀。休克者，给予抗休克治疗。

4．密切观察病情 注意观察大便次数、性质、颜色及量，并详细记录；及时正确留取大便标本送检，每次便后需用温水洗净臀部，减少皮肤刺激，保持臀部皮肤完整性。

5．健康教育 帮助家长掌握有关饮食的控制、皮肤和口腔卫生等的护理知识，并使其了解病情，以取得家长合作。同时做好家属的心理护理，减轻他们的焦虑和恐惧。

【护理评价】

经过治疗和护理，患儿生命体征平稳，各项检查指标恢复正常；患儿能进食并维持所需营养；患儿未发生继发感染和并发症；患儿家长能给予正确的照护。

第九节　新生儿低血糖患儿的护理

❖ 学习目标 ....

　　•掌握新生儿低血糖的定义、患儿的身体状况、常见护理诊断，并能根据预期目标、按护理程序为患儿实施整体护理。
　　•熟悉新生儿低血糖的治疗要点。
　　•了解新生儿低血糖的病因及发病机制。

　　新生儿低血糖（neonatal hypoglycemia）是指足月儿出生3d内全血血糖 <30mg/dl（1.67mmol/L），3d后 <40mg/dl（2.2mmol/L）；低体重儿出生3d内 <20mg/dl（1.1mmol/L），1周后 <40mg/dl（2.2mmol/L）。目前认为，凡全血血糖 <40mg/dl（2.2mmol/L）都可诊断为新生儿低血糖症。

【病因及发病机制】

　　1．葡萄糖产生过少和需要量增加 ①早产儿、小于胎龄儿：主要与肝糖原、脂肪、蛋白储存不足和糖原异生功能低下有关；②败血症、寒冷损伤、先天性心脏病，主要由于能量摄入不足，代谢率高，而糖的需要量增加，糖原异生作用低下所致；③先天性内分泌和代谢缺陷病常出现持续顽固的低血糖。

　　2．葡萄糖消耗增加 多见于糖尿病母亲婴儿、Rh溶血病、Beckwith综合征、窒息缺氧及婴儿胰岛细胞增生症等，均由高胰岛血症所致。

【治疗要点】

　　无症状低血糖者，可给予进食葡萄糖；如无效，改为静脉输注葡萄糖。对有症状患儿，都应静脉输注葡萄糖。对持续或反复低血糖者，除静脉输注葡萄糖外，结合病情给予氢化可的松静脉点滴、胰高糖素肌注或泼尼松口服，积极治疗原发疾病。

【护理评估】

1. 健康史　询问患儿有无早产、红细胞增多症、ABO或Rh血型不合溶血病、围产期窒息、感染、硬肿症等病史；患儿母亲有无糖尿病、妊娠高血压综合征等病史；了解新生儿胎龄、体重、喂养及保暖等情况。

2. 身体状况　多数无症状或无特异性症状，表现为反应差或烦躁、淡漠、嗜睡、喂养困难、哭声异常、肌张力低、激惹、惊厥、呼吸暂停等。经补充葡萄糖后，症状消失，血糖恢复正常。如反复发作，需考虑先天性内分泌疾病和代谢缺陷引起。

3. 辅助检查　常用微量纸片法测定血糖，异常者采静脉血测定血糖以明确诊断。对可能发生低血糖者，可在生后持续进行监测血糖。对持续顽固性低血糖者，进一步作血胰岛素、胰高糖素、T_4、TSH、生长激素及皮质醇等检查，以明确是否患有先天性内分泌疾病或代谢缺陷病。

4. 心理 – 社会状况　询问患儿家长对本病病因、性质、护理了解程度以及家长的心理状况，是否有恐惧、焦虑、担忧等不良心理反应。

【常见护理诊断 / 问题】

1. 营养失调：低于机体需要量　与摄入不足、消耗增加有关。

2. 潜在并发症：呼吸暂停。

【预期目标】

1. 患儿血糖能保持在正常范围。

2. 患儿未发生并发症。

3. 患儿获得充足营养。

【护理措施】

1. 保证能量供给

（1）生后能进食者，宜早期喂养；不能经胃肠道喂养者，可给10%葡萄糖静脉滴注，足月适于胎龄儿按$3 \sim 5mg/$（kg·min）、早产适于胎龄儿以$4 \sim 6mg/$（kg·min）、小于胎龄儿以$6 \sim 8mg/$（kg·min）速率输注，可达到近似内源性肝糖原的产生率。

（2）定期监测血糖，及时调整葡萄糖的输注量和速度。

2. 密切观察病情　除生命体征外，随时观察患儿反应。注意有无震颤、多汗、呼吸暂停等，并与滴注葡萄糖以后的状况作比较。对呼吸暂停者，立即进行刺激皮肤、托背、吸氧等处理。

【护理评价】

经过治疗和护理，患儿血糖恢复正常；患儿未发生并发症；患儿家长能给予正确的照护。

第十节　新生儿重症监护及护理

❖ 学习目标　· ·

· 掌握新生儿重症监护内容。

· 熟悉新生儿重症监护对象。

· 了解新生儿重症监护的相关辅助检查及其意义。

新生儿重症监护室（neonatal intensive care unit，NICU）是治疗新生儿危重疾病的集中病室，是为了对高危新生儿进行病情的连续监护和及时有效的抢救和护理而建立的，目的是减少新生儿的病死率，促进新生儿的生长发育。

【监护对象】

1. 需要进行呼吸管理的新生儿，如呼吸衰竭、需要氧疗、辅助通气及拔管后 24 小时内的患儿。

2. 病情不稳定、需要急救的新生儿，如重症休克、反复惊厥、重度窒息者。

3. 胎龄 <30 周、生后 48 小时内，或胎龄 <28 周、出生体重 <1500g 的新生儿。

4. 大手术后，尤其术后 24 小时内的患儿，如先天性心脏病、食管气管瘘食管气管漏、膈疝等。

5. 严重的器官功能衰竭及需要全胃肠外营养、换血者。

【监护内容】

危重新生儿随时都会有生命危险，须认真细致观察病情，并利用各种监护仪器、微量快速的检测手段进行连续不断的监护，以便及早发现病情变化，及时处理。

1. **心脏监护**　持续监测危重儿的心电活动，发现心率、心律及波形的变化，如心率急剧增快或下降、各种心律紊乱等。

2. **呼吸监护**　①呼吸运动的监护：常用阻抗法监测呼吸频率和波形，发出呼吸暂停的警报等。有些呼吸暂停监护仪带有唤醒装置，在发出呼吸暂停警报时冲击婴儿足底，刺激呼吸。②通气量和呼吸力量监护：运用双向流速和压力传感器连接于呼吸机管道，持续监测机械通气患儿的气体流速和气道压力，以便准确指导通气参数的调节，减少并发症的发生。③经皮氧饱和度、心率和呼吸描记仪：同步描记瞬时心率、呼吸及经皮氧分压曲线，并显示心率、呼吸频率，有报警系统。

3. **血压监测**　包括直接测压法和间接测压法。①直接测压法：是经动脉（脐动脉）插入导管，并接通传感器，由传感器将压力转换为电信号，经处理在荧光屏上连续显示血压波形和血压平均值。此法较为准确，但操作复杂，并发症较多，仅在周围灌注不良时使用。②间接测压法：是用传统气囊袖带束缚上臂，接传感器，经处理显示收缩压；或使用 Dinamap 血压测定仪，用特制袖带束缚上臂，测收缩压、舒张压、平均压及心率，且能根据需要定时测量，方法简便。

4. **体温监护**　将新生儿放置于已预热的远红外辐射台上或暖箱内，用体温监测仪监测患儿体温。体温监测仪通过人工控制或自动控制的方法调节抢救台或暖箱内的温度，使之稳定在婴儿的中性温度。体温监测探头务必妥善固定，以防发生烫伤。

5. **经皮血气监护**　应用无创伤经皮氧分压（$TcPO_2$）监护仪和经皮二氧化碳分压（$TcPCO_2$）监护仪连续监测 PO_2 及 PCO_2。

6. **微量血液生化监测**　包括电解质、胆红素、血糖、肌酐等。

7. **影像学检查**　利用移动式 X 线机、超声仪，随时监测患儿心、胸、腹、脑部情况，必要时行 CT 或 MRI 等检查，为治疗方案的制定提供准确的信息。

（张　瑛）

◇ 护理学而思

1. 患儿，男性，18 小时，出生时有窒息史，经复苏抢救后，患儿仍呻吟，反应迟钝，间断面肌抽动，前囟略饱满，四肢肌张力低，拥抱握持反射减弱。诊断为新生儿缺氧缺血性脑病。

（1）应用你所掌握的知识，应对患儿进行哪些方面的评估？

（2）根据患儿目前情况，列出主要的护理诊断和护理措施。并如何对患儿家长进行健康指导？

2. 患儿，24 小时，系 41+³ 周胎头吸引产道助娩，出生体重 4.1kg，生后 10 余小时，即发现哭声尖、激惹，继而嗜睡，前囟饱满，双眼球震颤，四肢肌张力增高。经进一步检查，诊断为新生儿颅内出血。

（1）应用你所掌握的知识，应对患儿进行哪些方面的评估？

（2）根据患儿目前情况，列出主要的护理诊断和护理措施。并如何对患儿家长进行健康指导？

第六章
营养障碍性疾病患儿的护理

章前导言　　营养是保障和促进儿童健康和发展的重要因素。儿童正处于快速生长的关键期，科学、合理的营养对其生长发育和健康成长起着决定性作用，同时也为其具有高度的活动能力和良好的学习效果提供物质基础。儿童的营养与健康状况是反映一个国家和地区经济与社会发展、卫生保健水平和人口素质的重要指标，良好的营养状况是保证儿童健康的必要条件。作为人类生命的发展阶段，儿童的营养应受到特别重视。

06章

第一节　儿童能量与营养需求

❖ 学习目标 ···

•掌握儿童能量需要的构成。

•掌握儿童营养素的构成。

营养（nutrition）是指人体获得和利用食物维持生命活动的整个过程。食物中经过消化吸收和代谢、能够维持生命活动的物质称为营养素（nutrients）。营养素包括能量（energy）、宏量营养素、微量营养素及其他膳食成分。能量是指人体维持生命活动所需要的热能，主要来自于食物中的宏量营养素。能量单位为千卡（kcal）或千焦耳（kJ），1kcal=4.18kJ 或 1kJ=0.239kcal。

一、能量代谢

婴儿每日约需能量 110kcal/kg，每增长 3 岁则减少 10kcal/kg，至成人每日约需 40～45kcal/kg。儿童对能量的需要包括以下五个方面：

（一）基础代谢率

基础代谢率（basal metabolic rate，BMR）是指维持人体基本生命活动所必需的最低热能消耗，即在安静和恒温条件（一般 18～25℃）、禁食 12 小时后、静卧、放松而又清醒时的能量消耗。基础代谢率的能量需要约占总能量的 50%。婴幼儿基础代谢相对较成人高 10%～15%。婴儿基础代谢率所需能量为 55kcal/（kg·d），7 岁约需 44kcal/（kg·d），12 岁时接近成人，每日需要 30kcal/kg。

（二）食物热力作用

食物热力作用（thermic effect of feeding，TEF）指人体摄取食物而引起的机体能量代谢额外增多。主要用于食物的消化、吸收、运转、代谢利用和储存。碳水化合物的食物热力作用为本身产生能量的 6%，脂肪为 4%，蛋白质为 30%。婴儿食物中蛋白质含量较高，食物热力作用约占总能量的 7%～8%，年长儿的膳食为混合食物，此项能量消耗约占 5%。

（三）生长发育

生长发育为儿童特有的能量需要，与儿童生长速度呈正比。婴儿所需约占总能量的 25%～30%。6 个月内的婴儿每日约需 40～50kcal/kg，1 岁以后生长速度趋于平稳，此项能量减至每日 5kcal/kg，至青春期因生长发育再次加速，所需能量随之增加。

（四）活动消耗

活动消耗约占总能量的 15%～25%。儿童活动所需能量与活动类型、强度及持续时间有关，具有较大个体差异。婴儿约需 15～20kcal/kg，12～13 岁时约需 30kcal/kg。能量摄入不足时，儿童首先表现为活动减少。

（五）排泄消耗

正常情况下未被完全消化吸收的食物排出体外，损失的能量约占总能量的 10%。

二、宏量营养素

（一）碳水化合物

碳水化合物是供能的主要来源，1 克碳水化合物产能约 4kcal（16.8kJ）。2 岁以上儿童膳食中糖类所产能量占总能量的 55%～65%。糖类主要来源于谷类食物，0～6 个月婴儿食物中的碳水化合物主要是乳糖，其次为蔗糖和少量淀粉。糖类供能低于总能量的 40% 时，机体动用脂肪以保证能量供应，可致营养不良和酸中毒；若超过 80%，则机体将其转变为脂肪储存于体内，小儿体重迅速增长。

（二）脂类

脂类包括脂肪和类脂，是机体的第二供能营养素，参与重要物质的组成，协助脂溶性维生素吸收，具有防止散热及机械保护作用，约占婴儿摄入总能量的 35%～50%，占年长儿摄入总能量的 25%～30%。1 克脂肪产能约 9kcal（37.8kJ）。人体不能自身合成而必须由食物供给的脂肪酸称为必需脂肪酸，如亚油酸和亚麻酸。亚油酸主要存在于植物油、坚果类，亚麻酸主要存在于绿叶蔬菜、鱼类脂肪及坚果类。长期缺乏脂肪，可发生营养不良和脂溶性维生素缺乏；脂肪摄入过多则影响食欲，易发生腹泻。

（三）蛋白质

蛋白质主要功能是构成机体组织和器官的重要成分，其次是作为能量的来源（约占总能量的 8%～15%）。1g 蛋白质产能约 4kcal（16.8kJ）。蛋白质主要来源于乳类、蛋、鱼、瘦肉及豆类食物。婴幼儿生长旺盛，优质蛋白质供给应占 50% 以上。如蛋白质长期缺乏，可出现营养不良、生长迟缓、智力发育障碍、感染，甚至死亡。蛋白质摄入过多，易造成便秘、食欲不振等。

三、微量营养素

（一）维生素

维生素不能提供能量，也非构成人体组织的部分，但它是维持人体生命活动所必需的有机化合物，由食物供给。维生素可分为脂溶性维生素（如维生素 A、维生素 D、维生素 E、维生素 K）和水溶性维生素（如维生素 B_1、维生素 B_2、烟酸、维生素 B_6、泛酸、叶酸、维生素 B_{12}、维生素 C）。维生素 A、维生素 D、维生素 C、维生素 B_1 是儿童容易缺乏的维生素。

（二）矿物质

体内含量大于 0.01% 的各种元素称为常量元素（minerals），包括钙、镁、钾、钠等，主要参与构成人体组织成分和体液成分。含量小于 0.01% 的称为微量元素（trace elements），包括铁、锌、碘、硒、氟、铜、钼等，在人体代谢中具有重要作用，是一些酶、维生素必需的活性因子。铁、碘、锌缺乏是全球最主要的微量营养素缺乏病。

四、其他膳食成分

（一）膳食纤维

膳食纤维指一般不易被消化的食物营养素，分为可溶性膳食纤维与不溶性膳食纤维。前者包括部分半纤维素、果胶和树胶等，后者包括纤维素、木质素和部分半纤维素等。膳食纤维主要功能是维持正常肠道功能，降低血清胆固醇，维持正常血糖，防止能量过剩，促进正常结肠功能等。婴幼儿可从谷类、新鲜蔬菜、水果中获得一定量的膳食纤维。摄入过多，可影响矿物质吸收和减缓胃排空。美国儿科学会建议儿童饮食纤维素 0.5g/kg，每日 35g。

（二）水

水参加体内所有新陈代谢及体温调节活动，是机体重要的组成部分。儿童的需水量与能量摄入、食物种类、肾功能成熟度、年龄等因素有关。婴儿新陈代谢旺盛，每日需水 150ml/kg，以后每 3 岁减少 25ml/kg，9 岁时每日需水 75ml/kg，至成人则每日需水 45～50ml/kg。

○ **知识拓展**　　膳食营养素参考摄入量

膳食营养素参考摄入量（dietary reference intakes，DRIs）是指为满足人群健康个体基本营养所需能量和特定营养素的摄入量。主要包括：①平均需要量（estimated average requirement，EAR）：是某一特定性别、年龄及生理状况群体中对某营养素需要量的平均值，摄入量达到 EAR 水平时，可以满足群体中 50% 个体的需要，对个体可以满足自身 50% 需要，缺乏的可能性为 50%；②推荐摄入量（recommended nutrient intake，RNI）：可以满足某一特定性别、年龄及生理状况群体中绝大多数（97%～98%）个体的需要；③适宜摄入量（adequate intake，AI）：是通过观察或实验获得的健康人群某种营养素的摄入量，可能高于 RNI，不如 RNI 精确；④可耐受最高摄入量（tolerable upper intake level，UL）：是平均每日可以摄入该营养素的最高量，当摄入量超过 UL 而进一步增加时，发生不良反应的危险性增加。

▶ 程义勇.《中国居民膳食营养素参考摄入量》2013 修订版简介. 营养学报，2014，36（4）：313-317.

第二节　儿童喂养与膳食安排

❖ **学习目标**　··

- 掌握母乳喂养及食物转换的方法。
- 熟悉人工喂养的方法、母乳的分期及特点。
- 了解部分母乳喂养的方法及儿童膳食安排。

一、婴儿喂养

做好婴儿的喂养，将使其获得最佳的、健康的生长速率，为一生的健康奠定基础。婴儿生长发育快速，对能量与营养素的需求量较高，而自身消化吸收功能未臻完善，所以根据婴儿生长发育需求提供合理的喂养及均衡的膳食至关重要。

（一）母乳喂养

1．母乳的分期

（1）初乳：指产后 5 天内分泌的乳汁，每日约 15～45ml。质稠而发黄，脂肪较少而蛋白质较多（主要为免疫球蛋白），富含维生素 A、牛磺酸、矿物质，具有营养和免疫的双重作用，被称为液体黄金。

（2）过渡乳：指产后 5～10 日分泌的乳汁，脂肪和乳糖含量渐多，蛋白质和矿物质渐少。

（3）成熟乳：指产后 11 天后分泌的乳汁，各种营养成分含量较稳定，乳量随婴儿生长而增加。

2．母乳的特点

（1）营养丰富：母乳的成分有 2000 多种，其中有利于婴幼儿生长发育的有效成分有 300 多种，水占 87%，蛋白质占 0.3%，脂肪占 4%，其他脂肪球和细胞约占 90%。主要成分如下：

1）蛋白质：母乳中蛋白质种类有酪蛋白、白蛋白、乳铁蛋白、乳清蛋白及免疫球蛋白，以乳清蛋白为主。虽然母乳中蛋白质含量约为牛乳的 1/3，但消化利用率比牛乳高，蛋白质质量优于牛乳，且不易导致过敏。

2）脂肪：母乳中不饱和脂肪酸较多，脂肪颗粒小，含丰富的必需脂肪酸及解脂酶，有助于脂肪的消化吸收。脂肪分为三酰甘油、胆固醇、磷脂、脂肪酸，胆固醇和三酰甘油可以提供能量，使婴儿体重增加，脂肪酸是大脑和视网膜发育所必需的营养物质。

3）碳水化合物：乳糖含量高，可促进双歧杆菌的生长。

4）维生素：母乳中除维生素 K 和 B 族维生素含量较低外，其他维生素均可满足婴儿生长发育所需，尤以维生素 A、尼克酸和维生素 C 含量较高。

5）矿物质：主要有钙、磷、镁、钠、钾、铁、锌等，对小儿骨骼生长和智力发育均有重要作用，虽然母乳中钙磷含量低于牛乳，但两者比例合适（钙磷比例为 2∶1），易于消化吸收。

（2）生物作用：母乳 pH 值为 3.6（牛乳 pH5.3），对酸碱的缓冲力小，不影响胃液酸度，有利于酶发挥作用。母乳中含有大量免疫物质，尤其初乳中含量更高，如 sIgA、大量免疫活性细胞、溶菌酶、乳铁蛋白等，故母乳喂养的婴儿较少发生消化道、呼吸道和皮肤感染。母乳中含有牛磺酸、激素样蛋白、某些酶和干扰素等，这些生长调节因子对细胞增殖和发育具有重要作用。

3．母乳喂养方法

（1）产前准备：母亲孕期体重适当增加（12～14kg），储存脂肪以供哺乳能量的消耗。

（2）尽早开奶：生后 2 周是建立母乳喂养的关键时期，产后 1 小时内帮助新生儿尽早实现首次吸吮对成功建立母乳喂养十分重要。

（3）促进泌乳：3 个月内的婴儿应按需哺乳，每日不少于 8 次。每次哺乳应喂空一侧乳房再喂另一侧，下次哺乳则从未喂空的一侧乳房开始。哺乳前热敷乳房，从外侧边缘向乳晕方向轻拍或按摩乳房，促进乳房血液循环、乳房感觉神经的传导和泌乳作用。乳母身心愉快、充足睡眠、合理营养（需额外增加能量 500kcal/ 日）可促进泌乳。

（4）正确喂哺：等待哺乳的婴儿应清醒、有饥饿感、已更换干净尿布。哺乳前，让婴儿用鼻推压或舔母亲的乳房，哺乳时婴儿的气味、身体的接触都可刺激乳母的射乳反射。每次哺乳前母亲应洗净双手。正确的喂哺姿势有斜抱式、卧式、抱球式，婴儿的头和身体呈一条直线，身体贴近母亲，头颈得到支撑，婴儿贴近乳房、鼻子对着乳头。正确的含接姿势是婴儿下颌贴在乳房上，张嘴将乳头及大部分乳晕含在嘴中，下唇向外翻，嘴上方的乳晕比下方多。婴儿慢而深地吸吮，能听到吞咽声，表明含接乳房姿势正确、吸吮有效。3 个月内的婴儿按需哺乳，4～6 月龄逐渐定时喂养，每日约 6 次，可逐渐减少夜间哺乳。

（5）断乳时机：婴儿 6 月龄内应纯母乳喂养，无需添加水、果汁等液体和固体食物，以免减少婴儿的母乳摄入，进而影响母亲乳汁分泌。从 6 月龄引入其他食物即断乳的开始，断乳首选配方奶，当配方奶（800ml/ 天）完全替代母乳时（12 ～ 18 月龄）为断离母乳，WHO 建议可继续母乳喂养至 2 岁。避免夏季或小儿生病时断乳。断乳过程对母婴应是愉快而不抵触的，抚爱和拥抱对成功断乳很重要。断乳后仍应保证足量的奶及奶制品摄入。

（6）不宜哺乳的情况：母亲患传染病、慢性消耗性疾病、重症心脏病、肾脏疾病、精神病、癫痫、接受化疗或放疗等，均不宜或暂停母乳喂哺。患乳腺炎者暂停患侧哺乳。

（7）母乳喂养的优点：母乳是满足婴儿生理和心理发育最理想的天然食物，能满足 4 ～ 6 月龄婴儿生长发育的全部需要。母乳营养素及比例适宜，生物利用率高，适合婴儿消化吸收。含有多种免疫活性物质，增强婴儿抗病能力。母乳喂养经济、安全、便捷，不易污染，温度适宜。母亲产后哺乳可促进子宫复旧，促使体型逐渐恢复至孕前状态，减少乳腺癌、卵巢癌等的发生风险。母乳喂养还能增进母婴感情，有利于婴儿心理和智能发育。

（二）部分母乳喂养

母乳与配方奶或其他乳类同时喂养婴儿为部分母乳喂养，可分为：

1. 补授法　6 月龄内婴儿母乳不足时仍应维持必要的吸吮次数，以刺激母乳分泌。每次哺喂时先喂母乳，再用配方奶补充母乳不足。补授的乳量根据婴儿食欲及母乳分泌量而定，即 "缺多少补多少"，此法有助于刺激母乳分泌。

2. 代授法　一般用于 6 月龄以后无法坚持母乳喂养时，可逐渐减少母乳喂养次数，用配方奶替代母乳。

（三）人工喂养

人工喂养是指 4 ～ 6 个月以内的婴儿由于各种原因不能进行母乳喂养，而采用配方奶或其他代乳品完全替代母乳喂养的方法。

1. 配方奶　是以牛乳为基础改造的奶制品。除母乳外，配方奶是婴儿最好的食品，人工喂养应首选配方奶。生后 3 个月内可不定时喂养，3 个月后婴儿可建立自己的进食规律，开始定时喂养，每 3 ～ 4 小时 1 次。在婴儿清醒的状态下采用正确的姿势喂哺，选用适宜的奶嘴，奶液温度适当。严格按照产品说明的方法进行冲调奶粉，避免过稀或过浓。配方奶作为 6 月龄内婴儿的主要营养来源时，需要经常估计摄入量，3 月龄内婴儿奶量约 500 ～ 700ml/ 天，4 ～ 6 月龄婴儿约 800 ～ 1000ml/ 天，逐渐减少夜间哺乳。

2. 牛乳　牛乳乳糖含量低，宏量营养素比例不当，肾脏负荷重，缺乏免疫因子。若无条件选用配方奶而采用牛乳喂养时，必须进行改造使其更接近婴儿的营养需要。牛乳应加热煮沸灭菌，并使奶中蛋白质变性使之在胃中不易凝成大块。食用全牛乳应加糖，每 100ml 牛乳加蔗糖 5 ～ 8g（8% 糖牛乳 100ml 可产能 100kcal），改变牛乳中宏量营养素的比例，以利于吸收和软化大便。此外，牛乳中应加水降低矿物质及蛋白质浓度，减轻婴儿消化道和肾脏负担。生后不满 2 周者，可采用 2：1 奶（2 份牛奶加 1 份水），以后逐渐过渡到 3：1 或 4：1 奶；满月后即可用全奶。母乳与牛乳成分的比较见表 6-1。

表 6-1　母乳与牛乳成分的比较（每 100ml 奶的含量）

成分	母乳	牛乳
乳糖（g）	7.0	4.8
不饱和脂肪酸（%）	8.0	2.0

成分	母乳	牛乳
蛋白质（g）	0.9	3.3
酪蛋白	0.4	2.7
白蛋白	0.4	0.4
矿物质（mg）	200	800
钙	34.0	117.0
磷	15.0	92.0
免疫成分	丰富	缺乏

3．治疗性配方奶

（1）水解蛋白配方：对确诊为牛奶蛋白过敏的婴儿可继续母乳喂养至 2 岁，但母亲要限制奶制品的摄入。如不能进行母乳喂养而牛乳蛋白过敏者，应首选氨基酸配方或深度水解蛋白配方奶，不建议选择部分水解蛋白配方奶、大豆配方奶。

（2）无乳糖配方：对有乳糖不耐受的婴儿，应使用无乳糖配方奶（以蔗糖、葡萄糖聚合体、麦芽糖糊精、玉米糖浆为碳水化合物来源的配方奶）。

（3）低苯丙氨酸配方：确诊苯丙酮尿症的婴儿应使用低苯丙氨酸配方奶。

（四）食物转换

1．食物转换的时间及顺序　随着生长发育，消化能力逐渐提高，单纯乳类喂养不能完全满足 6 月龄后婴儿生长发育的需求，需要由纯乳类的液体食物向固体食物逐渐转换，这个过程称为食物转换（旧称辅食添加）。建议开始引入非乳类泥糊状食物的月龄为 6 月龄，不早于 4 月龄。第一阶段食物应首先选择能满足生长需要、易于吸收、不易过敏的谷类食物，最好为强化铁的米粉，其次为根茎类蔬菜和水果，旨在训练婴儿的味觉，用勺喂养以训练吞咽功能。7～9 月龄逐渐引入第二阶段食物，包括动物性食物和豆制品，动物性食物添加的顺序为蛋黄泥、鱼泥、全蛋、肉末。婴儿辅食的添加见表 6-2。

2．食物转换的原则　添加辅食应根据婴儿营养需要及消化能力，遵循从少到多、从稀到稠、从细到粗、从一种到多种循序渐进的原则，注意培养婴儿的进食技能。尽量让婴儿主动参与进食，如训练 7 月龄左右的婴儿咬嚼条状或指状食物、用杯喝水、用勺进食，10～12 月龄用手抓食，1 岁用杯喝奶。这样既可增加婴儿进食的兴趣，又有利于手眼动作协调和培养独立能力。

表 6-2　婴儿辅食的添加

	6 月龄	7～9 月龄	10～12 月龄
食物形状	泥状食物	末状食物	碎状、丁块状、指状食物
餐次	尝试，逐渐增加至 1 餐	4～5 次奶，1～2 餐其他食物	2～3 次奶，2～3 餐其他食物
谷类	选择强化铁的米粉，用水或奶调配；开始少量（1 勺）尝试，逐渐增加到每天 1 餐	强化铁的米粉、稠粥或面条，每日约 30～50g	软饭或面食，每日约 50～75g
肉类	尝试添加	开始添加肉泥、肝泥、动物血等动物食品	添加动物肝脏、动物血、鱼虾、鸡鸭肉、红肉（猪肉、牛肉、羊肉等），每日 25～50g

	6 月龄	7~9 月龄	10~12 月龄
蛋类	暂不添加	开始添加蛋黄，每日自 1/4 个逐渐增加至 1 个	1 个鸡蛋
喂养技术	用勺喂食	可坐在高椅子上与成人共同进餐，开始学习用手自我喂食。可让婴儿手拿条状或指状食物，学习咀嚼	学习自己用勺进食，用杯子喝奶，每日和成人同桌进餐 1~2 次

二、儿童、青少年膳食安排

儿童膳食安排应遵循以下原则：满足生理需要，合理烹调制作，适合消化功能，保持良好食欲。

（一）幼儿膳食

继续母乳喂养直到 2 岁，或每日不少于 350ml 的配方奶。2 岁以后每日提供幼儿配方奶或其他乳制品，同时根据牙齿发育情况，适时增加细、软、碎、烂的膳食，逐渐向食物多样过渡。选择营养丰富、易消化的食物，增加优质蛋白和铁的摄入。采用适宜的烹调方式，单独加工制作膳食。在良好的环境下规律进餐，重视培养良好饮食习惯。每日 3 餐加 2~3 次点心或乳品。正确选择零食品种，合理安排零食时机，以水果、乳制品等营养丰富的食物为主。

（二）学龄前儿童膳食

学龄前儿童膳食接近成人膳食。食物多样，谷类为主，注意粗细粮的合理搭配，每日"三餐两点制"为宜。食品制作尽量多样化，同时考虑色、香、味，以促进儿童食欲。多吃新鲜蔬菜和水果，经常吃适量的鱼、禽、蛋、瘦肉，每天饮奶 300~600ml，常吃大豆及其制品。膳食清淡少盐，正确选择零食（如乳制品、鲜鱼虾肉制品、鸡蛋、豆腐、坚果等），少喝含糖高的饮料。食量与体力活动要平衡，保证正常体重增长。不挑食、不偏食，培养良好饮食习惯。吃清洁卫生、未变质的食物。

（三）学龄期儿童膳食

学龄期儿童膳食食物种类同成人。应保证优质蛋白质和足量热量的供应，以满足生长发育的需要，提高学习效率，促进智力发展。培养良好饮食习惯及卫生习惯，三餐定时定量，保证吃好早餐，提倡课间加餐。

（四）青春期少年膳食

青春期为生长发育的第二高峰期，对各种营养素和总能量的需要量增加，应提供均衡的膳食，食物多样化，保障充足的热量和各种营养素。青春期女孩因月经来潮、失铁增加，应注意补铁。此外，还应注意心理因素对膳食行为的影响，如女孩因爱美而盲目节食或压力过大导致过度摄食等。

中国儿童平衡膳食算盘见图 6-1。

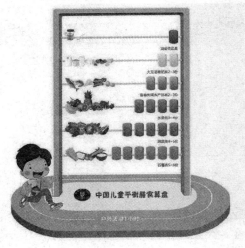

图6-1 中国儿童平衡膳食算盘

第三节 蛋白质－能量营养不良患儿的护理

➤ **案例导入与思考**

患儿，女性，9个月。因生长缓慢、体重不增2个月就诊。近3个月反复腹泻，解稀水样或蛋花样大便，每日10余次，食欲欠佳，进食即泄。近2个月主要以米粉为主食。患儿为G_1P_1，足月顺产，出生体重3.5kg，母乳喂养至4个月，添加米粉和牛奶。查体：体温36.3℃，脉搏105次/分，呼吸30次/分，体重5.5kg，身高69cm。精神欠佳，消瘦，皮下脂肪少，无水肿，皮肤松弛、弹性差、无黄染。前囟1cm×1cm，稍凹陷，发稀少、干枯。心肺（－），腹软，腹壁皮下脂肪0.2cm，肝脏肋下2cm，质软，肠鸣音亢进。辅助检查，血常规：WBC $5.4×10^9$/L，N 0.45，L 0.53，Hb 87g/L。大便常规：黄色稀水便，余（－）。血生化：ALT 55U/L，AST 58U/L，GGT 87U/L，LDH 619U/L，TP 49g/L，ALB 29g/L，肾功能正常。血K^+3.5mmol/L，Na^+131mmol/L，Cl^-96mmol/L，空腹血糖3.5mmol/L。

请思考：

（1）该患儿最可能的医疗诊断是什么？应如何进行护理评估？

（2）根据患儿目前的状况，列出主要的护理诊断和护理措施。

❖ **学习目标**

•掌握蛋白质－能量营养不良的定义、患儿的身体状况、常见护理诊断，并能根据预期目标、按护理程序为患儿实施整体护理。

•熟悉蛋白质－能量营养不良的分类、病因、辅助检查及治疗要点。

•了解蛋白质－能量营养不良的病理生理与患儿身体状况的关系。

蛋白质－能量营养不良（protein-energy malnutrition，PEM）是指由于多种原因引起能量或蛋白质缺乏所致的一种营养缺乏症。多见于 3 岁以下婴幼儿，临床表现为低体重、生长迟缓、消瘦等不同形式的营养低下，常伴有全身各系统功能紊乱、免疫力低下等。目前蛋白质－能量营养不良仍是威胁我国儿童健康的主要疾病，营养不良是 5 岁以下儿童期发病和死亡的最常见原因。由于蛋白质－能量营养不良过于简化营养不良的多种复杂原因，近年国外开始使用急性严重营养不良（severe acute malnutrition，SAM）替代 PEM。

【病因】

1. 摄入不足　喂养不当是导致婴幼儿营养不良的重要原因，如母乳不足而未及时添加其他富含蛋白质和能量的食品，人工喂养奶粉调配不当，骤然停奶而未及时添加辅食，长期以淀粉类食品（如粥、米粉）喂养等。较大儿童的营养不良多因不良饮食习惯引起，如偏食、挑食、不吃早餐等。此外，贫穷、战争、自然灾害等造成食物短缺，儿童长期处于饥饿状态也可导致营养不良。

2. 吸收障碍　消化系统疾病和先天畸形可引起吸收障碍，妨碍蛋白质等营养素的吸收与利用。

3. 消耗增多　大量蛋白尿、发热性疾病、烧伤、甲状腺功能亢进、恶性肿瘤等疾病可使蛋白质和能量消耗量增加而致营养不良。

4. 需求增加　急慢性传染病恢复期、生长发育快速阶段等可因需要量增多而造成营养相对缺乏。先天不足和生理功能低下，如低出生体重儿、多胎、早产儿等，可因追赶生长而致需要量增加。

【病理生理】

1. 新陈代谢异常

（1）蛋白质：蛋白质摄入不足或丢失过多使机体蛋白质代谢处于负氮平衡，血浆及肌肉蛋白含量减少，以白蛋白下降为主，引起低蛋白血症。血清总蛋白浓度 $<40g/L$、白蛋白 $<20g/L$ 时，可发生低蛋白水肿。

（2）脂肪：体内脂肪大量消耗致血清胆固醇浓度降低。肝脏是脂肪代谢的主要器官，如脂肪消耗过多超过肝脏代偿能力可导致肝脏脂肪浸润及变性。

（3）糖类：摄入不足和消耗增多致体内糖原不足、血糖偏低。轻者症状不明显，重者可引起昏迷甚至猝死。

（4）水和电解质代谢：脂肪大量消耗和低蛋白血症致细胞外液容量增加；ATP 合成减少可影响细胞膜上 Na^+-K^+-ATP 酶的运转，引起细胞内钠潴留、低渗性脱水、酸中毒、低血钾、低血钙、低血镁等。

（5）体温调节：营养不良患儿体温偏低，可能与热能摄入不足、皮下脂肪菲薄、血糖降低、氧耗量低、脉率和周围血循环量减少等有关。

2. 各系统功能低下

（1）消化系统：受累最为突出。肠壁变薄，黏膜皱襞减少甚至消失，上皮细胞及绒毛萎缩；消化液和酶分泌减少、酶活力降低，肠蠕动减弱，肠道菌群失调，消化功能低下，易发生腹泻。

（2）循环系统：心肌收缩力减弱，心搏出量减少，血压偏低，脉细弱。

（3）泌尿系统：肾小管浑浊肿胀，脂肪变性，重吸收功能下降，致尿比重下降。

（4）神经系统：脑体积变小、重量减轻，脑细胞数量减少、成分改变。如营养不良发生在脑发育的关键期，可导致不可逆的改变，甚至影响日后的智力及行为。

（5）免疫系统：非特异性免疫和特异性免疫功能明显降低，易并发各种感染。

【治疗要点】
主要采取综合治疗措施。积极治疗并发症，去除病因，调整饮食，促进消化功能。

1. 病因治疗 治疗原发病，去除病因，如反复呼吸道感染、肠道感染。

2. 营养治疗

（1）调整饮食：根据营养不良的程度、消化功能及对食物的耐受力，逐步调整饮食种类和量。

（2）促进消化：应用蛋白同化类固醇如苯丙酸诺龙，促进蛋白质合成及增加食欲，每次肌内注射 0.5~1.0mg/kg，每周 1~2 次，连续 2~3 周。对食欲差者，可给予胰岛素注射。补充维生素制剂及各种消化酶。也可采用中医治疗，调整脾胃功能，改善食欲。

（3）静脉营养治疗：病情严重者，可给予静脉营养支持。营养液的成分和量以维持儿童的液体需要为基础，一般 100ml/（kg·d），蛋白质一般 2g/（kg·d）。应用静脉营养需注意监测血糖，以防高血糖的发生，每周监测肝功能。明显低蛋白血症者可补充白蛋白。注意控制液体入量以防心力衰竭。

3. 对症治疗 积极治疗合并症和并发症，如腹泻、电解质紊乱、酸中毒、继发感染、贫血及各种维生素缺乏等。

4. 重症处理 轻度营养不良通过营养管理可治愈，补充高于正常需要量的蛋白质和能量，同时补充多种维生素。严重营养不良的治疗分为 3 个阶段：

（1）初始期（1~7 天）：调整机体内环境。纠正水、电解质紊乱，维持体液平衡，防治低体温、低血糖，补充维生素和矿物质。积极抗感染治疗，对严重急性营养不良儿童可使用阿莫西林等广谱抗生素。铁剂的补充应在进入恢复期后开始，因为过早补铁会干扰蛋白的防御机制，还会加剧组织细胞的氧化损伤。初始阶段的能量供给可在患儿近期摄入能量基础上增加 20% 左右。如果对患儿近期饮食摄入量无法判断，能量供给可控制在推荐摄入量的 50%~75%。

（2）恢复期（2~6 周）：纠正微量营养素的缺乏。补充多种维生素和矿物质，需要量应高于每日推荐摄入量。能量供给以每天 10%~20% 的速度增加。对于 3 岁以内的婴幼儿，能量供给应在标准身高体重需要能量的 100%~120%。

（3）随访期（7~26 周）：实现追赶生长。所需能量一般应高出推荐摄入量的 20%~30%，同时增加蛋白质摄入量。追赶生长所需能量 [kcal/（kg·d）]= 推荐的能量摄入量 [kcal/（kg·d）] × 理想的身高别体重（kg）÷ 患儿的实际体重（kg）。

【护理评估】
1. 健康史 了解患儿既往病史、生长发育史、体格检查、人体测量；了解小儿的出生状况，包括出生体重、是否早产、双胎、多胎等。做好膳食调查分析，如食物种类及摄入量、进食频次及时间、有无进食困难及不良习惯等。

2. 身体状况

（1）早期表现：体重不增，随营养不良加重则体重下降、身高低于正常。

（2）皮下脂肪消减：首先是腹部，其次为躯干、臀部、四肢，最后为面颊部。

（3）严重急性营养不良：可分为① 消瘦型（marasmus）：能量缺乏为主，主要表现为消瘦（图 6-2）。患儿外观呈 "皮包骨样"，皮下脂肪减少，皮肤干皱无弹性，肌肉萎缩，肌张力低下。头发干细、稀疏、无光泽，体弱乏力，精神萎靡；② 水肿型：又称恶性营养不良或 kwashiorkor，蛋白质缺乏为主，水肿为其特征（图6-3）。皮下脂肪减少不明显，皮肤干燥萎缩、色素沉着、头发脆弱易断和脱落。严重时，下肢或全身出现凹陷性水肿。多数患儿体重下降，身高正常。肌肉萎缩、肌张力低而不能站立或行走；③混合型（marasmic-kwashiorkor）：兼有以上两型特征，体重明显下降且伴水肿。因缺乏维生素而出现各种感染。皮下脂肪减少或消失，下肢凹陷性水肿，肝肿大。

（4）并发症：以营养性贫血最常见，尤以营养性缺铁性贫血多见。还可出现维生素和微量元素缺乏、自发性低血糖、各种感染等。成年期可出现劳动能力下降，易发高血压、糖尿病、肥胖等慢性非感染性疾病。

（5）儿童营养不良的分型及分度：①体重低下（underweight）：体重低于同年龄、同性别参照人群值的均值减2SD。如低于同年龄、同性别参照人群值的均值减2～3SD为中度，低于均值减3SD为重度。主要反映急性或慢性营养不良。②生长迟缓（stunting）：身长（高）低于同年龄、同性别参照人群值的均值减2SD。如低于同年龄、同性别参照人群值的均值减2～3SD为中度，低于均值减3SD为重度。主要反映慢性长期营养不良。③消瘦（wasting）：体重低于同性别、同身高参照人群值的均数减2个标准差。如低于同年龄、同性别参照人群值的均值减2～3SD为中度，低于均值减3SD为重度。主要反映近期、急性营养不良。

3. 辅助检查 营养不良的早期往往缺乏特异、敏感的诊断指标。血浆白蛋白浓度降低为其特征性改变，但其半衰期较长而不够灵敏。前白蛋白和视黄醇结合蛋白较敏感。胰岛素样生长因子（IGF_1）反应灵敏且受其他因素影响较小，被认为是早期诊断营养不良的较好指标。血清淀粉酶、脂肪酶、转氨酶、碱性磷酸酶等多种酶活性降低，血清锌、铁、铜、镁等微量元素含量降低。

4. 心理－社会状况 了解患儿父母对营养不良发生原因及预后的认识程度。了解家庭经济状况、家庭结构、宗教信仰等。家长可因不了解营养不良的病程和病情而产生焦虑，因缺乏营养和喂养知识及经济状况差而歉疚。

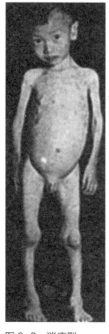
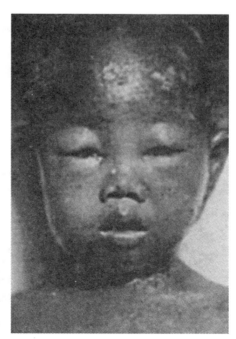

图6-2 消瘦型　　图6-3 水肿型

【常见护理诊断／问题】

1．**营养失调：低于机体需要量** 与能量、蛋白质缺乏有关。

2．**生长发育迟缓** 与营养素缺乏、不能满足生长发育需要有关。

3．**有感染的危险** 与免疫功能下降有关。

4．**知识缺乏：**家长缺乏正确的喂养知识。

5．**潜在并发症：**营养性贫血、维生素与矿物质缺乏、感染、自发性低血糖等。

【预期目标】

1．患儿营养状况得到改善，维持足够营养摄入。

2．患儿生长发育得到改善，体格指标达到正常。

3．患儿无感染发生。

4．患儿家长能正确运用喂养知识。

5．患儿无营养不良并发症，若发生能及时发现和处理。

【护理措施】

1．**维持均衡营养** 遵循由少到多、由稀到稠、循序渐进、逐步补充的原则，直到小儿恢复正常饮食及营养改善为止。提供足量的能量和蛋白质极为重要，计算热能和蛋白质需要时应按相应年龄的平均体重计算，而非小儿的实际体重。6个月以内的婴儿首选纯母乳喂养，其次为捐赠母乳或配方奶。严重营养不良患儿可使用能提供能量、营养素和抗生素类药物的特别配方食物。经消化道供给应少量多餐，选择适合患儿消化能力和符合营养需要的食物，如乳制品、动物蛋白质、新鲜蔬菜及水果等。制订个性化营养方案，进行喂养咨询和膳食分析，膳食调查通常采用24小时问卷或者连续3天膳食回顾。严密监测电解质、心脏功能及喂养耐受性。注意避免再喂养综合征（refeeding syndrome）的发生，其特征是营养治疗开始1周内，蛋白质合成增加同时摄入碳水化合物引发的胰岛素分泌释放，使血浆磷、钾、镁大量进入细胞内而出现低磷、低镁、低钾血症，表现为溶血性贫血、肌肉无力、呼吸循环衰竭、心律失常、低血压、休克、昏迷甚至死亡等。

2．**促进生长发育** 提供舒适的环境，合理安排生活，保障充足睡眠，适当户外活动和体格锻炼。定期监测体重、身高，每日评估、每周记录体重增长情况，可将体重值标注在生长发育监测图上，如发现体重增长缓慢或不增，应及时查明原因并予以纠正。

3．**预防感染**

（1）预防呼吸道感染：实行保护性隔离，减少探视。保持室内空气新鲜。

（2）预防消化道感染：注意饮食卫生，做好食具消毒。养成饭前便后洗手、餐后漱口等良好生活习惯。做好口腔护理。

（3）预防皮肤感染：保持皮肤清洁干燥，防止皮肤破损。勤换内衣、尿布，勤晒被褥。

4．**防治并发症** 观察患儿有无皮肤黏膜苍白、头晕、乏力等症状，及早发现贫血的早期征兆，遵医嘱根据贫血类型和程度酌情补充造血原料、输成分血。自发性低血糖易在夜间或早晨出现，若患儿出现体温不升、面色灰白、意识不清、脉搏缓慢甚至呼吸暂停等表现，需立即静脉注射25%～50%葡萄糖溶液，否则可因呼吸暂停而死亡。干眼病是维生素A缺乏的典型症状之一，可用生理盐水湿润角膜及涂抗生素眼膏，同时口服或注射维生素A制剂。腹泻、呕吐患儿由于酸性物质丢失过多，易引起代谢性酸中毒，如患儿出现呼吸深快、口唇樱桃红色、精神萎靡、烦躁、昏睡等症状，应及时报告医生，遵医嘱给予碱性溶液静脉滴注。

5. 健康教育 向患儿家长讲解营养不良相关疾病知识。鼓励母乳喂养，及时添加辅食及维生素、矿物质，尤其应补充优质蛋白。指导合理喂养，纠正儿童挑食、偏食等不良饮食习惯。合理安排生活作息，纠正不良生活习惯。加强体格锻炼，坚持户外活动，按时预防接种。做好生长发育监测，及时发现生长发育不良。

【护理评价】

经过治疗和护理，患儿体重、身高等恢复正常，皮肤苍白、干燥、肌肉萎缩等症状及体征消失；能及时发现及处理各种并发症；患儿家长了解营养不良的相关知识，能进行合理喂养及膳食安排。

第四节　单纯性肥胖患儿的护理

❖ 学习目标 ··

　　•掌握儿童单纯性肥胖的定义、患儿的身体状况、常见护理诊断，并能根据预期目标，按护理程序为患儿实施整体护理。

　　•熟悉儿童单纯性肥胖的病因、辅助检查及治疗要点。

　　•了解儿童单纯性肥胖的病理生理。

　　儿童单纯性肥胖（obesity）是由于长期能量摄入超过人体的消耗，使体内脂肪过度积聚、体重超过参考范围的一种营养障碍性疾病。以营养过剩、消耗不足和生长发育异常造成全身脂肪组织过度积聚为特征，与生活方式密切相关。儿童肥胖约 95% 以上为单纯性肥胖。肥胖可发生于任何年龄，但常见于婴儿期、5～6 岁和青春期。肥胖不仅影响儿童健康，还是成年期冠心病、高血压、糖尿病、胆石症、痛风等疾病的危险因素，应引起社会和家庭的重视。

【病因】

　　肥胖是由遗传和环境因素相互作用所致的多基因复杂性疾病，遗传因素约占 1/3，环境因素占 2/3。

　　1. 遗传因素 肥胖的发生是许多具有微效基因作用相加的结果，属于多基因遗传，目前已发现 600 余种基因位点与肥胖的发生有关。父母 BMI 为超重或肥胖的儿童较父母 BMI 为消瘦或正常的儿童更易发生肥胖。

　　2. 饮食因素 儿童肥胖的基础原因是营养摄入失衡，每天热量总摄入量大于消耗量。摄入营养超过机体能量消耗和代谢需要，多余的能量转化为脂肪储存体内导致肥胖。营养摄入失衡是导致儿童肥胖症最主要的因素。

　　3. 生活方式 活动过少和缺乏适当的体育锻炼是发生单纯性肥胖的重要因素。即使摄食不多也可引起肥胖。肥胖患儿童大多不喜爱运动，形成恶性循环。

　　4. 环境因素 包括家庭因素和社会因素。儿童的膳食和生活方式受家庭模式的影响，父母对食物的选择、进食方式、进食量及家长的运动习惯等都对孩子有极大影响。此外，食品加工业的发展、户外运动场地的减少、电视节目和电子产品的吸引等可影响儿童形成不良的饮食和行为习惯。

【病理生理】

肥胖的主要病理生理改变为脂肪细胞数目增多或体积增大。人体脂肪细胞数量的增多主要在出生前 3 个月、生后第 1 年和 11～13 岁三个阶段。若肥胖发生在这三个阶段，即可引起脂肪细胞增多性肥胖，治疗较困难且易复发；而不在此脂肪细胞增殖时期发生的肥胖，脂肪细胞体积增大但数目正常，治疗较易奏效。

肥胖患儿可有下列代谢及内分泌改变：

1. **体温调节与能量代谢** 肥胖患儿对外界体温变化反应不太敏感，用于产热的能量消耗较正常儿少，故肥胖患儿有低体温倾向。

2. **脂类代谢** 常伴有血浆三酰甘油、胆固醇、极低密度脂蛋白及游离脂肪酸增加，且程度与肥胖程度相关，但高密度脂蛋白减少。故以后易发生动脉硬化、冠心病、高血压、胆石症等疾病。

3. **蛋白质代谢** 肥胖患儿嘌呤代谢异常，血尿酸水平增高，易发生痛风症。

4. **内分泌代谢** 肥胖患儿 T_3 受体减少，被认为是产热减少的原因；血清 PTH 水平升高，$25-(OH)D_3$ 及 $24，25-(OH)_2D_3$ 水平也增高，可能与肥胖的骨质病变有关；血浆生长激素减少；睡眠时生长激素分泌高峰消失，但 IGF_1 分泌正常，胰岛素分泌增加，对生长激素的减少起到代偿作用，故患儿无明显生长育障碍；女性患儿雌激素水平增高，男性患儿雄激素水平下降、雌激素水平增高；肥胖患儿有高胰岛素血症的同时又存在胰岛素抵抗，可出现糖耐量减低或糖尿病。

【治疗要点】

任何治疗首先不应妨碍儿童的正常生长发育，故成人使用的手术去脂、药物减饥饿疗法等不宜用于儿童。理想的治疗应改善肥胖儿童生理和心理方面的异常，纠正不良饮食和运动行为，建立并保持新的健康的行为模式。目前国内外公认儿童肥胖的治疗方法有行为矫正、饮食和运动的综合治疗。

【护理评估】

1. **健康史** 询问患儿饮食习惯、饮食量、每日运动量和时间、近期治疗史及其效果，以及有无肥胖家族史。了解患儿有无引起肥胖的内分泌疾病和遗传综合征。

2. **身体状况** 患儿食欲旺盛且喜吃甜食和高脂肪食物。常因行动不便或有疲劳感而不喜活动，致活动量少，明显肥胖者用力时易出现气短或腿痛。极度肥胖者由于脂肪的过度堆积，限制了胸廓和膈肌运动，使肺通气量不足、呼吸浅快，故肺泡换气量减少，造成低氧血症、气急、发绀、红细胞增多、心脏扩大或出现充血性心力衰竭甚至死亡，称肥胖-换氧不良综合征（Pickwickian syndrome）。

体格检查可见皮下脂肪丰满而分布均匀，腹部膨隆下垂。严重肥胖者可因皮下脂肪过多，使腹、臀及大腿皮肤出现白纹或紫纹。因体重过重，走路时两下肢负荷过重可致膝外翻或扁平足。女孩胸部脂肪堆积应与乳房发育相鉴别，后者可触到乳腺组织硬结。男孩因大腿和会阴部脂肪堆积，阴茎可隐匿在阴阜脂肪垫中而被误诊为阴茎发育不良。患儿体格生长发育往往较正常儿迅速，骨龄、性发育正常或较早。

儿童体重超过参考人群同性别、同年龄的 10%～19% 为超重，超过 20% 为肥胖。20%～29% 为轻度肥胖，30%～49% 为中度肥胖，超过 50% 为重度肥胖。

3．辅助检查

（1）实验室检查：血三酰甘油、胆固醇增高；常有高胰岛素血症；血生长激素水平减低，生长激素刺激试验较低。

（2）影像学检查：肝脏 B 超声检查常有脂肪肝。

4．心理 - 社会状况　了解患儿家长对肥胖病因及其危害的认知程度、外形变化对患儿心理的影响。肥胖儿童由于体态肥胖、行动笨拙、怕被别人讥笑而不愿与其他儿童交往，故常有自卑、胆怯、不自信、易妥协等心理问题，对其性格发育及人际交往能力发展等方面产生消极影响。

【常见护理诊断 / 问题】

1．营养失调：高于机体需要量　与摄入高能食物过多或运动过少有关。

2．自我形象紊乱　与肥胖引起自身形体改变有关。

3．知识缺乏：患儿及家长对合理营养和运动认识不足。

【预期目标】

1．患儿能维持恰当营养摄入，体重恢复正常。

2．患儿能展现对自己外表的接受，实施有效应对措施。

3．患儿及家长了解肥胖相关知识，建立正确的饮食和运动方式。

【护理措施】

1．调整饮食　给予低热量、低脂肪、低碳水化合物、高蛋白，提供适量微量元素和维生素。开始控制饮食时不能使体重急剧下降，应以体重不增加为目标，再根据体重情况逐渐减少热量摄入。热量控制一般 5 岁以下 600～800kcal/kg，5～10 岁 800～1000kcal/kg，10～14 岁 1000～1200kcal/kg，碳水化合物、蛋白质、脂肪比例为 45∶35∶20，其中优质蛋白质占 50% 以上。制订个性化膳食干预方案，少食多餐，合理分配，早餐、点心、午餐、晚餐分别占全天食物总量的 25%、10%、35%、30%。饮食多样化，与口味相适应，尽量采用蒸、煮、熬、烩、凉拌等烹调方式，避免煎炸等方式。

○ **知识拓展**　　交通灯饮食

交通灯饮食的目标是在最低能量摄入量的同时提供最多的营养素，能量摄入量为每天 900～1200kcal。将食物分为 3 类：①绿色食物：低能量密度高营养的食物，如大部分的水果和蔬菜，可以经常吃；②黄灯食物：中等能量密度的食物，如谷类及其制品，可以适度食用；③红灯食物：高能量密度低营养的食物，如高糖高脂类及坚果类食物等，应节制食用。每日三餐安排：早餐可选择黄灯区食物中的谷类 1～2 种、动物性食物 1～2 种、绿灯区食物中的豆类及奶类。午餐可选择黄灯区食物和绿灯区食物，少量红灯区食物。以绿灯区的蔬菜为主，减少黄灯区的主食（即米面）量，佐以黄灯区和绿灯区的动物性食物适量，注意荤素搭配，荤素菜比例一般为 1∶（2～3）。晚餐应控制主食量，米面等主食量约占午餐主食量的一半，以绿灯区食物为主，不吃红灯区食物。

► 李珊珊，王海俊，马军. 儿童青少年肥胖的饮食干预研究进展. 中国学校卫生，2009，30(3)：286-288.

2．增加运动

（1）运动方式：注意兼顾减少脂肪的有效性、儿童长期坚持的可行性和乐于参加的趣味性。运动方式包括有氧运动、力量训练、日常活动的增加和减少静坐行为。可选择全身肌肉参加且需要移动身体的项目，如散步、爬山、游泳、健身操、骑自行车和娱乐性比赛。

（2）运动强度：肥胖儿童由于自身体重大、心肺功能差，运动强度不宜过大。要求运动强度达到最大心率的 50%～60%，一般运动时心率达到 150～160 次／分左右为宜，此强度的运动不会过于疲劳，又能有效消耗身体脂肪，还能起到抑制食欲的作用。

（3）运动频率和时间：适当的运动频率可使儿童不至于对运动产生厌恶或害怕而中止，一般每周锻炼 3～5 次为宜，每次运动时间从 30～45 分钟逐渐增至 1～2 小时，运动期限以 3 个月为一个阶段，1 年为一个周期。

3．心理行为干预

（1）行为干预：是肥胖症治疗成功的关键，尤其饮食和生活行为的调整极为重要。进食定时定量，减慢进食速度。进餐时注意力集中，情绪稳定，抵制环境刺激。生活方式调整则要改变小儿不爱运动的习惯，让患儿参与制订饮食控制和运动计划，建立减肥日记记录进食和运动情况，提高其坚持控制饮食和运动锻炼的兴趣。做好进食及运动行为的自我监测，确定应改变或强化的行为。

（2）心理护理：鼓励患儿表达个人感受，引导其正视自我，消除因肥胖带来的不良心态。帮助患儿培养开朗自信、积极向上的品格，适应正常生活和人际关系的改变。鼓励患儿参加力所能及的活动，及时表扬进步，使其由被动到主动参与社交活动。

4．健康教育 向患儿及家长讲解肥胖相关知识及科学的营养知识，提高自我保健意识，养成自觉行为。帮助患儿树立信心，启发自我观察、自我发现不科学的饮食方式，合理控制膳食，养成良好进食习惯。父母可帮助患儿评价治疗情况和建立良好饮食及行为习惯，并制订奖励标准，但不可将食物作为奖励。指导家长做好患儿生长发育监测。

【护理评价】

经过治疗和护理，患儿体重增长得到控制；以积极的态度面对肥胖并与同龄伙伴交往；家长了解肥胖相关知识，患儿建立正确的饮食及运动方式。

第五节　维生素 D 缺乏性疾病患儿的护理

❖ **学习目标**

•掌握维生素 D 缺乏性佝偻病、维生素 D 缺乏性手足搐搦症的定义、患儿的身体状况、常见护理诊断，并能根据预期目标，按护理程序为患儿实施整体护理。

- 熟悉维生素 D 缺乏性佝偻病、维生素 D 缺乏性手足搐搦症的病因、辅助检查及治疗要点。
- 了解维生素 D 缺乏性佝偻病及维生素 D 缺乏性手足搐搦症的发病机制。

一、维生素 D 缺乏性佝偻病患儿的护理

维生素 D 缺乏性佝偻病（rickets of vitamin D deficiency）是由于儿童体内维生素 D 不足导致钙磷代谢紊乱，使骨骺端软骨板不能正常钙化，造成以骨骼病变为特征的慢性疾病。佝偻病多见于婴幼儿，严重影响儿童的骨骼发育和身体健康。

【病因】

1. 围生期维生素 D 不足 母亲妊娠期尤其妊娠后期维生素 D 营养不足可使婴儿体内维生素 D 储存不足。

2. 日照不足 紫外线不能通过普通玻璃窗，婴幼儿缺乏户外活动，大城市高大建筑阻挡日光照射，大气污染如烟雾、尘埃可吸收部分紫外线，均可使内源性维生素 D 生成不足。此外，气候的影响如冬季日照短、紫外线较弱亦可影响内源性维生素 D 生成。

3. 摄入不足 天然食物及母乳中维生素 D 含量少，不能满足儿童生长发育的需要，如日光照射不足或未添加鱼肝油易患佝偻病。

4. 需求增加 骨骼生长速度与维生素 D 和钙的需要量成正比。早产、双胎、多胎婴儿体内维生素 D 贮存不足，生后生长发育快，如不及时补充易发生佝偻病。婴儿早期生长速度较快，维生素 D 需要量增加，也易发生佝偻病。

5. 疾病影响 胃肠道或肝胆疾病影响维生素 D 和钙磷的吸收、利用，如婴儿肝炎综合征、脂肪泻、慢性腹泻等。肝、肾严重损害可致维生素 D 羟化障碍，$1,25-(OH)_2D_3$ 生成不足而引起佝偻病。长期服用抗惊厥药物可使体内维生素 D 不足，如苯巴比妥、苯妥英钠可刺激肝细胞微粒体的氧化酶系统活性增加，使维生素 D 加速分解为无活性的代谢产物。糖皮质激素可对抗维生素 D 对钙的转运。

【维生素 D 的生理功能和代谢】

1. 维生素 D 的来源 维生素 D 是一组具有生物活性的脂溶性类固醇衍生物，包括维生素 D_2 和维生素 D_3，前者存在于植物中，后者由人体或动物皮肤中的 7- 脱氢胆固醇经日光紫外线的光化学作用转变而成，是体内维生素的主要来源。体内维生素 D 来源于母体 - 胎儿转运、食物中的维生素 D 和皮肤的光照合成，其中皮肤光照合成是人类维生素 D 的主要来源。

2. 维生素 D 的转运 食物中的维生素 D_2 在胆汁的作用下，在小肠刷状缘经淋巴管吸收。皮肤合成的维生素 D_3 直接吸收入血。两者在人体内都没有生物活性，被摄入血循环后与血浆中的维生素 D 结合蛋白（DBP）结合后转运到肝脏，经肝细胞中的 25- 羟化酶作用发生第一次羟化，生成 25- 羟维生素 D_3 $[25-(OH)D_3]$。$25-(OH)D_3$ 是循环中维生素 D 的主要形式，可作为评估个体维生素 D 营养状况的检测指标，有一定的生物活性，但作用较弱。循环中的 $25-(OH)D_3$ 与 α- 球

蛋白相结合被运载至肾脏，在近端肾小管上皮细胞线粒体中的 1-α 羟化酶的作用下发生第二次羟化，生成 1,25- 二羟维生素 $D_3[1,25-(OH)_2D_3]$，具有很强的抗佝偻病活性。

3. 维生素 D 的生理功能 正常情况下，血液循环中的 $1,25-(OH)_2D_3$ 主要与 DBP 相结合，作用于靶器官（肠、肾、骨）而发挥抗佝偻病的生理功能：①促进小肠黏膜合成钙结合蛋白（CaBP），增加肠道钙磷吸收；②增加肾近曲小管钙磷重吸收，特别是磷的重吸收，有利于骨的矿化作用；③促进成骨细胞增殖和破骨细胞分化，影响钙磷在骨的沉积和重吸收。

4. 维生素 D 的代谢调节 正常情况下，维生素 D 的合成与分泌是根据机体需要由血液中 $25-(OH)D_3$ 的浓度自行调节，当生成的 $1,25-(OH)_2D_3$ 的量达到一定水平时可抑制 $25-(OH)D_3$ 在肝内羟化、$1,25-(OH)_2D_3$ 在肾内羟化的过程。此外，肾脏生成 $1,25-(OH)_2D_3$ 间接受到血钙浓度的调节。血钙过低时，甲状旁腺（PTH）分泌增加，刺激肾脏 $1,25-(OH)_2D_3$ 合成增多；PTH 与 $1,25-(OH)_2D_3$ 共同作用使破骨细胞活性增加，成骨细胞活性降低，骨重吸收增加，骨钙释放入血使血钙升高，以维持正常生理功能。当血钙过高时，降钙素分泌，抑制肾小管羟化生成 $1,25-(OH)_2D_3$。血磷降低可直接促进 $1,25-(OH)_2D_3$ 的增加，高血磷则抑制其合成。

【发病机制】

维生素 D 缺乏性佝偻病可以看成是机体为维持正常血钙水平而对骨骼造成的损害。维生素 D 缺乏使肠道对钙磷吸收减少，血中钙磷水平下降，甲状旁腺功能代偿性亢进，PTH 分泌增加以动员骨钙释出维持正常血钙浓度。同时 PTH 抑制肾小管重吸收磷，使尿磷增加、血磷下降。血钙、血磷浓度改变使骨组织钙化障碍，成骨细胞代偿增生，碱性磷酸酶分泌增加，骨样组织堆积而出现一系列骨骼特征性变化及血生化改变（图 6-4）。

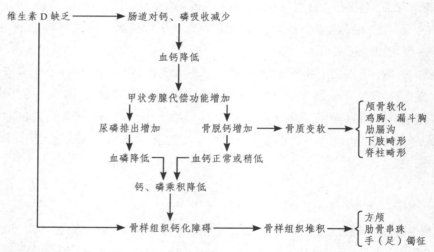

图 6-4　维生素 D 缺乏性佝偻病的发病机制

【治疗要点】

治疗目的旨在控制活动期，防止骨骼畸形。重点是补充维生素 D 制剂，不主张采用大剂量维生素 D 治疗，通常以口服为主，剂量为每日 50~125μg（2000~5000U），持续 4~6 周。随后 1 岁以内婴儿改为 400U/ 天，大于 1 岁婴儿改为 600U/ 天，同时给予多种维生素制剂。治疗 1 个月后复查效果，如临床表现、血生化及骨骼 X 线改变无恢复，应与抗维生素 D 佝偻病鉴别。如有低血钙、严重佝偻病和营养不足，则需补充钙剂。口服困难或腹泻等影响吸收时，可采用大剂量突击疗法，维生素 D 15 万～30 万 U（3.75～7.5mg）肌内注射，1～3 个月后再以 400U/ 天（10μg/ 天）维持。

【护理评估】

（一）健康史

询问孕母妊娠期是否补充维生素 D 和钙剂；患儿出生情况，是否为早产、双胎、多胎；了解患儿喂养史及户外活动情况，患儿疾病史和用药史。

（二）身体状况

根据病情演变可将维生素 D 缺乏性佝偻病分为四期：

1．初期（早期）　多见于 6 个月以内尤其是 3 个月以内的小婴儿。主要表现为神经精神兴奋性增高症状，如易激惹、烦躁、夜惊、与室温季节无关的多汗。头部多汗刺激小儿摇头擦枕，形成枕秃（图 6-5）。以上症状并非佝偻病的特异症状，仅作为临床早期诊断的参考依据。此期可持续数周或数月，若未经治疗可发展至激期。

2．活动期（激期）　除初期症状外可出现骨骼改变和运动功能发育迟缓。

（1）骨骼改变：①头部：6 个月以内的婴儿以颅骨改变为主，颅骨软化为佝偻病最早出现的体征。用双手固定婴儿头部，指尖稍用力压迫枕骨或顶骨后部可有乒乓球样的感觉。6 月龄以后，额骨和顶骨中心部分逐渐增厚，7～8 个月时变成“方盒样”头型即方颅（从上向下看）（图 6-6）。头围较正常增大，前囟增大或闭合晚；②胸部：胸廓畸形多见于 1 岁左右儿童。沿肋骨方向于肋骨与肋软骨交界处扪及圆形隆起，从上至下如串珠样突起，以第 7～10 肋骨最明显，称为佝偻病串珠（rachitic rosary）。胸骨和邻近的软骨向前突出呈鸡胸。膈肌附着处的肋骨受牵拉内陷于胸廓下缘形成一水平凹陷，即肋膈沟或郝氏沟（Harrison groove）（图 6-7）；③四肢：6 月龄后手腕、足踝部呈钝圆形环状隆起形成手、足镯征（图 6-8）。由于骨质软化与肌肉关节松弛，小儿开始站立与行走后双下肢负重，出现股骨、胫骨、腓骨弯曲，形成严重膝内翻（“O”形）或膝外翻（“X”形）（图 6-9、6-10）；④脊柱：小儿在会坐和站立后，因韧带松弛可致脊柱畸形，出现脊柱侧弯或后突。

（2）运动功能发育迟缓：严重低血磷使肌肉糖代谢障碍，引起全身肌肉松弛、肌张力和肌力减弱。儿童颈项软弱无力，运动发育落后。腹肌松弛使腹部膨隆如蛙腹。

（3）神经精神发育迟缓：重症患儿脑发育受累，表现为条件反射形成慢，情感、动作及语言发育落后。

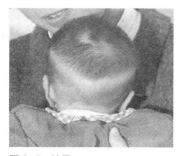

图 6-5　枕秃

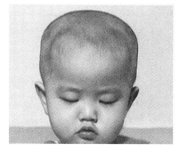

图 6-6　方颅

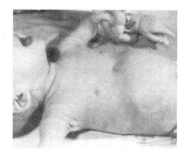

图 6-7　肋膈沟

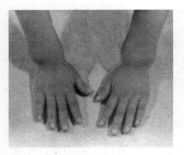
图6-8 手镯征

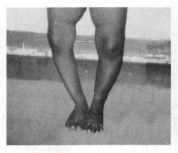
图6-9 "O"型腿

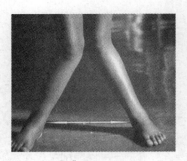
图6-10 "X"型腿

3.恢复期 以上各期经治疗及日光照射后，临床症状和体征逐渐减轻或消失。

4.后遗症期 多见于3岁以后的儿童。因婴幼儿期严重佝偻病，残留不同程度的骨骼畸形和运动功能障碍。

（三）辅助检查

1.实验室检查 疾病初期，血清25-(OH)D₃下降，PTH升高，血钙下降，血磷降低，碱性磷酸酶正常或稍高。活动期，各项生化指标除血清钙稍低外，其余指标改变更加显著。进入恢复期后，各项指标逐渐恢复至正常，碱性磷酸酶约需1~2个月降至正常水平。

2.影像学检查 佝偻病初期，骨骼X线正常或钙化带稍模糊。活动期，X线显示长骨钙化带消失，干骺端呈毛刷样、杯口状改变，骨骺软骨盘增宽（>2mm），骨质稀疏，骨皮质变薄，可有骨干弯曲畸形或青枝骨折。进入恢复期，骨骼X线改变有所改善，出现不规则钙化线，以后钙化带致密增厚，骨骺软骨盘<2mm，逐渐恢复正常。至后遗症期，骨骼干骺端病变消失。

（四）心理－社会状况

了解患儿居住生活地区；了解患儿家长对佝偻病病因、预防措施及预后的认识程度；了解家长对于患儿骨骼改变的情绪反应。年长患儿可因骨骼改变导致自身形象变化而产生自卑等不良心理。

【常见护理诊断／问题】

1.营养失调：低于机体需要量 与户外活动过少和维生素D摄入不足有关。

2.有受伤的危险 与骨质疏松、肌肉松弛有关。

3.知识缺乏： 患儿家长缺乏佝偻病的预防及护理知识。

4.潜在并发症： 维生素D中毒。

【预期目标】

1. 患儿能维持恰当营养摄入，佝偻病症状减轻或消失。

2. 患儿无受伤发生。

3. 患儿家长知晓佝偻病的预防和护理要点并正确运用。

4. 患儿无维生素D中毒发生，若发生能及时发现和处理。

【护理措施】

（一）补充维生素D

鼓励母乳喂养，及时添加辅食。给予富含维生素D及钙磷的食物，如牛奶、蛋黄、肝、肉类等。遵医嘱补充维生素 D，严格掌握剂量，观察维生素 D 中毒表现，如出现厌食、恶心、倦怠、呕吐、顽固性便秘、体重下降等表现，应立即停用维生素 D 和钙剂，可口服泼尼松或氢氧化铝减少肠钙的吸收。

（二）增加日光照射

让儿童直接接受日光照射。循序渐进，活动时间每次可从 10 分钟开始，渐延长至 1 小时以上，保证每日 1~2 小时户外活动时间。夏季阳光充足，可在上午和傍晚户外活动，注意避免太阳直射以防皮肤灼伤或中暑。冬季如在室内活动应开窗，使紫外线能够直接射入室内。

（三）预防骨骼畸形和骨折

衣着柔软、宽松。避免早坐、久坐，以防脊柱畸形。避免早站、久站、早行走，以防下肢负重形成 "O" 型或 "X" 型腿。护理操作时动作轻柔，不可用力过大或过猛，以防发生骨折。对已有骨骼畸形患儿，可采取主动和被动运动的方法矫正。胸廓畸形可作俯卧位抬头展胸运动；下肢畸形可施行肌肉按摩，"O" 型腿按摩外侧肌，"X" 型腿按摩内侧肌，以增加肌张力，矫正畸形。严重骨骼畸形可考虑外科手术矫治。

（四）健康教育

1. 维生素 D 缺乏性佝偻病的预防

（1）围生期：鼓励孕母多进行户外活动，食用富含钙、磷、维生素 D 的食物。妊娠期适量补充维生素 D（800U/ 日），有益于胎儿贮存维生素 D，以满足出生后的需要。

（2）婴幼儿期：预防的关键在于日光照射和适当补充维生素 D。婴儿出生 1 个月后可逐渐进行户外活动，保证每日 1~2 小时。早产儿、低出生体重儿、双胎儿生后 1 周开始补充维生素 D 800U/ 日，3 个月后改预防量（400U/ 日），足月儿生后 2 周开始补充维生素 D 400U/ 日，均补充至 2 岁。夏季阳光充足，户外活动多，可暂停或减量服用维生素 D。一般可不加服钙剂，但乳类摄入不足和营养欠佳时可适量补充微量营养素和钙剂。

2. 对患儿家长讲解维生素 D 缺乏性佝偻病的护理知识，指导维生素 D 用药注意事项、按摩肌肉矫正畸形的方法、观察佝偻病的表现及小儿生长发育监测等。

【护理评价】

经过治疗和护理，患儿维生素 D 缺乏性佝偻病的表现减轻或消失；患儿无骨折等受伤发生，无维生素 D 中毒发生；家长能正确进行佝偻病的预防和护理。

二、维生素 D 缺乏性手足搐搦症患儿的护理

维生素 D 缺乏性手足搐搦症（tetany of vitamin D deficiency）又称佝偻病性低钙惊厥，是由于维生素 D 缺乏、血钙降低而引起神经肌肉兴奋性增高，出现惊厥、手足搐搦等症状。该症为维生素 D 缺乏性佝偻病的伴发症状之一，多见于 6 个月以内的小婴儿。

【病因和发病机制】

1. **病因** 此病的病因与维生素 D 缺乏性佝偻病相同，主要是维生素 D 摄入和皮肤合成不足、羟化障碍等。有些患儿出现感染、饥饿、代谢紊乱、酸碱失衡等情况时即可发病。

2. **发病机制** 维生素 D 缺乏时，血钙下降而甲状旁腺不能代偿性分泌增加，若血清总钙浓度低于 1.75~1.88mmol/L（7~7.5mg/dl）或钙离子低于 1mmol/L（4mg/dl），失去钙离子对神经 —

肌肉接头处的抑制作用，引起神经肌肉兴奋性增高，可出现手足搐搦、喉痉挛甚至全身性惊厥。维生素 D 缺乏时机体出现甲状旁腺功能低下的原因尚未阐明，可能与维生素 D 缺乏早期甲状旁腺急剧代偿分泌增加及后期甲状旁腺功能因反应过度而耗竭有关。另外发热、感染、饥饿时，组织细胞分解释放磷，使血磷增加、血钙降低。

【治疗要点】

迅速控制惊厥、解除喉痉挛、补充钙剂，急性期后给予维生素 D 治疗。

1. 急救处理 保持呼吸道通畅，给予氧气吸入。迅速镇静止惊，地西泮每次 0.3 ~ 0.5mg/kg 静脉注射或肌内注射，或 10% 水合氯醛保留灌肠，每次 40 ~ 50mg/kg。喉痉挛时将舌拉出口外，予人工呼吸或加压给氧，必要时行气管插管。

2. 钙剂治疗 10% 葡萄糖酸钙 5 ~ 10ml 加 10% 葡萄糖溶液 10 ~ 20ml 静脉输注或静脉缓推（10分钟以上）。惊厥停止后改为口服钙剂。

3. 维生素 D 治疗 急诊情况控制后，按照维生素 D 缺乏性佝偻病给予维生素 D 治疗。

【护理评估】

（一）健康史

询问患儿的喂养史及户外活动情况；患儿疾病史和用药史，如有否发生维生素 D 缺乏性佝偻病、有否接受维生素 D 治疗等。

（二）身体状况

小婴儿主要表现为惊厥、喉痉挛，较大婴幼儿多表现为手足抽搐。患儿可有佝偻病的症状和体征。

1. 典型症状

（1）惊厥：最常见。一般为无热惊厥，突然发作，出现四肢抽动、两眼上翻、面肌颤动、意识丧失。发作停止后多入睡，醒后活泼如常。每日发作次数不等，每次持续数秒或长达数分钟以上。发作轻时仅有短暂的眼球上窜和面肌抽动，意识清楚。

（2）手足痉挛：双手腕屈曲，手指僵直，拇指内收贴紧掌心（图 6-11）。足踝关节僵直，足趾弯曲向下，足底呈弓状（图 6-12）。发作时意识清楚，停止后活动自如。

（3）喉痉挛：喉部肌肉和声门突发痉挛引起吸气性呼吸困难和喉鸣。如果喉痉挛严重，可出现发绀甚至窒息死亡。6 个月以内的小婴儿有时可表现为无热阵发性青紫。

2. 隐性体征 血清钙多在 1.75 ~ 1.88mmol/L，症状不明显，但可通过刺激神经肌肉而引出以下体征：①面神经征（Chvostek 征）：用手指尖或叩诊锤轻击患儿颧弓与口角间的面颊部（第Ⅶ

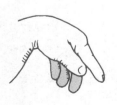

图 6-11　手搐搦

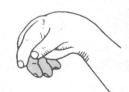

图 6-12　芭蕾舞足

对脑神经孔处），引起眼睑和口角抽动为阳性；②手痉挛征（Trousseau 征）：以血压计袖带包裹上臂，使血压维持在收缩压和舒张压之间，5 分钟内该手出现痉挛症状为陶瑟征阳性；③腓反射（Peroneal 征）：以叩诊锤骤然叩击膝盖下侧腓骨小头上腓神经处，引起足向外侧收缩者为阳性。

（三）辅助检查

血清总钙量低于 1.75 ~ 1.88mmol/L（7 ~ 7.5mg/dl），钙离子低于 1mmol/L，血磷正常或升高。

（四）心理 - 社会状况

了解患儿家长对本病的病因、治疗、预防和急救措施的认识程度。评估其家庭经济及环境状况。惊厥发作时患儿家长常有恐惧、焦虑等心理反应。

【常见护理诊断 / 问题】

1．有窒息的危险 与惊厥、喉痉挛发作有关。

2．有受伤的危险 与惊厥、手足搐搦有关。

3．营养失调：低于机体需要量 与维生素 D 缺乏有关。

【预期目标】

1. 患儿窒息及受伤发生。

2. 患儿能维持恰当营养摄入，纠正维生素 D 缺乏。

【护理措施】

1．预防窒息 惊厥发作时患儿平卧，解开衣领。惊厥停止后侧卧，清除气道分泌物及呕吐物。喉痉挛发作时，将患儿舌体拉出口外。备好气管插管、吸引器及氧气等物品。观察呼吸状况、惊厥发作类型及持续时间等。

2．预防受伤 惊厥发作时就地抢救，不可移动患儿、强按及约束患儿肢体。移开周围可能伤害患儿的物品。勿将物品塞入患儿口中或强力撬开紧闭的牙关。注意观察惊厥、手足搐搦、喉痉挛等发作的时间、症状及体征等。

3．用药及护理 遵医嘱给予镇静止惊药，地西泮缓慢静脉推注，每分钟 1mg 为宜，以免抑制呼吸引起呼吸骤停。使用钙剂时静脉注射不能过快，以防血钙骤升发生心跳骤停，注意监测患儿心率。钙剂不能采用肌内或皮下给药，避免使用头皮静脉，应选择大血管静脉注射，防止外渗致局部坏死。

4．健康教育 向患儿家长讲解维生素 D 缺乏的相关知识，告知患儿抽搐时的急救方法。指导正确补充维生素 D 和钙剂。鼓励母乳喂养，正确添加含维生素 D 及钙磷较多的食物，如肝、蛋黄、新鲜蔬菜及水果等。加强体格锻炼，坚持户外活动，让患儿多晒太阳。

【护理评价】

经过治疗和护理，患儿维生素 D 缺乏性手足搐搦症的表现消失，无窒息和受伤发生；患儿家长知晓本病的预防和护理要点并能正确加以应用。

第六节　微量元素异常患儿的护理

❖ 学习目标 ··

　　• 掌握锌缺乏症、铅中毒患儿的身体状况、常见护理诊断，并能根据预期目标，按护理程序为患儿实施整体护理。
　　• 熟悉锌缺乏症的病因、铅中毒的原因及代谢特点、辅助检查及治疗要点。

一、锌缺乏症患儿的护理

　　锌缺乏症（zinc deficiency）是由于锌摄入不足或代谢障碍导致体内锌缺乏，引起食欲减退、生长发育迟缓、皮炎和异食癖等临床表现的营养素缺乏性疾病。锌为人体必需微量元素之一，其体内含量仅次于铁，主要存在于骨、牙齿、毛发、皮肤、肝脏和肌肉中，与小儿体格生长、智力发育、免疫功能等密切相关。

【病因及发病机制】

　　（一）病因

　　1. 摄入不足　长期摄入不足是导致锌缺乏的主要原因。动物性食物的锌含量及生物利用率均高于植物性食物，牛肉、瘦猪肉、肝脏等红肉是最佳的膳食锌来源，膳食中缺乏肉类则锌摄入可能不足。母乳及牛乳含锌量相似，均不能满足婴儿的需要，故长期单纯乳类喂养的婴儿易发生锌缺乏症。

　　2. 吸收障碍　影响肠道锌吸收的主要膳食因素是植酸，存在于植物性食物如豆类、全谷类中。高植酸摄入干扰肠道正常锌吸收，使膳食锌的生物利用率显著降低。腹泻时不仅肠道锌吸收减少，同时肠道锌丢失增加，而锌缺乏使肠道受损黏膜恢复缓慢，腹泻迁延不愈，形成恶性循环。由于牛乳锌的吸收率（39%）远低于母乳锌（65%），故长期纯牛乳喂养更易缺锌。

　　3. 需求增加　处于辅食添加期的 6 ~ 24 个月的婴幼儿因生长快速，对锌的需要量相对较高，是锌缺乏的高危人群。早产儿 / 低出生体重儿由于出生时体内锌储备不足及出生后的追赶性生长，对锌的需要量高于正常足月儿，可能在出生早期就存在锌缺乏。

　　4. 丢失过多　反复腹泻、感染、发热、溶血、大面积烧伤、慢性肾脏疾病、长期透析、蛋白尿以及长期服用青霉胺等金属螯合剂均可因锌丢失过多而导致锌缺乏。

　　（二）发病机制

　　1. 蛋白质合成障碍　锌参与各种蛋白质、核酸合成和分解代谢的活性和构成。缺锌会引起生长迟缓，影响细胞分裂再生。

　　2. 免疫功能受损　锌能提高免疫功能，缺锌会导致免疫受损。研究表明，锌摄入量减少可引起动物胸腺萎缩，T 细胞功能下降。锌可改善营养不良儿童的各项免疫指标。

　　3. 食欲减退　锌能促进食欲，缺锌的小儿出现食欲减退、厌食，可能的机制是味觉功能下降。

　　4. 内分泌功能　锌极易与胰岛素形成复合物，延迟或延长其降血糖作用。在细胞水平上，锌可能与胰岛素的释放有关。研究发现，缺锌动物性腺发育不良，可能与垂体促性腺激素的分泌减少或睾酮生成障碍有关。其他激素如雌激素、甲状旁腺素等分泌的改变均可对血锌浓度产生影响。

【治疗要点】

积极治疗原发病，进食富含锌的食物，补充锌剂。

1. 病因治疗 积极查找导致锌缺乏的高危因素和基础疾病，并采取有效干预措施。

2. 营养治疗 鼓励进食富含锌的动物性食物。

3. 补充锌剂 以口服锌剂为首选，较符合人体的正常过程。疗程根据病情及症状而定。硫酸锌、葡萄糖酸锌、醋酸锌是临床常用的口服锌制剂，目前也有推荐蛋白锌为最佳选择，蛋白锌活性高、吸收利用率好。临床应用时，需注意不同锌制剂中实际的元素锌含量。常规推荐治疗剂量为元素锌 1mg/（kg·d），最大量每日 20mg，疗程 1~2 个月，如锌缺乏高危因素长期存在，则建议小剂量长期口服元素锌 5~10mg/（kg·d）。静脉输注锌用量为：早产儿 300μg/（kg·d），婴儿 100μg/（kg·d），儿童 50μg/（kg·d）。

【护理评估】

（一）健康史

询问疾病史，了解患儿食欲情况、生长发育史、喂养史。

（二）身体状况

1. 消化功能减退 缺锌影响味蕾细胞更新和唾液磷酸酶的活性，使舌黏膜增生、角化不全，以致味觉敏感度下降，出现食欲不振、厌食和异嗜癖等。

2. 生长发育落后 缺锌可妨碍生长激素轴功能及性腺轴的成熟，出现线性生长下降、生长发育迟缓、体格矮小、性发育延迟。

3. 智能发育延迟 缺锌可使脑 DNA 和蛋白质合成障碍，脑内谷氨酸浓度降低，从而引起智能发育迟缓。

4. 免疫功能降低 缺锌影响 T 淋巴细胞功能、自然杀伤细胞活性、免疫调节因子分泌等诸多环节，引起机体免疫功能降低而易发生感染。锌缺乏的小儿易患各种感染性疾病，如腹泻、肺炎等。

5. 其他 如脱发、皮炎、地图舌、反复口腔溃疡、伤口愈合延迟、夜盲等。

（三）辅助检查

1. 血清（浆）锌 可部分反映人体锌营养状况，但该指标缺乏敏感性。目前建议 10 岁以下儿童血清（浆）锌的正常值下限为 10.07μmol/L（65μg/dl）。

2. 餐后血清锌浓度反应试验（PICR） 测空腹血清锌浓度（A_0）作为基础水平，然后给予标准饮食（按全天总热量的 20% 计算，其中蛋白质 10%~15%，脂肪 30%~35%，碳水化合物 50%~60%），2 小时后复查血清锌（A_2），按公式 PICR=（A_0-A_2）/A_0×100% 计算，若 PICR>15% 提示缺锌。

3. 尿锌、发锌 可反映人体锌营养状况，但个体差异较大，至今无法确定正常值范围，故不能用于临床对个体锌营养状况的判断。

（四）心理-社会状况

了解患儿家长对疾病的病因和防护知识的认识程度；了解患儿家庭经济状况，家长家属是否有恐惧、焦虑等心理反应。

【常见护理诊断/问题】

1. 营养失调：低于机体需要量 与锌摄入不足、需要增加、吸收障碍、丢失过多有关。

2. 生长发育迟缓 与锌缺乏影响核酸及蛋白质合成、妨碍生长激素轴功能以及性腺轴成熟有关。

3. 有感染的危险 与锌缺乏致免疫功能低下有关。

4. 知识缺乏： 患儿家长缺乏疾病相关知识及喂养知识。

【预期目标】

1. 患儿能维持恰当营养摄入，体内锌营养状况得以改善。

2. 患儿能维持正常生长发育，体格指标达到正常标准。

3. 患儿无感染发生。

4. 患儿家长知晓疾病相关知识并能掌握正确喂养方法。

【护理措施】

（一）维持均衡营养

鼓励母乳喂养，尤其初乳含锌丰富，母乳不足或无法母乳喂养时，应选择强化锌的配方奶。婴儿6月龄后应及时添加辅食，进食富含锌的动物性食物，如肝、鱼、瘦肉、禽蛋等。强化锌的食品有助于增加锌的摄入。

（二）促进生长发育

培养良好生活作息，保障充足睡眠，加强体格锻炼。定期监测患儿生长发育并做好记录。遵医嘱给予锌制剂，严格掌握剂量避免锌中毒的发生。

（三）用药及护理

用药过程中注意观察：①疗效：各项临床症状和体征有无好转，血清学指标有无改善；②中毒反应：过量口服锌可造成铜锌超氧化物歧化酶活性降低。目前WHO对儿童口服锌的最大可耐受剂量设定为元素锌23mg/天。锌剂量过大也可引起胃部不适、恶心、呕吐、腹泻等消化道刺激症状，甚至脱水和电解质紊乱。锌中毒可干扰铜代谢，引起低铜血症、贫血、中性粒细胞减少、肝细胞中细胞色素氧化酶活力降低等中毒表现。

（四）预防感染

保持居室空气清新，加强个人清洁卫生，做好食具消毒，避免机体受凉，防止呼吸道感染及消化道感染的发生。

（五）健康教育

向患儿家长讲解锌缺乏症的相关知识，指导家长做好锌缺乏症的预防：①鼓励母乳喂养，及时添加辅食；②选择含锌高且易吸收的食物，如肉类、贝类、鱼类、动物肝脏等；③培养儿童良好的饮食习惯，纠正挑食、偏食、吃零食等不良习惯。此外，应指导家长正确服用锌制剂，注意观察药物不良反应。加强儿童体格锻炼，做好生长发育监测。

【护理评价】

经过治疗和护理，患儿锌缺乏各项临床症状和体征得以缓解；患儿体内锌营养状况得到改善；患儿无感染发生；患儿家长了解疾病相关知识并能正确喂养儿童。

二、铅中毒患儿的护理

儿童铅中毒（lead posioning）是指体内铅负荷已处于有损儿童健康的危险水平。铅是一种重要的工业毒物和不可降解的环境污染物，主要通过食物、土壤、水和空气经呼吸道、消化道进入体内。儿童由于代谢和发育的特点，是铅污染的易感人群。随着现代工业和交通的迅猛发展，环境污染日益严重，儿童铅中毒的问题日益突出。

【中毒原因及发病机制】

（一）中毒原因

1. 铅的来源

（1）室内铅涂料和油漆：住房内墙装饰所用的含铅涂料和油漆在老化、剥脱后为儿童误食，或风化后污染室内环境，间接为儿童所摄入或吸入。

（2）大气铅污染：含铅汽油燃烧后排出的废气和铅作业工厂排放的废气是我国儿童铅中毒主要原因之一。此外，铅污染的土壤是小儿铅暴露的一个重要来源。

（3）垂直传播：铅可通过胎盘由母体向胎儿转移，孕妇骨组织中的铅可能成为胎儿的内源性铅暴露源。产后哺乳期骨铅释放量较产前更大，可通过乳汁继续进入婴儿体内，造成婴儿铅暴露。

（4）饮食与饮水：大气中的铅可沉积于食物，使食物含铅量增高。某些特殊食物如爆米花、松花蛋等含铅量都很高。水源及自来水被铅污染，使水含铅量增高。

（5）学习用品和玩具：儿童玩具和学习用品的含铅量普遍较高，如彩色蜡笔、课桌椅的油漆等。

2. 铅的吸收、分布和排泄

（1）铅的吸收：手－口途径是铅进入小儿体内的重要通道，大约40%～50%的铅是幼儿时期经口－胃肠道摄入并吸收，同时儿童时期对铅更易感，小肠吸收率和滞留率更高。另一重要途径是呼吸道吸入，铅随飞尘由呼吸道入肺，并进入血液循环。儿童患营养不良尤其是体内缺乏钙、铁、锌等元素，可使铅的吸收率和易感性增强。

（2）铅的分布：铅在体内的分布包括血液、软组织和骨骼三种模式。血液和软组织为交换池，交换池的铅多在25～35天转移到骨组织中。储存池中的铅主要指骨组织中的铅，与交换池中的铅保持动态平衡。

（3）铅的排泄：通过三条途径排出体外。约2/3经肾脏随小便排出，约1/3通过胆汁分泌排入肠腔，然后随大便排出，另有极少量的铅通过头发及指甲脱落排出体外。

3. 儿童铅代谢的特点　儿童较成人吸收较多的铅，消化道是儿童吸收铅的主要途径。儿童铅的排泄率低于成人，排泄率仅有66%左右，仍有约1/3的铅留在体内。儿童储存池的铅流动性大，较容易向血液和软组织中移动，内源性铅暴露的概率和程度均较高。

（二）发病机制

铅是一种重要的神经毒和环境毒，对儿童的影响为全身性多系统，以神经系统和骨髓造血系统最为敏感。铅对机体的毒性作用不是铅元素单一的直接作用，而是被机体自身放大的链式连锁反应。铅可影响机体必需元素的正常含量，使其生理组合及比例关系失衡，扰乱机体内酶及生物大分子的生理活性，使体内许多酶系统失活和其他调节机体功能平衡的调节作用紊乱，进而产生一系列复杂而严重的、不可逆的损害。

铅中毒对机体的影响是多器官、多系统、全身性的。

1. 神经系统 神经系统最易受铅的损害。铅可以使形象化智力、视觉运动功能、记忆、感觉和行为功能等发生改变,出现疲劳、失眠、烦躁、头痛及多动等症状。由于血脑屏障成熟较晚,中枢神经系统相对脆弱,加之排泄功能不完善,容易受到铅的损害。单次或短期内输入大量铅化合物,可造成脑组织细胞水肿、出血、脱髓鞘变性等。当儿童处于低水平的铅环境中,可引起脑细胞突触密度降低,树突分枝减少,突触可塑性范围减少,运动神经传导速度减慢,脑电图改变。铅中毒引起的智力发育落后,血铅水平每升高 10μg/dl,则智商降低 6~7 分。

2. 造血系统 铅可以干扰血红蛋白形成所必需的 δ 氨基乙酰丙酸和粪卟啉Ⅲ,从而抑制血红蛋白的合成。此外,铅可以阻滞骨髓内细胞的正常成熟,造成红细胞的点彩和贫血。

3. 心血管系统 铅中毒可引起主动脉、冠状动脉、肾动脉、脑动脉及心肌等发生变性。可导致细胞内钙离子过量聚集,使血管平滑肌的紧张性和张力增高,从而引起高血压和心律失常。

4. 消化系统 铅直接作用于平滑肌,抑制其自主运动,并使其张力增高,引起腹痛、腹泻、便秘、消化不良等胃肠机能紊乱。完整的肝细胞对铅毒性有一定保护作用,但急性铅中毒时,肝混合功能氧化酶系及细胞色素 P450 水平下降,肝脏解毒功能受损出现病变。

5. 泌尿生殖系统 长期接触铅可致慢性肾炎,影响正常生理功能。随着时间延长,肾脏损害加重,肾小管的排泄和重吸收功能受损。铅具有生殖毒性、胚胎毒性和致畸作用。

6. 免疫系统 铅可抑制巨噬细胞功能,并干扰免疫分子的调节作用,造成免疫功能紊乱,引起呼吸道、肠道的反复感染。

7. 内分泌系统 铅可抑制维生素 D 活化酶、肾上腺皮质激素与生长激素的分泌,导致儿童体格发育障碍。血铅水平每上升 100μg/L,其身高少 1~3cm。

8. 骨骼 体内铅大部分沉积于骨骼中,影响维生素 D_3 的合成,抑制钙的吸收,作用于成骨细胞和破骨细胞,引起骨代谢紊乱,发生骨质疏松。

【治疗要点】

脱离铅污染源,针对不同情况进行卫生指导并给予营养干预,静脉血铅 ≥ 450μg/L 患儿需螯合剂治疗。

1. 脱离铅环境 积极寻找污染源,尽早去除铅暴露源。轻症患儿脱离铅环境即可阻止铅中毒加剧。

2. 非药物驱铅 对大多数非急性中毒的患儿首选非药物驱铅。消化道急性中毒者立即予 1% 硫酸镁洗胃和导泄。摄入高钙奶粉和外源性钙补充可降低血铅水平,并逆转脑组织和机体库中的铅蓄积。使用金属硫蛋白的生物饮品有助于排出体内的铅。

3. 药物驱铅 首选口服二巯丁二酸(DMSA),每次 350mg/m² (体表面积),tid×5 天,然后改为 bid×14 天 / 疗程,能有效预防血铅反弹。静脉滴注依地酸二钠钙 15~25mg/kg,应加入 5% 葡萄糖溶液中配成浓度 0.3%~0.5% 的溶液,6~12 小时内缓慢滴注,连续 2~3 天,间歇 5~10 天为 1 个疗程,一般可连续应用 3~5 个疗程。用药过程中,定期检查肾功能及微量元素水平。依地酸二钠钙不仅与体内的铅络合呈无毒的络合物从尿中排出体外,同时也络合体内的钙铁锌铜等微量元素,导致体内微量元素丢失。因此,驱铅的同时要辅以能量合剂、复方氨基酸、葡萄糖酸钙等支持治疗,以保护脑、肝、肾等重要器官。缺铁患儿应先补充铁剂后再行驱铅治疗。

4．对症治疗 如腹痛剧烈，可应用阿托品、山莨菪碱等。出现惊厥，可使用地西泮、苯巴比妥钠等。

【护理评估】

（一）健康史

询问患儿有无铅接触史、症状出现时间及类型、家庭环境情况、父母职业等。

（二）身体状况

儿童对铅污染的反应与血铅无线性关系，表现各异，多呈非特异性表现。

1．急性或亚急性中毒 多因消化道吸收引起，口内有金属味、流涎、恶心、呕吐（呕吐物为白色奶块状）、阵发性腹部绞痛（铅绞痛）、烦躁、出汗、拒食等。严重者发生铅中毒性脑病，可出现剧烈头痛、惊厥甚至昏迷。

2．慢性中毒 多见于 2～3 岁以后的患儿，一般从暴露铅环境到出现症状约 3～6 个月，影响儿童的心理、行为和免疫力。以头昏、全身无力最明显，可出现纳差、腹痛、腹泻或便秘、矮小、多动与学习障碍，齿龈边缘有黑色铅线，面容为灰色（铅容），低色素正常红细胞型贫血。

3．铅中毒的分级 我国《儿童高铅血症和铅中毒分级和处理原则（试行）》指出，儿童高铅血症和铅中毒要依据儿童静脉血铅水平进行诊断。

（1）高铅血症：连续 2 次静脉血铅水平为 100～199μg/L。

（2）铅中毒：连续 2 次静脉血铅水平等于或高于 200μg/L。依据血铅水平分为：①轻度铅中毒：血铅水平为 200～249μg/L；②中度铅中毒：血铅水平为 250～449μg/L；③重度铅中毒：血铅水平等于或高于 450μg/L。

（三）辅助检查

1．实验室检查 静脉血检查是评估血铅水平的最佳方法。检查荧光红细胞为铅中毒早期诊断有价值的方法之一，但非铅中毒的特异诊断方法。对有铅接触史而无明显症状的患儿，若尿铅测定正常，则可做依地酸二钠钙驱铅试验。铅中毒时脑脊液压力增高，蛋白量增高，白细胞多正常。

2．影像学检查 年长儿X线检查，可见长骨干骺端出现密度增加，呈一白色带。2 岁以前铅中毒患儿的长骨X线改变常不明显。

（四）心理－社会状况

了解患儿及家长对铅中毒的病因和防护知识的认识程度；了解患儿及家长是否因担心预后而出现恐惧、焦虑、悲观等心理。

【常见护理诊断／问题】

1．**生长发育迟缓** 与铅中毒抑制肾上腺皮质激素与生长激素有关。
2．**知识缺乏**：患儿及家长缺乏铅中毒防护知识。
3．**潜在并发症**：贫血、感染、肾功能不全、心律失常、骨质疏松等。

【预期目标】

1．患儿恢复正常生长发育，体格指标达到正常标准。
2．患儿及家长知晓预防铅中毒的知识并正确运用。
3．患儿无相关并发症发生，若发生能及时发现和处理。

【护理措施】

（一）促进生长发育

脱离铅污染源。给予蛋白质和微量元素丰富的食物，多吃新鲜蔬菜和水果。加强体格锻炼，监测体格生长。

（二）用药及护理

遵医嘱给予驱铅治疗，观察用药效果及不良反应。使用口服驱铅药物前应确保脱离污染源，否则会导致消化道内铅的吸收增加。

（三）防治并发症

严密观察病情变化，注意铅绞痛、中毒性脑病等并发症的发生。遵医嘱准确留取尿铅、血铅标本、及时送检。记录24小时出入量，观察尿液性状及尿量等。

（四）健康教育

讲解儿童铅中毒的情况及危害防治，杜绝将环境中的铅尘带进儿童体内的危险行为，勿带儿童在铅作业工厂附近散步和玩耍，保持清洁的居室卫生。教育儿童养成勤洗手的习惯，特别是饭前洗手十分重要。注意儿童个人卫生，勤剪指甲。经常清洗儿童的玩具和用品，保持干净。避免进食皮蛋和爆米花等含铅高的食品。不能用长时间滞留在管道中的自来水为儿童调制奶粉或烹饪。多吃富含钙、锌、铁的食品，定时进餐。

【护理评价】

经过治疗和护理，患儿生长发育恢复正常状态，各项体格指标达到正常标准；能及时发现并发症并予以积极处理；患儿及家长知晓铅中毒防护知识并能正确避免铅中毒。

（彭文涛）

◇ 护理学而思

1. 患儿，男性，9个月，因睡眠欠佳、易惊2月余来院就诊。患儿近2个月睡眠不宁、哭闹、易激惹、多汗，大小便正常，食欲正常。出生5个月后反复腹泻，无特殊服药史。足月顺产，出生体重3.2kg，混合喂养，5月龄开始添加蛋黄和米粉等，现每天喂少量蔬菜汁和果汁。5个月前间断服用维生素D制剂。户外活动少。母孕期无疾病史，无双下肢抽搐史。查体：T 36.8℃，P 116次/分，R 28次/分，体重8.5kg，身高72cm，头围43cm。精神欠佳，前囟2.5cm×2.5cm，枕秃明显，方颅，未出牙，胸廓无畸形。心肺（−），腹软，肝脏肋下1.5cm。辅助检查，血常规：WBC $10.8×10^9$/L，N 0.35，L 0.63，Hb 128g/L。血生化：肝肾功能正常，血K^+ 4.1mmol/L，Na^+ 141mmol/L，Cl^- 105mmol/L，Ca^{2+} 1.97mmol/L，P 1.0mmol/L，ALT 890U/L。X线：腕骨骨化中心1枚，尺桡骨远端呈毛刷样及杯口样改变，干骺端骨皮质疏松，临时钙化带消失，软骨间隙增宽。

（1）该患儿最可能的医疗诊断是什么？应如何进行护理评估？

（2）根据患儿目前的状况列出主要的护理诊断和护理措施。

2. 患儿，男性，4岁，因"体重增长较快2年"来就诊。儿童平时食量较大，2年前患儿食量明显增大，喜欢油腻食物和甜食，平时不喜欢活动，喜欢看电视。意识清楚，精神可，体形较胖，脂肪分布均匀，皮肤色泽无特殊，甲状腺未触及，心肺（-），肝脏未触及，四肢未见异常，双侧睾丸容积2ml。体重22.4kg，身高102cm。血常规：WBC 8.1×10^9/L，N 0.46，Hb 122g/L，PLT 180×10^9/L，血脂、血糖、皮质醇、胰岛素样生长因子Ⅰ均正常。

（1）该患儿可能的临床诊断是什么？应如何进行护理评估？

（2）根据患儿目前的情况列出主要的护理诊断及护理措施？

第七章
呼吸系统疾病患儿的护理

章前导言

呼吸系统疾病是小儿常见病，包括上下呼吸道急慢性炎症、呼吸道异物、呼吸道变态反应性疾病等。其中急性呼吸道感染最为多见，在儿科门诊人数中所占比例最高；小儿肺炎在住院患儿中最多见，也是5岁以下儿童死亡的首要原因，是我国儿童保健工作中重点防治的"四病"之一。患儿年龄越小，病情越重，死亡率也越高。因此，积极做好呼吸道疾病的防治和护理工作，降低呼吸道感染的发病率、死亡率，是儿科护理工作的一项重要任务。

第一节　儿童呼吸系统解剖生理特点

❖ 学习目标

• 掌握儿童呼吸系统解剖生理特点及其与本系统疾病的关系。
• 熟悉各年龄儿童的呼吸频率、节律及呼吸型态。
• 了解儿童血气分析的结果与意义以及儿童呼吸道免疫特点。

呼吸系统疾病包括上下呼吸道急慢性传染性疾病、呼吸道变态反应性疾病、呼吸道异物等，是导致 15 岁以下儿童住院治疗的最常见原因。儿童时期易患呼吸道疾病与儿童呼吸系统的解剖、生理、免疫特点密切相关。

一、解剖特点

呼吸系统以环状软骨为界，划分为上、下呼吸道。上呼吸道包括鼻、鼻窦、咽、咽鼓管、会厌及喉；下呼吸道包括气管、支气管直至肺泡。小儿呼吸系统解剖特点及临床意义见表 7-1。

表 7-1　小儿呼吸系统解剖特点及临床意义

部位	特点	临床意义
鼻	鼻腔短小、无鼻毛，后鼻道狭窄、黏膜柔嫩、血管丰富	易感染，并易引起鼻塞而导致呼吸困难，影响吸吮
鼻窦	鼻窦口相对较大，且鼻窦黏膜与鼻腔黏膜相连	急性鼻炎易致鼻窦炎，以上颌窦及筛窦最易感染
鼻泪管	鼻泪管较短，开口处靠近内眦，瓣膜发育不全	上呼吸道感染时易致结膜炎
咽	咽部狭窄且垂直，咽鼓管宽、短、直，呈水平位，腭扁桃体在 1 岁内发育差，4～10 岁时发育高峰，14～15 岁后逐渐退化，咽扁桃体位于鼻咽顶部与后壁交界处	鼻咽炎时易致中耳炎；扁桃体炎多见于年长儿，1 岁以内少见；咽扁桃体严重肥大易引起儿童阻塞性睡眠呼吸暂停综合征
喉	喉部呈漏斗状，相对狭窄，黏膜柔嫩而富有血管及淋巴组织	炎症时出现局部充血、水肿，易引起吸气性呼吸困难和声音嘶哑
气管、支气管	管腔相对狭窄，黏膜血管丰富，缺乏弹力组织；黏液腺分泌不足，纤毛运动差，清除能力弱，右支气管粗短，为气管的直接延伸	气管、支气管易于感染，并可导致呼吸道阻塞，且感染后痰液黏稠不易咳出；发生气管异物时易入右支气管，引起肺炎和右肺不张
肺	弹力纤维发育差，血管丰富，间质发育旺盛；肺泡小且数量少，使其含血量相对多而含气量少	肺部易感染，易引起间质性炎症、肺气肿或肺不张
胸廓、纵隔	呈桶状，肋骨呈水平位，膈肌位置较高；胸腔较小而肺相对较大，呼吸肌发育差，耐疲劳的肌纤维数量少；小儿纵隔相对较大，纵隔周围组织松软、富于弹性	肺的扩张受到一定的限制，不能充分通气、换气，易出现呼吸困难甚至呼吸衰竭；胸腔积液或积气时易致纵隔移位

二、生理特点

1. 呼吸频率和节律　儿童生长发育快，需氧量高，但肺组织发育尚未完善，通气换气不充分，只能增加呼吸频率满足机体代谢需要。且年龄越小，呼吸频率越快（表7-2）。新生儿（尤其早产儿）及生后数月的婴儿由于呼吸中枢发育未成熟，易出现呼吸节律不齐，甚至呼吸暂停。

表7-2　各年龄儿童呼吸、脉搏频率（次/分）

年龄	呼吸	脉搏	呼吸：脉搏
新生儿	40~45	120~140	1:3
~1岁	30~40	110~130	1:(3~4)
~3岁	25~30	100~120	1:(3~4)
~7岁	20~25	80~100	1:4
~14岁	18~20	70~90	1:4

2. **呼吸类型**　婴幼儿呼吸肌发育不完善，胸廓的活动范围小而膈肌上下活动明显，呈腹膈式呼吸；随着年龄的增长，呼吸肌逐渐发育，膈肌下降，肋骨由水平位逐渐变为斜位，开始出现胸式呼吸；7岁以后以混合式呼吸为主。

3. **呼吸功能**　儿童肺活量、潮气量、每分钟通气量和气体弥散量较成人小，而气道阻力较成人大，故呼吸储备能力较低，当患呼吸道疾病时，易发生呼吸功能不全。

4. **血气分析**　通过血气分析了解氧饱和度水平及血液酸碱平衡状态。儿童动脉血气分析正常值见表7-3。

表7-3　儿童动脉血气分析正常值

项目	新生儿	2岁以内	2岁以后
pH	7.35~7.45	7.35~7.45	7.35~7.45
PaO_2（mmHg）	60~90	80~100	80~100
$PaCO_2$（mmHg）	30~35	30~35	35~45
HCO_3（mmol/L）	20~22	20~22	22~24
BE（mmol/L）	−6~+2	−6~+2	−4~+2
SaO_2（%）	90~97	95~97	96~98

三、免疫特点

儿童呼吸道的非特异性及特异性免疫功能均较差。咳嗽反射及纤毛运动功能差，难以有效清除吸入的尘埃和异物颗粒。肺泡巨噬细胞功能不足，体内的免疫球蛋白含量低，尤以分泌型 IgA（SIgA）为低，此外乳铁蛋白、溶菌酶、干扰素、补体等数量和活性不足，故易患呼吸道感染。

第二节　急性上呼吸道感染患儿的护理

❖ 学习目标　· ·

· 掌握上呼吸道感染患儿的常见护理诊断，并能根据预期目标，按护理程序为患儿实施整体护理。

· 掌握两种特殊类型的上呼吸道感染患儿的身体状况。

· 熟悉上呼吸道感染的定义、病因、分类及治疗原则。

急性上呼吸道感染（acute upper respiratory infection，AURI）简称"上感"，是指由病毒或细菌等病原体感染所致的以侵犯鼻、鼻咽和咽部为主的急性炎症。根据主要感染部位的不同，可诊断为急性鼻炎、急性咽炎、急性扁桃体炎等。本病是儿童时期最常见的急性感染性疾病，一年四季均可发生，以冬春季及气候骤变时发病率最高，多为散发，偶可流行，主要通过空气飞沫传播。一次患病后产生的免疫力不足，故可反复发病。本病亦常侵及口腔、鼻窦、中耳、喉、眼部、颈淋巴结等邻近器官，如炎症向下蔓延则可引起气管炎、支气管炎或肺炎。

【病因】

引起急性上呼吸道感染的病原体包括病毒、细菌、支原体及衣原体等，其中病毒引起者占90%以上，少数可由细菌、支原体引起。常见的病毒有流感病毒、副流感病毒、呼吸道合胞病毒、腺病毒、鼻病毒、肠道病毒（柯萨奇病毒、埃可病毒）。病毒感染后，上呼吸道黏膜失去抵抗力，细菌乘机侵入可继发细菌感染，最常见的是 A 组溶血性链球菌，其次为肺炎球菌、流感杆菌等。

婴幼儿时期，由于上呼吸道的解剖生理和免疫特点，易患呼吸道感染。若患有营养障碍性疾病如维生素 D 缺乏性佝偻病、营养不良、贫血等，或环境不良如居室拥挤、通风不良、阳光不足、被动吸烟及护理不当致冷暖失宜等，可使机体抵抗力下降，往往容易诱发本病。

【治疗要点】

治疗原则以支持治疗和对症治疗为主，防止并发症。

1. 支持治疗　休息、多饮水；注意呼吸道隔离；预防并发症的发生。

2. 病因治疗　抗病毒药物常用利巴韦林，也可使用银翘散、大青叶、板蓝根冲剂等中药治疗，一般不用抗生素。细菌性上呼吸道感染或病毒性上呼吸道感染继发细菌感染者，可选用抗生素治疗，常选用青霉素类、头孢菌素类及大环内酯类抗生素等。如为链球菌感染或既往有肾炎或风湿热病史者，应用青霉素类或红霉素类 10～14 天。

3. 对症治疗　高热者给予物理降温或药物降温（如对乙酰氨基酸或布洛芬）；高热惊厥者给予镇静、止惊处理；咽痛者含服咽喉片。

【护理评估】

（一）健康史

1. 评估患儿的年龄、营养状态及生长发育史。

2. 了解患儿有无反复呼吸道感染史，发病前有无"受凉"史，有无类似疾病接触史，有无佝偻病、营养不良、先天性心脏病、贫血史等。

（二）身体状况

潜伏期 1～3 天，起病多较急。由于年龄、体质、病原体及病变部位的不同，病情的缓急、轻重程度也不同。年长儿症状较轻，婴幼儿则较重。

1. 一般类型的上呼吸道感染

（1）症状：①局部症状：主要为鼻咽部的症状，如鼻塞、喷嚏、流涕、干咳、咽部不适和咽痛等，多于 3～4 天内痊愈。新生儿和小婴儿常可因鼻塞而出现张口呼吸或拒乳。②全身症状：发热、头痛、烦躁不安、全身不适等。部分患儿有食欲不振、呕吐、腹痛、腹泻等消化道症状，腹痛多为脐周阵发性疼痛，多为暂时性，无压痛，可能是发热引起发射性肠蠕动亢进或蛔虫骚动所致。如腹痛持续存在，多为并发急性肠系淋巴结炎，注意与急性阑尾炎相区别。

婴幼儿起病急，以全身症状为主，多有发热，体温可高达 39～40℃，热程两三天至一周不等。由于突发高热，可引起惊厥，退热后，惊厥及其他神经症状消失，一般情况良好。年长儿以局部症状为主，全身症状较轻，无热或轻度发热。

（2）体征：检查可见咽部充血，扁桃体充血肿大，可有脓性分泌物，有时可见颈部及颌下淋巴结肿大且有压痛。肺部听诊一般正常。肠道病毒感染者可出现不同形态的皮疹。

2. 特殊类型的上呼吸道感染

（1）疱疹性咽峡炎：由柯萨奇病毒 A 组引起，夏秋季发病率高，可散发或流行，传染性强，潜伏期约 4 天。起病急骤，临床表现为高热、咽痛、流涎、厌食、呕吐等。主要体征为咽部充血，在咽弓、腭垂、软腭的黏膜上可见数个至数十个直径 1～3mm 的灰白色小疱疹，周围有红晕，1～2 日破溃后形成溃疡。病程约 1 周，很少有并发症。

（2）咽－结膜热：由腺病毒 3、7 型引起，春夏季多见，可造成小流行。临床表现以发热、咽炎和滤泡性结膜炎三联症同时存在为特征，但不必都具备，流行时可能只有咽炎或结膜炎。体检时可见咽部充血，可见白色点块状分泌物，周围无红晕，易于剥离；一侧或双侧滤泡性眼结膜炎，可伴球结合膜出血，但分泌物不多；颈及耳后淋巴结增大。病程约 1 周。

3. 并发症 上呼吸道感染可并发鼻窦炎、中耳炎、喉炎、咽后壁脓肿、颈淋巴结炎、支气管炎、支气管肺炎等，其中肺炎是婴幼儿时期最严重的并发症。年长儿若患链球菌性上感，可引起急性肾炎、风湿热。

（三）辅助检查

1. 血常规 病毒感染时，周围血白细胞计数多正常或偏低。细菌感染时，白细胞总数及中性粒细胞多增高，但体弱儿或严重病例可减少。

2. 病原学检查 可作病毒分离或细菌培养，以明确病原体。

（四）心理－社会状况

评估患儿及家长对上呼吸道感染病因和防护知识的了解程度、居住环境、家庭经济状况及有无住院经历；评估患儿有无因咽痛、鼻塞等不适，及陌生环境而产生焦虑和恐惧，如有哭闹、易激惹等表现；评估家长有无因患儿住院而产生焦虑不安、抱怨的情绪。

【常见护理诊断／问题】

1. 舒适受损 与咽痛、鼻塞等有关。

2. 体温过高 与上呼吸道炎症有关。

3. 潜在并发症：高热惊厥、中耳炎、鼻窦炎、咽后壁脓肿、急性肾炎等。

【预期目标】

1. 患儿鼻塞、咽痛缓解，不影响正常的饮食、睡眠。

2. 患儿体温恢复和维持正常。

3. 患儿无并发症发生或发生时能够得到及时有效地处理。

【护理措施】

（一）提高患儿的舒适度

1. 保持室内空气清新，室温维持在 18～22℃，湿度以 60% 为宜，以减少空气对呼吸道刺激。

2. 婴幼儿餐后可喂少量温开水以清洗口腔，年长儿饭后应及时漱口，口唇上可涂润唇膏或油类以避免干燥。

3. 保持呼吸道通畅，及时清理分泌物

（1）鼻咽部护理：及时清除鼻腔及咽喉部分泌物与干痂，保持鼻孔周围清洁，可用凡士林或液状石蜡等涂抹鼻周皮肤及鼻部黏膜，以减轻分泌物的刺激。咽部不适时，可给予润喉片或雾化吸入。

（2）鼻塞严重的患儿护理：可先清除鼻腔分泌物，后用 0.5% 麻黄碱液滴鼻，每天 2～3 次，每次 1～2 滴。对因鼻塞妨碍吸吮的婴儿，宜在哺乳前 15 分钟滴鼻，使鼻腔通畅，保证吸吮。

（3）预防并发症：嘱患儿不要用力擤涕，以免炎症经咽鼓管向中耳发展，引起中耳炎。

（二）维持体温正常

1. 保证患儿有足够的休息时间，尽量减少活动，如有高热者应卧床休息，并经常更换体位。做好呼吸道隔离，与其他患儿分室居住。

2. 给予易消化和富含维生素（特别是维生素 C）的清淡饮食，少量多餐并经常变换食物种类。婴儿哺乳必须取头高位或抱起半卧位哺喂，呛咳严重者用滴管或小勺慢慢喂，以免进食用力或呛咳加重病情。鼓励患儿多饮水，特别是大量出汗后应补足水分，必要时进行静脉补充营养和水分。

3. 发热患儿每 4 小时测量一次体温，超高热或有高热惊厥者，每 1～2 小时测量一次。当体温超过 38.5℃ 时，给予正确、合理的降温措施，如头部冷湿敷、腋下及腹股沟放置冰袋、温水擦浴，冷盐水灌肠。

4. 遵医嘱给予退热剂，防止高热惊厥的发生，特别是既往有高热惊厥史的患儿更要注意及时降温，退热剂后鼓励多饮水；高热惊厥患儿使用镇静剂，注意观察疗效及不良反应；遵医嘱使用抗病毒药物，合并细菌感染者使用抗生素，使用抗生素前应询问有无过敏史，用前严格进行皮试，观察有无过敏反应发生。

（三）密切观察病情变化，防止并发症发生

警惕高热惊厥的发生。应经常检查口腔黏膜及皮肤有无皮疹，注意咳嗽的性质及神经系统症状等，以便能及早发现麻疹、百日咳、猩红热及流行性脑脊髓膜炎等急性传染病。注意观察咽部充血、水肿、化脓情况，怀疑有咽后壁脓肿时，应及时报告医师，同时要注意防止脓肿破溃后脓液流入气管引起窒息。

（四）健康教育

1. 向患儿家长介绍有关上呼吸道感染的知识　讲解上呼吸道感染的病因、预防要点和护理要点。

2. 宣传上呼吸道感染预防的相关知识　在上呼吸道感染的高发季节，小儿应少去人多的公共场所。

3. 提供营养　指导家长合理喂养，提倡母乳喂养，及时添加辅食，保证足量的蛋白质和维生素摄入，纠正偏食。

4. 做好出院健康指导及预防宣传　嘱家长出院后按医嘱继续给患儿用药，定期进行健康检查。按时预防接种。患有营养不良、佝偻病、营养性贫血及先天性心脏病的患儿应积极治疗，增强抵抗力，减少呼吸道感染的发生。

○ **知识拓展**　　　　如何提高孩子免疫力

提高孩子对传染病的抵抗力的方法有两种：一是预防接种，二是增强孩子的体质。具体做法有以下几种：①提供足够的营养，维生素 A 和维生素 C 缺乏是造成小儿反复呼吸道感染的原因；②保证足够的睡眠；③进行体育锻炼，户外活动不仅可以促进维生素 D 合成，从而促进钙的吸收，而且对肌肉、呼吸的发育和全身新陈代谢都有良好的作用。

▶　王雁. 儿科护理学. 北京：北京大学医学出版社，2013.

【护理评价】

经过治疗和护理，患儿鼻腔通畅，咽部肿胀消失；体温维持在 36.0 ~ 37.0℃；心肺功能完好，无其他并发症发生。

第三节　肺炎患儿的护理

➤ **案例导入与思考**　·····································

患儿，女性，10 个月，因"发热、咳嗽 3 天，加重伴呼吸急促 1 天"入院。患儿 3 天前出现发热，体温波动在 38.5 ~ 39.0℃，伴有咳嗽，呈阵发性咳嗽。经治疗，效果差，咳嗽逐渐加重，伴有呼吸急促。

体格检查：T 39.0℃，P 160 次 / 分，R 62 次 / 分。精神差，口唇发绀，鼻翼扇动，吸气三凹征阳性。双肺可闻及密集中、细湿啰音。

辅助检查：WBC 14.0×10^9/L，N 0.80，L 0.20，胸片提示双肺下野片状阴影。

请思考：

1. 护士应如何评估和观察患儿？

2. 该患儿目前主要的护理诊断 / 问题是什么？

3. 护士接诊后，针对患儿的病情，应配合医生采取哪些护理措施？

❖ **学习目标**　·····································

•掌握支气管肺炎患儿的身体状况、常见护理诊断，并能根据预期目标按护理程序为患儿实施整体护理。

•熟悉肺炎的定义、分类、支气管肺炎的病因、病理生理及治疗原则。

· 了解不同病原体所致肺炎的主要临床表现。

肺炎（pneumonia）是由不同病原体及其他因素（如吸入羊水、油类或过敏等）所引起的肺部炎症。以发热、咳嗽、气促、呼吸困难和肺部固定中、细湿啰音为共同的临床表现。严重者可累及循环、神经及消化等系统而出现相应的临床症状。肺炎是婴幼儿时期的常见病，一年四季均可发病，以冬春寒冷季节及气候骤变的时候多见。本病占我国住院儿童死亡率的第一位，被列为儿童重点防治的"四大疾病"之一。

【分类】

目前，儿童肺炎的分类方法尚未统一，常用分类方法如下：

1. 病理分类　大叶性肺炎、支气管肺炎和间质性肺炎。儿童以支气管肺炎多见。

2. 病因分类

（1）感染性肺炎：病毒性肺炎（呼吸道合胞病毒占首位，其次为腺病毒、流感病毒、副流感病毒、鼻病毒、巨细胞病毒等）、细菌性肺炎（肺炎链球菌、金黄色葡萄球菌、肺炎克雷伯杆菌、流感嗜血杆菌等）、支原体肺炎、衣原体肺炎、原虫性肺炎、真菌性肺炎等。

（2）非感染性肺炎：吸入性肺炎、坠积性肺炎、过敏性肺炎等。

3. 病程分类　急性肺炎（病程 <1 个月）、迁延性肺炎（病程 1～3 个月）、慢性肺炎（病程 >3 个月）。

4. 病情分类　轻症肺炎（主要为呼吸系统表现）、重症肺炎（除呼吸系统表现外，其他系统亦受累，且全身中毒症状明显）。

5. 临床表现典型与否分类

（1）典型肺炎：由肺炎链球菌、金黄色葡萄球菌、肺炎杆菌、流感嗜血杆菌、大肠埃希菌等引起的肺炎。

（2）非典型肺炎：由肺炎支原体、衣原体、嗜肺军团菌、病毒等引起的肺炎。如近年来发生的禽流感病毒所致的肺炎。

6. 肺炎发生的地点分类

（1）社区获得性肺炎（community acquired pneumonia，CAP）：指无明显免疫抑制的患儿在院外获得的感染性肺炎，包括具有明确潜伏期的病原体感染而在入院后潜伏期内发生的肺炎。

（2）院内获得性肺炎（hospital acquired pneumonia，HAP）：指患儿入院时不存在、也不处于潜伏期，而在入院 ≥ 48 小时发生的感染性肺炎，包括在医院内感染而于出院 48 小时内发生的肺炎。

一、支气管肺炎患儿的护理

支气管肺炎（bronchopneumonia）是累及支气管壁和肺泡的炎症，为儿童时期最常见的肺炎，2 岁以内儿童多发。

【病因和病理生理】

（一）病因

1. 病原体　最常见为病毒和细菌感染，也可由病毒、细菌"混合感染"。病毒中以呼吸道合胞病毒常见，其次为腺病毒、流感病毒等。细菌中以肺炎链球菌多见，其次为葡萄球菌、链球菌等。肺炎的病原体与发病年龄、发病季节、区域等有关。近年来肺炎支原体、衣原体和流感嗜血杆菌引起的肺炎日渐增多。病原体常由呼吸道入侵，少数经血行入肺。

2．易感因素 居住环境差、免疫功能低下、低出生体重儿以及合并营养不良、维生素 D 缺乏性佝偻病、先天性心脏病的患儿对病原体的易感性增加而发生肺炎，且病情严重，常迁延不愈，病死率较高。

（二）病理生理

病原体经呼吸道或血行入肺，引起支气管、肺泡和肺间质炎症，通气和换气功能障碍，导致缺氧和二氧化碳潴留，从而产生一系列病理生理改变（图 7-1）。

1．呼吸功能不全 由于通气和换气障碍，氧进入肺泡以及氧自肺泡弥散至血液和二氧化碳排出均发生障碍，通气不足致低氧血症（发绀）及高碳酸血症，换气功能障碍主要引起低氧血症。为代偿缺氧，患儿呼吸与心率加快；为增加呼吸深度，呼吸辅助肌参与活动，出现鼻翼扇动和三凹征。严重时可产生呼吸衰竭。

2．循环系统 缺氧和二氧化碳潴留可引起肺小动脉反射性收缩，致肺动脉高压，使右心负荷增加；病原体和毒素侵袭心肌，致中毒性心肌炎。肺动脉高压和中毒性心肌炎是诱发心力衰竭的主要原因。重症者常出现微循环障碍、休克甚至弥散性血管内凝血（DIC）。

3．神经系统 高碳酸血症使脑血管扩张、血流减慢、血管通透性增加，引起脑水肿、颅内压升高。严重缺氧致脑细胞供氧不足、ATP 生成减少，Na^+-K^+ 泵离子转运功能障碍，引起脑细胞水钠潴留，导致脑水肿、颅内压升高。病原体毒素直接损害脑组织引起脑水肿、中毒性脑病。

4．消化系统 低氧血症和病原体毒素可使胃肠黏膜糜烂、出血、上皮细胞坏死脱落，导致黏膜屏障功能破坏，胃肠道功能紊乱，出现畏食、呕吐、腹泻，重者可出现中毒性肠麻痹。若毛细血管通透性增高，可致消化道出血。

5．酸碱平衡失调与电解质紊乱 严重缺氧时，体内无氧酵解增加，酸性代谢产物堆积，加之患儿常伴高热、饥饿、吐泻等，因此常可致代谢性酸中毒；同时，由于二氧化碳排出受阻，可导致呼吸性酸中毒。因此，重症肺炎可出现混合性酸中毒。缺氧和二氧化碳潴留导致肾小动脉痉挛，严重缺氧还会使抗利尿激素（ADH）分泌增加，故可导致水钠潴留；且缺氧使钠泵功能失调，致 Na^+ 进入细胞内，加之患儿常因摄入不足及呕吐等，致排钠增多，因此患儿可发生缺钠性及（或）稀释性低钠血症。因酸中毒，H^+ 进入细胞内，K^+ 向细胞外转移，血钾增高（或正常），若伴吐泻及营养不良，致 K^+ 丢失过多、摄入减少，常导致血钾偏低。

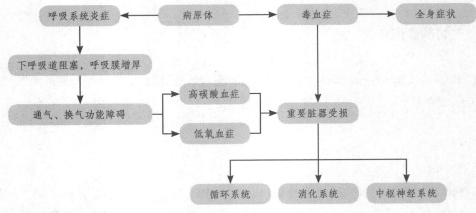

图 7-1　支气管肺炎的发病机制

【治疗要点】

通常采取综合治疗的措施，加强护理，控制感染以及防治并发症。

1. 一般处理　包括止咳、平喘、保持呼吸道通畅，必要时给予吸氧和半卧位以缓解缺氧和焦虑。加强营养，防止发生营养不良。

2. 控制感染　根据病原体选用敏感抗生素，使用原则为早期、联合、足量、足疗程，重症宜静脉给药，用药至体温正常后 5～7 天，临床症状基本消失后 3 天。支原体肺炎至少用药 2～3 周，以免复发。抗病毒可选用利巴韦林、干扰素等。

3. 防治并发症　脓胸、脓气胸、肺大疱为重症肺炎最常见的并发症，需及时进行胸腔穿刺。

【护理评估】

（一）健康史

1. 评估患儿的年龄、营养状态及生长发育史。

2. 了解患儿既往有无呼吸道传染病接触史，有无反复呼吸道感染史，有无维生素 D 缺乏性佝偻病、先天性心脏病等。了解患儿的预防接种史。

（二）身体状况

起病多数较急，发病前数日多先有上呼吸道感染。

1. 轻症肺炎　仅表现为呼吸系统症状和相应的肺部体征，主要表现为发热、咳嗽、气促、肺部固定中细湿啰音。

（1）发热：热型不定，多为不规则热，亦可为弛张热或稽留热。应注意新生儿、重度营养不良儿体温可不升，甚至低于正常。

（2）咳嗽：较频，早期为刺激性干咳，极期咳嗽反而减轻，恢复期咳嗽有痰。新生儿、早产儿则仅表现为口吐白沫。

（3）气促及呼吸困难：多发生在发热、咳嗽之后，患儿呼吸加快达 40～80 次 / 分，可伴有呼气时间延长、鼻翼扇动。重者出现点头呼吸、三凹征，且口周、鼻唇沟和指（趾）端发绀。

（4）全身症状：精神不振，烦躁不安，食欲减退，轻度呕吐或腹泻。

（5）肺部体征：早期不明显或仅呼吸音粗糙、减低，随病情的进展可闻及固定的中、细湿啰音，以背部两侧下方及脊柱两旁较易听到，于深吸气末更为明显。新生儿、小婴儿常不易闻及湿啰音。若病灶融合，可出现实变体征，如语音增强、叩诊浊音、听诊呼吸音减弱或出现支气管呼吸音。

2. 重症肺炎　除呼吸系统症状和全身中毒症状加重外，常出现循环、神经和消化等系统功能障碍，出现相应的临床表现。

（1）循环系统：常见心肌炎、心力衰竭。心肌炎主要表现为面色苍白、心动过速、心音低钝、心律不齐，心电图显示 ST 段下移、T 波低平或倒置。心力衰竭主要表现为：①安静状态下，呼吸突然加快 >60 次 / 分；②安静状态下，心率突然增快 >180 次 / 分；③突然极度烦躁，明显发绀，面色苍白或发灰，指（趾）甲微血管再充盈时间延长。④心音低钝、奔马律，颈静脉怒张；⑤肝脏迅速增大；⑥少尿或无尿，眼睑或双下肢水肿。其中前 3 项不能用发热、肺炎本身或其他并发症解释。若出现前 5 项者即可考虑心力衰竭。

（2）神经系统：由于颅内压升高或中毒性脑病，患儿可表现为：①烦躁、嗜睡，眼球上窜、凝视；②前囟隆起，球结膜水肿；③昏睡、昏迷、惊厥；④瞳孔对光反应迟钝或消失；⑤呼吸节律不整，呼吸心搏解离（有心搏，无呼吸）；⑥脑膜刺激征，脑脊液检查除压力增高外，其他均正常。

（3）消化系统：表现为食欲减退、呕吐或腹泻。重症患儿可出现中毒性肠麻痹（腹胀明显，膈肌升高，导致呼吸困难加重，肠鸣音消失）和消化道出血（呕吐咖啡样物，大便隐血试验阳性或柏油样便）。

3．并发症　早期合理治疗者并发症少见，若延误诊断或病原体致病力强者，可引起脓胸、脓气胸、肺大疱等并发症，表现为在治疗过程中中毒症状或呼吸困难突然加重，体温持续不退或退而复升。以上并发症多见于金黄色葡萄球菌肺炎和某些革兰阴性杆菌肺炎。

（三）辅助检查

1．外周血检查　细菌性肺炎，白细胞总数及中性粒细胞常增高，可见核左移，胞浆中可有中毒颗粒，C反应蛋白（CRP）多上升，前降钙素（PCT）可升高；病毒性肺炎，白细胞总数大多正常或降低，CRP则升高不明显。

2．病原学检查　可作病毒分离或细菌培养，以明确病原体，但需时较长，难以用于早期诊断。病原特异性抗体和特异性抗原检测以及聚合酶链反应（PCR）有助于快速诊断。血清冷凝集试验可作为支原体肺炎的过筛试验。

3．胸部X线检查　早期肺纹理增粗，以后出现大小不等的点状或斑片状阴影，可融合成片，甚至波及节段，以双肺下野、中内带多见。可伴有肺不张或肺气肿。

（四）心理–社会状况

评估患儿及家长对肺炎病因和防护知识的了解程度、居住环境、家庭经济状况及有无住院经历；评估患儿有无因发热、缺氧等不适，及陌生环境而产生焦虑和恐惧，如有哭闹、易激惹等表现；评估家长对肺炎的心理反应，有无因患儿住院而产生焦虑不安、抱怨的情绪。

【常见护理诊断／问题】

1．气体交换障碍　与肺部炎症致通气、换气功能障碍有关。

2．清理呼吸道无效　与呼吸道分泌物过多、痰液黏稠、咳嗽无力有关。

3．体温过高　与肺部感染有关。

4．营养失调：低于机体需要量　与摄入不足、消耗增加有关。

5．潜在并发症：心力衰竭、中毒性脑病、中毒性肠麻痹、脓胸。

6．焦虑／恐惧　与呼吸困难、环境陌生有关。

【预期目标】

1. 患儿缺氧得到纠正，呼吸平稳。
2. 患儿能充分排出呼吸道分泌物，保持呼吸道通畅。
3. 患儿体温恢复和维持正常。
4. 患儿住院期间能得到充足的营养。
5. 患儿无并发症发生，或发生时能够得到及时有效地处理。
6. 患儿能较好地表达自己的感受，保持安静，较少出现焦虑或恐惧。

【护理措施】

（一）维持最佳呼吸功能

1. 保持室内空气清新，室温维持在18～20℃，湿度以60%为宜，病室定时通风换气（应避免对流）。做好呼吸道隔离，不同病原体引起的肺炎或病情轻重应分室居住，防止交叉感染。
2. 保证患儿安静休息，以减少氧耗。可采取舒适体位来维持良好的呼吸功能，如半卧位或抬高床头 30°～40°，经常帮助患儿更换体位，以利于呼吸和分泌物排出；护理操作应集中完成，以减少刺激，避免哭闹。

3. 有缺氧表现，如呼吸困难、口唇发绀、烦躁、面色灰白等情况，应立即给氧，以改善低氧血症。多采用鼻前庭导管给氧，氧流量为 0.5～1L/min，氧浓度不超过 40%；缺氧明显者，可用面罩给氧，氧流量 2～4L/min，氧浓度为 50%～60%。氧气应湿化，以免损伤呼吸道黏膜。若出现呼吸衰竭，应及时给予气管插管和人工呼吸器。吸氧过程中应经常巡视病房，检查鼻导管是否通畅，缺氧症状是否改善，如有异常及时处理。

（二）保持呼吸道通畅

1. 及时清除患儿口鼻分泌物，嘱患儿多饮水，避免呼吸道干燥。协助患儿每 2 小时更换一次体位，并用手轻拍患儿背部（五指并拢，稍向内合掌，由下向上、由外向内地轻拍背部），边拍背边指导和鼓励患儿进行有效地咳嗽，以促进痰液排出，防止坠积性肺炎。

2. 病情允许，可根据病变部位进行体位引流，头低脚高位可以引流上肺叶和支气管；仰卧位时，引流靠近前胸部的支气管；俯卧时，引流靠近背部的支气管。

3. 痰液黏稠不易咳出者，可配合超声雾化吸入以稀释痰液，每日 2 次，每次 20 分钟，雾化吸入嘱患儿深呼吸以达到最佳效果。必要时给予吸痰，吸痰不宜在进食后 1 小时内进行，以免引起恶心、呕吐。

4. 遵医嘱给予祛痰剂如复方甘草合剂等；对严重喘憋者，遵医嘱给予支气管解痉剂。

（三）维持体温正常

密切观察体温变化，低热不需特殊处理，体温超过 38.5℃时给予物理降温，必要时给予药物降温，以防高热惊厥；及时更换被汗液浸湿的衣被，保持皮肤的清洁干燥；如有虚脱，应予保暖、补液。

（四）给予合理营养

1. 鼓励患儿进食高热量、高蛋白、高维生素、易消化的流质、半流质饮食，少量多餐，以免过饱，影响呼吸。喂养时应耐心细心，每次喂食时将患儿头部抬起或抱起，防止呛咳。

2. 重症患儿不能进食时，遵医嘱给予静脉营养。且应严格控制输注量及速度，最好使用输液泵，保持均匀滴入，以免发生心力衰竭。

3. 鼓励患儿多饮水，以稀释痰液，易于痰液咳出，同时也可补充因发热等而损失的水分。

（五）密切观察病情变化，防止并发症发生

1. **心力衰竭**　若患儿出现烦躁不安、面色苍白、呼吸加快（>60 次 / 分）、心率增快（>180次 / 分）、出现心率低钝或奔马律、肝在短期内迅速增大，考虑肺炎合并心力衰竭，应及时报告医师，同时给予半卧位、吸氧、减慢输液速度，遵医嘱给予强心、利尿、血管活性药物。

2. **中毒性脑病**　若患儿出现烦躁、嗜睡、惊厥、昏迷、呼吸不规则等，提示颅内压增高，考虑中毒性脑病，应立即报告医师并配合抢救，予以脱水、改善通气、扩血管、止痉、糖皮质激素等。

3. **中毒性肠麻痹或胃肠道出血**　若患儿出现严重腹胀、呕吐，肠鸣音消失，胃内容物为咖啡样或黑便等表现，考虑中毒性肠麻痹或胃肠道出血，遵医嘱予以禁食、胃肠减压等。

4. **脓胸或脓气胸**　若患儿病情突然加重，出现体温持续不降或退而复升、剧烈咳嗽、烦躁不安、呼吸困难加重、面色青紫、患侧呼吸运动受限等，考虑并发脓胸或脓气胸，及时报告医师，并配合进行胸穿或胸腔闭式引流的准备工作。

（六）减轻焦虑 / 恐惧

1. 理解患儿因不舒适、环境陌生及治疗性痛苦而哭闹，同时鼓励家长陪伴患儿，预防分离性焦虑。

2. 尽量用患儿能够理解的语言解释治疗和创伤性操作，鼓励患儿用画画或其他方式表达自己的感受。同时尽量避免侵入性操作，必要时根据医嘱实施适当的疼痛治疗。

（七）健康教育

1. 向患儿家长介绍有关肺炎的知识 讲解肺炎的病因、主要表现、治疗和预后。教会家长拍背协助排痰的方法。

2. 宣传肺炎预防的相关知识 婴幼儿应少去人多的公共场所，接触呼吸道感染患者前后应洗手；教育患儿保护环境和家庭卫生，养成良好的习惯，如咳嗽时用手帕或纸捂嘴，不随地吐痰，防止病原体污染空气传染给他人。在秋冬季节注意室内通风，必要时可用食醋熏蒸进行房间空气消毒。平时应加强体格锻炼，以增强体质，提高其抵抗能力。

3. 提供营养 指导家长合理喂养，提倡母乳喂养；给予患儿高热量的液体，如奶制品、果汁或平时喜欢的饮料，以预防脱水；在病情允许的情况下，患儿可选择或决定食物的种类和数量，鼓励患儿少食多餐，耐心喂养。

4. 做好出院健康指导及预防宣传 嘱家长出院后按医嘱继续给患儿用药，按时预防接种和定期进行健康检查；患有营养不良、佝偻病、营养性贫血及先天性心脏病的患儿应积极治疗，增强抵抗力，减少呼吸道感染的发生。

【护理评价】

经过治疗和护理，患儿能维持正常的呼吸功能；能有效咳嗽，呼吸道通畅；体温维持在36.0～37.0℃；营养状况良好，体重恢复正常；能维持足够的心输出量，无其他并发症发生；住院过程中得到一定的照顾，焦虑、恐惧情绪减轻。

二、不同病原体所致肺炎的特点

不同病原体所致肺炎的特点见表7-4。

第四节　支气管哮喘患儿的护理

❖ 学习目标···

•掌握支气管哮喘患儿的身体状况、常见护理诊断，并能根据预期目标，按护理程序为患儿实施整体护理。

•熟悉支气管哮喘的定义、支气管扩张剂及糖皮质激素的使用方法。

•了解支气管哮喘的发病机制、辅助检查及临床意义。

支气管哮喘（bronchial asthma）简称哮喘，是儿童时期最常见的慢性呼吸道的过敏性疾病，它是一种由多种细胞（肥大细胞、嗜酸粒细胞、T淋巴细胞、气道上皮细胞等）和细胞组分参与的气道慢性炎症。这种慢性炎症易导致患儿气道高反应性（即气道对多种刺激因素如过敏原、运

表7-4 几种不同病原体所致肺炎的特点

病原体	呼吸道合胞病毒肺炎	腺病毒肺炎	金黄色葡萄球菌肺炎	肺炎支原体肺炎
病原体	呼吸道合胞病毒	腺病毒(3、7型最常见)	金黄色葡萄球菌	肺炎支原体
好发年龄	多见于婴幼儿,尤多见于1岁以内儿童	6个月~2岁多见	新生儿、婴幼儿多见	学龄儿童及青年常见,婴幼儿亦不少见
主要临床表现	起病急,干咳,低中度发热,以喘憋为突出表现,很快出现呼吸困难及缺氧症状;肺部听诊以喘鸣音为主,肺底可闻及细湿啰音	起病急骤,发热呈稽留型或弛张热,热程长;咳嗽频繁,呈阵发性喘憋、呼吸困难、发绀等;全身中毒症状明显,多于高热3~7天后才出现肺部啰音;全身中毒症状明显,多于高热3~7天后才出现,肺部病变融合时可出现实变体征	起病急,发展快,全身中毒症状明显,但早产儿和体弱儿有时可无发热或仅有低热。患儿烦躁不安,时有呕吐、腹泻、面色苍白、呻吟、呼吸浅快和发绀,时有呕吐、腹泻;皮肤常见出现红热样或荨麻疹样皮疹;严重时出现惊厥甚至休克。肺部体征出现较早,可见发脓胸、脓气胸等。肺部体征出现较早,可闻及中、细湿啰音	起病缓慢,常有发热,可持续1~3周;以刺激性咳嗽为突出表现,初为干咳,后转为顽固性剧咳,可持续1~4周;肺部体征不明显,少数可闻及干、湿啰音,故体征与剧咳及发热等临床表现不一致,为本病特点之一
胸部X线	两肺可见小点片状、斑片状阴影,部分患儿有不同程度的肺气肿	肺部X线改变较肺部啰音出现早;可见大小不等的片状阴影或融合成大病灶,甚至一个大叶	小片浸润阴影,病变发展迅速,甚至数小时内可出现肺脓肿、肺大疱或胸腔积液	支气管肺炎改变;间质性肺炎改变;均一实变影;肺门阴影增浓。体征轻而X线改变明显为本病特点之一
血常规检查	白细胞总数大多正常	白细胞数正常或偏低	白细胞总数及中性粒细胞增多伴核左移	白细胞数正常或增多
治疗	抗病毒	抗病毒	苯唑西林钠等抗生素,耐药者选用万古霉素或夫西地平	大环内酯类抗生素

动、药物等呈现高度敏感状态），当接触物理、化学、生物等刺激因素时，发生不同程度的广泛多变的可逆性气流受限，从而引起反复发作性喘息、呼吸困难、胸闷或咳嗽。常在夜间或清晨发作或加剧，多数患儿可经治疗或自行缓解。儿童哮喘如诊治不及时，随病程的延长可产生气道不可逆性狭窄和气道重塑，因此早期防治非常重要。世界卫生组织与美国国立卫生研究院心肺血液研究所制定了全球哮喘防治创议（Global Initiative For Asthma，GINA）方案，目前该方案不断更新，已成为全球防治哮喘的重要指南。

【病因和发病机制】

（一）病因

哮喘的病因尚未完全清楚，受遗传因素和环境因素的双重影响。

1. **遗传因素**　哮喘的儿童常为特应质或过敏体质，如常有湿疹、过敏性鼻炎、食物或药物等过敏史，且家族成员常有类似病史。

2. **环境因素**　为哮喘的激发因素，包括：①呼吸道感染：如呼吸道合胞病毒、鼻病毒、流感病毒等。此外一些局部的感染灶，如鼻窦炎、扁桃体炎等，也可成为发病的诱因。②吸入物和刺激物的吸入：如灰尘、花粉、螨、冷空气、化学气体等。③食物：如牛奶、鸡蛋、海产品、香料、冰冻食物等，也可引起婴幼儿哮喘发作，但为数较少，4~5岁后通常逐渐减少。④药物：如阿司匹林等。⑤其他：强烈的情绪变化、冷空气、职业粉尘及气体、运动或过度通气。

（二）发病机制

哮喘的发病机制不完全清楚，主要为慢性气道炎症、气道高反应性及气流受限。哮喘的炎症反应是由多种炎性细胞、炎症介质（白三烯、内皮素等）和细胞因子（黏附分子等）参与的相互作用的结果。目前普遍认为，气道炎症是导致气道高反应性的重要机制之一，其主要通过气道上皮细胞、细胞因子和炎症介质的作用引起。另外，神经、精神和内分泌因素均可造成气道高反应性。气道炎症是哮喘发病的本质，气道高反应性是哮喘的重要特征，而气流受限是哮喘病理生理改变的核心，支气管痉挛、管壁炎症性肿胀、黏液栓形成和慢性炎症所致的气道重塑是造成患儿气流受限的原因。

【治疗要点】

目前尚无法根治哮喘，但以抑制气道炎症为主的规范化治疗能控制临床症状，使患儿能与正常儿童一样生活和学习。

1. **脱离变应原**　部分患儿能找到引起哮喘发作的变应原或其他非特异刺激因素，避免其接触变应原是防治哮喘最有效的方法。

2. **药物治疗**　哮喘治疗药物可分为控制药物和缓解药物两大类。

（1）控制药物：用于哮喘慢性持续期，是抑制气道炎症的药物，需要每日用药并长期使用，主要包括吸入和全身用糖皮质激素（如布地奈德）、白三烯调节剂、长效 β_2 受体激动剂（如沙美特罗）、缓释茶碱及抗 IgE 抗体等。其中，糖皮质激素是哮喘长期控制的首选药物，也是目前最有效的抗炎药物。

（2）缓解药物：用于哮喘急性发作期，能快速解除支气管痉挛、缓解症状，按需使用，常用的药物有短效吸入 β_2 受体激动剂（如沙丁胺醇）、吸入抗胆碱能药物（异如丙托溴铵）、短效茶碱及短效口服 β_2 受体激动剂等。其中，β_2 受体激动剂是目前最有效、临床应用最广的支气管舒张剂，是所有患儿急性哮喘的首选治疗药物。

（3）用药方法：可通过吸入、口服或肠道外（静脉、皮下、肌内注射、透皮）给药。吸入给药是哮喘治疗最重要的方法，吸入治疗时进入肺内的药物量与年龄密切相关，年龄越小，吸入的药量越少。

3. 哮喘持续状态的治疗　给氧、补液、纠正酸中毒。早期静脉给予糖皮质激素，亦可吸入β_2受体激动剂、静脉滴注氨茶碱、皮下注射肾上腺素，以缓解支气管痉挛。经以上治疗病情继续恶化者，及时给予机械通气。

【护理评估】

（一）健康史

1. 评估患儿的发病年龄、发病季节、发病的次数和频度、每次发病的持续时间和发作的程度、夜间发作情况、居住环境和喂养方式等情况，重点询问有无变应性鼻炎的症状如鼻痒、眼痒、喷嚏、流清涕和鼻塞等症状。

2. 了解患儿最近有无呼吸道感染，发病前有无变应原接触史或感染史，有无湿疹、变应性鼻炎、过敏、家族史，家族中有无哮喘史，了解患儿既往哮喘发作的经历与严重性以及患儿用药情况。

（二）身体状况

起病或急或慢，婴幼儿哮喘发病前往往有1~2天的上呼吸道感染症状，包括鼻痒、喷嚏、流清涕、揉眼睛、揉鼻子等表现，并可有明显的咳嗽、喘息。年长儿起病往往较突然，常以阵发咳嗽为开始，继而出现喘息、呼吸困难等。

1. 急性发作时症状　急性发作时，患儿烦躁不安，端坐呼吸，耸肩喘息，以呼气性困难更为显著，面色苍白，鼻翼扇动，口唇及甲床发绀，全身冒冷汗，辅助呼吸肌收缩，自诉胸闷、气短。经过适当处理，如果咳嗽后能排出白色黏稠痰液，症状可稍为减轻。婴幼儿以腹式呼吸为主，因其胸廓柔软，常不出现端坐呼吸，但常喜家长抱着，头部俯贴于家长肩上，情绪不安、烦躁等。吸气时出现"三凹征"，即胸骨上窝、锁骨上窝、肋弓下部呈现凹陷，而在呼气时因胸腔内压增高，胸骨上下部可见凸出，年长儿可见颈静脉怒张。听诊可有哮喘音或湿啰音，有时呼吸音可被其掩盖，如气道梗阻严重，呼吸音可明显减弱。心率常加快，出现肺气肿时肝脾于肋下可触及，严重病例可并发心力衰竭。

2. 发作间歇期症状　在此期患儿常自觉胸闷不适，肺部听诊呼吸音减弱，无哮鸣音，但多数患儿症状和体征全部消失。

3. 缓解期的表现　在缓解期，哮喘患儿可无任何症状和体征，对活动无影响，或仅表现为过敏性鼻炎和咽炎的症状。少数患儿可有胸部不适，肺内哮鸣音或有或无。长期反复发作者可有肺气肿等表现。

（三）辅助检查

1. 肺功能检查　肺功能检查主要用于5岁以上的患儿，有助于确诊哮喘，也是评估哮喘病情严重程度和控制水平的重要依据之一。对于$FEV_1 \geqslant$正常预计值70%的疑似哮喘患儿，可选择支气管激发试验测定气道反应性，对于$FEV_1 <$正常预计值70%的疑似哮喘患儿，选择支气管舒张试验评估气流受限的可逆性，支气管激发试验阳性、支气管舒张试验阳性或PEF每日变异率（连续监测1~2周）$\geqslant 20\%$均有助于确诊哮喘。

2. 胸部X线检查　通常是正常的，少数患儿可出现肺气肿征象。

3. 过敏原测试　用多种吸入性过敏原或食物性过敏原提取液所做的过敏原皮肤试验是诊断变态反应的首要工具，可提示患儿是否对该过敏原过敏，特别适合所有反复喘息怀疑哮喘尤其是无法配合进行肺功能检测的学龄前儿童。目前常用皮肤点刺试验法和皮内试验法。另外，血清特异性 IgE 测定也有一定价值。

（四）心理 - 社会状况

评估患儿有无因反复哮喘影响睡眠、活动而产生烦躁、哭闹、抑郁等；评估家长有无因患儿哮喘发作导致不能正常进食、睡眠以及担心疾病预后而产生焦虑、紧张、不知所措等；评估家长对该疾病的病因和防护知识的了解程度、患儿居住环境及抚养者的护理状况如何。

【常见护理诊断 / 问题】

1. **低效性呼吸型态**　与支气管痉挛、气道阻力增加有关。
2. **清理呼吸道无效**　与呼吸道分泌物增多有关。
3. **潜在并发症**：呼吸衰竭、心力衰竭。
4. **焦虑 / 恐惧**　与哮喘反复发作有关。
5. **知识缺乏**：家长缺乏对儿童支气管哮喘的管理知识及护理。

【预期目标】

1. 患儿呼吸困难缓解，能进行有效呼吸。
2. 患儿能充分排出呼吸道分泌物。
3. 患儿心肺功能改善，无其他并发症发生。
4. 患儿更好地控制情绪，保持安静，较少出现焦虑或恐惧。
5. 能正确使用雾化吸入器，家长能够制定患儿个人的哮喘管理计划。

【护理措施】

（一）维持最佳呼吸功能

1. 保持室内安静舒适、空气对流，室温维持在 18 ~ 22℃，湿度 50% ~ 60%，避免有害气味、花草、皮毛、地毯、烟、羽绒或蚕丝织物等。护理操作应尽可能集中进行。

2. 发作期应绝对卧床，置患儿于坐位或半卧位。根据病情给予鼻导管或面罩给氧，氧浓度以40% 为宜。定期监测动脉血气分析值以便及时调整氧浓度，保持 PaO_2 在 9.3 ~ 12.0kPa（70 ~ 90mmHg）。

3. 遵医嘱给予糖皮质激素和支气管扩张剂，使用时可嘱患儿在按压喷药于咽喉部的同时深吸气，然后闭口屏气 10 秒钟将获较好效果。

4. 教会并鼓励患儿做深而慢的呼吸运动。在进行呼吸运动前，应先清除患儿鼻通道的分泌物。

（1）腹部呼吸（abdomianal breathing）：①平躺，双手平放在身体两侧，膝弯曲，脚平放于地板上；②用鼻连续吸气，但胸部不扩张；③缩紧双唇，慢慢吐气直到吐完；重复以上动作 10 次。

（2）向前弯曲运动（forward bending）：①坐在椅子上，背伸直，头向前倾，双手放在膝上；②由鼻吸气，扩张上腹部，胸部保持直立不动，由口将气慢慢吹出。

（3）侧扩张运动（side expansion）：①坐在椅上，将手掌放在左右两侧的最下肋骨；②吸气，扩张下肋骨，然后由嘴吐气，收缩上胸部和下肋骨；③用手掌下压肋骨，可将肺底部的空气排出；④重复以上动作 10 次。

（二）保持呼吸道通畅

1. 遵医嘱给予祛痰药和雾化吸入。根据患儿情况采取不同的物理方法，如体位引流、胸部震动或背部叩击，并指导患儿进行有效地咳嗽、咳痰，以促进痰液的排出，预防肺不张和肺部感染。无效者可用负压吸引器吸痰。

2. 保证能量和水分的供给。哮喘急性发作时，患儿呼吸增快、出汗，常伴脱水、痰液黏稠、形成痰栓阻塞小支气管而加重呼吸困难。鼓励患儿多饮水，以补充丢失的水分和稀释痰液。重症患儿应建立静脉通道，纠正水、电解质和酸碱平衡失调。

（三）密切观察病情变化，防止并发症发生

持续观察患儿的哮喘情况，若出现呼吸困难加剧、呼气性呻吟、血压下降、脉搏细速并伴有昏睡等意识障碍，应考虑呼吸衰竭的可能；若出现烦躁不安、气喘加剧、心率加快、肝脏在短时间内急剧增大等情况，应警惕心力衰竭；若严重哮喘经有效支气管扩张药物治疗后仍持续24小时（或以上）不缓解者，应警惕哮喘持续状态的发生。应立即报告医生并协助进行抢救。

（四）减轻焦虑/恐惧

1. 理解患儿的心理状态，对其进行安慰和鼓励，消除紧张和焦虑，如通过讲故事、做游戏、画画等方式转移患儿的注意力。

2. 患儿因不舒适哭闹时，家庭成员应避免对患儿产生厌烦与歧视。

3. 使家长了解哮喘虽不能治愈，但只要坚持正规治疗，可以完全有效地控制哮喘的发作，以缓解家长的紧张焦虑情绪。

（五）健康教育

1. 向患儿家长介绍有关哮喘的知识　如讲解哮喘病因及诱因、临床特点、药物治疗及预后，指导患儿识别哮喘发作的先兆表现（流鼻涕、打喷嚏等）和病情加重的征象，学会使用峰流速仪在家中进行自我监测及哮喘紧急情况的处理等。

2. 避免诱因　评估家庭及生活环境的过敏原，避免暴露于危险因素，去除各种诱发因素，如避免摄入过敏的食物；在花粉和真菌数量高峰期时，应关好门窗，待在室内；不养宠物；避免主动和被动吸烟；每周用热水洗涤床单和毛毯，室内使用木地板或仿亚麻油地毯，以减少尘螨变应原；避免强烈的精神刺激和剧烈运动；带围巾或口罩，避免冷空气刺激；缓解期加强体育锻炼，提高机体抵抗力。

3. 做好出院指导　嘱家长应了解患儿所用药物的名称、用法、用量、注意事项、不良反应如应对措施，如吸入糖皮质激素后应漱口，以防口腔念珠菌感染，β_2 受体激动剂不宜过量使用，以免引起心律失常。指导患儿及家属掌握正确的药物吸入技术，遵医嘱使用 β_2 受体激动剂或糖皮质激素。

【护理评价】

经过治疗和护理，患儿呼吸频率节律平稳，无呼吸困难；能有效排痰，呼吸道通畅；心肺功能完好，无其他并发症的发生；住院治疗期间得到一定的照顾，焦虑恐惧情绪减轻；能描述雾化吸入器的种类和注意事项，能掌握正确的使用方法，能够做好哮喘日记。

【附】　儿童哮喘诊断标准

（一）儿童哮喘诊断标准

1. 反复发作喘息、咳嗽、气促、胸闷，多与接触变应原、冷空气、物理、化学性刺激、呼吸道感染以及运动等有关，常在夜间和（或）清晨发作或加剧。

2. 发作时双肺可闻及散在或弥漫性以呼气相为主的哮鸣音，呼气相延长。

3．上述症状和体征经抗哮喘治疗有效或自行缓解。

4．除外其他疾病所引起的喘息、咳嗽、气促和胸闷。

5．临床表现不典型者（如无明显喘息或哮鸣音），应至少具备以下1项：

（1）支气管激发试验或运动激发试验阳性。

（2）证实存在可逆性气流受限：

1）支气管舒张试验阳性：吸入速效 β_2 受体激动剂（如沙丁胺醇）后15分钟第一秒用力呼气量（FEV_1）增加 $\geq 12\%$；

2）抗哮喘治疗有效：使用支气管舒张剂和口服（或吸入）糖皮质激素治疗1~2周后，FEV_1 增加 $\geq 12\%$。

（3）最大呼气流量（PEF）每日变异率（连续监测1~2周）$\geq 20\%$。

符合第1~4条或第4、5条者，可以诊断为哮喘。

（二）咳嗽变异性哮喘的诊断

1．咳嗽持续 >4周，常在夜间和（或）清晨发作或加重，以干咳为主。

2．临床上无感染征象，或经较长时间抗生素治疗无效。

3．抗哮喘药物诊断性治疗有效。

4．排除其他原因引起的慢性咳嗽。

5．支气管激发试验阳性和（或）PEF每日变异率（连续监测1~2周）$\geq 20\%$。

6．个人或一、二级亲属特应性疾病史，或变应原检测阳性。

以上1~4项为诊断基本条件。

（三）哮喘的分期

1．急性发作期（acute exacerbation） 突然发生喘息、咳嗽、气促、胸闷等症状，或原有症状急剧加重。

2．慢性持续期（chronic persistent） 是指近3个月内不同频度和（或）不同程度地出现过喘息、咳嗽、气促、胸闷等症状。

3．临床缓解期（clinical remission） 经过治疗或未经治疗，症状、体征消失，肺功能（FEV_1 或 PEF）$\geq 80\%$，并维持3个月以上。

（王 聪）

◇ 护理学而思

1．患儿，女性，2岁，咳嗽1周，气促，精神正常，食欲尚可，无明显异物史。体格检查：T 36.8℃，双肺呼吸音粗糙，有不固定的干、湿啰音。胸部X线显示肺纹理增粗。初步诊断为上呼吸道感染。

（1）目前存在的主要护理诊断/问题是什么？

（2）作为责任护士，针对该患儿应采取哪些护理措施？

2．患儿，男性，4岁，因"咳嗽、咳痰1天、喘息3小时"入院。患儿一天前无明显诱因出现打喷嚏、流眼泪、咳嗽、咳白色黏痰，未引起家长注意。3小时前在咳嗽后出现明显喘息。患儿婴儿期有湿疹史，既往有反复咳嗽、喘息史，以冬春季节多发。

体格检查：T 36.8℃，P 110 次 / 分，R 36 次 / 分。患儿精神状态尚可，胸廓饱满，叩诊呈鼓音，听诊两肺呼吸音减弱，可闻及广泛呼气相哮喘音。

辅助检查：WBC $10.0 \times 10^9/L$，N 0.75，E 0.06。胸片显示：双肺透亮度增加。初步诊断为支气管哮喘。

（1）目前存在的主要护理诊断 / 问题是什么？

（2）作为责任护士，针对该患儿应采取哪些护理措施？

3. 患儿，男性，8 个月，2 天前出现咳嗽、痰多、不易咳出，发热，体温波动于 38 ~ 39.5℃之间，1 天前出现咳嗽加剧、气喘、烦躁不安。查体：体温 38.8℃，脉搏 190 次 / 分，呼吸 70 次 / 分，面色苍白，呼吸急促，可见鼻扇及三凹征，双肺可闻及散在哮鸣音及细湿啰音，心音低钝，肝右肋下 3.5cm，双下肢无明显水肿。

（1）目前存在的主要护理诊断 / 问题是什么？

（2）作为责任护士，针对该患儿应采取哪些护理措施？

第八章
循环系统疾病患儿的护理

章前导言　　儿童循环系统疾病主要是指心脏和与其相连的大血管的病变，其病理生理改变要追溯到心脏的胚胎发育，胎儿出生后的循环与胎儿期有所不同，在生理和解剖上会发生很大的变化。先天性心脏病是儿童最常见的心脏病，中国每年新增先天性心脏病患儿约有 15 万，它是除了早产以外 1 岁以内儿童死亡的主要原因。近年来，儿童病毒性心肌炎的发病率呈逐年上升趋势。

第一节　儿童循环系统解剖生理特点

❖ 学习目标

- 掌握儿童心血管系统的解剖生理特点和一些重要的生理常数。
- 熟悉胎儿血液循环和出生后的改变。
- 了解心脏胚胎发育。

一、心脏的胚胎发育

胚胎发育的第 2 周开始形成原始心脏。原始心脏是一个纵直管道，由外表收缩环分为三部分，由前至后为心球、心室和心房。由于遗传基因的作用，心管逐渐扭曲生长，从上到下构成静脉窦（以后发育成上、下腔静脉及冠状窦）、共同心房、共同心室、心球（以后形成心室的流出道）和动脉总干（以后分隔为主动脉和肺动脉）。由于心室的扩展和伸张较快，心室渐向腹面突出，使心球、静脉窦和动脉总干都位于心脏的前端，心脏流入和流出孔道并列在一端，四组瓣膜环连在一起，组成纤维支架（图 8-1）。

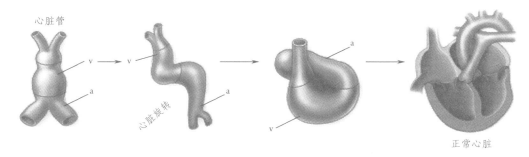

图 8-1　四腔心的发育过程

房和室的划分最早是在房室交界处的背、腹面各长出一心内膜垫，最后两垫相接。心房隔形成于胚胎第 3 周末，先是心房腔的背部向心内膜垫长出第 1 房间隔，尚未愈合前，其间留下第 1 房间孔。第 1 房间孔闭合前，其上部组织吸收而形成第 2 房间孔，这样左右心房仍保持相通。至胚胎第 5、6 周，第 1 房间隔右侧长出第 2 房间隔。此隔向心内膜延伸过程中，其游离缘留下一个孔道为卵圆孔。随着生长，两个房间隔逐渐接近粘合，房间孔被掩盖闭合，而第 1 房间隔成为卵圆孔的帘膜，阻止血液从左房流入右房（图 8-2）。原始心室底壁向上生长的肌隔、心内膜垫向下生长的隔膜和心球隔的融合，共同构成心室隔（图 8-3）。胎儿心脏在胚胎的 4 周开始有循环作用，第 8 周房室中隔完全形成，此时即成为具有 4 腔的心脏。

原始心脏的出口是一根动脉总干，随着胎儿心脏的发育，总干内侧逐渐长出纵隔并螺旋向心室生长，使主动脉向左、向后旋转与左心室连接，肺动脉向前、向右旋转与右心室连接（图 8-1）。如在此期间纵隔发育受到影响，分隔发生偏差或扭转不全，则可造成主动脉骑跨或大动脉错位等大血管畸形。

综上所述，心脏胚胎发育的关键时期是在第 2～8 周，在此期间母体如受到外界不良因素影

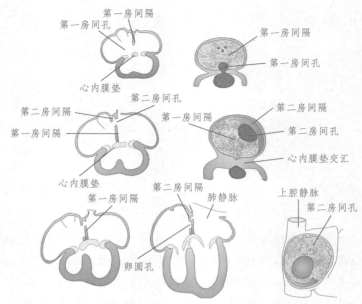

图 8-2　人类胚胎 30 天左右心房间隔的发育过程

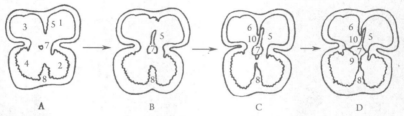

图 8-3　人类室间隔的发育
1. 左心房；2. 左心室；3. 右心房；4. 右心室；5. 第一房间隔；6. 第二房间隔；7. 心内膜垫；8. 室隔肌部；9. 室隔膜部；10. 卵圆孔

响，如某些物理、化学和生物因素，易导致心血管发育畸形。因此，加强孕妇妊娠早期的保健，对预防先天性心脏病具有积极的意义。

二、胎儿血液循环及出生后的改变

（一）正常胎儿血液循环

胎儿时期的气体和营养交换都是通过脐血管和胎盘与母体之间以弥散方式进行交换的。来自胎盘含氧较高的血液，经脐静脉进入胎儿体内，在肝脏下缘分为两支：约 50% 的血流入肝与门静脉吻合；另一支经静脉导管直接进入下腔静脉，与来自下半身的静脉血混合，流入右心房，此混合血（以动脉血为主）进入右心房后，大部分经卵圆孔流入左心房，再通过左心室流入升主动脉，主要供应心脏、脑和上肢（上半身）的血供，小部分流入右心室。从上腔静脉回流的来自上半身的静脉血经右心房流入右心室后，由于胎儿肺脏无呼吸功能，肺血管阻力高，故只有小部分进入肺动脉，大部分进入右心室的血液通过动脉导管汇入降主动脉（以静脉血为主），供应腹腔器官和下肢（下半身），最后由脐动脉回流至胎盘，再次进行营养和气体交换。由此可见，胎儿期供应上半身血循环的血氧含量远比下半身为高（图 8-4）。

（二）出生后血液循环的改变

1. 脐 - 胎循环终止　出生后由于脐带结扎，脐 - 胎循环终止，脐血管于生后 6～8 周完全闭

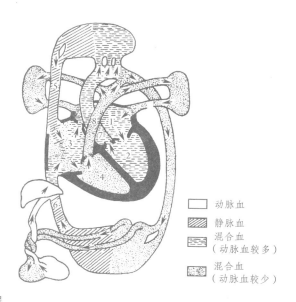

图 8-4　胎儿血液循环过程

动脉血

静脉血

混合血
（动脉血较多）

混合血
（动脉血较少）

锁形成韧带。

2．肺脏开始气体交换　随着新生儿的第一声啼哭，呼吸建立，由于肺的扩张，肺循环压力降低，在肺脏开始进行气体交换。

3．卵圆孔关闭　由于胎盘血液循环中止，脐静脉不再有血液流入右心房，肺脏开始气体交换后建立了肺循环，从右心室流入肺内的血液增多，以致从肺静脉流入左心房的血量增多，左心房压力增高，当超过右心房压力时，卵圆孔瓣膜发生功能上的关闭。到生后 5～7 个月，解剖上大多闭合。

4．动脉导管关闭　由于肺循环压力降低和体循环压力升高，右心室血流经肺动脉入肺进行气体交换，而不再经动脉导管，使流经动脉导管内的血流逐渐减少，最后停止，形成功能性关闭。另外，还因动脉血氧含量增高，致使动脉导管平滑肌收缩，故导管逐渐闭合。80% 婴儿于生后 3～4 个月、95% 婴儿于生后 1 年内形成解剖上关闭。

三、儿童心脏、心率、血压的特点

（一）心脏大小和位置

儿童心脏体积相对比成人大，随着年龄的增长，心脏重量与体重的比值下降。新生儿心脏重量约 20～25 克，占体重的 0.8%，而成人只占 0.5%。除青春早期外，各年龄男孩的心脏均比女孩重。儿童心脏的位置随年龄增长而发生变化。2 岁以下幼儿心脏多呈横位，2 岁以后随着直立行走、肺及胸部的发育和横膈的下降等，心脏由横位逐渐转为斜位。新生儿和小于 2 岁婴幼儿心尖搏动位于左侧第 4 肋间、锁骨中线外侧，心尖部主要为右心室。3～7 岁心尖搏动已位于左侧第 5 肋间、锁骨中线处，心脏由横位转为斜位，左心室形成心尖部。7 岁以后心尖位置逐渐移到锁骨中线以内 0.5～1cm。

（二）房室增长速度和心腔容积

生后第 1 年心房增长速度比心室快，第 2 年两者增长速度相接近，10 岁之后心室生长超过心房。左、右心室增长也不平衡。胎儿期右室负荷大，左室负荷小而右心占优势。随着年龄的增长，体循环的量日趋扩大，左室负荷明显增加，6岁时左室壁厚达10mm，右室则为6mm，15岁时左室壁厚度增长到出生时2.5倍，但右室仅增长原来厚度的1/3。自出生至成人，四个心腔容积发展的速度是不均衡的。如出生时心腔容积为20~22ml，7岁时为出生时的5倍，约为100~120ml，青春期为140ml，18~20岁达240~250ml，约为出生时的12倍。

（三）心率

由于儿童新陈代谢旺盛和交感神经兴奋性较高，故心率较快。随着年龄增长而逐渐减慢。进食、活动、哭闹和发热可使心率加快，一般体温每增高1℃，心率每分钟增加约15次。睡眠时心率每分钟可减少20次左右。因此，应在儿童安静或睡眠时测量心率和脉搏。

表8-1　各年龄段儿童正常心率、血压参考值

年龄	心率（次/分）	收缩压（mmHg）	舒张压（mmHg）
新生儿	120~140	60~70	40左右
<1岁	110~130	70~80	50左右
2~3岁	100~120	80~90	50
4~7岁	80~100	85~95	50~60
8~14岁	70~90	90~130	60~90

（四）血压

儿童由于心搏出量较少，动脉壁的弹性较好和血管口径相对较大，故血压偏低，但随着年龄的增长可逐渐升高。2岁以后，收缩压可按公式计算，收缩压（mmHg）＝年龄×2+80mmHg。舒张压为收缩压的2/3。收缩压高于此标准20mmHg（2.7kPa）为高血压，低于此标准20mmHg为低血压。下肢的血压比上肢约高20mmHg。婴儿期下肢血压较上肢低。儿童血压受诸多外界因素的影响，如哭叫、体位变动、情绪紧张，皆可使血压暂时升高。故测量血压应保持绝对安静，并注意测量时的体位和血压计、时间等。

第二节　各种常见的先天性心脏病

> 案例导入与思考 ·······················

患儿，女性，11个月，生后口唇青紫，之后青紫渐明显，喂养困难。以"法洛四联症"收入院。体格检查：T 36.6℃，R 30次/分，P 120次/分，BP 70/50mmHg，生长发育明显落后，口唇、鼻尖、耳垂、指趾青紫明显，伴杵状指（趾），双肺呼吸音清，胸骨左缘第3肋间闻及Ⅲ级收缩期杂音，肺动脉第二音减弱。辅助检查：血常规示血红蛋白210g/L；胸部X线显示心影呈"靴形"，双肺纹理减少；心电图提示右心室肥大。

请思考：
1. 该患儿的临床诊断依据有哪些？
2. 护理评估还应询问家长哪些资料？

❖ 学习目标 ···

• 掌握各类先天性疾病的分类、常见先天性心脏病患儿的身体状况。
• 熟悉常见先天性心脏病的病因。
• 了解常见先天性心脏病的血流动力学改变、病理生理改变。

先天性心脏病（congenital heart disease，CHD）简称先心病，指胎儿时期心脏血管发育异常所致的畸形，是儿童最常见的心脏病，其发病率约占活产婴儿的 0.6% ~ 0.8%。中国每年新增先天性心脏病患儿约 15 万，约 1/3 的患儿在出生 1 年内可因病情严重和复杂畸形而死亡。先天性心脏病患儿轻者无症状，重者可有活动后呼吸困难、晕厥、发绀等，甚至心功能不全，年长儿可有生长发育迟缓。

近年来随着超声心动图、心血管造影术和心导管检查的发展，先天性心脏病的诊治研究取得了跨越式的发展。多数先天性心脏病患儿能得到准确的诊断，获得彻底根治。部分先天性疾病患儿的干预治疗已从胎儿期开始。随着心脏介入技术和外科体外循环的更广泛应用，使先天性心脏病的预后大为改善，病死率已显著下降。

【病因】

绝大多数先天性心脏病患儿的病因还不十分清楚，但现已公认其发病主要是遗传和环境因素及两者相互作用的结果。

1. 环境因素（外在因素） 较重要的是宫内感染，尤其为妊娠早期病毒感染，如风疹病毒感染后可引起动脉导管未闭和肺动脉瓣狭窄，其次为柯萨奇（Coxsakie）病毒感染、流行性感冒、流行性腮腺炎等。其他如母体营养障碍、维生素缺乏（如缺乏叶酸等）及代谢病（如糖尿病、苯丙酮尿症、高钙血症等）、药物（抗癌药物、抗癫痫药物等）、放射影响或胎儿周围机械压、妊娠早期饮酒、吸毒、食用锂盐等均可能与本病发生有关。

2. 遗传因素（内在因素） 可由染色体异常或多基因突变引起。15% 的先天性心脏病患儿中有单基因和染色体异常，5% 先天性心脏病患儿发生于同一家族，其病种相同或近似。

另外，某些类型的先天性心脏病的发生还与孕母所处环境的气候、海拔有关，居住在高山等海拔高的地区，因氧浓度低，易发生动脉导管未闭。某些类型的先天性心脏病的发生还与胎儿性别有关。

【分类】

先天性心脏病的分类方法很多，且可以两种以上的畸形同时存在。以下列举临床常用的分类方法。

1. 根据左、右两侧及大血管之间有无分流，可分为无分流型、左向右分流型和右向左分流型三大类。

（1）无分流型（non-shunt lesions）（无青紫型）：即心脏左右两侧或动静脉之间无异常通路和分流，也称无发绀型先天性心脏病。如肺动脉瓣狭窄、主动脉缩窄、主动脉瓣狭窄以及原发性肺动脉高压等。

（2）左向右分流型（left-to-right shunt lesions）（潜伏青紫型）：即心脏左右两侧血流循环途径之间存在异常通道。正常情况下，由于体循环压力大于肺循环压力，疾病早期血流从左向右分流而不出现青紫。当患儿啼哭、屏气或任何病理情况，致使肺动脉或右心室压力增高，并超过左心压力时，则可出现血液自右向左分流而出现暂时性青紫。常见的如房间隔缺损、动脉导管未闭以及室间隔缺损等。

（3）右向左分流型（right-to-left shunt lesions）（青紫型）：即在某些情况下，如右室流出道狭窄等，使右心压力增高超过左心，使血流经常从右向左分流，或因大动脉起源异常导致大量静脉血混入体循环时，患儿可出现持续性青紫，故也称为发绀型先天性心脏病。常见的如法洛四联症和完全性大动脉转位、永存动脉干和右室双出口等。

2. Silber 分类法　以病理变化为基础，结合临床表现和心电图进行分组。

（1）单纯心血管间交通：如心房水平分流（如房间隔缺损）、动脉导管未闭和室间隔缺损等。

（2）心脏瓣膜畸形：如主动脉瓣狭窄、肺动脉瓣狭窄、二尖瓣关闭不全。

（3）血管畸形：如主动脉缩窄、永存动脉干、冠状动-静脉瘘、主动脉窦瘤。

（4）复合畸形：如法洛四联症、大血管转位、完全性心内膜垫缺损。

（5）立体构相异常（spatial abnormalities）：如单纯右位心（isolateddextrocardia）、左位心（levocardia）及中位心（mesocardia）。

（6）心律失常：如预激综合征、先天性房室传导阻滞、致命性家族性心律失常。

（7）心内膜弹力纤维增生症。

（8）家族性心肌病。

（9）心包缺失（pericardial defects）。

（10）心脏异位（ectopia cordis）和左心室憩室。

一、室间隔缺损

室间隔缺损（ventricular Septal Defect，VSD）是胚胎时期室间隔（流入道、小梁部和流出道）发育不全，形成左右心室异常交通，致使血流产生左向右分流的一种心脏结构畸形。它可单独存在，也可为某种复杂心血管畸形的组成部分，如法洛四联症。室间隔缺损是最常见的先天性心脏病，约占先天性心脏病总数的 50%，约 40% 的室间隔缺损合并其他先天性心血管畸形。本节只限单纯室间隔缺损。

【分型】

1. 根据缺损解剖位置不同及其与房室瓣、主动脉瓣的关系分类。

（1）膜周部缺损：最为常见，占 60%～70%，位于主动脉下，由膜部与其相连接的三个区域（流入道、小梁部或流出道）延伸而成。

（2）肌部缺损：占 20%～30%，又分为窦部肌肉（即肌部流入道）缺损、漏斗膈肌肉缺损及肌部小梁部缺损。

2. 根据缺损大小分类（表 8-2）。

表 8-2　室间隔缺损的分类

	小型室缺（Roger 病）	中型室缺	大型室缺
缺损直径（mm）	<5	5～15	>15
缺损面积（cm²）	<0.5	0.5～1.5	>1.0
分流量	少	中等	大
症状	无或轻微	有	明显
肺血管	可无影响	有影响	肺高压艾森曼格综合征

【病理生理】

　　疾病早期因左室压力高于右室压力，其分流为左向右分流，肺循环血量增加，加重左心房和左心室的负荷。随着病情发展或分流量大时，右心血流量增加，舒张期负荷加重，右心房、右心室增大。肺循环压力继续增高，晚期可导致肺小动脉肌层及内膜改变，管腔壁增厚，管腔狭窄，出现左向右分流减少，甚至右向左分流，右心压力增加，逐渐出现左右心之间双向分流，甚至持续的右向左分流，这时患儿表现为发绀，右心衰竭征象，如肝肿大、周围组织水肿、颈静脉怒张等，即艾森曼格综合征（Eisenmenger syndrome）（图 8-5）。这一阶段的患儿已失去手术机会，唯一等待的是心肺联合移植。

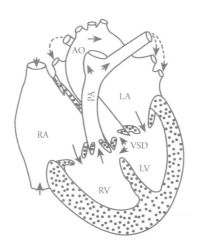

图 8-5　室间隔缺损血液循环示意图

【治疗要点】

　　小型室缺可门诊随访至学龄前期，膜周部和肌部小梁部缺损有自然闭合可能，有反复呼吸道感染和充血性心力衰竭时，进行抗感染、强心、利尿、扩血管等对症处理，直到手术。大中型缺损和有难以控制的充血性心力衰竭者，肺动脉压持续升高超过体循环压的 1/2 或肺循环 / 体循环量之比大于 2∶1 时，或年长的儿童合并主动脉瓣脱垂或反流等，应及时手术。

　　心导管封堵对关闭肌部、部分膜部室缺是安全有效的。

【护理评估】

（一）健康史

详细询问病史，了解患儿出生情况、食欲情况及生长发育史，既往有无反复呼吸道感染史，家族中有无先天性心脏病病史。

（二）身体状况

1. **症状**　多取决于缺损大小及肺循环的阻力。若缺损 <0.5cm 则分流量较小，多无临床症状，生长发育正常。缺损大者，症状出现早且明显，新生儿后期及婴儿期即可出现气急、多汗、苍白、乏力，尤在活动或哭闹时明显，易反复发生肺部感染，甚至心衰。疾病晚期，分流量大的室间隔缺损患儿可出现阻塞性肺动脉高压，表现为青紫、活动能力下降，即艾森曼格综合征。

室间隔缺损常见并发症为感染性心内膜炎、支气管炎、支气管肺炎、充血性心力衰竭、肺水肿。

2. **体征**　症状明显患儿可表现为生长发育落后、胸廓畸形、心尖搏动增强并向左下移位，心界向左下扩大等。其听诊典型心脏杂音为胸骨左缘第 3、4 肋间有 4～5 级粗糙收缩期杂音，向心前区传导，伴收缩期细震颤。肺动脉瓣第二音亢进及分裂。明显肺动脉高压者，肺动脉第二音显著亢进而心脏杂音较轻。

（三）辅助检查

1. **心电图检查**　小缺损心电图可正常或电轴左偏；中型缺损者左心室肥大；大缺损可表现出左心室肥大、右心室合并肥大，并可出现不全性束支传导阻滞和心肌劳损等表现。

2. **超声心动图检查**　为诊断先天性心血管畸形的主要手段。二维超声可从多个切面显示缺损的直接征象；彩色多普勒超声可显示分流束的起源、部位、数目、大小及方向；频谱多普勒超声可测量分流速度，估测肺动脉压，还可间接测量肺循环血流量（Qp）和体循环血流量（Qs），正常时 $Qp/Qs \approx 1$，此值增高 ≥ 1.5 提示为中等量左向右分流，≥ 2.0 为大量左向右分流。

3. **胸部 X 线检查**　小缺损可无明显改变。中度以上缺损心影轻度到中度扩大，左心缘向左向下延长，肺动脉圆锥隆出，主动脉结变小，肺门充血。晚期病例，心影反见变小，右心室增大，或合并右心房扩大，肺动脉段明显膨大，肺门血管影扩大，肺野血管影接近正常或稀疏（图8-6）。

4. **心脏导管检查**　了解心腔及大血管不同部位的血氧含量和压力变化，明确有无分流及分

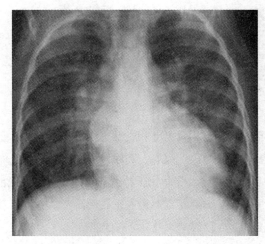

图8-6　室间隔缺损的典型 X 线特征

流的部位，是先天性心脏病进一步明确诊断和决定手术前的重要检查方法之一。

5. 心血管造影 通过导管检查仍不能明确诊断而又需考虑手术治疗的患者，可作心血管造影。特别对复杂性先天性心脏病及血管畸形，心导管造影仍是主要检查手段。可明确心室间隔缺损的部位、大小、是否合并左心室流出道狭窄、是否伴有主动脉瓣脱垂（关闭不全）等。

6. 磁共振显影检查 能够准确地判断血流情况和心脏的状况。

（四）心理 – 社会状况

了解患儿既往有无住院经历，家长对疾病的病因和治疗、居家护理知识的了解程度；患儿居住环境及家庭经济状况如何，患儿及家长是否有恐惧、焦虑等不良心理反应。

二、房间隔缺损

房间隔缺损（atrial septal defect，ASD）是由于原始心房间隔发育、融合、吸收等异常所致，为儿童时期常见的先天性心脏病类型之一，多见于女性，与男性发病率之比约为 2 : 1。小儿时期症状常被忽视，故临床统计病例数大约只有先天性心脏病发病总数的 10%，不少患者到成年后才被发现。房间隔缺损可单独存在，也可合并其他畸形，常见的如肺动脉闭锁、肺静脉异位引流等。

【分型】

分型方法较多，意见尚不统一。根据病理解剖部位不同，分为四型（图 8-7）。

1. 原发孔型房间隔缺损 也称部分性心内膜垫型房间隔缺损，约占 15%，缺损位于心内膜垫与房间隔交接处。

2. 继发孔型房间隔缺损 最常见，约占 75%，也称中央型，缺损位于房间隔中心卵圆窝部位。

3. 静脉窦型房间隔缺损 约占 5%，分上腔型和下腔型。

4. 冠状静脉窦型房间隔缺损 约占 2%，缺损位于冠状静脉窦上端与左心房之间，致左心房血流经冠状静脉窦缺口分流入右心房。

【病理生理】

出生后由于左房压力高于右房压力，房缺存在时则出现左向右分流，分流量大小与两侧心房压力差、缺损大小和心室的顺应性有关。刚出生时，左右心室壁厚度相似，顺应性也相差不大，故分流量不多。随着年龄增长，右心室压力及肺血管阻力下降，左心室壁增厚，左右心室间压力

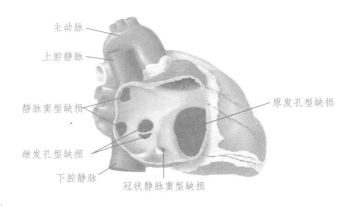

图 8-7 房间隔缺损的分型

差增大，分流量增加。如不及时治疗，部分房间隔缺损患儿可以发展成为不可逆的肺动脉高压，即艾森曼格综合征，临床表现为青紫（图8-8）。

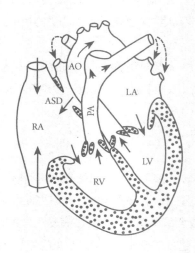

图8-8　房间隔缺损血液循环示意图

【治疗原则】

1. 小型继发孔型房缺在4岁内有15%的自然闭合率。鉴于成年后发生心力衰竭和肺动脉高压，宜在儿童时期进行修补。

2. 可采用介入治疗或外科手术治疗。介入治疗常用于年龄 >2 岁、体重 >8kg，缺损边缘至上下腔静脉，冠状静脉窦右上肺静脉之间距离 ≥ 5mm，至房室瓣距离 ≥ 7mm 的患儿。

【护理评估】

（一）健康史

详细询问病史，了解患儿出生情况、食欲情况及生长发育史，既往有无反复呼吸道感染史，家族中有无先天性心脏病病史。

（二）身体状况

1. **症状**　根据缺损大小而定。缺损小者可无症状。缺损大者可表现为活动后心悸、气短、疲劳、反复呼吸道感染和生长发育迟缓。肺动脉高压出现右向左分流者，表现出发绀。最常见于鼻尖、口唇、指（趾）甲床。部分患儿可出现支气管肺炎、肺水肿、充血性心力衰竭及亚急性细菌性心内膜炎等并发症。

2. **体征**　患儿可表现为消瘦、体格发育落后，心前区隆起，心尖搏动弥散，心浊音界扩大。典型心脏杂音为：第一心音正常或分裂；胸骨左缘第 2、3 肋间产生收缩中期 Ⅱ ～Ⅲ 级喷射性杂音。肺动脉瓣区第二音增强或亢进，呈固定分裂。

（三）辅助检查

1. **胸部X线检查**　可见心脏扩大，尤以右心房、右心室增大明显。肺动脉总干明显突出，可见 "肺门舞蹈" 征，肺野充血和主动脉影缩小（图8-9）。

2. **心电图检查**　典型病例显示电轴右偏，右房、右心室肥大，不完全性或完全性右束支传导阻滞，可有右心室肥厚，1/4 病例可有 P 波轻高。

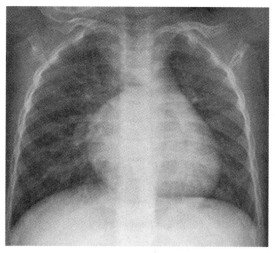

图 8-9　房间隔缺损的典型 X 线特征

3．超声心动图检查　右心房、右心室、右室流出道扩大。

4．心导管检查　可有右心房血氧含量高于上、下腔静脉平均血氧含量。心导管可通过缺损由右心房到左心房。

5．磁共振显影检查　能够准确地判断血流情况和心脏的状况。

（四）心理 – 社会状况

了解患儿既往有无住院经历，家长对疾病的病因和治疗方法、居家护理知识的了解程度；患儿居住环境及家庭经济状况如何，患儿及家属是否有恐惧、焦虑等不良心理反应。

三、动脉导管未闭

动脉导管未闭（patent ductus arteriosus，PDA）指动脉导管异常持续开放导致的病理生理改变，为小儿先天性心脏病常见类型之一，占先天性心脏病发病总数的 15%。大都单独存在，但有 10% 的病例合并其他心脏畸形，如主动脉缩窄等。

【分型】

根据未闭导管的大小、形态和长短，可分为三型（图 8-10）。

1．管型　导管长度多在 1cm 左右，直径粗细不等。

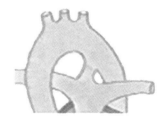
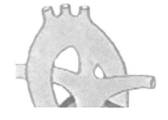
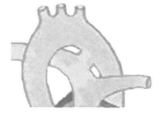

管型　　　　　　　　　漏斗型　　　　　　　　　窗型

图 8-10　动脉导管未闭的分型

2. **漏斗型**　导管一端直径大于另一端，常为近主动脉端粗大，至肺动脉端逐渐变窄，长度与管型相似。

3. **窗型**　主动脉与肺动脉紧贴。

【病理生理】

动脉导管未闭患儿分流量大小与主、肺动脉之间的压差和导管的粗细有关。由于主动脉压力高于肺动脉压力，主动脉血流持续流入肺动脉，肺循环血量增加，导致左室舒张期容量负荷增加，左心房、左心室扩大，心室壁肥厚。长期大量分流，还可导致肺动脉收缩，压力增高，出现肺动脉高压、右心室肥大甚至衰竭。当肺动脉压力超过主动脉时，产生右向左分流，即肺动脉血液流入主动脉，患儿表现出下半身青紫，左上肢轻度青紫，右上肢正常，称为差异性青紫（differential cyanosis）（图8-11）。

【治疗要点】

经诊断明确，除禁忌证（如右向左分流）外，不同年龄、不同大小的动脉导管均应及时手术或经介入方法进行关闭。早产儿动脉导管未闭的处理视分流大小、呼吸窘迫综合征程度而定，生后1周内使用前列腺素合成酶抑制剂（如吲哚美辛）诱导自然闭合，但仍有10%的患儿需手术治疗。

【护理评估】

（一）健康史

详细询问病史，了解患儿出生情况、食欲情况及生长发育史，既往有无反复呼吸道感染史，家族中有无先天性心脏病病史。

（二）身体状况

1. **症状**　分流量小者，常无症状，仅在体检时发现心脏杂音。分流量大者，患儿表现为疲乏无力、多汗，易合并呼吸道感染出现咳嗽、气急等。偶尔因扩大的肺动脉压迫喉返神经而引起声嘶。患儿还可出现生长发育迟滞，晚期出现肺动脉高压者可有发绀或差异性青紫，甚至发展为

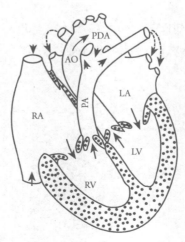

图8-11　动脉导管未闭血液循环示意图

艾森曼格综合征。

动脉导管未闭常见并发症为感染性动脉炎、心内膜炎、充血性心力衰竭等。

2. 体征 患儿多消瘦，轻度胸廓畸形。心尖搏动增强并向左下移位，心浊音界向左下扩大。典型心脏杂音为胸骨左缘第2肋间偏外侧有响亮的连续性"机器样"杂音，向左上颈背部、左锁骨下传导。可伴有收缩期或连续性细震颤。当肺血管阻力增高时，杂音的舒张期成分可能减弱或消失。肺动脉瓣区第二音增强。分流量大者，因相对二尖瓣狭窄可在心尖部闻及较短的舒张期杂音。合并肺动脉高压或心力衰竭患儿，婴幼儿期因肺动脉压力较高时，往往只闻及收缩期杂音。

由于肺动脉分流使舒张压降低，收缩压多正常，动脉导管患儿脉压增大，大于40mmHg（5.3kPa），可表现为周围血管征，如脉压加大、水冲脉、毛细血管搏动、枪击音和杜氏征等。

（三）辅助检查

1. 心电图 分流量大者，可有不同程度的左心室肥大、偶有左心房肥大。显著肺动脉高压者，左、右心室肥厚，严重者甚至仅见右心室肥厚。

2. X线检查 小分流量者，心血管影可正常。大分流量者，心胸比率增大，左心增大，心尖向下扩张。肺多血，肺动脉段突出，肺门血管影增粗。肺动脉高压时，肺门处肺动脉总干及分支扩张，远端肺野肺小动脉狭小，左心室有扩大肥厚征象。主动脉结正常或凸出（图8-12）。

3. 超声心动图 对诊断极有帮助。可探查到未闭合的导管及收缩期和舒张期的连续湍流。

4. 心导管检查 可发现肺动脉血氧含量较右心室为高。

5. 心血管造影 对复杂病例的诊断有重要价值。

6. 磁共振显影检查 能够准确地判断血流情况和心脏的状况。

（四）心理－社会状况

了解患儿既往有无住院经历，家长对疾病的病因和治疗、居家护理知识的了解程度；患儿居住环境及家庭经济状况如何，患儿及家属是否有恐惧、焦虑等不良心理反应。

四、法洛四联症

法洛四联症（tetralogy of Fallot，TOF）是存活婴儿中最常见的发绀型先天性心脏病，其发病率占各类先天性心脏病的10%～15%。主要由以下4种畸形组成：①右室流出道狭窄：以漏斗部狭

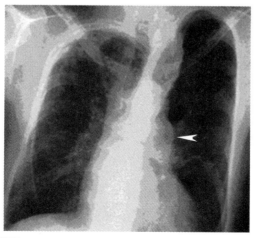

图8-12 动脉导管未闭的X线特征

窄多见,其次为漏斗部和瓣膜合并狭窄,狭窄程度可随年龄而加重;②室间隔缺损;③主动脉骑
跨:主动脉骑跨于室间隔上;④右心室肥厚。其中以右室流出道狭窄最重要,对患儿的病理生理
和临床表现有重要影响。

【病理生理】

　　法洛四联症的基本畸形是由于室间隔漏斗部的前移所致,室间隔缺损通常较大。主动脉根部
骑跨因室间隔缺损位于主动脉瓣下所致,为继发性。

　　肺动脉血流梗阻的程度决定了临床症状出现的时间、发绀的严重程度和右心室肥厚程度。血
流动力学变化主要取决于心室灌注主动脉及肺循环阻力的关系,因此右心室流出道的梗阻程度具
有决定意义。由于右心室流出道梗阻,血液进入肺循环受阻,右心室代偿性肥厚,右心室压力增
高,超过左心室压力时,出现右向左分流,患儿出现青紫;骑跨的主动脉同时接受来自右心室和
左心室血液,加重青紫(图 8-13)。

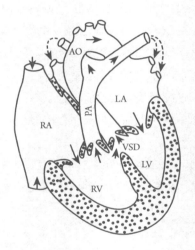

图 8-13　法洛四联症血液循环示意图

【治疗要点】

　　1. 姑息术　重症患儿可先行姑息手术,目前常用的有以下几种手术:

　　(1)BT-Shunt 术:锁骨下动脉－肺动脉吻合术,适用于 6 个月以内的婴儿。

　　(2)Glenn 术:上腔静脉－右肺动脉吻合术,适用于 1~1.5 岁患儿,其适应范围更广,可以
适用于没有肺动脉高压的患儿。

　　(3)Rastelli 术:适用于肺动脉发育极差(闭锁状态)的患儿,以外管道连接右心室和肺动脉
补片修补 VSD。

　　2. 根治术　轻症患儿可考虑于 5~9 岁行一期根治手术,但临床症状明显者应在生后 6 个月
后行根治术。

【护理评估】

　　(一)健康史

　　详细询问病史,了解患儿出生情况、食欲情况及生长发育史,既往有无反复呼吸道感染史,

家族中有无先天性心脏病病史。

（二）身体状况

1. 症状

（1）发绀：青紫为最主要表现，其发绀程度和出现的时间早晚与肺动脉狭窄程度有关，常见于唇、指（趾）甲床、球结合膜等。患儿啼哭、活动、情绪激动、天气寒冷刺激等，可出现气急及青紫加重，这是因为血氧含量下降，活动耐力差而导致。

（2）蹲踞：法洛四联症患儿每于行走、游戏时，常主动下蹲片刻，即出现蹲踞。此时下肢屈曲，使静脉回心血量减少，可减轻心脏负荷，同时下肢动脉受压，体循环阻力增加，使右向左分流量减少，可以暂时缓解缺氧症状（图8-14）。

（3）阵发性缺氧发作：患有法洛四联症的婴儿在吃奶或哭闹后可出现阵发性呼吸困难，严重者突然昏厥、抽搐。这是由于在肺动脉漏斗部狭窄的基础上，突然发生该处肌部痉挛，引起一时性肺动脉梗阻，使脑缺氧加重所致，即缺氧发作。年长儿常诉头痛、头昏。

（4）杵状指（趾）：由于患儿长期缺氧，指、趾端毛细血管扩张增生，局部软组织和骨组织也增生肥大，出现杵状指（趾）（图8-15）。

（5）血液黏稠：法洛四联症患儿因红细胞增加，血黏稠度高，血流变慢，易引起脑血栓，若为细菌性血栓，则易形成脑脓肿。

（6）常见并发症：脑血栓、脑脓肿及亚急性细菌性心内膜炎。

2. 体征　体格发育落后，心前区可稍隆起。听诊：胸骨左缘第2～4肋间常听到Ⅱ～Ⅲ级吹风样喷射性收缩杂音，其响度取决于肺动脉狭窄程度。漏斗部痉挛时，杂音暂时消失。肺动脉第二音均减弱或消失。有时可闻及侧支循环的连续性杂音。

（三）辅助检查

1. X线检查　心脏大小正常或稍增大，"靴状"心影。侧支循环丰富者，两肺野呈现网状肺（图8-16）。

2. 心电图　电轴右偏，右心室肥大，右侧心前区各导联的R波明显增高，T波倒置。部分患儿标准导联和右侧心前区导联中P波高而尖，示右心房肥大。

3. 超声心动图　主动脉骑跨于室间隔之上，内径增宽。右心室内径增大，流出道狭窄。左心室内径缩小。多普勒彩色血流显像可见右心室直接将血液注入骑跨的主动脉。

4. 心导管检查　导管不易进入肺动脉，提示肺动脉狭窄较重。导管较容易从右心室进入主动脉，说明主动脉骑跨。导管若从右室进入左室，说明有室间隔缺损。导管若能进入肺动脉，连续压力曲线可以帮助辨明狭窄的类型，测量肺动脉和右心室之间的压力阶差。

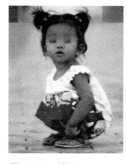
图8-14　蹲踞

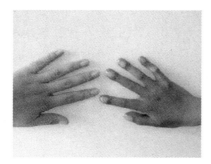
图8-15　杵状指与正常手指

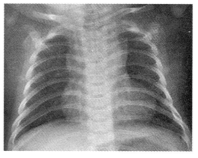
图8-16　法洛四联症的典型X线特征

5．心血管造影 造影剂注入右心室，主动脉与肺动脉几乎同时显影。主动脉阴影增粗且位置偏前、稍偏右。造影也可显示肺动脉狭窄的部位和程度以及肺动脉分支的形态。造影对制订手术方案有较大帮助。必要时还需作左室或冠状动脉造影。

6．血常规检查 红细胞计数、血红蛋白含量和红细胞压积均显著增高。

（四）心理 - 社会状况

了解患儿既往有无住院经历，家长对疾病的病因和治疗、护理知识及疾病预后的了解程度；患儿居住环境及家庭经济状况如何，家长及患儿是否有恐惧、焦虑等不良心理反应。

五、肺动脉瓣狭窄

肺动脉瓣狭窄（pulmonary stenosis，PS）指肺动脉瓣结构改变，右心室收缩时肺动脉瓣无法完全张开，而出现的一系列病理生理改变。单纯性肺动脉瓣狭窄约占先天性心脏病的 10%，约有 20% 的先天性心脏病合并有肺动脉瓣狭窄。

【分型】

正常肺动脉瓣叶为 3 个半月瓣，瓣环与右室漏斗部肌肉相连，瓣叶交界处完全分离。肺动脉狭窄可根据病变累及部位不同分两型。

1．典型肺动脉瓣狭窄 3 个瓣叶交界处互相融合，瓣膜开放受限，瓣口狭窄，瓣叶结构完整，瓣环正常，肺动脉干呈狭窄后扩张，其扩张程度与狭窄的严重程度不完全呈比例。如肺动脉瓣二瓣化畸形即为两个瓣叶的交界处融合，肺动脉瓣单瓣化畸形即瓣叶无交界处仅中心部留一小孔。

2．发育不良型肺动脉瓣狭窄 肺动脉瓣叶明显增厚或呈结节状，形态不规则，瓣叶间无粘连，瓣叶开闭不灵活，瓣环发育不良，肺动脉干发育不良或不扩张。此型常有家族史，如 Noonan 综合征常合并此畸形。

【病理生理】

胎儿期总动脉干在胚胎 6～9 周分隔成主动脉和肺动脉。肺动脉狭窄是由于妊娠中晚期瓣叶融合而致，临床表现取决于肺动脉口的狭窄程度及右心室、右心室流出道的发育情况。

由于肺动脉狭窄，右室血流流出受阻，导致右室后负荷增加，右心室肥厚。当右心室失代偿时，患儿可出现右心衰竭。儿童期瓣膜型狭窄患儿，由于血流从高压的右心室通过狭窄的肺动脉瓣射入压力骤降的肺动脉内，使肺动脉主干形成狭窄后扩张。

【治疗要点】

轻度肺动脉瓣狭窄患儿的手术标准目前尚有争议。中、重度肺动脉瓣狭窄患儿均需解除梗阻，球囊扩张肺动脉瓣膜成形术为大多数患儿的首选方法。当肺动脉瓣膜增厚或合并其他心脏结构异常时，宜选择外科手术治疗。新生儿严重肺动脉瓣狭窄者，术前可用前列腺素静脉滴入以维持动脉导管开放，维持生命，一旦时机成熟，及早手术。

【护理评估】

（一）健康史

详细询问病史，了解患儿出生情况、食欲情况及生长发育史，既往有无反复呼吸道感染史，家族中有无先天性心脏病病史。

（二）身体状况

1. 症状 轻度肺动脉狭窄可无症状；中重度狭窄，日常体力劳动可引起呼吸困难、心悸、乏力甚至晕厥、猝死。部分患儿出现胸痛及上腹痛，提示预后不良。狭窄严重者合并其他畸形，可有青紫，如法洛四联症。

2. 体征 心界向左、上扩大，胸骨左缘第2肋间可触及收缩期震颤。典型心脏杂音：胸骨左缘第2肋间有 Ⅱ～Ⅴ 级粗糙收缩期杂音，呈喷射性，向左锁骨下区传导，肺动脉瓣区第二心音减轻并分裂。

（三）辅助检查

1. X 线检查 肺血管影细小，右室和右房扩大。

2. 心电图 右房扩大，p 波增高；右室肥大，电轴右偏。狭窄严重时，出现 T 波倒置，ST 段压低。

3. 超声心动图 肺动脉瓣狭窄、右心室肥大。

4. 心血管造影 右心室造影可见明显"射流征"。

5. 心导管检查 右心室压力明显增高，肺动脉压明显降低，连续压力曲线显示两者之间明显压力阶差。

（四）心理-社会状况

了解患儿既往有无住院经历，家长对疾病的病因和治疗、居家护理知识的了解程度；患儿居住环境及家庭经济状况如何，患儿及家属是否有恐惧、焦虑等不良心理反应。

第三节 先天性心脏病患儿的护理

➤ **案例导入与思考**

患儿，女性，11 个月，生后口唇青紫，之后青紫渐明显，喂养困难。以"法洛四联症"收入院。体格检查：T 36.6℃，R 30 次/分，P 120 次/分，BP 70/50mmHg，生长发育明显落后，口唇、鼻尖、耳垂、指趾青紫明显，伴杵状指（趾），双肺呼吸音清，胸骨左缘第3肋间闻及 Ⅲ 级收缩期杂音，肺动脉第二音减弱。辅助检查：血常规示血红蛋白 210g/L；胸部 X 线示心影呈"靴形"，双肺纹理减少；心电图提示右心室肥大。

请思考：

1. 该患儿目前主要的护理诊断/问题是什么？

2. 护士接诊后，针对患儿的病情应配合医生采取哪些护理措施？

❖ **学习目标**

• 掌握常见先天性心脏病患儿的常见护理诊断，并能根据预期目标，按护理程序为患儿实施整体护理。

【常见护理诊断/问题】

1. 活动无耐力 与血氧饱和度下降或体循环血量减少有关。

2. 生长发展迟缓 与血氧饱和度下降或体循环血量减少，影响生长发育有关。

3. 有感染的危险 与疾病易导致心内膜损伤或肺血量增多有关。

4. 潜在并发症： 感染性心内膜炎、心力衰竭、脑血栓。

5. 焦虑 与家长或患儿对疾病的知识缺乏和疾病预后有关。

【预期目标】

1. 患儿合理休息和活动，维持正常的血氧饱和度及体循环血量。

2. 患儿及时得到正确的治疗方式和充足的营养，满足其生长发育的需要。

3. 患儿住院期间不发生再次感染。

4. 患儿不发生并发症，或发生并发症能及时发现，及时处理。

5. 患儿及家长能获得相关疾病知识或及时的心理支持。

【护理措施】

（一）合理活动和休息

根据患儿病情指导适当活动和休息，严重者应卧床休息，减少心脏负担。根据心功能情况制定活动量，以不感到疲惫为宜。集中护理，避免患儿大哭大闹。保持大便通畅，避免加重心脏负担。对于介入治疗患儿，在治疗当天应术肢制动，穿刺动脉患儿卧床休息 24 小时以上，静脉穿刺患儿至少卧床休息 12 小时。术后 3 天合理床旁活动，3 个月内避免剧烈活动。

（二）供给充足的营养

1. 保证充足的能量、蛋白质和维生素，可根据患儿病情选择经口喂食、鼻饲管喂食或必要时静脉补充，注意营养搭配，保证每日热能和营养素供给。

2. 心功能不全伴水肿时，可根据心功能情况短时限制钠盐摄入，行低盐或无盐饮食。一旦心功能改善，及时补充钠盐，以免影响患儿食欲。

3. 对青紫型先天性心脏病患儿，须给予足够的饮水量，以免脱水而导致血栓形成。

4. 患儿可先吸氧再进食，婴儿给予斜抱位间歇喂乳。对喂养困难的小儿要耐心喂养，可少量多餐，避免呛咳和呼吸困难。

（三）预防感染

1. 监测体温变化 住院患儿严格按照儿科护理常规规定，每日测量体温 2～4 次，及时发现感染征象。

2. 保护性隔离，防止交叉感染 对于有条件的医院，非感染性的先天性心脏病患儿应尽量与非感染疾病患儿收治一室，注意手卫生，适时手消毒，防止院内交叉感染。

3. 注意个人卫生，病室空气流通 保持病房空气清新，每日定时开窗通风，保持空气流通。指导患儿及家长注意保持衣物整洁，饮食器具清洁，做好个人卫生防护。

4. 严格无菌技术操作 所有护理操作或侵入性操作均应严格按照无菌技术规范执行，保证患儿的医疗安全。

5. 预防应用抗生素 做介入治疗或各种小手术时（如拔牙、摘除扁桃体等），应在术前给予足量抗生素预防感染。

6. 做好预防接种 及时给患儿接种疫苗。

（四）观察病情，防止发生并发症

1. 防止发绀型先天性心脏病患儿哭闹、活动时缺氧发作的发生。一旦出现，立即采取膝胸卧位、吸氧，并与医生合作及时给予普萘洛尔或皮下注射吗啡抢救，同时纠正酸中毒。

2. 观察发绀型先天性心脏病患儿有无血栓形成。平时应注意常饮水，发热、汗多或吐泻时及时补液。

3. 观察有无心衰表现。注意观察患儿在住院期间有无面色发绀、呼吸增快、尿量突然减少等心衰早期表现，及时报告医师。

4. 对于介入治疗或接受手术治疗的患儿，观察有无治疗后并发症，一旦发现及时告知医生，正确处理。对于年幼儿或体重较轻患儿，预计手术时间长时，术前应送血样备血。

（五）心理护理

患儿的患病是个长期的过程，家长可能缺乏这方面的信息支持，护士应在建立良好护患关系的基础上，向家长及患儿提供心理支持，主动提供信息，消除患儿及家长的焦虑和紧张。在医疗诊治活动中配合医生解释相关治疗、检查，取得家长及患儿的认同。比如，介入治疗患儿手术当天给予造影剂敏试后才能用药，并告知家长部分患儿使用造影剂后可能会出现短暂的体温升高。

（六）健康教育

1. **日常护理指导**　向家长及患儿提供居家护理知识，指导家长及患儿勿到人多的地方，防止交叉感染，气候变化时注意防感冒。根据患儿的病情、先天性心脏病的种类，选择合适的治疗方式和手术时机。

2. **定期复查，用药指导**　对已接受手术治疗的患儿，指导其按期到院复查心电图、心脏超声等相关检查，按时服药，门诊调整剂量。

○ **知识拓展**　　先天性心脏病患儿术前父母压力及焦虑状况的调查

调查结果显示，CHD 患儿术前父母焦虑评分均高于国内正常参考值，说明这些父母在应对孩子患有 CHD 并需手术治疗这一事实后出现焦虑。父母的压力和焦虑不但对自身健康造成不良影响，对小儿身心健康和护理工作也造成一定影响，甚至影响孩子的治疗和康复。所以为患儿实施护理同时，护士还要关注家长的心理状态，运用倾听技巧了解父母所关心的事情，鼓励父母亲（特别是母亲）表达内心感受，指导父母运用积极的应对方式来促进身心健康，比如学会倾诉、寻求他人建议和帮助、动用社会支持系统、借鉴他人处理类似困难情景的方法等，还可以指导他们做一些放松训练，如深呼吸、渐进性肌肉松弛法等以减轻焦虑情绪。做好患儿家长的心理支持，也意味着提高了患儿的家庭支持能力。

▶　　李莲叶，曲斌. 先天性心脏病患儿术前父母压力及焦虑状况的调查. 中华现代护理杂志，2010，16（22）:2615.

【护理评价】

经过治疗和护理，患儿必要时能适当限制活动，住院期间不发生再次感染和各种并发症，发生并发症后能得到及时处理；患儿或家长获得相关疾病知识或及时的心理支持，能配合选择合适的治疗方法。

第四节 病毒性心肌炎患儿的护理

➤ **案例导入与思考** ···

患儿，女性，8岁，主诉因"感冒后感乏力、胸前区隐痛"，以"病毒性心肌炎"入院。患儿精神不振，营养状态差。体格检查：有室性早搏，心尖区有舒张期杂音。辅助检查：心电图显示室上性心动过速，T波降低；血液检查：白细胞总数增高，血沉轻度增快；血清心肌酶谱测定：血清肌酸激酶（CK）、同工酶（CK-MB）、乳酸脱氢酶（LDH）同工酶（LDH_1）、血清谷草转氨酶（SGOT）都升高。

请思考：

1. 护士应如何评估和观察患儿？
2. 该患儿目前主要的护理诊断／问题是什么？
3. 护士接诊后，针对患儿的病情应配合医生采取哪些护理措施？

❖ **学习目标** ···

• 掌握病毒性心肌炎的定义、患儿的身体状况、常见护理诊断，并能根据预期目标，按护理程序为患儿实施整体护理。
• 熟悉病毒性心肌炎的实验室检查。
• 了解病毒性心肌炎的病因及发病机制。

病毒性心肌炎（viral myocarditis）是指病毒侵犯心脏所引起的以心肌炎性病变为主的疾病，病变也可累及心包或心内膜。本病临床表现轻重不一，取决于年龄和感染的急性或慢性过程。儿童期病毒性心肌炎的发病率不确切。新生儿期柯萨奇病毒B组感染可导致群体流行，死亡率高达50%。

对大部分患儿无不适不必用药。大多数病毒性心肌炎患儿经适当治疗、休息后能痊愈。急性病毒性心肌炎很少可因严重心律失常、急性心衰和心源性休克而猝死，部分慢性病毒性心肌炎可演变为心肌病，心肌瘢痕明显形成的患者可表现出心律失常或心电图的持续异常、心脏扩大、心功能减退。

【病因及发病机制】

任何病毒感染均可引起心肌炎。常见病毒有柯萨奇病毒（B组和A组）、埃可病毒、脊髓灰质炎病毒、腺病毒、传染性肝炎病毒、流感和副流感病毒、麻疹病毒、单纯疱疹病毒以及流行性腮腺炎病毒等。本病发病机制尚不清楚，一般认为与病毒及其毒素早期经血液循环直接侵犯心肌细胞有关，病毒感染后的变态反应和自身免疫也与发病有关。

儿童病毒性心肌炎的病原学变化

　　流行病学研究发现，近 20 年来儿童心肌炎的病原学发生了很大的变化，最常见的病毒类型已经从既往的肠道病毒转变为微小病毒 B19 和人单纯疱疹病毒 −6 型。目前，巨细胞病毒和 EB 病毒也成为病毒性心肌炎的主要病原。

　　► 桂永浩，申昆玲. 儿科学. 第 1 版. 北京：人民卫生出版社，2014：166.

【治疗要点】

治疗原则：主要为控制感染、对症治疗和防治并发症。

1. 休息　可减轻心脏负荷。

2. 改善心肌营养

（1）1,6- 二磷酸果糖（FDP）：可改善心肌细胞代谢。

（2）大剂量维生素 C 和能量合剂：维生素 C 有清除自由基的作用，可改善心肌代谢及促进心肌恢复，对心肌炎有一定疗效。能量合剂有加强心肌营养、改善心肌功能的作用。

（3）辅酶 Q_{10}：有保护心肌和清除自由基的作用。

（4）中药：在常规治疗的基础上加用中药生脉饮、丹参或黄芪等中药。

3. 应用肾上腺皮质激素激素　通常不使用，多用于急重病例。有改善心肌功能、减轻心肌炎性反应和抗休克作用。

4. 控制心力衰竭　常用的强心药有地高辛、毛花苷 C。重症患儿加用利尿剂时，尤应注意电解质平衡，以免引起心律失常。

5. 救治心源性休克　一般应用肾上腺皮质激素静脉大剂量滴注，或大剂量维生素 C 静脉推注，可取得较好的效果；如效果不满意，可应用调节血管紧张度的药物如多巴胺、异丙肾上腺素和阿拉明等。

【护理评估】

（一）健康史

详细询问病史，了解患儿有无呼吸道感染史，有无心累、气紧，活动受累等表现。

（二）身体状况

1. 症状　取决于病变的广泛程度与部位。重者可猝死，轻者可无症状，常因体检时发现心电图异常。临床确诊患儿中，90% 以心律失常为主诉或首见症状。当心肌受累时，常诉心前区隐痛、胸闷、心悸、恶心、乏力、头晕；心脏轻度扩张，心动过速、心音低钝及奔马律。少数患儿起病后迅速发展为心力衰竭或心源性休克。部分隐匿型心肌炎患儿，常无明显的呼吸道和肠道感染的前驱症状，只在劳累后出现身体不适，检查时发现心脏已扩大。

2. 体征　轻者无心脏扩大；心肌炎广泛而严重者，心脏扩大显著。心尖区第一音低钝，部分可有奔马律、心包摩擦音。可有心律失常，以房性与室性早搏最常见，为猝死的原因之一。心尖区可能有收缩期吹风样杂音或舒张期杂音。

（三）辅助检查

1. 心电图　可见严重心律失常、T 波降低或 ST−T 改变。

2．实验室检查 急性期白细胞总数多增高，以中性粒细胞为主。部分患儿血沉轻度增快。病毒学依据：血清病毒中和抗体测定阳性结果；咽、肛拭病毒分离如阳性，有辅助意义。血清心肌酶谱测定：病程早期血清肌酸激酶（CK）及其同工酶（CK–MB）、乳酸脱氢酶（LDH）及其同工酶（LDH₁）、血清谷草转氨酶（SGOT）都增高。心肌肌钙蛋白（cTnI 或 cTnT）阳性。

3．胸片或超声心动图检查 可见心脏扩大。

4．心脏磁共振检查 是近几年发现的诊断心肌炎最有价值的检查手段，可以发现早期心肌炎的心肌水肿和晚期心肌纤维化，在儿科的应用价值尚需进一步研究。

5．心内膜心肌活检 是诊断心肌炎的金标准。研究发现，它不仅具有诊断价值，还可以预测预后。

（四）心理–社会状况

了解患儿既往有无住院经历，家长对疾病的病因和防护知识的了解程度；患儿居住环境及家庭经济状况如何，家长是否有恐惧、焦虑等不良心理反应。

【常见护理诊断／问题】

1．活动无耐力 与心肌收缩力下降、组织供氧不足有关。

2．潜在并发症：心律失常、心力衰竭、心源性休克。

3．焦虑 与病程长、活动受限制和休学后落课有关。

【预期目标】

1. 患儿能适当限制活动，满足基本生活需要。

2. 住院期间不发生并发症，或发生并发症能及时发现，及时处理。

【护理措施】

（一）合理休息

急性期应卧床休息，至少至热退后 3～4 周基本恢复正常时逐渐增加活动量。恢复期避免剧烈运动，继续限制活动，一般总休息时间不少于半年。心功能不全或心脏扩大者，应绝对卧床休息，并延长卧床时间，到心衰控制、心脏功能好转再逐渐开始活动。

（二）严密观察病情，及时发现并发症并处理

1. 对严重心律失常的患儿，应持续进行心电监护，发现多源性早搏、频发早搏、心动过速、心动过缓、完全性房室传导阻滞或扑动、颤动时，应立即报告医师，采取紧急处理措施。

2. 严密观察生命体征、意识、皮肤黏膜颜色、尿量。

3. 预防心力衰竭，尽量避免呼吸道感染、剧烈运动、情绪激动、饱餐、寒冷、用力排便等。静脉输液过程中滴速不应太快，以免诱发心力衰竭。一旦发现患儿有呼吸困难、咳嗽、颈静脉怒张、水肿、奔马律、肺部湿啰音等征象，应立即给氧，置患儿于半卧位，保持安静，通知医生并协助处理。

4. 控制输液速度，不应过快，尤其使用血管活性药物时，准确控制滴速。

5. 使用洋地黄类药物时，注意药物不良反应，观察用药反应，避免洋地黄中毒。心源性休克使用血管活性药物时，注意单位时间准确用药，保护静脉通道，避免组织损伤。大剂量使用丙球时，注意用药反应，先慢速滴入，待患儿无不良反应时，再匀速输入。

（三）健康教育

1. 向患儿及其家属说明休息的重要性，使患儿及家长能自觉配合治疗。

2. 对患儿和家长介绍本病知识，减少患儿和家长紧张、焦虑、恐惧心理。

3. 教会患儿和家长测脉率、节律，若发现异常或出现心悸、胸闷等不适应，及时复诊。

4. 带抗心律失常药物出院的患儿，告知家长用药的名称、剂量、使用方法、用药后可能的不良反应。

5. 指导患儿进食高蛋白、高维生素、易消化的饮食，尤其注意补充富含维生素 C 的食物。

6. 指导患儿及家长出院后预防感冒，门诊定期复查。出院后分别在 1 个月、3 个月、6 个月、1 年时到医院复查。

【护理评价】

经过治疗和护理，患儿能理解病毒性心肌炎的病因，必要时适当限制活动；住院期间无并发症发生，发生并发症后能得到及时处理；患儿或家长能获得相关疾病知识或及时的心理支持，能正确用药，定期随访。

（吴心琦）

◇ 护理学而思

1. 患儿，女性，5 个月，体重 5.5kg，身长 58cm，因"上呼吸道感染后出现口唇青紫"入院。患儿面色苍白，喂养困难。患儿家长不知道患儿疾病严重程度很担忧。体格检查：可在胸骨左缘第 3、4 肋间可闻及 Ⅲ ～Ⅳ 级粗糙的全收缩期杂音，可扪及震颤；心尖搏动增强并向左下移位。

请思考：

（1）该患儿最可能是哪一种先天性心脏病？

（2）请列出本病例主要护理诊断 / 问题。

（3）针对该患儿应给予哪些护理措施？

2. 患儿，男性，9 岁，主诉"心悸、乏力 2 天"，1 周前有上呼吸道感染病史。以"病毒性心肌炎"收入院。体格检查：心尖区有收缩期吹风样杂音，第一心音低钝；有房性早搏。辅助检查：心电图显示室上性心动过速，T 波降低；血液检查中性粒细胞增高，血沉轻度增快；血清检查 CK、CK-MB、LDH、、SGOT 都增高。

请思考：

（1）该患儿目前主要的护理诊断 / 问题是什么？

（2）针对患儿的病情，应配合医生采取哪些护理措施？

第九章
消化系统疾病患儿的护理

章前导言　消化系统疾病是儿童最常见的疾病之一，会对营养物质的摄入、消化和吸收造成影响。由于儿童的消化功能发育不完善，易引起消化功能紊乱、水电解质和酸碱平衡失调，从而造成慢性营养障碍，甚至影响儿童的生长发育，也会造成儿童机体抵抗力下降而易导致感染。因此，全面评估消化道疾病非常重要。

第一节 儿童消化系统解剖生理特点

❖ 学习目标

- 掌握儿童消化系统的解剖生理特点。
- 熟悉儿童消化系统常见疾病与解剖生理特点的关系。
- 了解正常粪便与异常粪便的区别。

（一）口腔

足月新生儿出生时已有舌乳头，唇肌、咀嚼肌、两颊脂肪垫发育良好，故出生后即具有较好的吸吮能力和吞咽功能，早产儿则较差。新生儿出生时，口腔黏膜薄嫩，唾液腺发育不够成熟，唾液及唾液中淀粉酶分泌不足，导致口腔黏膜干燥，易受损伤和细菌感染。此外，由于 5～6 个月婴儿唾液分泌增多，但因其不会吞咽所分泌的全部唾液，常出现生理性流涎。

（二）食管

新生儿和婴儿食管似漏斗状，黏膜纤弱，腺体缺乏，弹力组织及肌层尚未发育成熟，新生儿食管下端贲门括约肌发育不成熟，控制能力差，不能有效地控制反流，常发生胃食管反流，一般在 8～10 个月时症状消失。

（三）胃

新生儿由于贲门括约肌发育较差，而幽门括约肌发育良好，故易发生溢乳和呕吐。婴儿胃呈水平位，当会站立行走时其位置逐渐变为垂直位。婴幼儿分泌的胃酸和各种酶较少、活性低，消化功能差。胃容量也随年龄的改变而不断变化，新生儿 30～60ml，1～3 个月 90～150ml，1 岁 250～300ml。因哺乳不久幽门开放，胃内容物逐渐流入十二指肠，故实际哺乳量常超过上述胃容量。胃排空时间随食物种类不同而有差异，稠厚含凝乳块的乳汁排空慢，水为 1.5～2 小时，母乳 2～3 小时，牛乳为 3～4 小时，早产儿胃排空慢，易发生胃潴留。

（四）肠

婴儿肠道相对成人较长，一般为身长的 5～7 倍，分泌及吸收面积较大，利于消化吸收，但固定差、肠活动度大，易患肠套叠及肠扭转。早产儿肠乳糖酶活性低，易发生乳糖吸收不良；肠壁屏障功能差，因此细菌易经肠黏膜吸收，引起全身性感染或变态反应性疾病；肠蠕动协调能力差，易导致粪便滞留或功能性肠梗阻。

（五）肝

儿童年龄越小，肝脏相对越大。正常婴幼儿肝脏可在肋缘下 1～2cm 处触及，柔软而无压痛，6 岁后肋下触不到。儿童肝细胞再生能力强，但肝细胞发育尚未完善，肝功能也不成熟，解毒能力较差。肝脏血管丰富，故在感染、缺氧、心功能衰竭、中毒等情况下易发生肝充血肿大和变性，但不易发生肝硬化。婴儿期胆汁分泌较少，故对脂肪的消化、吸收能力较差。

（六）消化酶

新生儿和婴幼儿胰脂肪酶和胰蛋白酶的活性均较低，对脂肪和蛋白质的消化和吸收功能较差，因此对脂肪和蛋白质的摄入也应有一定比例。婴幼儿出生时胰液分泌量少，3～4 个月时增多，胰腺液及其消化酶的分泌易受炎热天气和各种疾病的影响而被抑制，容易引起消化不良，故出生 3～4 个月内不宜过早添加淀粉类食物。

（七）婴儿粪便

1. 正常粪便

（1）胎粪：新生儿最初排出的大便称胎粪，呈墨绿色，黏稠，无臭味，不含细菌，总量为100～200g。胎粪是由胎儿肠道脱落的上皮细胞、浓缩的消化液及吞下的羊水组成，多数于生后12小时内开始排便，若喂乳充分，2～3天后逐渐过渡为正常粪便。如生后24小时内无胎粪排出，应注意检查有无肛门闭锁等消化道畸形。

（2）人乳喂养儿的粪便：呈黄色或金黄色，多为均匀糊状或带有少许细小乳凝块，或呈绿色，较稀薄，不臭，呈酸性（pH4.7～5.1），每日平均排便2～4次，辅食添加后次数减少，1岁后减至每日排便1～2次。

（3）牛、羊乳喂养儿的粪便：呈淡黄色，较干稠，多成形，量多且含较多白色酪蛋白乳凝块，味臭，呈中性或碱性（pH6～8），每日排便1～2次，易发生便秘。

（4）混合喂养儿的粪便：与单喂牛乳者相似，但较软、黄。添加淀粉类、蛋、肉、蔬菜等辅食后，粪便外观与成人粪便相似，每日排便1次左右，臭味加重。

2. 异常粪便

（1）在食物量及种类没变的情况下，大便次数突然增加、变稀，应考虑异常。若平时大便一直保持在每日4～5次甚至5～6次，儿童一般情况好，无不适，体重增加正常，属正常生理现象。

（2）粪便臭味明显表示蛋白质消化不良，带有酸味、多泡沫反映碳水化合物消化不良，外观呈奶油状表示脂肪消化不良；粪中带奶瓣（乳凝块）多是未消化吸收的脂肪与钙或镁形成的皂块，如量不多则无临床意义；若大便干结，多因进食蛋白质偏多、淀粉或糖过少，或肠蠕动能力弱、水分吸收所致；大便呈黑色，系肠上部、胃出血或用铁剂药物所致；若大便带新鲜血丝，多系肛门破裂、直肠息肉所致；若大便呈灰白色，则表示胆道梗阻。

第二节　口炎患儿的护理

❖ **学习目标**

‧掌握口炎患儿的身体状况、常见护理诊断，并能根据预期目标，按护理程序为患儿实施整体护理。

‧熟悉常见口炎的病因及辅助检查。

‧了解口炎患儿健康指导及护理评价。

口炎（stomatitis）是指由于病毒、细菌、真菌或螺旋体引起口腔黏膜的炎症。可单独发病，亦可继发于全身疾病，如急性感染、腹泻、营养不良、维生素B或维生素C缺乏、久病体弱等。本病多见于婴幼儿期。食具不洁、口腔卫生不良或由于各种疾病导致机体抵抗力下降等因素，均有利于口炎的发生。如病变仅局限于舌、齿龈、口角，亦可称为舌炎、齿龈炎或口角炎。

【病因】

1. 婴幼儿口腔黏膜柔嫩，血管丰富，唾液腺分泌少，口腔黏膜比较干燥，易于微生物繁殖。

2. 食具不洁、口腔卫生不良或由于各种疾病导致机体抵抗力下降等因素均易引起口炎的发生。

3. 营养不良、腹泻、长期使用广谱抗生素或糖皮质激素的患儿。

4. 机械（如布或棉花擦伤口腔）、物理（如饮食过烫）等因素。

【治疗要点】

治疗原则：加强口腔护理，局部合理用药；调整饮食，减轻疼痛；监测体温，做好皮肤护理和健康指导。

【护理评估】

（一）健康史

向家长了解患儿口腔疼痛的部位、时间，有无急性感染、腹泻、营养不良等，有无不适当的擦拭口腔或饮食过热史，是否长期使用抗生素，喂养方式，家庭卫生条件及卫生习惯，有无不洁饮食史等。

（二）身体状况

1. 鹅口疮（thrush, oral candidiasis） 又名雪口病，为白色念珠菌感染所引起的口腔黏膜性疾病，多发生在新生儿，营养不良、腹泻、长期使用广谱抗生素或糖皮质激素的患儿也易发生此病。新生儿因哺乳时奶头不洁、奶具污染均可导致感染，也可在出生时经产道感染。

本病特征是在口腔黏膜上出现点状白色乳凝块状物，可融合成片，不易擦去，强行剥离后局部口腔黏膜潮红、粗糙，可有溢血，以颊黏膜多见，齿龈、舌面、上腭亦可受累。患儿一般无全身症状，有时拒乳，免疫功能低下者可累及食管、肠道、肺等部位，导致全身症状。诊断困难时，可取口腔白膜少许放在玻片上，加10%氢氧化钠1滴，在显微镜下可见真菌菌丝和孢子。

2. 疱疹性口炎（herpetic stomatitis） 又称疱疹性齿龈口炎，为单纯疱疹病毒Ⅰ型原发性感染引起，多见于1~3岁儿童，无明显季节性，传染性较强，常在卫生条件差的家庭和集体托幼机构中感染传播，引起流行。

本病特征是起病时发热，体温达38~40℃，有烦躁、拒食、流涎、局部疼痛等症状。在舌、颊内、唇内或齿龈黏膜出现单个或成簇的小疱疹，直径2~3mm，周围红晕，迅速破溃后形成小溃疡，上面覆盖黄白色纤维渗出物，有时累及上腭及咽部，常伴有颌下淋巴结肿大及齿龈红肿。病程约1~2周，局部淋巴结肿大可持续2~3周。本病需与疱疹性咽峡炎鉴别，后者常为柯萨奇病毒引起，多发生于夏秋季。疱疹主要发生在咽部及软腭，有时可见于舌，常伴有齿龈红肿及颌下淋巴结肿大。

3. 溃疡性口炎（ulceratiue stomatitis） 又称急性球菌性口炎，多见于婴幼儿，主要由金黄色葡萄球菌、链球菌、肺炎链球菌、铜绿假单胞菌或大肠埃希菌等引起，常发生于急性感染、长期腹泻等抵抗力下降时，口腔不洁时更利于细菌繁殖而致病。

本病特征是口腔的各部位均可发生，初起时口腔黏膜充血水肿，继而形成大小不等的糜烂面或浅溃疡，边界清楚，表面有纤维素性炎性渗出物形成的灰白色假膜，拭去假膜可见渗血现象，不久又被假膜覆盖。涂片染色可见大量细菌，局部疼痛、烦躁、拒食、流涎、哭闹，常伴发热，体温可达39~40℃，患儿局部淋巴结肿大，白细胞总数和中性粒细胞数增多。症状轻者，约一周左右体温可恢复正常，溃疡逐渐愈合；严重者，可因进食过少出现脱水和酸中毒。

（三）辅助检查

1. 显微镜下可见真菌的菌丝和孢子。

2. 病原学涂片染色可见大量细菌。

3. 血常规白细胞总数和中性粒细胞数显著增多。

（四）心理－社会状况

了解托幼机构有无采取措施，患儿及（或）家长的心理状况，对疾病的病因、预防知识的了解程度，患儿家庭生活环境、经济状况、家长的文化程度、照顾能力等。

【常见护理诊断／问题】

1. **口腔黏膜改变**　与口腔不洁、护理不当、抵抗力下降有关。

2. **营养失调：低于身体需要量**　与疼痛引起拒食有关。

3. **体温过高**　与感染有关。

4. **疼痛**　与口腔黏膜溃疡有关。

5. **知识缺乏**：家长缺乏预防和护理知识。

【预期目标】

1. 患儿口腔黏膜恢复完整。

2. 患儿能进食愉快。

3. 患儿体温恢复和维持正常。

4. 患儿口腔疼痛好转。

5. 患儿家长掌握疾病相关知识。

【护理措施】

（一）加强口腔护理

1. 鼓励多饮水，可少量多次，进食后漱口，保持口腔黏膜湿润和清洁，减少细菌在口腔内繁殖。

2. 鹅口疮患儿用 2% 碳酸氢钠溶液于哺乳前后清洁口腔，局部涂抹 10 万～20 万 U/ml 制霉菌素鱼肝油混悬溶液，每日 2～3 次；可口服肠道微生态制剂，纠正肠道菌群失调；适当补充维生素 B_1 和维生素 C。疱疹性口炎患儿多饮水，食物以微温或凉的流质为宜，禁用刺激性、腐蚀性、酸性或过热的食品、饮料及药物；局部可涂疱疹净、锡类散、冰硼散等，也可喷西瓜霜；为预防感染可涂 2.5%～5% 金霉素鱼肝油。溃疡性口炎患儿用 0.1% 利凡诺溶液漱口，每日 1～2 次；1%～3% 双氧水清洗溃疡面，涂锡类散、抗生素软膏等。

3. 局部涂药时应采用正确的方法

（1）涂药前，应先将纱布或干棉球放在颊黏膜腮腺管口处或舌系带两侧，以隔断唾液，再用棉球将病变部黏膜表面水分吸干后方能涂药，以达到局部用药的目的。

（2）涂药后嘱患儿闭口 10 分钟，然后将隔离唾液的纱布或棉球取出，并叮嘱患儿及家长不可立即漱口、饮水或进食。

4. 护理时动作要轻、快、准，以免引起患儿口腔疼痛，从而减少对护理产生恐惧。

（二）给予合理营养

1. 以高热量、高蛋白、富含维生素的微温或凉流质或半流质为宜，少量多餐。

2. 食物的温度应适宜，减少对口腔黏膜的刺激。

3. 对不能进食者，应给予肠道外营养，以确保能量及水分供给。

4. 患儿使用的食具应煮沸消毒或高压灭菌消毒。

（三）维持体温正常

1. 每2～4小时测体温，必要时随时监测。体温超过38.5℃时，给予物理降温，如冷敷、冰敷、温水浴及酒精擦拭，小婴儿可通过松解包被、衣服等降温，必要时遵医嘱予以药物降温。

2. 观察退热效果，做好皮肤护理。

（四）疼痛管理

对于口腔疼痛严重者，可遵医嘱在进食前、口腔涂药前用2%利多卡因涂抹局部，同时避免摄入刺激性食物。流涎者及时清除流出物，保持皮肤干燥、清洁，避免因流出物刺激而引起皮肤湿疹或糜烂。

（五）健康教育

1. 向家长讲解口炎发生的原因、影响因素以及护理，指导家长保持口腔卫生的方法及饮水、进食和局部涂药时的护理方法。食具专用，定期煮沸消毒或高压灭菌消毒。

2. 教育患儿养成良好的卫生习惯，纠正吮指、不刷牙等不良习惯，鼓励患儿多饮水，培养其进食后漱口的习惯。

3. 培养患儿良好的饮食习惯，均衡营养，避免偏食、挑食，宣传提高机体抵抗力的重要性。

【护理评价】

经过治疗和护理，患儿口腔黏膜恢复完整，能够愉快进食，体温恢复正常，口腔疼痛好转；患儿家长能说出口炎的原因及护理要点。

第三节 腹泻病患儿的护理

➢ **案例导入与思考**

患儿，男性，10个月，因"腹泻2～3天伴呕吐"入院。入院前患儿大便每日10次左右，为黄色蛋花样，母乳喂养已添加辅食。诊断为"婴儿腹泻"。体格检查：体温36.8℃，脉搏112次/分，呼吸30次/分，体重8.5kg，神志清楚，精神萎靡，哭时泪少，前囟、眼窝凹陷明显，皮肤弹性差，口腔黏膜干燥，入院前有4小时无尿。辅助检查：大便常规无白细胞，有脂肪球。查血钠138mmol/L，血钾3.5mmol/L。

请思考：

1. 护士应从哪些方面对患儿进行评估？

2. 该患儿目前主要的护理诊断/问题是什么？

3. 针对该患儿，护士应采取哪些护理措施？给予家长哪些健康教育？

❖ **学习目标**

•掌握腹泻的定义、常见护理诊断，并能根据预期目标，按护理程序为患儿实施整体护理。
- 熟悉腹泻病因及腹泻患儿的身体状况。
- 了解腹泻的分类及健康指导。

儿童腹泻（infantile diarrhea）或称腹泻病，是由多种病原菌、多因素引起的消化道综合征，典型表现为大便次数增多、大便性状改变。本症是儿科常见病，2 岁以下婴幼儿发病率高，1 岁以下者约占半数，一年四季均可发病，但夏秋季发病率最高，是造成小儿营养不良、生长发育障碍的主要原因之一。

儿童腹泻按病因可分为感染性腹泻和非感染性腹泻两大类，以感染性腹泻多见；按病程分为急性腹泻（<2 周）、迁延性腹泻（2 周~2 个月）、慢性腹泻（>2 个月）；按病情轻重分为轻型腹泻和重型腹泻。

【病因】

1. 易感因素

（1）消化系统特点：婴幼儿消化系统发育未成熟，胃酸和消化酶分泌不足，且消化酶活性低，对食物的质和量的较大变化适应性差；同时由于婴幼儿生长发育快，所需营养物质相对较多，消化道负担较重，因此容易发生消化系统功能紊乱。

（2）机体防御能力较差：新生儿出生后正常肠道菌群尚未建立，或因使用抗生素等因素引起肠道菌群失调，正常肠道菌群对入侵致病微生物的拮抗作用丧失，故易患肠道感染。婴儿胃酸偏低，血清免疫球蛋白、胃肠道 SIgA 水平较低，免疫功能较差。

（3）人工喂养：人工喂养儿不能得到抗肠道感染的体液因子（SIgA、乳铁蛋白等）、巨噬细胞和粒细胞等，同时牛乳加热过程中上述成分被破坏，加上食物、食具易被污染，故人工喂养儿肠道感染发生率明显高于母乳喂养儿。

2. 感染因素

（1）肠道内感染：可由病毒、细菌、真菌、寄生虫引起，以前两者多见，80% 婴幼儿腹泻由病毒感染引起，尤其以轮状病毒引起的秋冬季腹泻最为常见，其次为埃可病毒、柯萨奇病毒、腺病毒、冠状病毒等。细菌感染（不包括法定传染病）以致腹泻的大肠埃希菌为主要病原，包括致病性大肠埃希菌（EPEC）、产毒性大肠埃希菌（ETEC）、侵袭性大肠埃希菌（EIEC）、出血性大肠埃希菌（EGEC）和黏附-集聚性大肠埃希菌（EAEC），其他如空肠弯曲菌、耶尔森菌、沙门菌、变形杆菌、金黄色葡萄球菌等也可致病。真菌感染以白色念珠菌多见。寄生虫感染常见有蓝氏贾第鞭毛虫、阿米巴原虫和隐孢子虫等。

（2）肠道外感染：中耳炎、上呼吸道感染、肺炎、泌尿道感染、皮肤感染或急性传染病时也可引起腹泻。

（3）肠道菌群紊乱：长期大量使用广谱抗生素易导致肠道正常菌群减少，耐药性金黄色葡萄菌、变形杆菌、铜绿假单胞菌或白色念珠菌等大量繁殖，引起药物较难控制的肠炎。

○ **知识拓展**   抗生素相关性腹泻

抗生素相关性腹泻（antibiotic-associated diarrhea，AAD）是指应用抗生素后发生的、与抗生素有关的腹泻。AAD 的发病率因人群及抗生素种类的差异而不同，一般为 5%~25%。

抗生素相关性腹泻的病因、发病机制复杂。除一些抗生素可降低碳水化合物的运转和乳糖酶水平外，多数研究者认为，抗生素的使用破坏了肠道的正常菌群，是引起腹泻的主要原因。肠道菌群紊乱时，益生菌数量明显下降，条件致病菌数量异常增多，肠道黏膜屏障损伤，消化吸收代谢受到影响，从而导致 AAD。

杜绝滥用抗生素是预防 AAD 的关键。

► 崔焱. 儿科护理学（第 5 版）. 北京：人民卫生出版社，2015.

3. 非感染因素

（1）饮食因素：食饵性腹泻是因喂养时间不定时、饮食量不当、食物种类改变太快以及食物成分不适宜，过早给予淀粉或脂肪类食物引起。过敏性腹泻是个别婴儿对诸如牛奶、豆浆或其他食物成分过敏或不耐受而引起腹泻，其中以牛奶过敏者多见。其他腹泻还包括原发性或继发性双糖酶缺乏，肠道对糖的消化吸收不良，使乳糖积滞引起腹泻；口服某些高渗性药物如 20% 甘露醇、50% 硫酸镁也可引起腹泻。

（2）气候因素：气温降低，如腹部受凉导致肠蠕动增加，天气过热使消化液分泌减少，都可诱发腹泻。

【病理生理】

1. 非感染性腹泻　主要是饮食性腹泻，由饮食不当引起。当进食过量或食物成分不恰当时，消化吸收不良的食物积滞于小肠上部，使局部酸度减低，有利于肠道下部细菌上移和繁殖，造成内源性感染和消化功能紊乱，肠蠕动功能增加，引起腹泻，甚至出现水电解质紊乱及中毒症状。

2. 感染性腹泻　大多数病原微生物随污染的水或饮食进入消化道，亦可通过污染的日用品、手、玩具或带菌者传播。病原微生物能否引起肠道感染，决定于宿主防御功能的强弱、感染剂量的大小和微生物的毒力（黏附力、产毒力、侵袭力、细胞毒性等），其中以黏附力最为重要。

（1）病毒性肠炎：病毒侵入肠道后，侵袭小肠绒毛上成熟的上皮细胞，小肠黏膜回收水电解质能力下降，肠液在肠腔内大量积聚而引起腹泻。同时继发的双糖酶分泌不足，使食物中的糖类消化不完全而积滞在肠腔内，肠道内细菌分解，使肠液的渗透压增高，进一步造成水和电解质的丧失，加重腹泻。

（2）细菌性肠炎：肠毒素性肠炎，主要是产生肠毒素的细菌侵入肠道后黏附于小肠黏膜上皮细胞上，进行繁殖和产生肠毒素，使小肠液总量增多，超过结肠吸收的限度而产生腹泻，排出大量无脓血的水样便；侵袭性肠炎，主要是侵袭性细菌侵入肠黏膜组织，引起充血、水肿、炎症细胞浸润、溃疡和渗出等病变，排出含有大量白细胞和红细胞的菌痢样粪便。

【治疗要点】

腹泻的治疗原则：调整饮食；合理用药，控制感染；纠正水、电解质和酸碱平衡紊乱；预防并发症。

1. 调整饮食　无论哪种类型的腹泻，继续进食是必要的治疗措施。根据腹泻的类型、个体消化吸收功能和平时的饮食习惯进行合理调整。

2．药物治疗

（1）控制感染病毒和非侵袭型细菌所致的急性肠炎以饮食疗法和支持疗法为主，一般不需应用抗生素。但对重症、新生儿、营养不良和免疫功能低下的患儿，应酌情选用抗生素；真菌性肠炎停用抗生素，服用制霉菌素或克霉唑；病毒性肠炎合并细菌感染和其他类型肠道感染者，需抗生素治疗，可针对病原，根据药物敏感试验结果选用敏感的抗生素治疗。

（2）微生态疗法常用双歧杆菌、嗜酸乳杆菌和粪链球菌制剂。

（3）肠黏膜保护剂能吸附病原体和毒素，维持肠细胞的吸收和分泌功能；与肠道黏液糖蛋白相互作用可增强其屏障功能，阻止病原体的侵入，如蒙脱石粉。

（4）急性腹泻一般不用止泻剂，但经治疗后如一般情况好、中毒症状消失的患儿，可酌情选用鞣酸蛋白和次碳酸铋等。

3．纠正水、电解质紊乱和酸碱失衡（详见本教材第九章第四节）

（1）口服补液适用于腹泻脱水的预防和轻、中度脱水的纠正。采用 WHO 推荐的 ORS 液。口服补液量：轻度脱水 50～80ml/kg；中度脱水 80～100ml/kg，少量频饮，于 8～12 小时内将累积损失量补足，之后将余量加等量水稀释，按病情需要服用。呕吐频繁或腹泻脱水加重者，应及时改为静脉补液。有明显腹胀、休克、心功能不全或其他严重并发症者及新生儿不宜采用口服补液。

（2）静脉补液适用于中重度脱水、吐泻严重、腹胀或口服补液失败者。根据不同的脱水性质和程度，结合年龄、营养状况、自身调节功能，决定溶液的成分、量和滴注时间。注意纠正酸中毒和低钾血症，同时还应注意低钙、低镁血症。出现低钙症状时，可用 10% 葡萄糖酸钙 5～10ml 加等量葡萄糖稀释后缓慢静脉滴注，必要时可重复使用；个别患儿补钙无效，应考虑有低镁血症，用 25% 硫酸镁按 0.1mg/kg/ 次，深部肌内注射，每日 3～4 次，症状缓解后停用。

4．预防并发症 迁延性、慢性腹泻常伴有营养不良和其他并发症，病情复杂，必须寻找其原因，采取综合治疗措施。

5．对症治疗 腹胀明显者，可用肛管排气或用新斯的明皮下或穴位注射；呕吐严重者，可针刺足三里、内关或肌注氯丙嗪等；高热者给予物理降温或解热药。

【护理评估】

（一）健康史

向家长询问喂养史，详细了解喂养的方式、人工喂养儿乳品的种类及配制方法，喂哺次数、量，添加辅食及断奶情况。了解腹泻开始时间，大便颜色、次数、性状、量、气味，有无发热、呕吐、腹胀、腹痛、里急后重等不适。询问既往有无腹泻史；注意有无不洁饮食史和食物过敏史；有无其他疾病及长期使用抗生素史。

（二）身体状况

1．腹泻的类型

（1）轻型腹泻：多因饮食因素或肠道外感染引起，也可由肠道内病毒或非侵袭性细菌感染引起。起病可急可缓，以胃肠道症状为主。患儿表现为食欲不振，偶有恶心、呕吐或溢乳，大便呈黄色或黄绿色，稀薄或带水，常伴白色或黄白色奶瓣和泡沫，可混有少量黏液，有酸味，次数增多，每日 10 次左右，每次量少。一般情况稳定，无脱水及全身中毒症状。大便镜检可见大量脂肪球和少量白细胞。

（2）重型腹泻：多为肠道内感染所致。起病较急，有较重的胃肠道症状，还有脱水、电解质素乱及发热等明显的全身中毒症状。

1）严重的胃肠道症状：大便每日十余次，多呈黄绿色水样便或蛋花汤样便，量多，可有少量黏液。少数患儿也可有少量血便。食欲低下并伴有呕吐，严重者可吐咖啡渣样物。大便镜检可见脂肪球及少量白细胞。

2）全身中毒症状：高热或体温不升，烦躁不安，精神萎靡，嗜睡，甚至昏迷、惊厥。

3）水、电解质和酸碱平衡素乱症状：①脱水：由于吐泻丢失体液以及摄入量的不足，使体液总量尤其是细胞外液量减少，导致不同程度脱水。临床上以等渗性、低渗性脱水最常见。表现为眼窝、前囟凹陷，泪少尿少，皮肤黏膜干燥、弹性下降，甚至血容量不足，引起末梢循环改变。②低钾血症：腹泻、呕吐导致钾的丢失和钾摄入不足；肾脏保钾功能比保钠差，在缺钾时仍排出一定量的钾，因此腹泻患儿常有不同程度缺钾，尤其是久泻以及营养不良的患儿。但在脱水未纠正前，由于血液浓缩，钾由细胞内外移及尿少致排钾量减少等原因，缺钾症状不明显。随着脱水和酸中毒被纠正，一般当血钾低于 3.5mmol/L 时即出现不同程度的缺钾症状，如精神不振、四肢无力、腹胀、心律素乱、心电图出现 U 波。③低钙、低镁血症：多见于长期腹泻、营养不良或有活动性佝偻病者。因腹泻、呕吐丢失钙镁，同时进食少、吸收差，导致钙镁缺乏。当脱水和酸中毒被纠正时，患儿出现手足搐搦、惊厥等低血钙或低血镁的临床表现。④代谢性酸中毒：由于腹泻丢失大量碱性物质、进食少、摄入不足等原因造成。轻者症状不明显，常被原发病所掩盖，重者表现精神萎靡，唇周灰暗或口唇呈樱桃红色，呼吸增快或深长。新生儿、婴幼儿酸中毒时，呼吸改变不典型。

2. 几种常见急性感染性肠炎的临床特点

（1）轮状病毒肠炎：又称秋季腹泻，多发生在秋冬季节。多见于 6 个月~2 岁的婴幼儿，4 岁以上者少见，潜伏期 1~3 天。起病急，常伴有发热和上呼吸道感染症状，发病初期即出现呕吐，大便次数多、量大、水分多，呈黄色或淡黄色，水样或蛋花汤样便带少量黏液，无腥臭味，常并发脱水、酸中毒。本病为自限性疾病，自然病程 3~8 天。

（2）大肠埃希菌肠炎：多发生在 5~8 个月气温较高季节。产毒性大肠埃希菌和致病性大肠埃希菌所引起的肠炎在临床表现上基本相似，主要为腹泻大量绿色水样便伴恶心、呕吐，可发生水、电解质及酸碱失衡。出血性大肠埃希菌肠炎表现为发热、腹泻黏液脓血便或血性便、腹痛，体温多正常，严重者可出现溶血尿毒综合征。侵袭性大肠埃希菌肠炎其临床表现与菌痢极其相似，可表现为发热、腹痛、腹泻频繁、里急后重、大便为黏液脓血便，可伴有严重的全身中毒症状甚至休克。

（3）真菌性肠炎：常见于营养不良或长期使用广谱抗生素的患儿。2 岁以下婴幼儿多见，多由白色念珠菌所致，主要症状为大便次数增多，黄色稀便，泡沫较多带黏液，有时可见豆腐渣样细块（菌落）；大便镜检可见真菌孢子体和假菌丝。婴幼儿病情多较重，常并发于其他感染。

3. 迁延性腹泻和慢性腹泻 迁延性腹泻和慢性腹泻多与营养不良和急性期未彻底治疗有关。迁延性腹泻病程 2 周~2 个月，超过 2 个月为慢性腹泻。多以人工喂养儿多见，表现为腹泻迁延不愈、病情反复、大便次数和性质极不稳定，严重时可出现水、电解质素乱。由于营养不良儿患腹泻时易迁延不愈，持续腹泻又加重了营养不良，最终引起免疫功能低下继发感染，形成恶性循环，导致多脏器功能异常。

4. 非病理性腹泻

（1）生理性腹泻：多见于出生 6 个月以内的婴儿。患儿外观虚胖，常伴湿疹，生后不久即出现腹泻。一般无其他症状，食欲好，生长发育正常，添加辅食后，大便即逐渐转为正常。

（2）饥饿性腹泻：发生于急性腹泻恢复期，因控制饮食使患儿大便缺少食物残渣而呈黏胨状，而被误认为腹泻未愈，仍继续限食。患儿因有饥饿感而哭闹，粪便水分不多、量少为特点，只要逐渐增加饮食，粪便即可转为正常。

（三）辅助检查

1. 血常规　白细胞总数及中性粒细胞增多，提示细菌感染，降低则提示病毒感染（也有例外），嗜酸粒细胞增多提示寄生虫感染或过敏性病变。

2. 生化检查　血液电解质和血气分析测定可了解水电解质和体内酸碱平衡状况。重症患儿应同时测尿素氮，必要时查血钙和血镁。

3. 大便检查　大便培养可检出致病菌。大便常规无或偶见白细胞者常为侵袭性细菌以外的病因引起，有较多白细胞者常由于各种侵袭性细菌感染所致。霉菌性肠炎，大便涂片发现念珠菌孢子及假菌丝有助于诊断。疑为病毒感染者，应作病毒学检查。

（四）心理-社会状况

了解患儿或家长的心理状况、对疾病的认识程度、对儿童喂养和卫生保健知识掌握的程度；了解患儿家庭卫生条件、卫生习惯以及家庭生活环境、经济状况、家长的文化程度等。

【常见护理诊断／问题】

1. 腹泻　与喂养不当、感染导致胃肠道功能紊乱等因素有关。

2. 体液不足　与腹泻、呕吐丢失过多和摄入量不足有关。

3. 体温过高　与肠道感染有关。

4. 有皮肤完整性受损的危险　与大便次数增多刺激臀部皮肤有关。

5. 营养失调：低于机体需要量　与腹泻、呕吐丢失过多和摄入不足有关。

6. 知识缺乏：患儿家长缺乏合理喂养知识、卫生知识以及腹泻患儿的护理知识。

【预期目标】

1. 患儿腹泻次数减少，大便性状正常。
2. 患儿脱水和电解质紊乱得以改善，体重恢复正常。
3. 患儿体温恢复和维持正常。
4. 患儿臀部皮肤完整、无破损。
5. 患儿维持一定的营养状态，不发生营养不良。
6. 患儿家属掌握儿童喂养知识及腹泻的预防、护理知识。

【护理措施】

（一）调整饮食、合理喂养

1. 继续进食是必要的治疗与护理措施。根据患儿病情适当调整饮食，达到减轻胃肠道负担，恢复消化功能之目的。

2. 停止食用可能被污染的食物和饮料以及可能引起消化不良的食物及富含脂肪类食物。禁食生、冷、硬、粗纤维含量高的食物。

3. 因辅食添加不当而引起腹泻者应暂停辅食，继续母乳喂养。人工喂养者，可喂以等量米汤、稀释的牛奶或其他代乳品，随着病情的稳定和好转，逐步过渡到正常饮食。

4. 疑为双糖酶缺乏者，不宜用蔗糖，并暂停乳类，改为豆制代用品或发酵奶喂养。

5. 腹泻停止后，继续给予营养丰富的饮食，并每日加餐1次，共2周，以满足生长的需求。恢复期应为患儿提供良好的进食环境和喜爱的食物，少量多餐，以保持营养的摄入。

（二）维持水、电解质及酸碱平衡

根据病情，可选择口服补液或静脉补液。口服ORS补液时，应指导家长让患儿多饮水，预防高钠血症发生；静脉补液时，准确调整输液速度，并记录第一次排尿时间及24小时出入量，以此作为调整补液方案的依据。

（三）维持体温正常

密切观察患儿体温变化，鼓励多饮水，做好口腔护理。体温过高者，可给予物理降温或药物降温，有汗液时应及时擦干，必要时更换衣物，做好皮肤护理。严格按肠道传染病消毒隔离，护理患儿前后需认真洗手，防止交叉感染。对患儿的衣物、尿布、用具及便盆分类消毒。遵医嘱使用抗生素。

（四）保持皮肤的完整性

1. 评估并记录患儿皮肤状况，观察皮肤的颜色及表皮有无破溃。

2. 指导家长保持患儿臀部清洁干燥，勤换尿布，每次便后用温水清洗臀部及会阴部并吸干，女婴尿道口接近肛门，故会阴部的清洁要特别注意，防止上行性尿路感染。

3. 宜选用柔软、吸水性强的纯棉织品做尿布，避免使用不透气塑料布或橡皮布，防止尿布皮炎的发生。

4. 及时更换卧位并给予良好的皮肤护理，以预防可能因脱水而产生的损伤。如局部皮肤发红，应涂以5%鞣酸软膏或40%氧化锌油并按摩片刻，促进局部血液循环；如局部皮肤发生溃疡可用红外线灯局部烘照，每日2次，每次15～20分钟，灯距离臀部患处30～40cm，并派专人看护，以防意外。

（五）观察病情变化

1. 严密监测患儿的体温。

2. 观察并记录大便颜色、次数、气味、性状、量，及时送检，采集标本时注意采集黏液脓血部分。做好动态比较，为输液方案和治疗提供可靠依据。

3. 观察脱水纠正情况，评估、记录患儿的精神状态、皮肤弹性、前囟和眼眶的凹陷程度、尿量、有无口渴、末梢循环等，估计脱水的程度，记录24小时出入量，同时动态观察补液后脱水症状是否得以改善。

4. 观察酸中毒表现，如患儿出现精神萎靡、烦躁不安、呼吸深长、口唇樱桃红色，应立即通知医生，遵医嘱纠正酸中毒。

5. 观察低血钾表现，如患儿出现乏力、拒乳、哭声低下、心音低钝、腹胀、肠鸣音减弱等症状，或患儿脱水纠正、尿量正常后出现心音低钝、腹胀，应考虑低钾血症，需遵医嘱补钾。但需注意补钾的浓度和速度，绝对不可静脉推入。

6. 观察低血钙、低血镁表现，特别是酸中毒纠正后如出现抽搐，应首先考虑低钙血症，遵医嘱予以补钙治疗。补钙无效时，应考虑低血镁，遵医嘱予以补镁治疗。

（六）健康教育

提倡母乳喂养，避免在夏季断奶，按时逐步添加辅食，防止过食、偏食及饮食结构突然变动。注意食物新鲜，食具、奶具及玩具等定期消毒，避免肠道内感染。教育儿童饭前便后洗手，勤剪指甲。避免长期滥用广谱抗生素，指导患儿家长正确配制和使用ORS溶液。注意气候变化，防止受凉或过热，冬天注意保暖，夏天多喝水，居室要通风。加强体格锻炼，积极参加户外活动。

经过治疗和护理，患儿腹泻、呕吐次数减少或停止，大便恢复正常；体温维持正常；脱水得以纠正、体重恢复正常；皮肤完整，住院期间无并发症的发生；患儿家长能掌握腹泻的相关护理知识。

第四节　儿童体液平衡及液体疗法

❖ 学习目标

· 掌握水、电解质和酸碱平衡紊乱的临床表现。
· 熟悉儿童体液平衡的特点。
· 了解腹泻病患儿的静脉液体疗法。

一、儿童体液平衡的特点

体液平衡是维持生命的重要条件。儿童时期各器官系统处于发育阶段，功能不成熟，受不良因素的影响极易出现水、电解质及酸碱平衡紊乱，如处理不当可危及生命。因此，液体疗法是儿科治疗中的重要内容。

（一）体液的总量及分布

体液包括细胞内液和细胞外液两大部分，血浆和间质液合称为细胞外液。年龄愈小，体液总量相对愈多，主要变化的是间质液，血浆和细胞内液的比例基本稳定，与成人相近。不同年龄的体液分布见表9-1。

表9-1　不同年龄的体液分布（占体重的%）

年龄	细胞内液	细胞外液		体液总量
		血浆	间质液	
足月新生儿	35	6	37	78
1岁	40	5	25	70
2～14岁	40	5	20	65
成人	40～45	5	10～15	55～60

（二）体液的电解质组成

儿童体液的电解质成分大致与成人相似，生后数日的新生儿血中钾、氯、磷及乳酸偏高，血钠、钙、碳酸氢盐含量偏低，但细胞内液与细胞外液的电解质组成差别显著。细胞内液以 K^+、Ca^{2+}、Mg^{2+}、HPO_4^{2+} 和蛋白质为主；细胞外液以 Na^+、Cl^- 和 HCO_3^- 为主，其中 Na^+ 含量占该区阳离子总量的90%以上，对维持细胞外液的渗透压起主要作用。临床上常可通过测定血钠来估算血浆渗透压，即血浆渗透压（mmol/L）=（血钠+10）×2。

（三）水的代谢

1. 水的需要量大 年龄越小，需水量相对越多，人体每日的需水量和热量消耗成正比，儿童新陈代谢旺盛，需热量多，对水的需要量相对较多。不同年龄儿童每日需水量见表9-2。

表9-2 儿童每日水的需要量

年龄（岁）	水的需要量（ml/kg）
<1	120～160
1～3	100～140
4～9	70～110
10～14	50～90

2. 水的交换率快 婴儿每日水的交换量为细胞外液的1/2，而成人仅为1/7，水的交换率为成人的3～4倍。由于婴儿对缺水的耐受力差，若不能及时满足其机体对水的需求，极易出现脱水，所以儿童较成人更容易脱水。

3. 不显性失水量易增加 儿童体表面积相对较大，生长发育快，活动量大，组织细胞增长时水分需要量大，不显性失水是成人的2倍。同时，儿童从皮肤和肺蒸发的不显性失水量易受环境温度增高、体温升高等影响，两者均可增加不显性失水量，亦增加了发生脱水的可能性。

4. 体液平衡调节功能不成熟 肾脏在维持机体水、电解质、酸碱平衡方面起重要作用，年龄越小，肾脏的浓缩、稀释功能、酸化尿液和保留碱基的能力越差，越容易发生水、电解质及酸碱平衡紊乱。

二、水、电解质和酸碱平衡紊乱

（一）脱水

脱水（dehydration）是指机体水分摄入不足或丢失过多，导致体液总量尤其是细胞外液量的减少，并有钠、钾和其他电解质的丢失。

1. 脱水程度 指患病后的累积体液损失量。根据病史和前囟、眼窝、皮肤弹性、循环情况、尿量等综合分析，不同性质的脱水其临床表现不尽相同。等渗性脱水的临床表现及分度见表9-3。

表9-3 不同程度脱水的临床表现

	轻度	中度	重度
意识	清楚	精神萎靡或烦躁	昏睡甚至昏迷
眼窝和前囟	稍凹陷	明显凹陷	深度凹陷
皮肤和皮肤弹性	稍干燥、弹性可	明显干燥、弹性差	极度干燥、弹性极差
眼泪	有	少	无
口渴	轻	明显	烦渴
尿量	稍减少	明显减少	极少或无尿
黏膜	略干燥	干燥	极干燥或干裂
周围循环衰竭	无	无	有
失水量占体重比例	<5%（50ml/kg）	5%～10%（50～100ml/kg）	>10%（l00～120ml/kg）

2．脱水性质　根据脱水时水与电解质丢失比例不同，使体液渗透压发生不同的改变，将脱水分为等渗性、低渗性和高渗性脱水三种类型（表9-4）。

表9-4　不同性质脱水的临床特点

临床特点	等渗	低渗	高渗
水、电解质丢失比例	水、电解质成比例丢失	电解质丢失多于水	水丢失多于电解质
血钠浓度	130～150mmol/L	<130mmol/L	>150mmol/L
渗透压	280～320mmol/L	<280mmol/L	>320mmol/L
主要丧失液区	细胞外液	细胞外液	细胞内脱水
口渴	有	不明显	明显
皮肤湿度	干燥	黏湿	干燥
皮肤弹性	差	极差	变化不明显
循环衰竭	有	易有	少有
意识改变	较少	易有	易有
尿量	减少	增加→减少	明显减少
比重	正常	减低	增高
常见病因	腹泻病	营养不良伴腹泻	高热脱水、不显性脱水

等渗性脱水最常见，高渗性脱水较少见。钠是决定细胞外液渗透压的主要成分，通常用血钠浓度判定细胞外液的渗透压。

（1）等渗性脱水（isotonic dehydration）：水和电解质成比例丢失，血清钠浓度130～150mmol/L，血浆渗透压正常。主要是循环血量和间质液减少，细胞内液量无明显变化，细胞内外无渗透压变化，临床表现为一般脱水症状。呕吐、腹泻所致的脱水属于此类。

（2）低渗性脱水（hypotonic dehydration）：电解质丢失比例大于水的丢失，血清钠浓度<130mmol/L，血浆渗透压低于正常。由于细胞外液渗透压低于正常，水从细胞外进入细胞内，细胞外液进一步减少，所以在失水量相同的情况下，其脱水症状较其他两种脱水严重。初期无口渴症状，除一般脱水体征如皮肤弹性降低、眼窝和前囟凹陷外，因循环血容量明显减少，多有四肢厥冷、皮肤发花、血压下降、尿量减少等休克症状，低钠严重者可发生脑水肿，出现嗜睡、惊厥和昏迷等。营养不良伴慢性腹泻、腹泻时补充非电解质溶液过多等情况容易发生。

（3）高渗性脱水（hypertonic dehydration）：水丢失比例大于电解质的丢失，血清钠浓度>150mmol/L，血浆渗透压高于正常。由于细胞外液渗透压高于正常，水从细胞内进入细胞外，使细胞内液减少，所以在失水量相同的情况下，其脱水症状较其他两种脱水轻。因细胞内缺水，表现为剧烈口渴、高热、烦躁不安、肌张力增高等，甚至发生惊厥。严重高渗性脱水可致神经细胞脱水、脑血管破裂出血等，引起脑部损伤。高热进水量少、大量出汗或腹泻时，补充电解质溶液过多等情况容易发生。

（二）低钾血症

儿童正常血清钾浓度为3.5～5.5mmol/L，当血清钾低于3.5mmol/L时称为低钾血症（hypokalemia）。

1．病因　低钾血症在临床上较为多见，由于钾的摄入不足、排出过多、钾在细胞内外异常分布引起。长期禁食或进食量小，消化道丢失如呕吐、腹泻，长期应用脱水、利尿剂等，碱中毒、胰岛素治疗时钾向细胞内转移等，均可使血钾过低。

2．临床表现 神经肌肉兴奋性降低，如肌肉软弱无力，严重者出现肌腱反射减弱或消失、弛缓性瘫痪、肠麻痹等。心肌兴奋性增高，心律失常，心电图改变。长期缺钾可出现多尿、夜尿、口渴、多饮，还可并发低钾、低氯性碱中毒，伴有反常性酸性尿。

3．治疗原则 积极治疗原发病，控制钾的进一步丢失。轻症多食含钾丰富的食物，必要时口服氯化钾，每日 3～4mmol/kg（220～300mg/kg）。重症患儿需静脉补钾，每日剂量为 4～6mmol/kg（300～450mg/kg），静脉补钾时间不少于 8 小时。原则为见尿补钾，一般补钾需持续 4～6 天，能经口进食时，应将静脉补钾改为口服补钾。补钾时应监测血清钾水平，有条件时给予心电监护。

（三）酸碱平衡紊乱

正常体液 pH 值为 7.35～7.45，平均 7.40。发生酸碱平衡紊乱时，机体如能通过体液的缓冲系统及肺、肾的代偿调节，使血 pH 值保持在正常范围内，称为代偿性酸中毒或碱中毒；反之，称为失代偿性酸中毒或碱中毒。由于代谢因素引起者称为代谢性酸中毒或碱中毒，由肺部排出 CO_2 减少或过多引起者称为呼吸性酸中毒或碱中毒。

1．代谢性酸中毒（metabolic acidosis） 是儿童最常见的酸碱平衡紊乱，主要是由于细胞外液中 $[H^+]$ 增加或 $[HCO_3^-]$ 丢失所致。

（1）病因：儿童腹泻、小肠和胆管引流或瘘管等造成体内碱性物质大量丢失；糖尿病酮症酸中毒、进食不足所致的饥饿性酮症等，使体内产生过多的酸性代谢产物；氯化钙、氯化镁等酸性物质摄入过多等。

（2）临床表现：根据 $[HCO_3^-]$ 测定结果不同，将酸中毒分为轻度（18～13mmol/L）、中度（13～9mmol/L）及重度（<9mmol/L）。轻度酸中毒症状不明显，仅有呼吸稍快，多通过血气分析发现并作出诊断。典型酸中毒表现为精神萎靡或烦躁不安、呼吸深长、口唇樱桃红色、恶心、呕吐、昏睡或昏迷等。若血 pH 值在 7.20 以下时，可导致血压偏低、心力衰竭，甚至出现室颤。新生儿及小婴儿因呼吸代偿功能较差，常可仅出现精神萎靡、拒奶、面色苍白等，但呼吸改变并不明显。

（3）治疗原则：积极治疗原发病，采用碳酸氢钠和乳酸钠等碱性药物增加碱储备，中和 $[H^+]$。当 pH 值 <7.3 时即可使用碱性液，首选 5% 碳酸氢钠。计算方法：① 紧急情况或无条件进行血气分析，可临时以提高血浆 $[HCO_3^-]$5mmol/L 计算（1.4% 碳酸氢钠或 1.87% 乳酸钠 3ml/kg 可提高 $[HCO_3^-]$ 约 1mmol/L），必要时 2～4 小时可重复应用。② 根据血气分析结果：用剩余碱（BE）值按公式计算，所需碱性溶液 mmol 数 ＝（－BE）×0.3× 体重（kg）。因 5% 碳酸氢钠 1ml ＝ 0.6mmol，故需 5% 碳酸氢钠的 ml 数 ＝（－BE）×0.5× 体重（kg）。一般将 5% 的碳酸氢钠稀释成 1.4% 溶液，11.2% 的乳酸钠稀释成 1.87% 溶液，先给予计算量的 1/2，再根据病情变化、复查血气分析的结果、治疗后的反应等调整剂量。在纠酸的同时注意补钾、补钙。

2．代谢性碱中毒（metabolic alkalosis） 是由于体内 $[H^+]$ 减少或 $[HCO_3^-]$ 增高所致。

（1）病因：消化道损失过多的酸性物质，如长期呕吐、胃液引流；低血钾，降低了细胞外液 $[H^+]$ 浓度，使用利尿剂引起低钾、低氯血症等；应用碱性药物过多，使体内 $[HCO_3^-]$ 增多。

（2）临床表现：轻症表现不明显，严重时呼吸慢而浅，头昏、躁动；继发血中游离钙减少时，神经肌肉兴奋性增加，出现手足搐搦甚至喉痉挛。低血钾是碱中毒常伴的症状。

（3）治疗原则：治疗原发病和纠正脱水，停用碱性药物。轻症患儿只需静脉点滴生理盐水即可恢复，一般不需要补充酸性溶液。重症碱中毒患儿，可给予氯化铵治疗，给予 0.9% 氯化铵 3ml/kg，可降低 HCO_3^- 1mmol/L，但肝、肾功能不全和合并呼吸性酸中毒时禁用。

3. 呼吸性酸中毒（respiratory acidosis） 是由于 CO_2 排出障碍使体内 CO_2 潴留及 H_2CO_3 增高所致。

（1）病因：呼吸道阻塞，肺部和胸腔疾患，呼吸肌麻痹或痉挛及呼吸中枢受抑制，呼吸机使用不当等。

（2）临床表现：因原发病导致，常伴有低氧血症和呼吸困难。高碳酸血症可引起血管扩张，颅内出血，颅内血流增加，致头痛及颅内压增高。

（3）治疗原则：积极治疗原发病，改善通气和换气功能，解除呼吸道阻塞。重症患儿可行气管插管或气管切开人工辅助呼吸。

4. 呼吸性碱中毒（respiratory alkalosis） 是由于通气过度使体内 CO_2 大量排出，H_2CO_3 下降所致。

（1）病因：剧烈哭闹、高热、中枢神经系统疾病、水杨酸制剂中毒等。

（2）临床表现：突出表现为呼吸深快，其他症状与代谢性碱中毒相似。

（3）治疗原则：针对原发病改善呼吸功能，碱中毒可随呼吸改善而逐渐恢复。

三、液体疗法时常用溶液

（一）非电解质溶液

非电解质溶液包括 5% 葡萄糖溶液和 10% 葡萄糖溶液，5% 葡萄糖溶液为等渗液，10% 葡萄糖溶液为高渗液。因葡萄糖输入体内被氧化成水和二氧化碳，供给机体水分和能量，不维持渗透压，属于无张力溶液。

（二）电解质溶液

主要用于补充损失的液体和所需电解质，纠正体液的渗透压和酸碱平衡失调。

1. 生理盐水（0.9% 氯化钠）、**复方氯化钠溶液**（Ringer 溶液） 均为等张液。生理盐水含 Na^+ 和 Cl^- 均为 154mmol/L，Na^+ 接近于血浆浓度（142mmol/L），而 Cl^- 比血浆浓度（103mmol/L）高，故输入过多可使血氯过高，有造成高氯性酸中毒的危险。

2. 碳酸氢钠溶液 用于纠正酸中毒。1.4% 碳酸氢钠为等张液，5% 碳酸氢钠为高张液。

3. 乳酸钠 用于纠正酸中毒，缺氧、休克及新生儿不宜选用。1.87% 乳酸钠为等张液，11.2% 乳酸钠为高张液。

4. 氯化钾溶液 常用 10% 氯化钾溶液，用于纠正低钾血症，均不能直接应用，需稀释成 0.2% ~ 0.3% 溶液静脉点滴，不能静脉推注。

（三）混合溶液

为适应不同情况液体疗法的需要，将各种溶液按不同比例配制成混合溶液。常用混合溶液的配制见表 9-5。

（四）口服补液盐

口服补液盐（oral rehydration salts，ORS）是由世界卫生组织（WHO）推荐用以治疗急性腹泻合并脱水的一种口服溶液，适用于轻、中度脱水的患儿口服补液。2002 年 WHO 推荐使用的新配方是：氯化钠 2.6g、氯化钾 1.5g、枸橼酸钠 2.9g、葡萄糖 13.5g，临用前加温开水至 1000ml 溶解，总渗透压为 245mmol/L。

四、腹泻病患儿的静脉液体疗法

液体疗法具体方案的制定要根据病情、体格检查及实验室资料综合分析确定，输液前要确定

表 9-5　几种常用混合溶液的配制方法

溶液种类	张力	10% 氯化钠 (ml)	5% 或 10% 葡萄糖（ml）	5% 碳酸氢钠或（11.2% 乳酸钠）(ml)
2：1 含钠液	1	30	加至 500	47（30）
1：1 含钠液	1/2	20	加至 500	—
1：2 含钠液	1/3	15	加至 500	—
1：4 含钠液	1/5	10	加至 500	—
2：3：1 含钠液	1/2	15	加至 500	24（15）
4：3：2 含钠液	2/3	20	加至 500	33（20）

注：临床操作中为了配制简便，加入的各液量均为整数，配成的是近似的溶液。

补液的量、性质、速度及步骤，输液中遵循"先盐后糖、先浓后淡、先快后慢、见尿补钾、抽搐补钙"的原则，以保证液体疗法的顺利实施。液体疗法包括补充累积损失量、继续损失量和生理需要量三部分。

1. 补充累积损失量　补充自发病以来水、电解质的损失量。

（1）补液量及种类：根据脱水程度及性质补充。轻度脱水 30～50ml/kg，中度脱水 50～100ml/kg，重度脱水 100～120ml/kg。通常低渗性脱水补 2/3 张含钠液，等渗性脱水补 1/2 张含钠液，高渗性脱水补 1/3～1/5 张含钠液。如临床判断脱水性质有困难，可先按等渗性脱水处理，待检验得出结果，再行调整。

（2）补液速度取决于脱水程度：累积损失量常在 8～12 小时内完成，但对伴有循环不良和休克的重度脱水患儿，应迅速输入等渗含钠液（生理盐水或 2：1 液），按 20ml/kg 于 30～60 分钟快速静脉输入，总量不超过 300ml，余量按常规速度滴注，排尿后及时补钾。低渗性脱水时，输液速度可稍快；高渗性脱水时，为防止发生脑细胞水肿，输液速度应适当减慢。严重酸中毒需补给碱性溶液。

2. 补充继续损失量　继续损失量指进行液体治疗过程中，因呕吐、腹泻等继续丢失的液体量。补液量及种类应按"丢多少补多少"、"随时丢随时补"的原则进行补充。腹泻患儿可根据大便的次数、性质及脱水纠正情况等估计需补充的液体量，按每日 10～40ml/kg 计算，常用 1/3～1/2 张含钠液。

3. 补充生理需要量　生理需要量指要满足基础代谢需求的液体量。补液量及种类：正常的生理需要量的估计可按能量需求计算，每代谢 100kcal（418kJ）热量需水 120～150ml，婴幼儿每日基础代谢需热量 50～60kcal/kg（230～251kJ/kg），故每天补充液体在 60～80ml/kg 才能满足需要。生理需要量尽可能口服补充，不能口服或口服量不足时，以静脉均匀滴入 1/4～1/5 张含钠液。发热、呼吸加快的患儿，应适当增加补液量，营养不良者应注意能量和蛋白质的补充。

继续损失量和生理需要量在累积损失量液体滴注完成后的 12～16 小时内均匀输入，每小时需滴注约 5ml/kg。按以上三部分液体量合计，24 小时需要的液体总量为：轻度脱水 90～120ml/kg，中度脱水 120～150ml/kg，重度脱水 150～180ml/kg。婴幼儿给予计算量的 2/3，学龄前及学龄儿童给予 3/4。

24 小时以后的补液：脱水和电解质紊乱已基本纠正，主要补充生理需要量和继续损失量，一般可改为口服补液。如腹泻频繁或口服量不足者，仍需静脉补液，补液量需根据吐泻和进食情况估算，一般生理需要量为每日 60～80ml/kg，用 1/5 张含钠液；继续损失量为丢多少补多少，随时丢随时补，用 1/2 ～ 1/3 张含钠液，将这两部分相加的总量于 12 ～ 24 小时内均匀静滴。同时，要注意继续补钾和纠正酸中毒。

五、腹泻患儿液体疗法的护理

（一）评估患儿及输液前准备

补液前全面评估患儿的病情、补液目的及临床意义；熟悉常用溶液的配制方法并遵医嘱予以配制；向患儿或家长解释补液目的，以取得合作；对年长儿给予鼓励，以消除其对治疗的恐惧心理，对不合作的患儿可以给予适当约束或给予镇静剂。

（二）严格掌握输液量和速度

遵医嘱安排 24 小时液体量，遵循"补液原则"分期分批输入。明确每小时的输入量及每分钟输液滴数，定时巡视病房，以保证液体在规定的时间内输入，防止输液速度过速或过缓，有条件最好使用输液泵控制入量。保证静脉输液通畅，防止液体外渗。

（三）密切观察病情

1. 监测生命体征 监测体温、脉搏、呼吸、血压及精神状态，若出现烦躁不安、脉率增快、呼吸加速等，应考虑是否有输液量过多或者输液速度太快，发生心力衰竭和肺水肿等情况，如有应及时通知医生做相应处理。

2. 观察脱水表现 观察患儿的精神状态、口渴、皮肤黏膜、眼窝、前囟、尿量、呕吐、大便次数及量等，尤其要注意观察和记录输液后首次排尿的时间和量。动态观察补液前后脱水症状是否改善，作为补液方案是否调整的依据。

3. 观察酸中毒表现 观察患儿面色、呼吸改变，小婴儿有无精神萎靡、抽搐。特别是酸中毒纠正后如出现抽搐，应考虑低钙血症。

4. 观察低血钾表现 注意观察患儿面色及肌张力，有无心音低钝、腹胀、肠鸣音减弱等。严格按照见尿补钾的原则，并注意补钾的浓度和速度，绝对不可静脉推注，以免发生心脏骤停。

（四）准确记录液体出入量

24 小时液体入量包括口服补液量、静脉输液量及食物中含水量；液体出量包括尿量、呕吐量、大便丢失的水分和不显性失水。不显性失水与呼吸、体温、环境温度、体力活动都有关系，均应考虑在内。婴幼儿因大小便不易收集，可用"称尿布法"计算液体排出量。

第五节　肠套叠患儿的护理

❖ 学习目标 ....

- 掌握肠套叠的定义、常见护理诊断，并能根据预期目标，按护理程序为患儿实施整体护理。
- 熟悉肠套叠患儿的病因及身体状况。
- 了解肠套叠患儿的健康指导。

肠套叠（intussusception）是指肠管的一部分及其相应的肠系膜套入邻近肠腔内的一种绞窄性肠梗阻。此病是婴儿时期最常见的急腹症。常见于 2 岁以下婴幼儿，尤其是 4～10 个月的婴儿最多见。男童比女童多 2～3 倍。春秋季发病率较高，可能与此时期儿童上呼吸道炎症和腺病毒感染较多有关。

【病因】

肠套叠的病因至今尚未完全明确。一般将其分为原发性与继发性两种。约 95% 的儿童肠套叠属于原发型，这些患儿在腹腔内发生肠套叠的肠段及其附近肠管找不到显著的器质性因素。继发型的病例多数为儿童，由于肠管有明显的机械原因，如梅克尔憩室翻入回肠腔内，成为肠套叠的起点，又如肠息肉、肿瘤、腹部紫癜之肠壁血肿等原因也可牵引肠壁导致肠套叠。饮食改变、腹泻及其病毒感染等原因易导致肠蠕动紊乱，从而诱发肠套叠。

【病理生理】

肠套叠可发生于肠管的任何部位，多起于回肠末端套入结肠（回盲型），少数为小肠套入小肠（小肠型）、结肠套入结肠（结肠型）及回肠先套入远端回肠然后整个再套入结肠内形成复套（回回结型）。被套入的肠段进入鞘部后，其顶点可继续沿肠管推进，肠系膜也被牵入，肠系膜血管受压迫，造成局部循环障碍，逐渐发生肠管水肿，肠腔阻塞，套入的肠段被绞窄而坏死，鞘部则扩张呈缺血性坏死，甚至穿孔而导致腹膜炎。一般肠套叠是顺行的，近端肠管套进远端肠管内，有极少数病例肠套叠可出现逆行。肠套叠的外管部分称肠套叠鞘部，肠的近端套入其中，进到里面的部分称套入部，肠管从外面卷入处，称为套叠颈部，而肠套叠的进入部最远点称为肠套叠头部。

肠套叠一旦形成，很少有自动复位者，严重的晚期病例甚至可以自肛门脱出。肠套叠的肠梗阻，主要是由于鞘部的收缩，尤其是颈部压迫套入部而堵塞肠腔，使血液循环受到障碍。

根据套入部位不同，肠套叠分为下列几种类型：①回盲型：约占总数的 50%～60%；②回结型：约占 30%；③回回结型：占 10% 左右；④小肠型：即小肠套入小肠，比较少见；⑤结肠型：结肠套入结肠，也很少见；⑥多发型肠套叠，罕见。

【护理评估】

（一）健康史

向家长了解患儿口腔疼痛的部位、时间，了解患儿有无腹泻、感染及饮食改变，了解患儿家长是否掌握该疾病的有关知识。

（二）身体状况

肠套叠可分急性肠套叠和慢性肠套叠，2 岁以下婴幼儿多为急性发病。

1. 急性肠套叠

（1）腹痛：是疾病早期出现的症状，表现为平素健康的婴幼儿，无任何诱因突然发生剧烈的有规律的阵发性腹痛。患儿阵发性哭闹不安、屈腿、面色苍白，每次发作约 10～20 分钟，以后安静入睡，或玩耍如常，间隔约数十分钟后又再次发作，其症状如前，如此反复多次，患儿精神渐差、疲乏不堪、面色苍白。个别较小的患儿无剧烈哭闹，仅表现为不安和面色苍白，随后进入休克状态，需特别警惕。

（2）呕吐：因为肠系膜被牵拉，故起病不久即出现反射性呕吐，呕吐物多为奶块或食物。以后即有胆汁甚至可为粪便样物，是肠梗阻严重的表现。

（3）血便：是本病特征之一，常于病后 6 ~ 12 小时出现，多为暗红色黏液果酱样便，亦可为新鲜血便或血水，一般无臭味。当疑为本病而尚无便血时，可作直肠指检，如指检染血则有同样诊断意义。便血出现的原因是套入部肠壁血循环障碍，致使黏膜渗血与肠黏液混合在一起的结果。

（4）腹部肿块：有重要诊断意义的腹部体征。肿块的部位依套入点和套入程度而定，一般发生在升结肠、横结肠和降结肠位置。在病程早期，肿块多位于右上腹部，呈腊肠样，光滑而不太硬，略带弹性，可稍活动，有压痛。以后随套叠的进展，肿块可沿结肠移至左腹部，严重时可套入直肠内，直肠指检可触及子宫颈样肿物。

（5）全身情况：早期患儿一般情况稳定，体温正常，仅有面色苍白、精神欠佳、食欲不振或拒食。随发病时间延长，一般情况逐渐严重，表现为精神萎靡、嗜睡、严重脱水、高热、腹胀，甚至休克或腹膜炎征象。

2. 慢性肠套叠　以阵发性腹痛为主要表现，腹痛时上腹或脐周可触及肿块，缓解期腹部平坦柔软无包块，病程有时长达十余日。由于年长儿肠腔较宽阔，可无梗阻现象，肠管也不易坏死。呕吐少见，血便发生也较晚。

（三）辅助检查

1. X 线检查　可见肠梗阻征象。

2. 腹部 B 超检查　在套叠部位横断面可见同心圆或靶环状肿块图像，纵断扫描可见套筒征。

3. 空气灌肠　可见杯口阴影，能清楚看见套叠头的块影，并可同时进行复位治疗。

4. 钡剂灌肠　可见套叠部位充盈缺损和钡剂前端的杯口影，以及钡剂进入鞘部与套入部之间呈现的线条状或弹簧状阴影。只用于慢性肠套叠的疑难病例。

（四）心理 - 社会状况

评估患儿家长对疾病的病因和防护知识的了解程度；了解患儿有无住院病史；家长是否有恐惧、焦虑等不良反应。

【治疗要点】

治疗原则：主要是非手术疗法即行灌肠疗法，灌肠疗法不能复位的需手术疗法。

1. 非手术治疗　灌肠疗法适用于病程在 48 小时以内，全身情况良好，无腹胀、明显脱水及电解质紊乱者。包括 B 超监视下水压灌肠、空气灌肠、钡剂灌肠复位三种。首选空气灌肠，钡剂灌肠复位目前已很少用。

2. 手术疗法　用于灌肠不能复位的失败病例、肠套叠超过 48 ~ 72 小时、疑有肠坏死或肠穿孔以及小肠型肠套叠的病例。手术方法包括单纯手法复位、肠切除吻合术或肠造瘘术等。

【常见护理诊断 / 问题】

1. 疼痛　与肠系膜受牵拉和肠管强烈收缩有关。

2. 知识缺乏：患儿家长缺乏有关疾病治疗及护理的知识。

【预期目标】

1. 患儿疼痛缓解。
2. 患儿家长了解疾病相关知识。

【护理措施】

（一）进行非手术疗法的护理

1. 进行灌肠复位的护理

（1）复位前，遵医嘱给儿童肌注适量的镇静剂和解痉剂，备氧气袋及有关急救用品。

（2）行钡剂灌肠，肠复位成功后，观察到钡剂的排出，表示肠套叠已整复。

（3）密切观察患儿腹痛、呕吐、腹部包块情况。若患儿经空气（或钡剂）灌肠复位治疗后症状缓解，常表现为：①不再哭闹，停止呕吐，安静入睡；②腹部肿块消失；③拔出肛管后，排出大量带臭味的黏液血便，继而变为黄色粪水；④口服药用炭 0.5～1g，6～8 小时后大便内可见炭排出。如果患儿仍然烦躁不安，阵发性哭闹，腹部包块仍存在，应怀疑是否套叠未复位或又重新发生套叠，应立即通知医师作进一步处理。

2. 向家长说明选择治疗方法的目的，解除家长心理负担，争取其对治疗和护理的支持与配合。

3. 术前嘱患儿禁食、禁水，并行胃肠减压以减轻腹胀，防止呕吐。

4. 应早期建立静脉通道，纠正脱水和电解质、酸碱紊乱，必要时加抗生素。

（二）进行手术疗法后的护理

1. **保持呼吸道通畅**　由于患儿手术时多采用全身麻醉，且呼吸系统发育不健全，手术后易发生呼吸困难甚至窒息，所以患儿术后返回病房后应头偏向一侧，去枕平卧 6 小时；床旁备好吸痰装置；给予氧气吸入 0.5～1L/min，并保持吸氧管通畅；在麻醉未清醒前要专人观察和护理。

2. **生命体征观察**

（1）术后进行心电监护，监测血压、脉搏、呼吸和血氧浓度，每日监测体温 6 次，若是 3 天后出现发热或体温持续不退，提示可能发生伤口感染，应立即遵医嘱使用有效抗生素和退热药，并同时进行物理降温，如用温水或 50% 乙醇擦浴，必要时可给予糖皮质激素。

（2）术后最初几日，患儿大便次数常会较平常增加，并伴有血便，出现这种症状与肠套叠后肠管水肿、肠黏膜出血、梗阻解除、肠内容物排出有关，应告知家长不必惊慌，一般于术后数日即可缓解。但应注意大便性状，如大便次数过多，可引起脱水及酸中毒，应及时报告医生，根据医嘱给予抗生素及补液对症治疗。

3. **持续胃肠减压**　由于手术刺激及麻醉影响，胃肠道处于麻痹状态，术后应持续胃肠减压，保持胃管通畅，待胃肠功能恢复，方可拔除胃管。减压期间应每班用生理盐水冲洗胃管一次，防止胃管堵塞，并准确记录胃液量、颜色及性质，如有鲜红色胃液吸出，说明术后有出血，应及时通知医生处理。

○ **知识拓展**　　胃肠减压

> 胃肠减压术（GI decompression）是利用负压吸引和虹吸的原理，将胃管自口腔或鼻腔插入，通过胃管将积聚于胃肠道内的气体及液体吸出。适用范围很广，常用于急性胃扩张、肠梗阻、胃肠穿孔修补或部分切除术以及胆道或胰腺手术后。

> ► 王卫平. 儿科学（第 8 版）. 北京：人民卫生出版社，2013.

4. **伤口的护理**　保持切口敷料清洁干燥，有污染时应及时更换敷料，操作时应严格遵守无菌原则。给予半卧位，减轻缝线张力，可用镇静剂，避免患儿术后哭闹不安，使腹压增加造成伤口裂开。当发现腹胀及伤口有浅红色液体渗出时，提示可能发生切口裂开，或患儿出现面色苍白、烦躁不安、心率加快、血压降低、腹胀、腹痛的症状，应及时通知医生处理。行肠造口手术后，要保持肠壁造口周围皮肤清洁，防止造口周围皮肤病、腹壁感染等并发症。还要保持造口通畅，观察排出液情况，若近端肠管发生脱出，须及时还纳，以免水肿嵌顿。

（三）健康教育

指导家长合理喂养，恢复期应从流质饮食逐渐过渡到普食，选择清淡、易消化饮食，避免辛辣、产气的食物，并且向家长强调此病有复发的可能，如有类似的症状要及时到医院就诊。

【护理评价】

经过治疗和护理，患儿疼痛减轻；患儿家长能掌握有关疾病的治疗及护理知识；住院期间无相关并发症的发生。

第六节　先天性巨结肠患儿的护理

❖ **学习目标**

• 掌握先天性巨结肠的定义、常见护理诊断，并能根据预期目标，按护理程序为患儿实施整体护理。

• 熟悉先天性巨结肠患儿的病因及身体状况。

• 了解先天性巨结肠患儿的健康指导。

先天性巨结肠（congenital megacolon）又称先天性无神经节细胞症（aganglionosis），是儿童常见的先天性肠道畸形，它是由于直肠或结肠远端的肠管持续痉挛，粪便淤滞在近端结肠，使该肠管肥厚、扩张。该病发病率约为 1/2000～1/5000，男女比例为 (3～4)∶1，有遗传倾向。

【病因与病理生理】

本病的病因和发病机制尚未完全明确，目前公认是一种多基因遗传和环境因素共同作用的结果。

先天性巨结肠的基本病理变化是位于扩张远端的狭窄段肌间和黏膜下的神经丛内缺乏神经节细胞，无髓鞘性的副交感神经纤维数量增加且变粗，因此先天性巨结肠又称为"无神经节细胞症"（aganglionosis）。由于节细胞的缺如和减少，使病变肠段失去推进式正常蠕动，经常处于痉挛状态，形成功能性肠梗阻，粪便通过困难，痉挛肠管的近端由于长期粪便淤积而逐渐扩张、肥厚，最后形成巨结肠。实际上巨结肠的主要病变是在痉挛肠段，90% 左右病例的无神经节细胞肠段位于直肠和乙状结肠远端，个别病例波及全结肠、末端回肠或仅在直肠末端。新生儿期常因病变段肠管痉挛而出现全部结肠甚至小肠极度扩张，反复出现完全性肠梗阻的症状，年龄越大结肠肥厚扩张越明显，越趋局限。

【护理评估】

（一）健康史

详细询问病史，了解患儿便秘、腹胀情况，了解患儿家长对疾病知识的了解程度。

（二）身体状况

1. **一般情况**　由于反复出现低位性肠梗阻，患儿食欲不振、营养不良、贫血、抵抗力差，常并发小肠结肠炎、肠穿孔及继发感染。

2. **顽固性便秘**　新生儿24小时内未排出黑色胎便者占94%~98%。由于病变肠管痉挛，胎粪无法通过狭窄区，以致大量潴留于乙状结肠，形成腹胀。约有72%的患儿需经处理（塞肛、洗肠等）方能排便，经过治疗后有时患儿可以维持数天或1周排便功能，多数患儿又出现便秘，也可能出现腹泻，或腹泻、便秘交替。便秘严重者可以数天、甚至1~2周或更长时间不排便。仅有少数患儿出生后胎便排出正常，1周或1个月后出现症状。

3. **腹胀**　为早期症状之一，约占87%。腹部逐渐膨隆，腹胀明显，呈蛙形腹，腹壁皮肤紧张发亮，静脉怒张，脐突出，可见肠型和蠕动波。触诊有时可触及粪石。常伴肠鸣音亢进，虽不用听诊器亦可闻及肠鸣，尤以夜晚清晰。

4. **呕吐、营养不良、发育迟缓**　由于功能性肠梗阻加重至呕吐逐渐加重，甚至吐出胆汁或粪液，加上患儿长期便秘、腹胀，致使患儿食欲下降，出现消瘦、贫血、发育迟缓或低蛋白血症伴水肿。

5. **肠梗阻**　多为不完全性，有时可发展成完全性。新生儿期梗阻情况不一定与无神经节细胞肠段的长短成正比，无神经节细胞肠管持续性痉挛狭窄，使病儿长期处于不完全性低位梗阻状态，随着便秘症状的加重和排便措施的失效，病情可转化为完全性肠梗阻，此时需立即行肠造瘘术以缓解症状。个别患者平时虽能排出少量稀便气体，但肠腔内已有巨大粪石梗阻。

6. **直肠指检**　直肠壶腹部空虚，拔指后由于近端肠管内积存大量粪便，可排出恶臭气体和大便。

（三）辅助检查

1. **X线**　腹部立位平片多显示低位结肠梗阻。钡剂灌肠侧位和前后位照片中可见到典型的痉挛肠段和扩张肠段，排钡功能差，24小时后仍有钡剂存留，若不及时灌肠洗出钡剂，可形成钡石。合并肠炎时扩张肠段呈锯齿状表现，新生儿时期扩张肠管多于生后半个月方能对比见到。若仍不能确诊则进行以下检查。

2. **活体组织检查**　取距肛门4cm以上直肠壁黏膜下层及肌层的一小块组织，检查神经节细胞的数量，巨结肠患儿缺乏节细胞。

3. **肛门直肠测压法**　测定直肠和肛门括约肌的反射性压力变化，可诊断先天性巨结肠和鉴别其他原因引起的便秘。正常儿童和功能性便秘者，当直肠受膨胀性刺激后，内括约肌立即发生反射性放松，压力下降；先天性巨结肠患儿内括约肌不仅不放松，而且发生明显的收缩，使压力增高。此法在10天以内的新生儿有时可出现假阳性结果。

4. **直肠黏膜组织化学检查法**　即根据痉挛段黏膜下及肌层神经节细胞缺如处增生、肥大的副交感神经节前纤维不断释放大量乙酰胆碱和胆碱酶，经化学方法可以测定出两者数量和活性均较正常儿童高出5~6倍，有助于对先天性巨结肠的诊断，此法同样适用于新生儿。

（四）心理-社会状况

了解患儿家长对疾病的病因和防护知识的了解程度；了解患儿家长是否有恐惧、焦虑等不良心理反应。

【治疗要点】

少部分慢性以及轻症患儿可选用灌肠等保守治疗；对于体重 >3kg、全身情况较好者，尽早实行根治术，即切除无神经节细胞肠段和部分扩张结肠；对于新生儿、年龄稍大但全身情况较差或并发小肠结肠炎的患儿，先行结肠造瘘术，待全身情况、肠梗阻及小肠结肠炎症状缓解后再行根治手术。施行根治术前应清洁灌肠，纠正脱水、电解质紊乱及酸碱平衡失调，加强支持疗法，改善全身状况。

【常见护理诊断／问题】

1. **便秘**　与远端肠段痉挛、低位性肠梗阻有关。

2. **营养失调：低于机体需要量**　与便秘、腹胀引起食欲下降有关。

3. **生长发育迟缓**　与腹胀、呕吐、便秘使患儿食欲减退，影响营养物质吸收有关。

4. **知识缺乏：**家长缺乏疾病知识及护理相关知识。

【预期目标】

1. 患儿腹胀减轻，自觉舒适。

2. 营养状况改善，体重增加。

3. 住院期间无并发症发生。

4. 患儿家长了解疾病相关知识。

【护理措施】

（一）进行术前护理

1. **肠道准备**

（1）扩肛引便：为缓解症状，一般用肥皂条、开塞露刺激肛门直肠引起患儿排便，减轻腹胀。

（2）清洁洗肠：这是一项重要的护理措施，同时也是有效的缓解症状的一种保守治疗方法。扩肛排便后，选择粗细适宜的肛管，从肛门插入，深度一定要超过狭窄段，洗肠液应用等渗盐水，温度 39～41℃，避免用低渗液，以免水中毒。采取虹吸法，冬天要注意保暖，操作时动作应轻柔，灌洗中注意观察患儿面色、神色、腹部情况、洗出液的颜色等，吸出与注入量应保持平衡。一般术前一周开始洗肠，每天 1 次。

（3）改善患儿营养状况：多数患儿经洗肠后饮食正常，经过一周合理喂食，营养状况明显改善，必要时给予静脉补充。

2. **防止并发症的发生**　严密观察患儿有无高热、腹泻、排出奇臭粪液，伴腹胀、脱水、电解质紊乱等。

3. **心理护理**　家长看到孩子被疾病折磨倍感心痛，对疾病的发生发展不了解、对医疗环境陌生、对医疗技术不放心等，多表现为疑虑、焦急、恐惧等。这时应用亲切的话语、和蔼的态度来耐心做好家属的安抚工作，用精湛的技术、过硬的本领及已康复的病例现身说法，打消其顾虑，使其以良好的心态积极配合治疗。

（二）加强术后护理

1. **严密监测病情变化**　由于麻醉、自身生理特点等因素的影响，患儿术后的病情变化快，应密切监测。回房后立即给予去枕平卧，头偏向一侧，抬高肩部，面罩吸氧，及时清除口腔分泌物，保持呼吸道通畅。心电监护，连续监测心率、呼吸、血氧饱和度的变化。

2．保暖　术后患儿置温箱保暖，由于新生儿的体温调节能力较成人弱，手术暴露时间长，术后患儿常出现体温不升，需密切监测患儿体温的变化。

3．饮食　术后 1～2 天禁食，以后给予流质饮食，3 天后母乳喂养，注意观察患儿进食后有无恶心呕吐及腹胀的情况。

4．引流管的护理　经根治术后常规放置肛门支撑管一根，应妥善固定，以防脱出，要定期挤捏防止堵塞，保持局部清洁干燥，3 天后拔除。

5．肛周皮肤的护理　肛门支撑管拔除后，由于大便次数相对多且稀薄，刺激肛周皮肤，易引起肛周皮肤红肿甚至糜烂，因此肛周皮肤的护理非常重要。每次便后应温水洗净，保持会阴部清洁干燥。

（三）预防感染

1．在更换敷料、切口护理、处理引流管时应严格无菌操作。

2．经常用无菌生理盐水棉球清洁肛周。清洁用具每天更换。

3．加强瘘口护理，保持瘘口清洁干燥，周围皮肤无发红、溃烂。

4．妥善固定引流管，防止脱出、打折，保持管道通畅。

5．加强消毒隔离，每天用消毒液拖地、擦拭床单 2 次；开窗通风 1～2 次，每次 15～30 分钟，避免对流风。保持床单清洁、干燥、平整、无渣屑。

6．避免与感冒的患儿接触，减少探视人员，注意保暖，预防上呼吸道感染，遵医嘱使用抗生素。

（四）健康教育

指导家长加强对患儿的排便训练，改善排便功能；解除家长心理负担；术后 2 周开始每天扩肛 1 次，坚持 3～6 个月；定期随诊。

【护理评价】

经过治疗和护理，患儿正常排便；腹胀减轻；营养状况得到改善；住院期间未发生并发症；患儿家长掌握有关疾病的治疗及护理知识。

（吴丽芬）

◇ **护理学而思**

1．患儿，女性，1 岁半，因"发热伴拒食一天"入院。体格检查：T 38.5℃，P 120 次 / 分，R 40 次 / 分。烦躁不安，舌、颊内有成簇的小疱疹，疼痛较明显，周围红晕，并伴有颌下淋巴结肿大。辅助检查：血常规白细胞总数和中性粒细胞计数均在正常值范围。目前诊断为"疱疹性口炎"。

（1）护士应从哪些方面对患儿进行评估？

（2）该患儿目前主要的护理诊断 / 问题是什么？

（3）针对该患儿，护士应采取哪些护理措施？

2．患儿，8 个月，11 月中旬入院。一天前突然发热、咳嗽，随后呕吐 3 次，大便稀、黄色水样 10 余次，黏液少，无腥臭。体检：体温

39℃，精神萎靡，前囟及眼窝凹陷，哭泪少，咽稍充血，心肺（-），腹软，皮肤弹性略差，大便检查（-）。

（1）考虑引起腹泻的病原体最可能是哪种？

（2）作为责任护士，你认为该患儿的病情观察要点有哪些？

（3）目前该患儿存在的主要护理诊断/问题是什么？应给予哪些护理措施？

3. 患儿，10个月，阵发性哭闹、呕吐8小时，果酱样大便2次，腹部有腊肠样包块，考虑为急性肠套叠。

（1）还需要完善哪些辅助检查？

（2）目前该患儿主要的护理诊断/问题有哪些？

（3）作为责任护士应给予哪些护理措施？

第十章
血液系统疾病患儿的护理

章前导言

血液系统疾病包括原发造血器官的疾病如白血病等，其他系统疾病引起造血系统的反应或损害如慢性肾脏病、严重感染、恶性肿瘤等所致的贫血以及凝血机制障碍。近年来，随着基础医学研究的不断深入和发展，促进了血液学的研究，使血液病的治疗进展很快，如联合化学治疗、造血干细胞移植、免疫治疗等。在配合新技术、新疗法的开展过程中，血液病的专科护理也得到发展，使某些危重血液病患儿能够度过危险期，病情得到控制，对提高疾病缓解率、延长患儿生存期及改善生活质量起到了重要作用。

10章

第一节　儿童造血和血液特点

❖ 学习目标
· ·

- 掌握血液的特点及其与本系统疾病的关系。
- 熟悉胚胎期造血和生后造血的特点。
- 了解血液特点的意义。

一、造血特点

造血是指造血干细胞分化成熟为各种外周血细胞的过程。造血过程受造血微环境和各种造血生长因子的精细调控，使血细胞的生成与破坏处于动态平衡中。血液是由血浆和有形成分（各种血细胞如红细胞、白细胞和血小板）组成。小儿时期的造血可分为胚胎期造血及生后造血两个阶段。

（一）胚胎期造血（fetal hematopoiesis）

血细胞的生成首先在卵黄囊出现，然后是肝脏、脾脏、胸腺、淋巴结，最后转移到骨髓，故胚胎期造血又分为三个阶段：

1. 中胚叶造血期（mesoblastic hematopoiesis）　约胚胎第 3 周开始，在卵黄囊壁上的中胚层间质细胞分化聚集成细胞团，称为血岛。血岛中间质细胞演化的最早的原始血细胞，其中主要是原始的有核红细胞。在胚胎第 6 周后，中胚叶造血开始减退，至 12～15 周时消失。

2. 肝（脾）造血期（hepatic hematopoiesis）　胚胎第 5 周出现肝窦，与卵黄囊静脉丛相连接，肝窦首次出现血细胞，妊娠 4～5 个月的胎肝中含丰富的造血干细胞，至出生时停止造血功能。胎儿 3 个月左右脾脏参与短暂造血，主要产生粒细胞、红细胞和少量淋巴细胞，第 5 个月后脾造血功能逐渐减退，仅生成淋巴细胞。

胸腺及淋巴结也是一种胚胎造血组织，从胚胎 4 个月时开始出现造血灶，卵黄囊及骨髓迁移而来的造血干细胞经胸腺素诱导、分化为具有细胞免疫功能的前 T 淋巴细胞和成熟 T 淋巴细胞。淋巴结主要生成淋巴细胞及浆细胞。

3. 骨髓造血期（medullary hematopoiesis）　在妊娠第 9～12 周开始，至 7 个月时，红髓充满髓腔，骨髓成为主要造血器官并保持终生。

（二）生后造血（postnatal hematopoiesis）

1. 骨髓造血　生后主要是骨髓造血。婴幼儿全部骨髓均为红髓，5～7 岁后长骨中的红髓逐渐被脂肪组织（黄髓）代替。因此到了年长儿和成人期，红髓仅限于扁骨和长骨近端，黄髓仍有潜在的造血功能。

2. 骨髓外造血（extramedullary hematopoiesis）　在正常情况下，骨髓外造血极少。在婴儿期，当发生严重感染致贫血或溶血性贫血等需要增加造血时，肝可恢复到胎儿期的造血状态而出现肝大，同时出现脾和淋巴结的肿大，外周血中可出现有核红细胞或幼稚中性粒细胞。这是儿童造血器官的一种特殊反应，称为"骨髓外造血"，感染及贫血纠正后即恢复正常。

二、血液特点

（一）红细胞数与血红蛋白量

由于胎儿期相对处于缺氧状态，故红细胞数和血红蛋白量较高，出生时红细胞数约为（5.0～7.0）×10^{12}/L，血红蛋白量约为150～220g/L。出生后因红细胞生成素减少、血循环量增加、生理性溶血等因素，红细胞数及血红蛋白含量逐渐降低，至生后10天左右较出生时约减少20%；至生后2～3个月时，红细胞数降至3.0×10^{12}/L（300万/mm³），血红蛋白降至100g/L（10g/dl）左右，出现轻度贫血，称为"生理性贫血"。3个月后，随着红细胞生成素的生成增加，红细胞数和血红蛋白量又逐渐上升，约12岁时达到成人水平。

网织红细胞数在初生3天内约为0.04～0.06，于生后第7天迅速下降至0.02以下，并维持较低水平，约0.003，以后随生理性贫血恢复而短暂上升，婴儿期以后约与成人相同。

（二）白细胞数与分类

出生时白细胞总数为（15～20）×10^9/L，生后6～12小时达（21～28）×10^9/L，以后逐渐下降，生后1周降至12×10^9/L；婴儿期白细胞数维持在10×10^9/L左右，8岁后接近成人水平。

出生时中性粒细胞约占0.65，淋巴细胞约占0.30。随着白细胞总数下降，中性粒细胞比例也相应下降，生后4～6天时两者比例约相等；婴幼儿时期淋巴细胞占0.60，中性粒细胞约占0.35，至4～6岁时两者又相等；以后白细胞分类与成人相似。

（三）血小板数

血小板数与成人相似，约为（150～300）×10^9/L。

（四）血红蛋白种类

出生时，血红蛋白以胎儿血红蛋白（HbF）为主，平均占0.70。出生后HbF迅速被成人血红蛋白（HbA）代替，至4月龄时HbF<0.20，1岁时HbF 0.05，2岁后达成人水平，HbF<0.02。

（五）血容量

儿童血容量相对较成人多，新生儿血容量约占体重的10%，平均300ml，儿童约占体重的8%～10%，成人约占体重的6%～8%。

第二节　营养性贫血患儿的护理

❖ 学习目标

•掌握贫血、营养性缺铁性贫血及营养性巨幼细胞性贫血的定义；营养性贫血患儿的身体状况、常见护理诊断，并能根据预期目标，按护理程序为患儿实施整体护理。

•熟悉营养性贫血患儿的病因及营养性贫血的分类、分度。

•了解营养性贫血患儿的健康指导及护理评价。

贫血（anemia）是指末梢血中单位容积内红细胞数或血红蛋白量低于正常。世界卫生组织提出，6个月～6岁者血红蛋白值<110g/L，6～14岁<120g/L（海拔每升高1000米，血红蛋白值上

升 4%），诊断为儿童贫血。6 个月以下婴儿由于生理性贫血等因素，血红蛋白值变化较大，目前尚无统一标准。我国儿童血液病学会暂定：血红蛋白值在新生儿期 <145g/L、1～4 个月时 <90g/L、4～6 个月 <100g/L 者为贫血。

【分度】

根据外周血血红蛋白含量或红细胞数，可将贫血分为轻、中、重、极重度四度，见表 10-1。

表 10-1　贫血的分度

		轻度	中度	重度	极重度
血红蛋白（g/L）	新生儿	144～120	120～90	90～60	<60
	儿童	120～90	90～60	60～30	<30

【分类】

目前采用病因分类和形态学分类。

1. 病因分类　根据导致贫血的原因不同将其分成 3 大类。

（1）红细胞和血红蛋白生成不足：①缺乏特异造血因子，如营养性缺铁性贫血、营养性巨幼红细胞性贫血；②骨髓生血功能低下，如再生障碍性贫血；③因感染、癌症以及慢性肾病所致的贫血。

（2）溶血性贫血：可因红细胞内在缺陷或红细胞外在因素引起。

（3）失血性贫血：包括急性失血性贫血和慢性失血性贫血。

2. 形态学分类　根据红细胞数、血红蛋白量和血细胞比容计算红细胞平均容积（MCV）、红细胞平均血红蛋白量（MCH）和红细胞平均血红蛋白浓度（MCHC），将贫血分为 4 类（表 10-2）。

表 10-2　贫血的细胞形态学分类

	MCV（fl）	MCH（pg）	MCHC（%）
正常值	80～94	28～32	32～38
大细胞性	>94	>32	32～38
正细胞性	80～94	28～32	32～38
单纯小细胞性	<80	<28	32～38
小细胞低色素性	<80	<28	<32

一、营养性缺铁性贫血患儿的护理

营养性缺铁性贫血（iron deficiency anemia，IDA）是由于体内储存铁缺乏，致使血红蛋白合成减少，而引起的一种小细胞低色素性贫血。它是儿童贫血中最常见的一种，任何年龄均可发病，尤以 6 个月～2 岁的婴幼儿发病率最高，是我国重点防治的儿童疾病之一。

【病因】

1. **先天储存不足** 胎儿在孕晚期从母体获得的铁最多，所以早产、双胎、胎儿失血或母亲患严重缺铁性贫血均可使胎儿储铁减少。

2. **铁摄入量不足** 为导致缺铁性贫血的主要原因。出生后一般以乳类食品为主，此类食品含铁量极低。由于母乳中铁的利用率极高，故6个月内母乳喂养儿很少发生缺铁性贫血，但6个月后若不添加富含铁的饮食，则易出现缺铁性贫血。牛乳中铁的吸收率为10%，对牛乳喂养儿必须及时添加辅食，否则体重增加达1倍后，储存铁用完，即可发生贫血。较大儿童因饮食习惯不良，拒食、偏食或摄入动物食品太少而致贫血。

3. **生长发育快** 婴儿期生长发育较快，随体重增加血容量也增加较快，如不及时添加含铁丰富的食物，婴儿容易缺铁。

4. **铁吸收障碍** 食物搭配不合理可影响铁的吸收；慢性腹泻增加铁的排泄。

5. **铁的丢失过多** 正常婴儿每日排出的铁量相对比成人多。长期小量失血可致缺铁。长期慢性失血如肠息肉、梅克尔憩室、膈疝、溃疡病、钩虫病或肺含铁血黄素沉着症等，虽每日失血量不多，如每天失血4ml，约等于失铁1.6mg，已超过正常铁消耗量的1倍以上，很容易造成贫血。近年来发现，每日以大量鲜牛奶喂养的儿童，可出现慢性肠道失血，此类患儿血中可出现抗鲜牛奶中不耐热蛋白的抗体。也有人认为肠道失血与食入的鲜牛奶的量有关，若每日食入量不超过1000ml或改用蒸发奶或豆制代乳品，失血即可停止。

以上所列病因可单独或同时存在。

【病理生理】

1. **缺铁对血液系统的影响** 缺铁时血红素形成不足，血红蛋白合成减少，红细胞内血红蛋白含量不足，细胞质较少，而缺铁对细胞的分裂、增殖影响较小，故红细胞数量减少的程度不如血红蛋白减少明显，从而形成小细胞低色素性贫血。

从缺铁到引起贫血经过三个阶段：①铁减少期（ID）：这阶段体内储存铁减少，但是供红细胞制造血红蛋白的铁尚未减少；②红细胞生成缺铁期（IDE）：此期储存铁进一步耗竭，红细胞生成所需的铁亦不足，但循环中血红蛋白量尚不减少；③缺铁性贫血期（IDA）：此期出现小细胞低色素性贫血和一些非血液系统症状。

2. **缺铁对其他系统的影响** 铁的缺乏可影响肌红蛋白的合成，使某些酶（如细胞色素C、单胺氧化酶、核糖核苷酸还原酶、琥珀酸脱氢酶等）的活性降低。这些酶与生物氧化、组织呼吸、神经介质的分解与合成有关，酶活性降低时细胞功能紊乱，因而出现一些非血液系统症状，如神经系统和消化系统功能改变、免疫功能低下等。

【治疗要点】

1. **去除病因** 合理安排饮食，纠正不合理的饮食习惯。进食含铁丰富的食物和富含维生素C的食物，治疗原发疾病如消化道畸形、驱虫、控制慢性失血等。

2. **铁剂治疗** 多采用口服，剂量以元素铁计算，一般为每日4~6mg/kg，分3次服用，每次剂量不超过1.5~2mg/kg。近年来，国内、外采用每周口服1~2次方法代替每日3次防治缺铁性贫血，疗效肯定且患儿的依从性好。一般在血红蛋白达正常水平后继续服用6~8周。常用口服制剂有硫酸亚铁（含铁20%）、富马酸亚铁（含铁33%）、葡萄糖酸亚铁（含铁12%）、琥珀酸亚铁（含铁35%）、多糖铁复合物（含铁46%）等。口服不能耐受或吸收不良、胃肠疾病、胃肠手术不能口服者可采用注射铁如右旋糖酐铁。

3. 输血治疗 一般不需要输血。重度贫血者可输注红细胞制剂，以尽快改善贫血症状，但应注意输注的量和速度。

【护理评估】

（一）健康史

注意收集患儿是否未及时添加含铁的辅食，导致铁的摄入不足，了解患儿的喂养方法及饮食习惯，有无长期乳类喂养；了解患儿母亲有无孕期贫血，有无早产、多胎等先天储血不足；了解患儿是否有偏食；有无长期腹泻、感染等造成的铁吸收障碍；有无体重生长过快造成铁相对不足等。

（二）身体状况

任何年龄均可发病，以6个月至2岁最多见。起病缓慢，多不能确定发病时间，就诊时贫血已较重，不少患儿因其他疾病就诊时才发现患有本病。

1. 一般表现 早期常有烦躁不安或精神欠佳，不爱活动，食欲减退，皮肤黏膜苍白，以口唇、口腔黏膜、甲床和手掌最为明显。学龄前和学龄儿童常自述疲乏无力和对运动的耐力差。

2. 造血器官的表现 由于骨髓外造血反应，肝、脾和淋巴结常轻度肿大。年龄越小，贫血越重，病程越久，则肝脾肿大越明显，但肿大程度很少超过中度。

3. 神经精神系统的变化 缺铁对全身代谢都有影响，目前已逐渐重视缺铁所致的神经精神系统的变化。除烦躁不安、对周围环境不感兴趣外，患儿注意力不集中、理解力下降、反应减慢，年长儿在课堂上常表现行为异常，如乱闹、小动作多等，婴幼儿可出现屏气发作现象。上述现象常于铁剂治疗后较快恢复正常。

4. 其他表现 由于含铁酶的缺乏导致代谢障碍，可出现食欲不振、身高和体重增长减慢、舌乳头萎缩、胃酸分泌减少及小肠黏膜紊乱，并可出现爱吃泥土等异食癖。

（三）辅助检查

1. 血常规 血红蛋白降低较红细胞减少明显，呈小细胞低色素性贫血。红细胞大小不等，以小细胞为多。

2. 骨髓象 可见红细胞增生活跃，以中、晚幼红细胞增生为主。各期红细胞均较小，细胞浆少，胞浆成熟程度落后于胞核。粒细胞系、巨核细胞系一般无明显改变。

3. 有关铁代谢的检查

（1）血清铁蛋白（SF）：SF值可反映体内贮存铁情况，3个月以前的婴儿正常值为194～238μg/L，3个月以后为18～91μg/L。低于12μg/L提示缺铁。

（2）红细胞内游离原卟啉（FEP）：SF值降低，FEP值增高（>0.9μmol/L或>500μg/L），尚未出现贫血症状，为缺铁IDE期的典型表现。

（3）血清铁（SI）、总铁结合力（TIBC）和血清转铁蛋白受体（sTfR）：SI低于9.0～10.7μmol/L，TIBC>62.7μmol/L有意义。sTfR正常值为5.6mg/L，当sTfR增高超过8.5mg/L有临床意义。

（4）骨髓可染铁：骨髓涂片缺铁时细胞外铁减少，铁幼粒细胞可减少（<15%）。

（四）心理－社会状况

评估患儿及家长的心理状态，患儿有无因成绩下降造成的自卑、焦虑或恐惧心理。患儿及家长对本病的认识情况及对健康的需求和家庭背景等。

【常见护理诊断／问题】

1. 活动无耐力 与贫血致组织器官缺氧有关。

2. 营养失调：低于机体的需要量 与缺乏喂养知识、铁的供应不足、吸收不良、丢失过多或消耗增加有关。

3. 有感染的危险 与机体的免疫功能下降有关。

4. 知识缺乏：患儿及家长缺乏本病的相关知识。

【预期目标】

1. 患儿能逐渐增加活动耐力。

2. 家长能正确选择含铁较多的食物，纠正患儿的不良饮食习惯，能协助患儿正确补充铁剂，保证铁的摄入。

3. 住院期间不发生感染等并发症。

4. 家长及年长儿对贫血相关知识有正确认识，并能积极配合治疗，使患儿营养状况逐渐恢复。

【护理措施】

（一）合理安排休息与活动

1. 病室阳光充足适宜，空气流通。

2. 轻度贫血，一般不需卧床休息，安排患儿喜欢的力所能及的活动，避免剧烈运动，多休息，以免体力消耗过度，出现心悸、心动过速、气促、发绀等。

3. 重度贫血患儿限制活动，应卧床休息，减少耗氧。

（二）合理安排饮食

1. 纠正不良的饮食习惯，解释不良饮食习惯对贫血的影响，使家长及患儿形成良好的饮食习惯。

2. 根据患儿的年龄、消化功能，合理增加富于营养、含铁质丰富的辅食，如瘦肉、蛋类、鱼、肝、肾、豆类、动物血、含铁性植物（如绿叶菜、水果、大豆、海带、木耳、香菇、玉米、芝麻）等，注意合理的饮食搭配，纠正患儿偏食的不良习惯。鼓励患儿进食，注意饮食的色、香、味等的调配，以增进患儿的食欲。

3. 提倡母乳喂养，按时添加含铁辅食或铁强化食品如铁强化奶等，指导早产儿或低体重儿的家长尽早给予补充铁剂（约 2 个月时）。

4. 使用铁剂的护理

（1）口服铁剂应注意：为减少对胃肠道的刺激，宜从小剂量开始，不良反应明显者可饭后服用；3～4 天后改为两餐之间服药，利于吸收，可与维生素 C、果汁同服，避免与牛乳、钙片、茶或咖啡同服，以免影响铁的吸收。铁剂可使牙齿变黑，应使用吸管服药。服药后大便变黑，停药后会恢复正常，应提前向家长说明原因，消除顾虑。

（2）肌内注射铁剂应注意：要深部肌内注射，注射部位要经常更换，抽药和给药必须使用不同的针头，防止铁剂渗入皮下，造成注射部位皮肤着色、疼痛，引起局部硬结及炎症。

（3）观察药物的不良反应：如恶心、呕吐、腹泻或便秘、胃部不适或疼痛，可根据医嘱减量或停药几天，症状好转后再从小剂量开始重新补充。

（4）疗效的观察：铁剂有效者一般在用药 12～24 小时临床症状好转，烦躁减轻，食欲增加。

36～48小时开始出现红系增生的现象，2～3天后网织红细胞升高，5～7天达高峰，以后逐渐下降，2～3周后下降至正常。1～2周后血红蛋白开始上升，一般3～4周后达正常。如服药3～4周仍无效，应查找原因。

（三）预防感染

1. 重度贫血的患儿注意保护性隔离，置于单人房间，尽量少去公共场所，以免感染。住院期间减少探视，注意与感染患儿分开，防止交叉感染。每天定时通风2次，保持居室空气的新鲜。

2. 保持皮肤的清洁，勤换内衣、内裤，有条件者最好每日沐浴1次。

3. 养成良好的卫生习惯，饭前便后勤洗手，注意口腔清洁，注意饮食卫生，指导患儿多饮水，可起到口腔清洁的作用。每天用生理盐水漱口，以预防舌炎和口腔炎。若发生口腔炎，则按口腔炎护理。

4. 输液或输血时，根据病情适当调节输液滴数，以免发生心力衰竭。

（四）健康教育

向家长及年长儿讲解饮食平衡的重要性，提倡母乳喂养，及时添加辅食。坚持正确用药，培养良好的饮食习惯。婴儿随时添加辅食，对早产及双胞胎、极低体重儿，生后2周即可给予铁剂预防。做好孕期保健，加强孕妇的营养，预防先天储备铁不足。了解富含铁质的食物，并详细讲解服以铁剂的注意事项。及时处理慢性出血灶。定期体检，发现贫血及时治疗。

【护理评价】

经过治疗和护理，患儿营养状况得到改善；体温维持正常；血红蛋白逐渐升高；活动后头晕、眼花等状况好转；患儿家长能掌握相关疾病护理及用药知识。

二、营养性巨幼细胞性贫血患儿的护理

营养性巨幼细胞性贫血（nutritional megaloblastic anemia，NMA）是由于缺乏维生素B_{12}或叶酸所引起的一种大细胞性贫血，临床主要表现为贫血、神经精神症状、红细胞胞体变大、骨髓中出现巨幼红细胞，用维生素B_{12}或叶酸治疗有效。

○ **知识拓展**　　　　维生素B_{12}和叶酸

维生素B_{12}又叫钴胺素，是唯一含金属元素的维生素。自然界中的维生素B_{12}都是微生物合成的，高等动植物不能制造维生素B_{12}。维生素B_{12}是唯一的一种需要一种肠道分泌物（内源因子）帮助才能被吸收的维生素。维生素B_{12}的主要生理功能是参与制造骨髓红细胞，防止恶性贫血；防止大脑神经受到破坏。

叶酸由蝶啶、对氨基苯甲酸和L-谷氨酸组成，也叫蝶酰谷氨酸，它是B族维生素的一种。它在被发现后曾被命名为维生素M、维生素Bc、R因子等，1941年因为从菠菜中发现了这种生物因子，所以被命名为叶酸。叶酸富含于新鲜的水果、蔬菜、肉类食品中。

▶ 蔡威. 现代营养学. 上海：复旦大学出版社，2011.

【病因】

1. 摄入不足 胎儿可从母体获得维生素 B_{12} 和叶酸，储存于肝内。如果孕母自身缺乏维生素 B_{12}，如母亲长期素食或患有可致维生素 B_{12} 吸收障碍的疾病时，胎儿出生后单纯母乳喂养或奶粉、羊乳喂养的婴儿未及时添加辅食，易导致本病。年长儿长期偏食或仅进食植物性食物易致维生素 B_{12} 缺乏。

2. 吸收代谢障碍 慢性腹泻、局限性回肠炎、手术切除回肠或先天性叶酸代谢障碍等均可使维生素 B_{12} 和叶酸缺乏。

3. 需要量增加 新生儿、婴幼儿因生长发育迅速，维生素 B_{12} 和叶酸需要量增加。严重感染时维生素 B_{12} 消耗量增加，如摄入量不足，亦可发病。

【病理生理】

叶酸和维生素 B_{12} 在 DNA 合成和红细胞生成过程中存在相辅作用，但不能相互代替。吸收进入体内的叶酸被还原为四氢叶酸，维生素 B_{12} 在叶酸转变为四氢叶酸过程中起催化作用，促进 DNA 的合成。维生素 B_{12} 和叶酸缺乏，均引起 DNA 合成减少，DNA 合成障碍使红细胞的分裂和增殖时间延长，红细胞核发育落后于细胞质，形成巨幼红细胞。

维生素 B_{12} 与神经髓鞘中脂蛋白的形成有关，它能保持中枢和外周髓鞘神经纤维的完整功能，当其缺乏时，可引起周围神经变性、脊髓亚急性联合变性和大脑损害，出现神经精神症状。

【治疗要点】

治疗原则：主要是供给叶酸和维生素 B_{12}，改善营养，预防并治疗继发感染，发生震颤者给予少量镇静剂。

1. 一般治疗加强营养，及时添加辅食；防治感染。

2. 去除病因去除导致维生素 B_{12} 和叶酸缺乏的病因。

3. 维生素 B_{12} 及叶酸治疗有神经系统症状明显的患儿，以维生素 B_{12} 治疗为主，如单用叶酸有加重症状的可能。维生素 B_{12} 肌内注射，每次 10μg，每周 2～3 次，连用数周，直至临床症状好转，血常规恢复正常为止。有神经系统受累表现时，可每日肌内注射 1mg，连用 2 周；因维生素 B_{12} 吸收缺乏者，每日 1mg，长期使用。

叶酸 5mg 口服，每日 3 次，连用数周，直至临床症状好转，血常规恢复正常为止。同时口服维生素 C 有助于叶酸吸收。因使用抗叶酸制剂致病者，给予亚叶酸钙治疗。先天性叶酸吸收障碍者，叶酸剂量应增至每日 15～50mg 才有效。

4. 其他重度贫血者可输注红细胞制剂。肌肉震颤者可给镇静剂。

【护理评估】

（一）健康史

注意了解患儿的喂养方法及饮食习惯；了解患儿是否及时添加辅食；了解患儿是否吸收不足摄入障碍；了解患儿是否有贫血、腹泻等症状；了解患儿是否有胃肠道疾病，近期是否使用抗生素。

（二）身体状况

起病缓慢，叶酸缺乏的发病高峰年龄为生后 4～7 个月；维生素 B_{12} 缺乏多于 1 岁以后发病。其中单纯母乳喂养又不添加辅食者占绝大多数。

1.一般表现 多呈虚胖体型或轻度水肿,毛发稀疏、发黄,偶见皮肤出血点。

2.贫血表现 大多数为轻度或中度贫血。表现为面色蜡黄,疲乏无力,可有轻度黄疸,结膜、口唇、指甲等处明显苍白。常伴有肝、脾、淋巴结肿大。

3.精神神经系统症状 患儿可出现烦躁不安、易怒等。维生素B_{12}缺乏者,不发生神经系统症状,但可导致神经精神异常,如表情呆滞、少哭不笑、反应迟钝、嗜睡、智力和动作发育落后等,还可出现肢体、躯干、头部和全身震颤,甚至抽搐等。

4.消化系统症状 出现较早,如厌食、恶心、呕吐等。粪便微绿、稀薄,含有少量黏液,便秘者罕见。

（三）辅助检查

1.血常规 呈大细胞性贫血,MCV>94fl,MCH>32pg。红细胞数的减少比血红蛋白量的减少更为明显,可见巨大幼稚的粒细胞和中性粒细胞分叶过多的现象。

2.骨髓象 红细胞系统增生明显活跃,粒、红细胞系统均出现巨幼变,表现为胞体变大,核染色质粗松,胞核的发育落后于胞质。

3.血生化检查

（1）血清维生素B_{12}含量测定:正常值为200～800ng/L,如<100ng/L提示维生素B_{12}缺乏。

（2）血清叶酸含量测定:正常值为5～6μg/L,<3μg/L提示叶酸缺乏。

（四）心理-社会状况

注意评估患儿家长对防治贫血的知识了解程度,是否认识到本病对儿童健康的危害。

【护理诊断/问题】

1.营养失调：低于机体需要量 与维生素B_{12}或叶酸缺乏有关。

2.活动无耐力 与贫血致组织、器官缺氧有关。

3.生长发展迟缓 与营养不足、贫血及维生素B_{12}缺乏,影响生长发育有关。

4.有感染的危险 与长期贫血致机体抵抗力下降有关。

5.有外伤的危险 与肢体或全身震颤及抽搐有关。

6.知识缺乏： 家长的喂养知识缺乏。

【预期目标】

1. 患儿营养状况得到改善。

2. 患儿能逐渐增加活动耐力。

3. 患儿的生长发育达到正常标准。

4. 住院期间不发生感染的情况。

5. 住院期间不发生外伤等意外情况。

6. 患儿家长掌握疾病相关知识。

【护理措施】

（一）加强饮食管理,改善营养

提倡母乳喂养,及时添加辅食。由于瘦肉、动物内脏、海产品、蛋黄、新鲜绿叶蔬菜、谷类等食物含维生素B_{12}及叶酸多,应指导家属按时添加。贫血患儿多有厌食、应鼓励患儿进食,同时注意色、香、味的搭配,必须耐心喂养,对震颤严重不能吞咽的患儿可采用鼻饲。

（二）合理安排活动与休息

根据患儿的活动耐受情况，合理安排其休息与活动。一般不需卧床，严重贫血者适当限制活动，协助满足其日常生活所需。烦躁、抽搐、震颤者，可遵医嘱用镇静剂，防止外伤。

（三）监测生长发育

评估患儿的体格、智力、运动发育情况，对发育落后者加强训练和教育。

（四）控制感染

减少探视，保持环境清洁、整齐、空气新鲜。避免与感染的患儿接触。遵医嘱给予抗生素治疗。加强口腔护理，指导患儿多饮水，进食后需漱口，可用生理盐水加庆大霉素漱口。口腔炎严重时应按口腔炎护理，禁食辛、辣、冷、油炸食物，预防感染。

（五）防止外伤

震颤严重的患儿可使用镇静剂，影响呼吸者应吸氧。患儿需专人陪护，床旁设护栏，防止摔伤、碰伤。生活护理由责任护士协作完成。震颤时需使用牙垫，保护舌和口唇不被咬伤。

（六）健康教育

1. 用维生素 B_{12} 治疗后，患儿6～72小时骨髓中的巨幼红细胞可转为正常红细胞；2～4日精神好转，网织红细胞于2～4天后开始升高，6～7天达高峰，2周降至正常。精神神经症状恢复较慢。

2. 叶酸治疗后1～2天食欲好转，骨髓内的巨幼红细胞可转为正常；网织红细胞于2～4天后增加，4～7天达高峰，2～6周红细胞和血红蛋白恢复正常。

3. 向患儿及家长介绍本病的表现和预防措施，强调积极预防的重要性，提供有关营养方面的资料；积极治疗和去除影响维生素 B_{12} 和叶酸吸收的因素；指导合理用药；定期体检。

【护理评价】

经过治疗和护理，患儿的营养状况得到改善；精神好转，活动能力提高；生长发育正常；感染得到控制；住院期间不发生外伤等并发症；家长能掌握疾病相关知识。

第三节　特发性血小板减少性紫癜患儿的护理

❖ 学习目标

· 掌握特发性血小板减少性紫癜的定义、患儿的常见护理诊断，并能根据预期目标，按护理程序为患儿实施整体护理。

· 熟悉特发性血小板减少性紫癜患儿的病因及身体状况。

· 了解特发性血小板减少性紫癜患儿的健康指导及护理评价。

特发性血小板减少性紫癜（idiopathic thrombocytopenic purpura，ITP）又称自身免疫性血小板减少性紫癜，是一种免疫性疾病，是儿童最常见的出血性疾病。临床主要表现为皮肤、黏膜自发性出血，血小板减少，出血时间延长，血块收缩不良，束臂试验阳性。

【病因与病理生理】

病因和发病机制尚未完全清楚。近年来研究认为，ITP 的发病与免疫机制有关，是一种自身免疫性疾病。本病患儿常在患病前 3 周左右有病毒感染史，病毒感染后机体产生血小板抗体（PAIgG）增加，从而引起血小板被单核－吞噬细胞系统所清除，或形成抗原－抗体复合物附着于血小板表面，使单核－吞噬细胞系统对血小板的吞噬、破坏增加，导致血小板减少。

【治疗要点】

1. 避免创伤，减少活动，减少出血。忌用抑制血小板功能的药物如阿司匹林等。

2. 肾上腺皮质激素可降低毛细血管通透性，抑制血小板抗体的产生，抑制单核／巨噬细胞吞噬有抗体吸附的血小板，宜早期、大量、短程应用。常用泼尼松，1.5～2mg/（kg·d），分 3 次口服。严重出血者可用冲击疗法：地塞米松 1～2mg/（kg·d）静脉滴注 1 周左右后改为口服；或甲泼尼松 20～40mg/（kg·d）静脉滴注，连用 3 天，症状缓解后改泼尼松口服。2～3 周后逐渐减量停药，一般不超过 4 周。停药后如复发，可再用肾上腺皮质激素治疗。

3. 大剂量丙种球蛋白抑制巨噬细胞对血小板的结合与吞噬，减少抗血小板抗体的产生。通常剂量为 0.4g/（kg·d）静脉滴住，连用 5 天；或 2g/（kg·d）静脉滴注 1 次。

4. 输注血小板和红细胞严重出血危及生命时，可输注血小板，但尽量少输。因为 ITP 患儿血液中含有大量 PAIgG，可使输入的血小板很快破坏；反复输注还可产生抗血小板抗体。因出血致贫血者，可输注浓缩红细胞。

另外，激素和丙种球蛋白治疗无效及慢性难治性病例，可给免疫抑制剂治疗或行脾切除术。

【护理评估】

（一）健康史

详细询问病史，了解患儿发病前是否有呼吸道感染史，有无注射疫苗史，全身有无出血症状。

（二）身体状况

本病可分为急性、慢性两型。

1. **急性型**　约占 70%～90% 的患儿为急性型。好发于婴幼儿，男女发病率无明显差异。大多数患儿发病前 1～3 周有急性病毒感染史，主要为上呼吸道感染，还有麻疹、风疹、流行性腮腺炎、水痘、传染性单核细胞增多症等。起病急，常有发热；临床上以自发性皮肤和黏膜出血为突出表现，多为针尖大小出血点或瘀斑、紫癜，遍布全身，以四肢较多，多见于易碰撞的部位；常有鼻出血、齿龈出血；少数患者可有结膜下出血和视网膜出血，常见便血、呕血、血尿，偶见颅内出血，一旦发生，则是 ITP 致死的主要原因。出血严重者可伴贫血，偶见轻度肝脾大。急性 ITP 呈自限性过程，85%～90% 患儿在 1～6 个月内痊愈。约 10% 左右患儿转变为慢性型。

2. **慢性型**　较少见，好发于学龄儿童，病程超过 6 个月，男女发病数约 1:3。起病缓慢，出血症状相对较轻，主要为皮肤、黏膜出血，可持续性或反复发作出血，出血持续期和间歇期长短不一。约 1/3 患儿发病数年后自然缓解。反复发作者脾脏常轻度肿大。

（三）辅助检查

1. **血常规及凝血功能检查**　血小板 $<50\times10^9$/L，甚至 $<20\times10^9$/L。出血时间延长，凝血时间正常，血块收缩不良。

2. **骨髓检查**　骨髓细胞增生活跃，巨核细胞数增多或正常，幼稚巨核细胞比例增加，而产生血小板的成熟巨核细胞减少。巨核细胞形态改变表现为胞浆少、颗粒少、空泡形成等。

3．血小板抗体（PAIgG） 测定含量明显增高。

（四）心理－社会状况

评估患儿及家长的心理状况以及对疾病的认识程度和健康需求。

【护理诊断／问题】

1．皮肤完整性受损 与血小板减少致皮肤黏膜出血有关。

2．有出血的危险 与血小板减少有关。

3．有感染的危险 与糖皮质激素或免疫抑制剂应用致免疫功能下降有关。

4．恐惧 与严重出血有关。

【预期目标】

1. 患儿皮肤黏膜无新的出血点及瘀斑。

2. 住院期间不出现严重的出血情况。

3. 不发生感染或发生感染后能及时得到控制。

4. 患儿恐惧心理减轻或消失。

【护理措施】

（一）密切观察病情，及时发现出血的危急情况

1. 观察皮肤、黏膜变化，监测血小板数量变化。当外周血血小板 $<20 \times 10^9/L$ 时，常导致自发性出血，故对血小板低者应注意有无出血情况发生。

2. 观察意识、面色、呼吸、脉搏、血压，监测生命体征，记录出血量。如患儿出现面色苍白加重，呼吸、脉搏增快、出冷汗、血压下降等，提示失血性休克；若出现烦躁、嗜睡、头痛、呕吐甚至惊厥、昏迷、颈项强直等，提示颅内出血；若呼吸变慢或不规则，双侧瞳孔不等大，光反射迟钝或消失，提示可能会合并脑疝。如有消化道出血常伴腹痛、便血，肾出血常伴血尿、腰痛。

3. 对症处理 口鼻黏膜出血，可用浸有 0.1% 肾上腺素的棉球、纱条或明胶海绵局部压迫止血。无效者，可请耳鼻喉医生会诊，以油纱条填塞，2～3 天后更换。严重出血者，遵医嘱给予止血药或输注同型血小板等。

（二）合理安排活动与休息，防止意外伤害的发生

1. 急性期卧床休息，减少活动，避免创伤，特别是头部的外伤。

2. 提供安全舒适的环境，床头、床栏及家具的尖角用软垫子包扎，忌玩锐利玩具，限制剧烈运动如篮球、足球等，以免碰伤、刺伤或摔伤出血。选择宽松、柔软的袜子和衣裤，防止摩擦皮肤。

3. 尽量减少肌内注射或深静脉穿刺抽血，必要时延长压迫时间，以免形成深部血肿。

4. 禁食坚硬、多刺的食物，采用软毛牙刷或漱口水进行口腔清洁，不用牙签剔牙，防止损伤口腔黏膜及牙龈。

5. 保持大便通畅，防止用力大便致腹压增高而诱发颅内出血。

（三）预防感染

应与感染患儿分室居住。注意个人卫生。保持出血部位清洁。

（四）消除恐惧心理

出血及止血等技术操作均可使患儿产生恐惧心理，表现为不合作、烦躁、哭闹等，加重出

血。护士应关心安慰患儿，向其讲明道理，以取得合作。

（五）健康教育

指导患儿及家长积极预防损伤，如不玩尖利的玩具，避免使用锐利的工具，不做激烈的有对抗性的活动，常剪指甲，刷牙选用软毛牙刷等。指导其进行自我保护，如忌服含阿司匹林的药物，服药期间不与感染患儿接触，尽量避免去公共场所，积极预防感冒等。教会家长识别出血征象和学会压迫止血的方法，一旦发生出血，应立即就诊。脾切除的患儿术后 2 年内，应定期随诊，并遵医嘱应用抗生素和丙种球蛋白，以增强抗感染能力。

【护理评价】

经过治疗和护理，患儿出血停止或减轻；不出现严重感染或感染控制；恐惧减轻或消除；患儿及家长掌握疾病的相关知识。

第四节　血友病患儿的护理

❖ 学习目标 ....

•掌握血友病的定义、患儿的常见护理诊断，并能根据预期目标，按护理程序为患儿实施整体护理。

•熟悉血友病患儿的病因及身体状况。

•了解血友病患儿的健康指导及护理评价。

血友病（hemophilia）是一组遗传性凝血功能障碍的出血性疾病，包括：①血友病甲，即因子Ⅷ（抗血友病球蛋白，AHG）缺乏症；②血友病乙，即因子Ⅸ（血浆凝血活酶成分，PTC）缺乏症，或称 Christmas 病；③血友病丙，即因子Ⅺ（血浆凝血活酶前质，PTA）缺乏症。以血友病甲最为常见（约占 80%～85%）。共同特征为终身在轻微损伤后发生长时间的出血。

【病因与病理生理】

血友病甲、乙均为 X- 连锁隐性遗传，由女性传递，男性发病；多数（2/3）有家族病史；无家族病史者，可能是由于基因突变或家族中轻型病例未被发现。血友病丙为常染色体显性或不完全性隐性遗传，两性均可发病，双亲均可传递。

由于血浆中因子Ⅷ、Ⅸ、Ⅺ缺乏，使凝血过程第一阶段中的凝血活酶生成减少，引起血液凝固障碍，导致出血倾向。

【治疗要点】

治疗原则：血友病尚无根治疗法。治疗的关键是预防出血，局部止血和尽快补充凝血因子。住院期间不出现并发症。

1. 预防出血　尽量减少和避免外伤出血。尽可能避免肌内注射或深部静脉抽血，如因外科手术治疗者，应注意在术中和术后输血或补充所缺乏的凝血因子。

2. 局部出血治疗　对轻微皮肤损伤出血、鼻出血，可采用纤维蛋白泡沫、明胶海绵、凝血酶、肾上腺素等局部压迫止血。

3. 止血

（1）尽快输注凝血因子：血友病甲应用Ⅷ因子浓缩制剂，无该制剂时可酌情用冷沉淀物、新鲜血浆或冰冻血浆。血友病乙应用因子Ⅸ制剂、凝血酶原复合物，或酌情用新鲜血浆或冰冻血浆。一般按 1ml 正常人血浆中含 1U 凝血因子计算，每输入 1U /kg 因子Ⅷ、Ⅸ可分别提高其活性 2% 和 1%。血友病甲、乙分别每 12 小时和 24 小时输注一次。次数、剂量依出血程度而定。

（2）凝血酶原复合物：可用于血友病乙的治疗。

（3）止血药物应用：①1- 脱氧 -8- 精氨酸加压素（DDAVP）缓慢静注，可提高血浆Ⅷ因子活性，并有抗利尿作用；因能激活纤溶系统，需与 6- 氨基己酸或止血环酸联用。②达拉唑（danazol）和复方诀诺酮有减少血友病甲患儿的出血作用。

4. 基因治疗血友病乙基因治疗已获成功。

学科前沿　　　　　　血友病的基因治疗

　　　　血友病的传统治疗方法为静脉输入纯化的 FⅧ，虽然可以有效纠正临床症状，但有感染人免疫缺陷病毒、乙型肝炎病毒等危险。因此，基因治疗血友病是一种有效的可供选择的治疗手段。目前，主要的基因治疗有重组 FⅧ浓缩物 (rFⅧ) 和病毒介导基因转移法两种。

▶　　黄绍良. 小儿血液病临床手册. 北京：人民卫生出版社，2010.

【护理评估】

（一）健康史

评估患儿的出生史及家族史、喂养情况，既往有无出血等病史。

（二）身体状况

1. 主要表现为出血，终身有轻微损伤或小手术后长时间出血的倾向。血友病甲、乙的出血程度重，与血浆因子Ⅷ、Ⅸ的活性水平相关；但血友病丙症状一般较轻，与因子Ⅺ活性高低不相关，可无出血症状（杂合子患儿）。

2. 发病年龄多在婴儿期发现，偶见新生儿期发病。轻症可至成年才发现，发病越早，病情越重。常有皮肤瘀斑、黏膜出血、皮下及肌肉血肿、关节腔出血、积血，也可见消化道、泌尿道等内脏出血。颅内出血较少见，但常危及生命。

3. 关节出血　以膝、踝关节最常受累，且在同一部位反复发生。急性期，关节腔内积血，关节周围组织出血，出现关节红肿、疼痛、活动受限。初发者血肿可于数日或数周内完全吸收，疼痛消失，功能恢复。反复关节出血，血肿吸收不全，可致慢性关节炎、滑膜增厚、骨质破坏、关节纤维化，甚至关节强直畸形、功能丧失。

（三）辅助检查

1. **初筛试验**　凝血时间延长，部分凝血活酶时间延长，凝血酶原消耗不良，凝血活酶生成试验异常。出血时间、凝血酶原时间和血小板计数正常。

2. **凝血因子活性测定**　免疫学方法测定血浆因子Ⅷ、C、因子Ⅺ，活性降低。

3. **基因诊断**　有助于诊断和产前诊断。

（四）心理－社会状况

了解患儿的家族史、患儿及家长对疾病的病因和防护知识的了解程度，患儿有无焦虑、恐惧或自卑心理，患儿和家长是否配合治疗和护理。

【护理诊断／问题】

1. **有出血的危险**　与凝血因子缺乏有关。
2. **组织完整性受损：皮肤、黏膜、关节或深部组织出血**　与凝血因子缺乏有关。
3. **疼痛**　与关节腔出血及皮下、肌肉血肿有关。
4. **躯体活动障碍**　与关节腔积血、肿痛、活动受限及关节畸形、功能丧失有关。
5. **长期性低自尊**　与疾病终身性有关。
6. **知识缺乏**　与对疾病的认识不足有关。

【预期目标】

1. 患儿发生出血能得到及时处理。
2. 皮肤黏膜保持完整。
3. 疼痛解除或减轻。
4. 骨骼肌肉不发生畸形。
5. 患儿能正确地认识疾病，并学会自我保护。
6. 患儿及家长能掌握疾病相关知识。

【护理措施】

（一）防治出血

1. 预防出血

（1）避免外伤。

（2）尽量采取口服给药，避免静脉、肌内注射、深部组织穿刺，减少深部出血。必须穿刺时，须采用小针头，注射后直接加压按压5分钟，以免出血和形成深部血肿。

（3）尽量避免手术。必须手术时，应在术前、术中、术后补充所缺乏凝血因子。

2. 遵医嘱尽快输注凝血因子　认真阅读说明书，按要求稀释后输注；输注时，严密观察有无发热、寒战、头痛等不良反应，有反应者酌情减慢输注速度；严重不良反应者，需立即停止输入，并将制品和输液器保留送检。

3. 局部止血　皮肤、口、鼻黏膜出血可局部压迫止血。口鼻出血也可用浸有0.1%肾上腺素或新鲜血浆的棉球、明胶海绵压迫；必要时请五官科会诊，以油纱条填塞，保持口鼻黏膜湿润，48～72小时后拔出油纱条。肌肉、关节出血早期，可用弹力绷带加压包扎，冷敷、抬高患肢，制动并保持其功能位。

（二）观察病情变化

观察生命体征、意识、皮肤黏膜瘀斑、瘀点增减情况及血肿消退情况，记录出血量，及时发现内脏出血及颅内出血，并组织抢救。

（三）减轻疼痛

疼痛主要发生在出血的关节和肌肉部位。可抬高患肢并制动，用冰袋冷敷出血部位。遵医嘱给予镇静剂或止痛剂。

（四）预防致残

关节出血停止、肿痛消失后，应逐渐增加活动，以防畸形。反复关节出血致慢性关节损害者，应进行康复指导与训练。严重关节畸形可行手术矫正。

（五）心理护理

维护患儿自尊，鼓励年长儿参与自身的护理，如日常生活自理，以增强自信心和自我控制能力。鼓励年长儿表达想法，减轻焦虑和挫折感。提供适龄的游戏，安排同学、同伴探望，减轻孤独感。

（六）健康教育

指导家长采取预防性措施，减少或避免损伤出血，让患儿养成良好的生活习惯，为患儿提供安全的家庭环境；将患儿的病情告知患儿的老师及学校卫生员，并告知其应限制活动。教会家长及年长儿必要的应急护理措施，如局部止血方法，以便出血时能得以尽快处理。鼓励患儿参加规律、适度的体格锻炼和运动，增强关节周围肌肉的力量和强度，延缓出血或使出血局限化。对家长进行遗传咨询，使其了解本病的遗传规律和筛查基因携带者的重要性。

【护理评价】

经过治疗和护理，患儿发生出血或出血后得到及时处理；皮肤黏膜完整；疼痛解除或减轻；骨骼肌肉不发生畸形；患儿及家长了解疾病的相关知识，积极配合治疗。

第五节　白血病患儿的护理

➤ 案例导入与思考

患儿，男性，10 岁，因"间断发热 2 周，贫血伴全身出血点"收治。患儿 2 周前无明显诱因出现体温间断发热，精神较差，面色呈进行性苍白。既往生长发育正常，无特殊家族史。目前初步诊断为"急性白血病"。

体格检查：体温 38℃，面色苍白，全身皮肤散在出血点，浅表淋巴结肿大，胸骨压痛，肝脏肋下 3cm，质中等。

辅助检查：血常规示血红蛋白 70g/L，白细胞 110×10^9/L，血小板 20×10^9/L。外周血涂片及骨髓穿刺均可见幼稚细胞。

请思考：

1. 护士应如何评估和观察患儿？

2. 该患儿目前主要的护理诊断 / 问题是什么？

3. 护士接诊后，针对患儿的病情应配合医生采取哪些护理措施？

❖ 学习目标

•掌握白血病患儿身体状况、常见护理诊断，并能根据预期目标，按护理程序为患儿实施整体护理。

- 熟悉引起白血病的病因及健康指导。
- 了解急性白血病的分类与分型。

急性白血病（acute leukemia）是造血系统的一种恶性疾病。在我国，急性白血病发病率占儿童恶性肿瘤的首位，约为（3~4）/10万，男性发病率高于女性，任何年龄均可发病，但以学龄前与学龄期多见。其特点为造血组织中某一血细胞系统过度增生、进入血液并浸润到各组织和器官，主要临床表现为贫血、出血、反复感染及各种浸润症状。

【病因与病理生理】

至今病因不明确，可能与以下因素有关。

1．病毒因素 逆转录病毒的RNA中存在着病毒癌基因，它的结构与人类的癌基因类似，这种病毒感染宿主的细胞后，病毒癌基因通过转导截断宿主癌基因或使其畸变，激活了癌基因的癌变潜力，导致白血病的发生。

2．化学因素和药物 苯及其衍生物、氯霉素、保泰松和细胞毒药物均可诱发急性白血病。化学物质与药物诱发白血病的机制未明，有可能是这些物质破坏了机体免疫功能，使免疫监视功能降低，从而导致血细胞发生癌变。

3．离子射线 电离辐射、放射线、核辐射等使染色体直接损害，致遗传信息突变，破坏机体的免疫系统，使免疫监视功能受损，激活体内潜伏的白血病病毒，使癌基因突变或因抑制机体的免疫功能而致白血病。

4．体质因素 白血病不属遗传性疾病，但在家族中却可有多发性恶性肿瘤的情况；少数患儿可能患有其他遗传性疾病，如21-三体综合征、先天性睾丸发育不全症、先天性再生障碍性贫血伴有多发畸形（Fanconi贫血）、先天性远端毛细血管扩张性红斑症（Bloom综合征）以及严重联合免疫缺陷病等。这些疾病患儿的白血病发病率比一般儿童明显增高。此外，同卵孪生儿中一个患急性白血病，另一个患白血病的概率为20%，比双卵孪生儿的发病数高12倍。以上现象均提示白血病的发生与遗传素质有关。

【分类与分型】

根据增生的白血病种类的不同，可分为急性淋巴细胞白血病（acute lymphoblastic leukemia，ALL，简称急淋）和急性非淋巴细胞白血病（acute non-lymphoblastic leukemia，ANLL，简称急非淋）。

目前，较多地采用形态学（M）、免疫学（I）、细胞遗传学（C）和分子生物学（M）即MICM综合分型。形态学分型将急淋分为L_1、L_2、L_3三型，急非淋分为：①微小分化急性髓系白血病（M_0型）；②急性原始粒细胞白血病未分化型（M_1）；③急性原始粒细胞白血病部分分化型（M_2）；④急性早幼粒细胞白血病（M_3）；⑤急性粒-单核细胞型白血病（M_4）；⑥急性单核细胞白血病（M_5）；⑦急性红白血病（M_6）；⑧急性巨核细胞白血病（M_7型），共八个亚型。临床分型将急淋分为：高危型（HR-ALL）、中危型（MR-ALL）、标危型（SR-ALL）。

【治疗要点】

治疗原则：是采用以化学药物治疗为主的综合措施。早诊断，早治疗，严格分型，按型选方案，争取尽快完全缓解；化疗药物要采用联合（3~5种）、足量、间歇、交替及长期的治疗方针；同时要早期预防中枢神经系统白血病和睾丸白血病，强调预防及积极的控制感染。

1. **化学药物**　治疗目的是杀灭白血病细胞，解除白血病细胞浸润引起的症状，使病情缓解，以至治愈。通常按次序、分阶段进行：①诱导缓解：联合数种化疗药物，最大限度杀灭白血病细胞，以达到完全缓解；②巩固、强化治疗：在缓解状态下最大限度杀灭微小残留的白血病细胞，防止早期复发；③预防髓外白血病：是防止骨髓复发和治疗失败、使患儿获得长期生存的关键之一；④维持及加强治疗：巩固疗效，达到长期缓解或治愈。持续完全缓解 2.5～3.5 年者方可停止治疗，停药后尚须继续追踪观察数年。小儿白血病常用化疗药物的应用与毒性作用见表 10-3。

常用化疗方案及药物组成：

VDLP：VCR+DNR+L-ASP（左旋门冬酰胺酶）+Pred；

CAM：CTX+Ara-C+6-MP；

VDLD：VCR+DNR+L-ASP+Dex（地塞米松）；

COAD：CTX+VCR+Ara-C+Dex；

COAP：CTX+VCR+Ara-C+Pred；

VA：VP16 或 VM26+Ara-C；

HDMTX-CF：大剂量 MTX+ 四氢叶酸钙；

三联鞘注：MTX+Ara-C+Dex。

2. **支持治疗**　包括预防感染、营养支持、成分输血、高尿酸血症的防治及骨髓抑制明显者给予的刺激因子等。

3. **造血干细胞移植**（hematopoietic stem cell transplantation，HSCT）　HSCT 不仅可提高患儿的长期生存率，还可能根治白血病。目前 HSCT 多用于 ANLL 和部分高危型 ALL 患儿，标危型 ALL 一般不采用。

4. **预后**　近二十年来，新的治疗白血病的药物不断涌现，化疗方案和治疗方法不断改进，急性白血病的预后明显改善。尤其是造血干细胞移植技术的不断改进，移植成功率逐渐增高。目前，儿童 ALL 缓解率可达 95% 以上，5 年无病生存率已达 70%～85%，治愈率已达 80%，ALL 已成为一种可以治愈的恶性肿瘤；ANLL 的 5 年无病生存率为 30%～50%，疗效不及 ALL。

【护理评估】

（一）健康史

评估患儿有无接触电离辐射、苯及衍生物制品，有无使用氯霉素、细胞毒性药物，其母孕期有无接触放射线，有无遗传病家族史、病毒感染史等。

（二）身体状况

1. **起病**　大多病例起病较急，少数缓慢。早期症状有面色苍白、精神不振、乏力、食欲低下、鼻衄或齿龈出血等；少数患儿以发热和类似风湿热的骨关节痛为首发症状。

2. **发热**　是最常见症状之一，多为不规则热，用抗生素治疗通常效果不明显，常伴持续高热。由于白血病患者的中性粒细胞缺乏和免疫功能缺陷，整个胃肠道黏膜、皮肤、呼吸道表面的正常菌群均可成为机会性致病菌，表现为口腔感染、呼吸道感染、胆道感染及各类肠道炎症、泌尿系感染等，易发展为败血症。

3. **贫血**　主要是由于骨髓造血干细胞受到抑制所致，一般出现较早，并随病情发展而加重，表现为苍白、虚弱无力、活动后气促等。

4. **出血**　以皮肤和黏膜出血多见，表现为紫癜、瘀斑、鼻衄、齿龈出血、消化道出血和血尿。偶有颅内出血，为引起死亡的重要原因之一。

表 10-3 儿童白血病常用化疗药物的应用与毒性作用

药物	主要作用	给药途径	剂量和用法	毒性作用
环磷酰胺（CTX）	抑制 DNA 合成，使细胞停止在分裂期，阻止进入 s 期	口服 静滴	2～3mg/（kg·d），每日 1 次 200～400mg/（m²·d），每周 1 次	骨髓抑制，脱发，出血性膀胱炎，肝损害，口腔溃疡
甲氨蝶呤（MTX）	抗叶酸代谢，阻止四氢叶酸生成，抑制 DNA 合成	肌注或静滴 鞘内注射（鞘注）	每次 15～25mg/m²，每周 1～2 次 鞘注剂量依年龄而定	骨髓抑制，肝损害，口腔，胃肠道溃疡，恶心、呕吐
6-巯嘌呤（6-MP）	抗嘌呤合成，使 DNA 和 RNA 合成受抑制	口服	每次 50～90mg/m²，每日 1 次	骨髓抑制，肝损害
6-硫鸟嘌呤（6-TG）	同 6-MP	口服	每次 75mg/m²，每日 1 次	同 6-MP
阿糖胞苷（Ara-c）	抗嘧啶代谢，抑制 DNA 合成	静滴 肌注 鞘注	100～200mg/（m²·d），分 2 次； 每次 30mg/m²，隔日 1 次或每周 1 次	骨髓抑制，口腔溃疡，恶心、呕吐，脱发
柔红霉素（DNR）	抑制 DNA、RNA 合成	静滴	每次 30～40mg/m²，每日 1 次，共 2～4 次	骨髓抑制，心肌损害，胃肠反应，局部刺激
去甲氧柔红霉素（IDA）	抑制 DNA 合成	静滴	每次 10mg/m²，每日 1 次，共 2 天	骨髓抑制，心脏毒性，胃肠反应，肝损害
阿霉素（ADM）	抑制 DNA、RNA 合成	静注	每次 40mg/m²，每日 1 次，共 3 天	骨髓抑制，心脏毒性，胃肠反应，脱发
门冬酰胺酶（ASP）	溶解淋巴细胞，分解门冬酰胺	静滴	0.6 万～1 万 U/（m²·d），隔日 1 次，共 6～10 次	肝损害，过敏反应，胰腺炎，氮质血症，糖尿，低血浆蛋白
长春新碱（VCR）	抑制细胞有丝分裂	静注	每次 1.5～2mg/m²，每周 1 次	周围神经炎，脱发
三尖杉酯碱（H）	抑制蛋白质合成，水解门冬酰胺	静滴	每次 4～6mg/m²，每日 1 次，共 5～7 天	骨髓抑制，心脏损害，胃肠反应
依托泊苷/足叶乙苷（VP16）	抑制 DNA、RNA 合成	静滴	每次 100～150mg/m²，每日 1 次，共 2～3 天	骨髓抑制，肝肾损害，胃肠反应
替尼泊苷（VM26）	破坏 DNA	静滴	同 VP16	同 VP16

*剂量和用法随方案而不同。

5. **白血病细胞浸润引起的症状和体征**

（1）肝、脾、淋巴结肿大：表现为不同程度的肝、脾、淋巴结肿大，可有压痛。全身浅表淋巴结均可肿大，多局限于颈部、颌下、腋下和腹股沟，以急性淋巴细胞白血病较为显著。

（2）骨和关节浸润：由于白血病细胞浸润骨膜，骨髓腔中白血病细胞大量增生压迫，破坏了邻近骨质而引起疼痛。约 25% 患儿以四肢长骨、腕、踝、肩等关节疼痛为首发症状，其中部分呈游走性关节痛。

（3）中枢神经系统浸润：以颅内高压最常见，表现为头痛、呕吐、嗜睡、视乳头水肿、抽搐等；浸润脑膜时，可出现脑膜刺激征；浸润脑神经核或神经根时，出现相应的感觉及运动障碍；浸润脊髓时，可出现截瘫。

（4）睾丸白血病：由于化疗药物不易进入睾丸，睾丸成了白血病细胞的"庇护所"，这是导致白血病复发的重要原因之一。临床表现为局部肿大、触痛，局部变硬，皮肤呈红黑色。

（5）绿色瘤：是急性粒细胞白血病的一种特殊类型，白血病细胞浸润眶骨、颅骨、胸骨等，在局部隆起形成绿色瘤。

（6）其他器官浸润：少数患儿有皮肤浸润，表现为丘疹、斑疹、结节。心脏浸润引起心脏扩大、传导阻滞、心包积液和心力衰竭；消化系统浸润可引起食欲不振、腹痛、腹泻、出血等。

（三）辅助检查

1. **血常规**　白细胞计数高低不一，以原始和幼稚细胞为主。呈正细胞正色素性贫血，红细胞和血红蛋白均减少，网织红细胞数较低，血小板常减少。

2. **骨髓象**　骨髓白血病细胞增生明显或极度活跃，以原始细胞及幼稚细胞为主。红细胞系及巨核细胞系极度减少。少数患者表现为骨髓增生低下。骨髓检查是诊断白血病和评定疗效的重要依据。

3. **组织化学染色和溶菌酶检查**　有助于鉴别白血病类型。

（四）心理－社会状况

评估患儿及家长的心理状况、对疾病的了解情况及承受能力；评估社区资源的利用情况，家庭环境对治疗的影响；对年长儿应评估其心理状况，有无悲观，是否积极配合治疗。

【护理诊断／问题】

1. **体温过高**　与大量白血病细胞浸润、坏死或感染有关。

2. **活动无耐力**　与贫血致组织、器官缺氧有关。

3. **有感染的危险**　与中性粒细胞减少、免疫功能下降有关。

4. **疼痛**　与白血病细胞浸润有关。

5. **营养失调：低于机体需要量**　与消耗过多或化疗药物不良反应有关。

6. **有出血的危险**　与血小板减少有关。

7. **恐惧**　与治疗方案复杂、侵入性治疗多、护理操作多、预后不良有关。

8. **悲伤**　与疾病预后不良、治疗时间长有关。

【预期目标】

1. 患儿体温维持或恢复正常。

2. 患儿能逐渐增加活动耐力。

3. 发生感染或感染病灶能得到及时控制，不发生出血，预防和减少化疗不良反应的发生。

4. 患儿疼痛症状好转。

5. 患儿顺利渡过化疗期，营养状态改善。

6. 患儿住院期间不出现严重出血等并发症。

7. 患儿消除恐惧的情绪，保持心情舒畅。

8. 患儿及家长掌握疾病相关知识，能正确面对疾病、积极配合治疗。

【护理措施】

（一）维持正常体温

出现感染时，如患儿发热，要经常监测体温。

1. 体温 39℃以上给予物理降温和药物降温，禁止酒精擦浴，及时抽血培养并进行药敏试验。

2. 给予患儿营养丰富、易消化的流质饮食。多饮水或静脉补液，一方面补充机体所需，另一方面以稀释体内毒素促进排出。

3. 出汗后注意及时擦干汗液、更换衣服，注意保暖。

4. 对感染部位进行换药处理。

5. 加强口腔护理。

（二）合理安排休息与活动

1. 病室阳光充足适宜，空气流通。

2. 轻度贫血，一般不需卧床休息，安排患儿喜欢的力所能及的活动，避免剧烈运动，多休息，以免体力消耗过度，出现心悸、心动过速、气促、发绀等。

3. 重度贫血患儿限制活动，应卧床休息，减少耗氧。

（三）预防感染

感染是白血病患儿主要死亡原因之一。白血病患儿由于免疫功能下降，加之化疗致骨髓抑制，使成熟中性粒细胞减少或缺乏，机体免疫功能进一步下降，易发生感染。

1. 保护性隔离　白血病患儿应与其他病种的患儿分室居住，以免交叉感染。粒细胞数极低或免疫功能明显低下者应住单间，有条件者住空气层流室或无菌层流床。房间每日消毒。限制探视，有感染者禁止探视。接触患者前认真洗手，必要时以消毒液洗手。

2. 严格执行无菌操作技术。

3. 皮肤黏膜的护理　保持口腔清洁，进食后、睡前用温开水或漱口液漱口；用软毛牙刷或海绵，避免损伤口腔黏膜。保持肛周、会阴部皮肤清洁，大便后用 1：5000 高锰酸钾溶液坐盆，防止肛周感染。勤换内衣裤，养成良好的个人卫生习惯。

4. 避免有关接种　免疫功能低下者，禁止用麻疹、风疹、水痘、流行性腮腺炎等减毒活疫苗和脊髓灰质炎糖丸预防接种，以免感染。

5. 观察感染的早期征象　监测生命体征，检查口腔有无牙龈红肿、咽喉肿痛，肛周及外阴有无异常。

6. 白血病患儿由于贫血等原因，常觉得乏力、活动后气促，需卧床休息，减少剧烈活动，在疾病的急性期需绝对卧床休息。

（四）减轻疼痛

尽量减少因治疗给患儿带来的痛苦，如化疗可采用经外周静脉置入中心静脉导管术（PICC）置管，腰穿尽量穿刺一次成功。在医生的指导下，适当应用止痛药，以减轻患儿痛苦。

（五）加强营养

进食有营养、新鲜、易消化的清淡食物，注意食物的色、香、味，少量多餐。保证各种营养素的摄入。给予高蛋白、高维生素、高热量饮食，鼓励患儿进食。不能进食者，给予静脉营养。进食前要洗手，不吃生、冷、不洁食品，食具应消毒。

（六）预防出血

控制出血是关键，否则会危急生命。密切观察呼吸、血压、脉搏及精神状况，当血小板小于$50 \times 10^9/L$ 有出血倾向；当血小板低于 $20 \times 10^9/L$ 时，绝对卧床休息，避免下床活动。

1. 鼻出血预防 鼻出血每日用薄荷油滴鼻，润滑鼻腔黏膜，或用生理盐水湿润鼻腔，以免干燥。勿挖鼻孔，如鼻出血可用 1/10 000 肾上腺素棉球浸湿或用明胶海棉剪条行填塞鼻孔，大量出血请耳鼻喉科医生用碘伏纱条作填塞。

2. 牙龈出血 最为常见，出血时使用无菌棉球或明胶海棉局部压迫止血，或用 4% 碘甘油涂于牙龈的边缘处，有消炎止痛和止血作用。加强口腔护理。忌食过热、过硬、油炸、刺激性食品。

3. 颅内出血 保持环境安静，患儿应绝对卧床休息，所有操作和护理时应尽量集中进行，动作轻柔。减少头部搬动。出血量多时会压迫呼吸中枢，应立即给予氧气吸入、头部置冰袋、吸痰、保持呼吸道通畅，遵医嘱给予呼吸兴奋剂，严密观察意识、瞳孔、呼吸、血压等病情变化。做好一切抢救准备。

4. 胃肠道出血 密切观察生命体征，随时观察大小便颜色，以免引起失血性休克。

（七）提供情感支持和心理疏导，消除心理障碍

1. 关心及帮助患儿，让患儿及家长了解本病的国内外治疗进展，树立战胜疾病的信心。

2. 进行各项诊疗、护理操作前，向患儿及家长告知其意义、操作步骤、配合要点，可能出现的不良反应，减轻其恐惧心理。

3. 为新老患儿及家属提供交流的机会，让患儿及家长们之间相互交流护理经验，提高心理应对能力，增强战胜疾病的信心。

4. 化疗引起脱发，使患儿不敢面对父母及周围的小朋友。责任护士要做好心理护理，和患儿一起做游戏、听音乐、画画等，使患儿精神愉快，正确面对疾病，增强治疗疾病的信心。告诉患儿脱发并不是永久性的，可以戴假发、头巾和帽子；一旦停药，头发会再生。

（八）用药及护理

1. 熟悉各种化疗药的药理作用和特性，了解化疗方案及给药途径，正确给药。

（1）化疗药物刺激性较大，药物渗出容易引起局部疼痛、红肿、坏死。注射前应确认静脉通畅方可输注。若出现药物渗出，立即停止注射，局部给予封闭治疗。

（2）由于化疗的疗程较长，需有计划地选择血管。尽量选择中心静脉置管，如外周静脉置入中心静脉导管术（PICC）和植入式输液港。

（3）用药前应详细询问用药史及过敏史，左旋门冬酰胺酶应按规定做皮试，用药过程中认真观察有无过敏反应。

（4）有些药物遇光会发生分解，使用过程应注意避光。

（5）鞘内注射时，浓度不宜过大，缓慢推入，术后应平卧 4～6 小时。

2. 化疗不良反应的护理

（1）绝大多数化疗药都可引起骨髓抑制，导致患儿并发感染、出血，应监测血常规，及时防治感染并观察出血的先兆。

（2）消化道反应：使用甲氨蝶呤、阿糖胞苷、阿霉素、柔红霉素、环磷酰胺等会出现消化道

反应，如恶心、呕吐、腹泻、食欲不振等。在进行化疗前30分钟口服或静脉注射止吐药可减少胃肠反应。注意调整饮食，接受糖皮质激素治疗的患儿食欲和体重会增加，需教育患儿和家长避免食用高盐、高糖和高脂的食物，以减少高血压、高血糖和体重增加的发生。避免辛辣、油腻食物，减少胃肠刺激。

（3）泌尿系统反应：化疗过程中，大量的白细胞溶解，在肾脏的肾小管内形成结晶，引起梗阻。使用环磷酰胺和甲氨蝶呤前应遵医嘱给于碳酸氢钠进行碱化，多饮水，口服别嘌呤醇，如发生急性肾功能衰竭，要及时进行透析。

（4）口腔黏膜损害：要鼓励患儿多饮水；加强口腔护理，晨起、餐前、餐后、睡前用生理盐水和 2.5% 碳酸氢钠漱口；口唇干燥可涂少许润滑油。化疗期间应避免进食生冷、坚硬、刺激性大的食物，减少对口腔黏膜的损害。

（5）心脏毒性反应：如柔红霉素等可引起急性和慢性储积性心脏损害，表现为心动过速、传导阻滞，严重者出现心肌病症状，故在用药时注意减慢输液速度，观察心率的改变，使用心肌营养药物如维生素 C、果糖等。

（6）神经系统毒性反应：接受长春新碱治疗的患儿应注意观察有无周围神经病变，包括手和足趾的刺痛、下颌疼痛、垂足、垂腕和肌肉萎缩。一旦有明显的中毒表现，应立即调整剂量，辅以理疗和功能训练。个别患儿使用长春新碱、天门冬酰胺酶或胺基甲基酸后有癫痫发作的可能，应细心观察和护理。

（九）健康教育

告知家长坚持按时化疗的重要性。教会患儿及家长预防出血、感染的措施。定时复查血常规。鼓励患儿坚持锻炼，提高身体抵抗力。正确引导患儿，帮助他们的心理与生理尽快康复。耐心和患儿沟通，解除其疑问和恐惧。在治疗护理整个过程中，向患儿及家属讲解白血病方面的有关知识、主要的治疗方法、巩固治疗的重要性、药物的不良反应等，使家属对疾病治疗的全过程有所了解。

【护理评价】

经过治疗和护理，患儿体温维持在正常范围；感染得到及时控制；出血能及时控制；化疗的不良反应减轻；营养状况改善，患儿能配合治疗；患儿情绪好转；患儿及家长掌握相关疾病知识，配合治疗。

（吴丽芬）

◇ 护理学而思

1. 患儿，女性，2 岁，因"面色苍白、食欲不佳 3 月"入院。询问病史：患儿挑食，不吃鱼、肉、蛋类。查体：患儿面色苍白、表情淡漠，喜啃手指甲。血常规：血红蛋白 88g/L，白细胞 3.5×10^9/L，血清铁 9.32μmol/L，血涂片检查见红细胞体积小，中央淡染区扩大。

（1）该患儿目前考虑为哪种类型的贫血？

（2）目前患儿应进行怎样的治疗？如何观察疗效？

（3）作为责任护士如何对患儿家属进行健康教育？

2. 患儿，10岁，感冒1周后全身出现散在瘀斑，无发热。查体：心肺正常，肝脾不大，门诊查血红蛋白120g/L，白细胞 8.0×10^9/L，血小板 10×10^9/L。诊断为"血小板减少性紫癜"。

（1）目前患儿应进行怎样的治疗？

（2）如何观察病情变化？

（3）作为责任护士如何对患儿进行护理及健康教育？

3. 患儿，男性，4岁，因"面色苍白、乏力半月余，间断发热一周"收治入院。查体：体温39.5℃，心率130次/分，呼吸30次/分，血压96/65mmHg，面色苍白，全身皮肤有散在出血点，颈后可触及肿大淋巴结。血常规：白细胞计数 20×10^9/L，血红蛋白57g/L，血小板 9×10^9/L。外周血涂片可见幼稚细胞。初步诊断为"急性白血病"。

（1）为进一步明确诊断还需做何种检查？

（2）目前该患儿最主要的治疗是什么？

（3）该患儿目前存在哪些主要的护理诊断？对于预防出血应采取哪些护理措施？

第十一章
泌尿系统疾病患儿的护理

章前导言　泌尿系统由肾脏、输尿管、膀胱和尿道及有关的血管神经等组成，主管机体尿液的生成和排泄功能。小儿泌尿系统的解剖和生理特点随着年龄的不同而发生变化。其中，肾脏不仅是人体主要的排泄器官，也是一个重要的内分泌器官，对维持机体内环境的稳定有重要的作用。因此，维护和促进泌尿系统的健康具有十分重要的意义。急性肾小球肾炎在小儿肾脏疾病中发病率高，其次为肾病综合征，泌尿系统感染也较常见。

第一节　儿童泌尿系统解剖生理特点

❖ 学习目标　· ·

· 掌握儿童泌尿系统解剖生理特点与本系统疾病的关系。

· 熟悉儿童排尿及尿液特点。

· 了解儿童泌尿系统解剖生理特点。

一、解剖特点

1. **肾脏**　儿童年龄越小，肾脏相对越大。新生儿两肾重量约为体重的 1/125，而成人两肾重量约为体重的 1/220。婴儿期肾位置较低，下极位于髂嵴以下第 4 腰椎水平，2 岁后才达髂嵴以上，故 2 岁以上健康儿童腹部触诊可扪及肾脏。新生儿肾表面呈分叶状，至 2 ~ 4 岁时消失，若此后继续存在，应视为分叶畸形。

2. **输尿管**　婴幼儿输尿管长而弯曲，管壁肌肉及弹力纤维发育不全，故易扩张受压及扭曲而导致梗阻，易造成尿潴留而引起泌尿道感染。

3. **膀胱**　婴儿膀胱位置相对较高，尿液充盈后其顶部常在耻骨联合以上，腹部触诊易扪及膀胱，以后随年龄增长，逐渐下降至骨盆内。

4. **尿道**　女婴尿道短，新生儿女婴尿道仅长 1cm（性成熟期 3 ~ 5cm），外口暴露，且接近肛门，故易受粪便污染而发生上行感染；男婴尿道虽较长，但常有包茎，污垢积聚时也可导致上行性细菌感染。

二、生理特点

新生儿出生时肾单位数量已达到成人水平，但其储备能力尚不充足，调节机制亦不成熟。儿童肾功能一般到 1 ~ 1.5 岁时达成人水平。新生儿出生时肾小球滤过率较低，平均约 20ml/（min·1.73m^2）。早产儿更低，生后 1 周时为成人的 1/4，3 ~ 6 个月为成人的 1/2，6 ~ 12 月为成人的 3/4，故此期过量的水分和溶质不能有效地排出。新生儿及幼婴肾小管的功能不够成熟，对水和钠的负荷调节较差，容易发生钠潴留和水肿。初生婴儿由于髓袢短，尿素形成量少及抗利尿激素分泌不足，对尿的浓缩功能差，尿最高渗透压仅达 700mmol/L（成人可达 1400 mmol/L），至 1 ~ 2 岁时接近成人水平，故此期入量不足，易发生甚至诱发肾功能不全。新生儿对药物排泄功能差，用药种类及剂量均应慎重选择。

三、排尿特点

1. **排尿次数**　绝大多数新生儿在生后 24h 内开始排尿。出生后最初几天因摄入少，每日排尿仅 4 ~ 5 次；1 周后因入量增加，代谢旺盛，而膀胱容量小，排尿次数增至 20 ~ 25 次 / 日；1 岁时排尿 15 ~ 16 次 / 日；学龄前和学龄期减至 6 ~ 7 次 / 日。

2. **尿量**　新生儿正常尿量为每小时 1 ~ 3ml/kg；每小时 <1.0ml/kg 为少尿，每小时 <0.5ml/kg 为无尿。正常每日尿量（ml）约为（年龄 −1）×100+400。婴儿每日尿量为 400 ~ 500ml；幼儿 500 ~

600ml；学龄前儿童 600 ~ 800ml；学龄儿 800 ~ 1400ml。学龄儿每日尿量 <400ml/m²，学龄前儿童 <300ml/m²，婴幼儿 <200ml/m² 为少尿。每日尿量 <50ml/m² 为无尿。

3．排尿控制 一般至 3 岁左右儿童已能控制排尿。在 1.5 ~ 3 岁，儿童主要通过控制尿道外括约肌和会阴肌而非逼尿肌来控制排尿。若 3 岁后仍保留这种排尿机制，不能控制膀胱逼尿肌收缩，则常表现为白天尿频、尿急、尿失禁和夜间遗尿，被称为不稳定膀胱。

4．儿童尿液特点

（1）尿色及酸碱度：正常儿童尿色淡黄，pH5 ~ 7。出生后最初几天尿色较深，稍浑浊，因含尿酸盐较多，放置后有红褐色沉淀。寒冷季节尿排出后变为白色浑浊，是由于尿中盐类结晶所致。尿酸盐加热后，磷酸盐加酸后可溶解，尿液变清，可与脓尿或乳糜尿鉴别。

（2）尿渗透压和尿比重：新生儿尿渗透压平均为 240mmol/L，比重为 1.006 ~ 1.008，1 岁以后接近成人水平；儿童尿渗透压通常为 500 ~ 800mmol/L，尿比重通常为 1.011 ~ 1.025。

（3）尿蛋白：正常儿童尿蛋白定性试验阴性，定量不超过每天 100mg，一次尿蛋白（mg/dl）/肌酐（mg/dl）≤ 0.2。若尿蛋白含量 >150 mg/d 或 >4mg/（m²·h），或 >100 mg/L，定性检查阳性为异常。

（4）尿沉渣和 Addis 计数：正常儿童新鲜离心尿沉渣红细胞 <3 个 /HP，白细胞 <5 个 /HP，偶见透明管型；12 小时 Addis 计数蛋白质 <50mg，红细胞 <50 万个，白细胞 <100 万个，管型 <5000 个为正常。

第二节　急性肾小球肾炎患儿的护理

➤ **案例导入与思考**

患儿，男性，6 岁。以"水肿、少尿 3 天"入院。3 天前出现眼睑水肿，渐波及全身。晨起为重，尿量明显减少，尿色深，无尿频、尿急、尿痛，时感头晕，无呕吐。一周前有"感冒"史。

体格检查：体温 37℃，脉搏 96 次 / 分，呼吸 24 次 / 分，血压 160/112mmHg。精神欠佳，营养中等，双眼睑、颜面及下肢水肿，压之无凹陷，心肺未见异常，肝脾未触及。

请思考：

1. 护士应如何评估和观察患儿？

2. 该患儿目前主要的护理诊断 / 问题是什么？

3. 护士接诊后，针对患儿的病情应配合医生采取哪些护理措施？

❖ **学习目标**

•掌握急性肾小球肾炎患儿的身体状况、常见护理诊断，并能根据预期目标，按护理程序为患儿实施整体护理。

•熟悉急性肾小球肾炎的定义及治疗要点。

•了解急性肾小球肾炎病因与发病机制。

急性肾小球肾炎（acute glomerulonephritis，AGN）简称急性肾炎，是一组不同病因所致的感染后免疫反应引起的急性弥漫性肾小球炎性病变。其临床特点为急性起病，多有前驱感染史，以血尿为主，伴不同程度蛋白尿，可有水肿、高血压或肾功能不全等。其中多数发生于溶血性链球菌感染之后，被称为急性链球菌感染后肾炎（acute post-streptococcal glomerulonephritis，APSGN）。本病在儿童常呈良性自限过程，预后良好，仅个别病例于急性期死亡。

【病因与发病机制】

本病主要是急性链球菌感染后引起的免疫复合物性肾炎，呼吸道及皮肤感染为主要前期感染。除溶血性链球菌外，其他细菌如金黄色葡萄球菌、肺炎链球菌和革兰阴性杆菌等也可致病。此外，流行性感冒病毒、腮腺炎病毒、乙型肝炎病毒、柯萨奇病毒和埃可病毒、肺炎支原体、真菌、钩端螺旋体、立克次体和疟原虫等也可导致急性肾炎。

本病主要是由 A 组 β 溶血性链球菌感染后所致。系机体对链球菌的某些抗原成分产生抗体，抗原抗体结合形成循环免疫复合物，沉积于肾小球基底膜上并激活补体系统，引起免疫炎症反应，使基底膜断裂，血液成分漏出毛细血管，尿中出现蛋白、红细胞、白细胞和各种管型。与此同时，细胞因子等又能刺激肾小球内皮和系膜细胞肿胀、增生，严重时可有新月体形成，毛细血管管腔闭塞，使肾小球滤过率降低，出现少尿、无尿，严重者发生急性肾衰竭。因滤过率降低，水钠潴留，细胞外液和血容量增多，临床可出现不同程度的水肿、循环充血和高血压，严重者可出现高血压脑病。

【治疗要点】

本病为自限性疾病，无特异疗法。主要是对症处理，清除残留感染灶，加强护理，注意观察和防止急性期合并症，保护肾功能。

1. 合理休息和饮食。

2. 控制链球菌感染和清除病灶　一般应用青霉素肌注 7～14 天；青霉素过敏者改用红霉素，避免使用肾毒性药物。

3. 对症治疗

（1）利尿：经控制水、盐入量后仍有水肿、少尿或高血压者，给予利尿剂，一般用氢氯噻嗪每天 1～2mg/kg，分 2～3 次口服；口服效果差及重症者，用呋塞米（速尿）肌注或静脉注射，每次 1～2mg/kg，每 6～8 小时一次。

（2）降压：经上述处理血压仍持续升高，当舒张压高于 90mmHg 时应给降压药，首选硝苯地平（心痛定）0.25～0.5mg/（kg·d），最大剂量不超过 1mg/（kg·d），分 3 次口服或舌下含服。卡托普利，初始剂量 0.3～0.5mg/（kg·d），最大剂量 5～6mg/（kg·d），分 3 次口服，与硝苯地平交替使用效果好。

（3）高血压脑病：首选硝普钠，5～20mg 加入 5% 葡萄糖液 100ml 中，以 1μg/（kg·min）速度静脉滴注。此药滴入后即起降压效果，应严密监测血压，随时调节滴速，但最快不得超过 8μg/（kg·min）。同时，给予地西泮止痉及呋塞米利尿脱水等。

（4）严重循环充血：应严格限制水、钠入量和用强利尿剂（如呋塞米）促进液体排出；如已发生肺水肿，则可用硝普钠（剂量同前）扩张血管降压；适当使用快速强心药，如毛花苷 C，但剂量宜小，且不必维持治疗。对难治病例可采用腹膜透析或血液滤过治疗。

儿童血液净化方式要根据每个患儿个体情况选择，综合考虑患儿的原发病、临床状态、医院的设备条件和肾脏专业人员的训练情况。建议：年龄 <3 岁、体重 <20kg、血流动力学不稳定的患儿选择腹膜透析；<5 岁的患儿首选腹透，有特殊情况时也可以选择血液透析；>6 岁的患儿建立动 – 静脉血管瘘比较方便，可选择血透。病情危重或有多器官功能衰竭的患儿应采用床边持续性动 – 静脉血液透析或血液滤过进行抢救治疗。

► 桂永浩，申昆玲. 儿科学（研究生）. 第 1 版. 北京：人民卫生出版社，2014：186.

（5）急性肾功能衰竭：主要的治疗是使患儿能度过少尿期（肾衰期），使少尿引起的内环境紊乱减少至最低程度。具体措施有维持水、电解质平衡，及时处理水过多、高钾血症和低钠血症等危及生命的水、电解质紊乱，必要时采用透析治疗。

【预后】

急性链球菌感染后肾炎预后良好，95% 的患儿能完全恢复。小于 5% 的病例可有持续尿异常，死亡病例在 1% 以下，主要死因是急性肾功能衰竭。

【护理评估】

（一）健康史

询问患儿病前 1～4 周有无呼吸道或皮肤感染史，目前有无发热、乏力、头痛、呕吐及食欲下降等全身症状；若主要症状为水肿或血尿，应了解水肿开始时间、持续时间、发生部位、发展顺序及程度；了解患儿 24 小时排尿次数及尿量、尿色；了解患儿的用药情况。

（二）身体状况

急性肾炎临床表现轻重悬殊，轻者全无临床症状，仅发现镜下血尿，重者可呈急性进程，短期内出现肾功能不全。

1. **前驱感染**　90% 病例有链球菌的前驱感染。秋冬季节是 APSGN 的发病高峰，急性肾炎发病前多有呼吸道或皮肤链球菌前驱感染史，尤以咽扁桃体炎常见；夏季则为皮肤感染。呼吸道感染至肾炎发病约 1～2 周，而皮肤感染则稍长，约 2～3 周。

2. **典型病例**　起病时可有低热、食欲减退、疲倦、乏力、头晕、腰痛及腹痛等非特异症状，部分患儿尚可见呼吸道或皮肤感染病灶。主要表现有：

（1）水肿：为最常见和最早出现的症状。初期多为眼睑及颜面部水肿，渐波及躯干、四肢，重者遍及全身，呈非凹陷性。

（2）少尿：早期均有尿色深，尿量明显减少，严重者可出现无尿。

（3）血尿：起病几乎都有血尿，轻者仅有镜下血尿，约 30%～50% 患儿有肉眼血尿，呈茶褐色或烟蒂水样（酸性尿），也可呈洗肉水样（中性或弱碱性尿）。

（4）高血压：30%～80% 病例有血压增高。一般学龄前儿童 >120/80mmHg，学龄儿童 >130/90mmHg，多为轻度或中度增高，一般血压在 1～2 周内随尿量增多而恢复正常。

3．急性期严重并发症　少数患儿在病期 2 周内可出现下列严重症状，如不早期发现及时治疗，可危及生命。

（1）严重循环充血：常发生在起病 1 周内。由于水钠潴留，血浆容量增加而出现循环充血。轻者仅有轻度呼吸增快，肝大；严重者表现明显气急、端坐呼吸、咳嗽、咳粉红色泡沫痰，两肺布满湿啰音，心脏扩大，心率增快，有时可出现奔马律等症状。危重病例可因急性肺水肿于数小时内死亡。

（2）高血压脑病：血压骤升，使脑组织血液灌注急剧增多而致脑水肿。常发生在疾病早期，血压往往在 150～160mmHg/100～110mmHg 以上。临床上出现头痛、烦躁不安、恶心、呕吐、一过性失明，严重者突然出现昏迷。

（3）急性肾功能衰竭（acute renal failure，ARF）：尿量减少同时可出现暂时性氮质血症，严重少尿或无尿患儿出现电解质紊乱和代谢性酸中毒及尿毒症症状。一般持续 3～5 天，在尿量逐渐增多后，病情好转。若持续数周仍不恢复，则预后严重。

学科前沿　　　　急性肾损伤

　　　　　　急性肾损伤（acute kidney injury，AKI）既往也称为急性肾衰竭，主要表现为肾功能快速下降及代谢废物的积蓄。

　　　　　　改善全球肾脏病预后组织（Kidney Disease：Improving Global Outcomes，KDIGO）于 2012 年 3 月确立了最新的 AKI 定义、诊断及分期标准。

　　　　　　（ARF 将逐渐被 AKI 所取。）

►　　　　刘海涛，于凯江. 急性肾损伤：病理生理与治疗. 中华重症医学电子杂志，2015，1（1）：42.

4．非典型病例

（1）无症状性急性肾炎：有前驱感染病史，患儿仅有镜下血尿，无其他临床表现，血清链球菌抗体可增高，血清补体降低。

（2）肾外症状性肾炎：患儿有水肿或高血压，有时甚至出现高血压脑病或严重循环充血，而尿的改变轻微或正常。

（3）以肾病综合征表现的急性肾炎：少数患儿以急性肾炎起病，但水肿和蛋白尿突出，呈肾病综合征表现，症状持续时间长，预后较差，部分病儿可演变为慢性进行性肾炎。

（三）辅助检查

1．尿液　尿蛋白 +～+++ 之间，镜下除见大量红细胞外，可见透明、颗粒或红细胞管型。

2．血液

（1）有轻度贫血，血沉增快。

（2）血清抗链球菌抗体（如抗链球菌溶血素"O"、抗透明质酸酶、抗脱氧核糖核酸酶）升高，提示新近链球菌感染，是诊断链球菌感染后肾炎的依据。

（3）血清总补体（CH_{50}）及 C_3 在病程早期显著下降，多在 6～8 周恢复正常。

（4）肾小球滤过率（GFR）呈不同程度下降，肾血浆流量仍可正常，因而滤过分数常减少。少尿期有轻度氮质血症，尿素氮、肌酐暂时升高。

（5）自咽部或皮肤感染灶培养出溶血性链球菌的阳性率约 30% 左右。

（四）心理 - 社会状况

了解患儿及家长的心理及对本病的认识程度。患儿多为年长儿，心理压力来源较多，除因疾病和治疗对活动及饮食严格限制的压力外，还有来自家庭和社会的压力，如中断了日常与同伴的玩耍或不能上学而担心学习成绩下降等，会产生紧张、忧虑、抱怨等心理，表现为情绪低落、烦躁易怒等；学龄期患儿的老师及同学因缺乏本病的有关知识，会表现出过度关心和怜悯，使患儿产生自卑心理。家长因缺乏本病的有关知识，可产生焦虑、失望等心理。

【常见护理诊断 / 问题】

1. **体液过多** 与肾小球滤过率下降有关。

2. **活动无耐力** 与水钠潴留、血压升高有关。

3. **潜在并发症**：高血压脑病、严重循环充血、急性肾功能衰竭。

4. **知识缺乏**：患儿及家长缺乏本病的护理知识。

【预期目标】

1. 患儿尿量增加、水肿逐渐消退。

2. 患儿血压维持在正常范围，体力恢复，可下床活动。

3. 患儿无高血压脑病、严重循环充血、急性肾功能衰竭等并发症。

4. 患儿及家长掌握休息、饮食的调控方法，学会自我管理，积极配合治疗和护理。

【护理措施】

（一）休息、控制水盐摄入、利尿、降压

1. **休息** 休息可减轻心脏负担，增加心排血量，使肾血流量增加，提高肾小球滤过率，减少水钠潴留，减少潜在并发症发生；同时能降低毛细血管血压，减轻水肿。一般起病 2 周内应卧床休息，待水肿消退、血压降至正常、肉眼血尿消失后，可下床轻微活动或户外散步；1～2 个月内活动宜限制，3 个月内避免剧烈活动；尿内红细胞减少、血沉正常可上学，但需避免体育活动；Addis 计数正常后恢复正常生活。一定要向患儿及家长强调休息的重要性。

2. **饮食管理** 尿少水肿时期，限制钠盐摄入，严重病例钠盐限制在每日 60～120mg/kg；有氮质血症时应限制蛋白质的入量，每日 0.5g/kg；供给高糖饮食以满足患儿能量的需要；除非严重少尿或循环充血，一般不必严格限水。在尿量增加、水肿消退、血压正常后，可恢复正常饮食，以保证患儿正常生长发育的需要。

3. **利尿、降压** 凡经限制水、盐入量后水肿、少尿仍很明显或有高血压、全身循环充血者，遵医嘱给予利尿剂、降压药。应用利尿剂前后注意观察体重、尿量、水肿变化并作好记录，尤其是静脉注射呋塞米后要注意有无电解质紊乱和低血容量性休克等现象；应用硝普钠应现用现配，放置 4 小时后即不能再用，整个输液系统须用黑纸或铝箔包裹遮光。快速降压时，必须严密监测血压、心率和药物的不良反应，观察患儿有无恶心、呕吐、情绪不安定、头痛和肌痉挛。

（二）观察病情变化

1. **尿量、尿色** 准确记录 24 小时出入量，应用利尿剂时每日测体重，定期查尿常规。患儿尿量增加，肉眼血尿消失，提示病情好转。如尿量持续减少，出现头痛、恶心、呕吐等，要警惕急性肾功能衰竭的发生。

2. **水肿状况** 注意水肿程度及部位。每日或隔日测体重一次。

3．密切观察呼吸、心率、脉搏等变化 若发现呼吸困难、青紫、颈静脉怒张、心率增加的表现，须警惕循环充血的发生。

4．血压 若出现血压突然升高、剧烈头痛、呕吐、眼花等，提示高血压脑病，配合医生除降压药物外给予镇静剂，脑水肿时给予脱水剂。

（三）健康教育

向患儿及家长宣传本病是一种自限性疾病，预后良好。一定要向患儿及家长强调休息的重要性，强调限制患儿活动是控制病情进展的重要措施，尤以前 2 周最为关键。同时说明避免或减少感染是本病预防的关键，一旦发生了上呼吸道或皮肤感染，应及早应用抗生素彻底治疗。

【护理评价】

经过治疗和护理，患儿尿量增加，水肿逐渐消退，血压能维持在正常范围；体力恢复，可下床活动；患儿没有出现高血压脑病、严重循环充血、急性肾功能衰竭等并发症；患儿及家长掌握了休息、饮食的调控方法，学会自我管理。

第三节　原发性肾病综合征患儿的护理

➢ **案例导入与思考** ....

患儿，男性，8 岁，晨起时眼睑水肿一周伴有疲倦、厌食、面色苍白，3 天前逐渐出现颜面部及四肢水肿。实验室检查：蛋白质定性为（++++），24h 尿蛋白定量为 1.0g；胆固醇为 6.2mmol/L。入院时，T 37.5℃，P 90 次 / 分，R 20 次 / 分，BP 110/85mmHg，精神不振，不愿与医护人员交流。家长诉患儿担心耽误上学。

请思考：

1. 护士应如何评估和观察患儿？
2. 该患儿目前主要的护理诊断 / 问题是什么？
3. 护士接诊后，针对患儿的病情应配合医生采取哪些护理措施？

❖ **学习目标** ....

• 掌握肾病综合征患儿的护理评估、常见护理诊断，并能根据预期目标，按护理程序为患儿实施整体护理。

• 熟悉肾病综合征的定义、病理生理及治疗要点。

• 了解肾病综合征的分类、病因及发病机制。

肾病综合征（nephrotic syndrome，NS）简称肾病，是多种原因所致肾小球基底膜通透型增高，导致大量蛋白尿的一种临床征候群。临床具有 4 大特征：大量蛋白尿；低蛋白血症；高胆固醇血症；不同程度的水肿。其中前两项为必备条件。肾病在儿童肾脏疾病中的发病率仅次于急性肾炎，发病年龄多为学龄前儿童，3～5 岁为发病高峰。

肾病病因可分为先天性、原发性和继发性 3 大类。原发性肾病原因不明，按其临床表现又分为单纯性和肾炎性肾病，其中以单纯性肾病多见。继发性肾病是指在诊断明确的原发病基础上出现肾病表现，多见于过敏性紫癜、系统性红斑狼疮和乙型肝炎病毒相关性肾炎等疾病。先天性肾病在我国少见，多与遗传有关。儿童时期绝大多数为原发性肾病，故本节主要介绍原发性肾病。

【病因和发病机制】

病因及发病机制尚不十分清楚。单纯性肾病的发病可能与 T 细胞免疫功能紊乱有关；肾炎性肾病患儿的肾内病变常见免疫球蛋白和补体成分沉积，提示与免疫病理损伤有关；先天性肾病与遗传有关，常有家族性表现。

【病理生理】

1. **大量蛋白尿**　是本病最根本的病理生理改变，是导致本征其他三大临床特点的基本原因。长时间持续大量蛋白尿能促进肾小球系膜硬化和间质病变，可导致肾功能不全。

2. **低蛋白血症**　是病理生理改变中的关键环节，大量血浆蛋白自尿中丢失和从肾小球滤出后被肾小管吸收分解是造成低蛋白血症的主要原因，肝脏合成蛋白的速度和蛋白分解代谢率的改变也使血浆蛋白降低。此外，患儿胃肠道也可有少量蛋白丢失。

3. **高胆固醇血症**　患儿血清总胆固醇、三酰甘油和低密度、极低密度脂蛋白增高，其主要机制是低蛋白血症促进肝脏合成脂蛋白增加，其中的大分子脂蛋白难以从肾脏排出而蓄积于体内，导致了高脂血症。血中胆固醇和低密度脂蛋白尤其 α 脂蛋白持续升高，而高密度脂蛋白却正常或降低，促进了动脉硬化的形成。持续高脂血症，脂质从肾小球滤出，可导致肾小球硬化和肾间质纤维化。

4. **水肿**　水肿的发生主要与下列因素有关：①低蛋白血症降低血浆胶体渗透压，使有效血循环量减少，刺激了渗透压和容量感受器，促使抗利尿激素和肾素 – 血管紧张素 – 醛固酮系统激活，心钠素减少，最终使远端肾小管钠、水吸收增加，导致水、钠潴留。②低蛋白血症降低血浆胶体渗透压，当血浆白蛋白低于 25g/L 时，液体将在间质区潴留，低于 15g/L 则可有腹水或胸水形成。③低血容量使交感神经兴奋性增高，近端肾小管吸收 Na^+ 增加。④肾小管周围体液平衡因某些肾内因子改变，使近曲小管吸收 Na^+ 增加。

【治疗要点】

1. **一般处理**　包括合理休息，饮食管理，补充维生素及矿物质，防治感染。

2. **利尿**　激素敏感者用药 7 ~ 10 天可利尿，一般无需给予利尿剂；对糖皮质激素耐药或未使用糖皮质激素患儿，当水肿较重，尤其有胸、腹水时可给予利尿剂。常用利尿剂有氢氯噻嗪、螺内酯、呋塞米、低分子右旋糖酐。

3. **激素治疗**　肾上腺皮质激素为治疗肾病综合征较有效的首选药物，有使尿蛋白消失或减少及利尿的作用。

4. **免疫抑制剂治疗**　适用于激素部分敏感、耐药、依赖及复发的病例，常用药物为环磷酰胺（CTX）。

5. **抗凝和溶栓疗法**　能改善肾病的临床症状，改变患儿对激素的效应，从而达到理想的治疗效果。应用肝素钠、尿激酶、双嘧达莫等可防治血栓，减轻尿蛋白。

6. **其他**　应用血管紧张素转换酶抑制剂（ACEI）、免疫调节剂、中药治疗等。

【护理评估】

（一）健康史

了解患儿起病过程，有无感染或劳累等诱因，病程长短，是首次发病还是复发等。观察水肿的部位及程度，尿量及尿色的变化，了解饮食情况，曾有的检查，记录用药情况等。

（二）身体状况

一般起病隐匿，常无明显诱因。大约30%有病毒感染或细菌感染发病史，70%肾病复发与病毒有关。

1．**单纯性肾病**　发病年龄多为2~7岁，男孩高于女孩（2∶1~4∶1）。起病缓慢，水肿最常见，开始于眼睑、面部（图11-1），渐及四肢全身，呈凹陷性（图11-2），男孩常有阴囊显著水肿，重者可出现腹水、胸水、心包积液。患儿可有面色苍白、倦怠、厌食，水肿严重者可有少尿，一般无血尿及高血压。

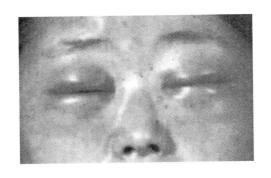

图 11-1　面部水肿

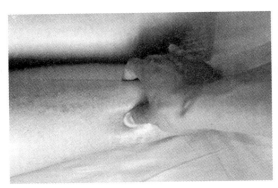 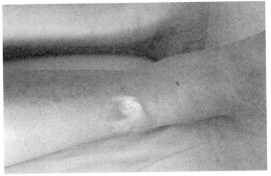

图 11-2　凹陷性水肿

2．**肾炎性肾病**　发病年龄多在学龄期。水肿一般不严重，除具备肾病4大特征外，尚有明显血尿、高血压、血清补体下降和不同程度氮质血症。

3．**并发症**

（1）感染：是本病最常见的并发症，由于肾病患儿免疫功能低下、蛋白质营养不良以及长期激素及免疫抑制剂治疗等，使患儿常易合并各种感染，常见有呼吸道、皮肤、泌尿道感染及原发性腹膜炎等。其中尤以上呼吸道感染最多见，占50%以上。呼吸道感染中病毒感染常见。细菌感染中以肺炎链球菌为主，结核杆菌感染亦应引起重视。另外，肾病患儿的医院内感染不容忽视，以呼吸道感染和泌尿道感染最多见，致病菌以条件致病菌为主。

（2）电解质紊乱和低血容量：由于长期禁盐，过多应用利尿剂以及感染、腹泻、呕吐等，均可导致低钠、低钾血症；由于钙在血液中与白蛋白结合，可随白蛋白由尿中丢失，以及肾病时维生素 D 水平降低等，可使血钙降低，发生低钙惊厥和骨质疏松。另外，由于低蛋白血症、血浆胶体渗透压下降、显著水肿，而常有血容量不足，尤在各种诱因引起低钠血症时易出现低血容量性休克。

（3）血栓形成：肾病综合征高凝状态易致各种动、静脉血栓形成，主要原因有：①肝脏合成凝血因子增多，形成高纤维蛋白原血症；②血中抗凝血物质浓度降低，特别是尿中丢失抗凝血酶 III 过多；③血小板增多，黏附、聚集增加；④高脂血症时，血流缓慢，血液黏度增加。

血栓形成多数无临床症状，仅在大血管栓塞是才有明显表现，其中以肾静脉血栓形成常见，表现为突发腰痛、出现血尿、少尿甚至发生肾衰竭。其次为下肢深静脉血栓形成，表现两侧肢体水肿程度不同，且不随体位改变而变化。

（4）急性肾功能衰竭：多数为低血容量所致的肾前性肾功能衰竭，部分与原因未明的滤过系数（kf）降低有关，少数为肾组织严重的增生性病变。

（5）生长延迟：主要见于频繁复发和长期接受大剂量皮质激素治疗的患儿。

（三）辅助检查

1. 尿液检查 蛋白定性多为（+++ ~ ++++），24 小时尿蛋白定量 >0.05 ~ 0.1g/kg，可见透明管型、颗粒管型和卵圆脂肪小体，肾炎性肾病患儿尿内红细胞增多。

2. 血清蛋白、胆固醇和肾功能测定 血清白蛋白浓度低于 30g/L，可诊断为肾病综合征的低白蛋白血症。由于肝脏合成增加，α_2、β 球蛋白浓度增高，IgG 减低，IgM、IgE 可增加。胆固醇 >5.7μmol/L 和三酰甘油升高，LDL 和 VLDL 增高，HDL 多正常。BUN、Cr 在肾炎性肾病综合征可升高，晚期可有肾小管功能损害。

3. 血清补体测定 微小病变型肾病综合征或单纯性肾病综合征患儿血清补体水平正常，肾炎性肾病综合征患儿补体可下降。

4. 系统性疾病的血清学检查 对新诊断的肾病患儿需检测抗核抗体（ANA）、抗 ds-DNA 抗体、Smith 抗体等，对具有血尿、补体减少并有临床表现的患者尤其重要。

5. 高凝状态和血栓形成的检查 多数原发性肾病患儿都存在不同程度的高凝状态，血小板增多，血小板聚集率增加，血浆纤维蛋白原增加，尿纤维蛋白裂解产物（FDP）增高。对怀疑血栓形成者，可行彩色多普勒超声检查以明确诊断，有条件者可行数字减影血管造影（DSA）。

6. 经皮肾穿刺组织病理学检查 多数儿童肾病综合征不需要进行诊断性肾活体组织检查。肾病综合征肾活体组织检查指征：①对糖皮质激素治疗耐药或频繁复发者；②对临床或实验室证据支持肾炎性肾病或继发性肾病综合征者。

（四）心理 - 社会状况

了解患儿及家长对疾病的病因和防治知识的了解程度；对激素治疗是否担忧；患儿及家长对病程是否有焦虑等不良心理反应。

【常见护理诊断／问题】

1. **体液过多** 与低蛋白血症导致的水钠潴留有关。
2. **营养失调：低于机体需要量** 与大量蛋白自尿中丢失有关。
3. **有感染的危险** 与免疫力低下、激素使用有关。
4. **皮肤完整性受损的危险** 与高度水肿有关。

5．潜在并发症：药物不良反应、电解质紊乱、血栓形成等。

6．焦虑　与长期应用糖皮质激素、病情反复及病程长有关。

【预期目标】

1. 患儿尿量增加，水肿逐渐消退，血压恢复正常。
2. 患儿营养状况改善，体力恢复。
3. 患儿无感染出现。
4. 患儿皮肤完好。
5. 患儿无药物不良反应、电解质紊乱、血栓形成等并发症。
6. 患儿及家长掌握疾病的相关知识，学会自我管理和积极配合治疗和护理。

【护理措施】

（一）适当休息

一般不必严格地限制活动，但严重水肿和高血压时需卧床休息，注意经常变换体位，以防血管栓塞等并发症；腹水严重时，出现呼吸困难，应采取半卧位；无高度水肿、低血容量及感染的患儿无需卧床休息；病情缓解后可逐渐增加活动量，但勿过度劳累，以免病情复发。

（二）调整饮食、减轻水肿

1. 一般患儿不需要特别限制饮食，应给予易消化的饮食，如优质的蛋白（乳类、蛋、鱼、家禽等）、少量脂肪、足量碳水化合物及高维生素饮食。患儿长期用激素易引起骨质疏松，每日应给予维生素 D 及适量钙剂。

2. 大量蛋白尿期间蛋白摄入量不宜过多（摄入过量蛋白可造成肾小球高滤过而使肾小管硬化），以控制在每日 2g/kg 为宜。碳水化合物应 ≥ 126～147kJ（30～35kcal）/（kg·d）。

3. 重度水肿、高血压、尿少时，限制钠、水的入量，给予无盐或低盐饮食（氯化钠 1～2g/d），病情缓解后不必长期限盐。

4. 为减轻高脂血症，应少食动物脂肪，以植物性脂肪为宜，同时增加可溶性纤维的饮食，如燕麦及豆类等。

（三）预防感染

1. 首先向患儿及家长解释预防感染的重要性，肾病患儿由于免疫力低下易继发感染，而感染常使病情加重或复发。

2. 做好保护性隔离，肾病患儿与感染性疾病患儿分室收治，病房每日进行空气消毒，减少探视人数。

3. 加强皮肤护理，注意保持皮肤清洁、干燥，及时更换内衣；保持床铺清洁、整齐，被褥松软，经常翻身；水肿严重时，臀部和四肢受压部位垫软垫，有用气垫床；水肿的阴囊可用棉垫或吊带托起，皮肤破损可涂碘伏预防感染；做好会阴部清洁，每日用 3% 硼酸坐浴 1～2 次，以预防尿路感染。

4. 严重水肿者应尽量避免肌内注射，以防药液外渗，导致局部糜烂或感染。

5. 注意监测体温、血常规等，及时发现感染灶。

（四）用药及护理

1. 激素治疗期间，注意每日尿量、尿蛋白变化及血浆蛋白恢复等情况，注意观察激素的不良反应。

2. 遵医嘱及时补充维生素 D 及钙剂，以免发生手足搐搦症。

3. 应用利尿剂时注意观察尿量，定期查血钾、血钠，尿量过多时应及时与医生联系。因大量利尿可加重血容量不足，有出现低血容量性休克或静脉血栓形成的危险。

4. 使用免疫抑制剂治疗时，注意白细胞数下降、脱发、胃肠道反应及出血性膀胱炎等。用药期间要多饮水和定期查血常规。

5. 在使用抗凝药物（肝素等）过程中，注意监测凝血时间及凝血酶原时间。

（五）健康教育

加强护患沟通，以增强家长和患儿战胜疾病的信心，积极配合治疗，争取早日康复；向患儿及家长讲解激素治疗对本病的重要性，使患儿及家长主动配合并坚持按计划服药；采取有效措施预防感染对防止复发至关重要，注意预防接种需在病情完全缓解且停用糖皮质激素 3 个月后才进行；教会家长或较大患儿学会试纸检测尿蛋白的变化；做好定期门诊随访。

【护理评价】

经过治疗和护理，患儿水肿减轻或消失，尿量增加；营养状态改善；未发生皮肤损伤、感染及并发症；精神愉快；家长认识到激素治疗对本病的重要性；家长及患儿知晓感染是本病最常见并发症及复发的诱因，并能采取措施积极预防。

第四节　泌尿系统感染患儿的护理

❖ 学习目标 ....

- 掌握泌尿系统感染患儿的常见护理诊断，并能根据预期目标，按护理程序为患儿实施整体护理。
- 熟悉泌尿系统感染患儿的身体状况。
- 了解泌尿系统感染的定义、病因与发病机制、治疗要点。

泌尿系统感染（urinary system infection，UTI）是指病原体直接侵入尿路，在尿液中繁殖，并侵犯尿道黏膜或组织而引起的炎症损伤，是儿童泌尿系统常见疾病之一。按病原体侵袭的部位不同，一般将其分为肾盂肾炎、膀胱炎、尿道炎。肾盂肾炎称为上尿路感染，膀胱炎及尿道炎称为下尿路感染。由于儿童时期感染局限在尿路某一部位者较少，且临床上难以准确定位，故常不加区别统称为泌尿系统感染。可根据有无临床症状，分为症状性泌尿道感染（symptomatic urinary tract infection）和无症状性菌尿（asymptomatic bacteriuria）。无论成人或儿童，女性泌尿系统感染的发病率普遍高于男性，但新生儿或婴幼儿早期，男孩发病率却高于女孩。

【病因与发病机制】

（一）易致病因素

1. 与儿童解剖生理特点有关　儿童输尿管长而弯曲，管壁弹力纤维发育不全，易被压扁、弯曲发生尿潴留而易感染；女孩尿道短，尿道口接近肛门，易被粪便污染；男孩包皮较长、包茎，易于积垢而上行性感染。

2. 儿童泌尿系统畸形相对多见 如后尿道瓣膜、肾盂–输尿管连接部狭窄等各种原因所致的肾盂积水、肾囊肿等，常造成尿潴留有利于细菌生长。

3. 膀胱输尿管反流 可为先天发育异常或后天因素所致，婴儿的发病数较高，随年龄增长而渐缓解。另外，排尿功能障碍如神经性膀胱、不稳定膀胱和非神经性膀胱也易致泌尿道感染。

4. 其他 如泌尿道器械检查、留置导尿管、不及时更换尿布、蛲虫病等，机体防御能力低下如营养不良、肾病综合征等，均易致泌尿道感染。

（二）致病原

多数为细菌、真菌和支原体，病毒较少见。细菌以革兰阴性菌为主，最常见的为大肠埃希菌，占首次感染的 80%，其次为克雷伯杆菌、肠杆菌、枸橼酸杆菌、变性杆菌等。

（三）感染途径

上行感染是儿童泌尿道感染的主要途径；血源性感染通常可为全身性败血症的一部分，主要见于新生儿和小婴儿；泌尿系统邻近组织感染和肾周脓肿、阑尾脓肿和盆腔炎症等可直接蔓延引起泌尿道感染。

【治疗要点】

控制症状，根除病原体，去除诱发因素，防止再发。

1. 一般治疗 口服碳酸氢钠；有严重膀胱刺激症状者，可适当使用苯巴比妥、地西泮等镇静剂，解痉药可用抗胆碱类药如山莨菪碱。对高热、头痛、腰痛的患儿，应给予解热镇痛剂。

2. 抗菌治疗 宜及早开始抗菌药物治疗，在留尿送尿细菌培养后即可。

（1）轻型和下尿路感染：首选复方磺胺甲基异噁唑（SMZ CO），按 SMZ 每日 50mg/kg，甲氧苄啶（TMP）每日 10mg/kg 计算，分 2 次口服，连服 7 ~ 10 天，其对大多数大肠埃希菌有较强抑菌作用，待有培养结果后按药敏试验选用抗菌药物。

（2）上尿路感染/急性肾盂肾炎：在做尿细菌培养后，即予以 2 种抗菌药物。常用的药物为氨苄西林、头孢噻肟、头孢曲松等，疗程共 10 ~ 14 天。开始治疗后应连续 3 天进行尿细菌培养，若 24 小时后尿培养阴性，表示所用药物有效，否则应按尿培养药敏试验的结果调整用药。停药 1 周后再做尿培养一次。

（3）复发治疗：进行尿细菌培养后，选用 2 种抗菌药物，治疗 10 ~ 14 天后以小剂量维持。同时检查有无泌尿系发育异常和膀胱输尿管反流。有习惯性便秘者应给予处理，以保持大便通畅。

【护理评估】

（一）健康史

了解小婴儿是否有发热、呕吐、腹痛、腹泻等表现，是否有尿线中断、排尿时哭闹、夜间遗尿等尿路刺激症状。对年长儿要注意是否有尿频、尿急、尿痛等膀胱刺激症状。

（二）身体状况

1. 急性泌尿道感染 病程 6 个月以内。新生儿、婴幼儿泌尿系统感染的局部症状往往不明显，全身症状较重，易漏诊而延误治疗，使感染持续或反复发作从而影响儿童的健康。不同年龄组症状存在差异：

（1）新生儿：临床症状极不典型，以全身症状为主，多由血行感染引起。症状轻重不一，可为无症状性细菌尿或呈严重的败血症表现，可有发热、体温不升、体重不增、拒奶、腹泻、黄疸、嗜睡和惊厥等。

（2）婴幼儿：仍以全身症状为主，局部症状轻微或缺如。主要表现为发热、呕吐、腹痛、腹泻等，其中以发热最突出。部分患儿可有尿路刺激症状，如尿线中断、排尿时哭闹、夜间遗尿等。由于尿频致尿布经常浸湿，可引发顽固性尿布性皮炎。

（3）年长儿：表现与成人相似，上尿路感染多有发热、寒战、腰痛、肾区叩击痛，有时也伴有尿路刺激症状；下尿路感染以膀胱刺激症状如尿频、尿急、尿痛为主，偶见肉眼血尿，全身症状轻微。

2. 慢性泌尿道感染　病程多在 6 个月以上。轻者可无明显症状，也可间断出现发热、脓尿或菌尿。反复发作者可有贫血、乏力、腰痛、生长发育迟缓，重症者肾实质损伤，出现肾功能不全及高血压。

3. 无症状性菌尿　在常规的尿过筛检查中，可以发现健康儿童存在着有意义的菌尿，但无任何尿路感染症状。这种现象可见于各年龄组，在儿童中以学龄女孩常见。无症状性菌尿患儿常同时伴有尿路畸形和既往症状尿路感染史，病原体多数是大肠埃希菌。

（三）辅助检查

1. 尿常规　清洁中段尿离心沉渣镜检，白细胞 ≥ 5 个 / 高倍视野或白细胞成堆、白细胞管型有诊断意义。另外，1 小时尿白细胞排泄率测定也可辅助诊断：白细胞数 >30×10^4/h 为阳性，可怀疑尿路感染；<20×10^4/h 为阴性，可排除尿路感染。

2. 尿涂片找细菌　一滴新鲜混匀尿涂片，革兰染色，每油镜视野 ≥ 1 个，有诊断意义。

3. 尿细菌培养　清洁中段尿细菌培养：菌落计数超过 10 万 /ml 便可确诊；菌落计数在 1 万 ~ 10 万 /ml，男孩有诊断意义，女孩为可疑；菌落计数少于 1 万 /ml 或多种杂菌生长时，则尿液污染的可能性大。结果分析应结合患儿性别、有无症状、细菌种类及繁殖力综合评价临床意义。

4. 影像学检查　反复感染或迁延不愈者，应进行影像学检查，以明确有无泌尿系统畸形和膀胱输尿管反流。常用的有 B 超检查、静脉肾盂造影加断层摄片、排泄性膀胱造影（检查 VUR）、肾核素造影和 CT 扫描等。

5. 亚硝酸盐试纸实验（Griess 实验）　大肠埃希菌、副大肠埃希菌和克雷伯杆菌呈阳性，粪链球菌、结核菌阴性。如采用晨尿，可提高其阳性率。

6. 其他　尿沉渣找闪光细胞（甲紫沙黄染色）2 万 ~ 4 万个 / 小时可确诊。新生儿上尿路感染血培养可阳性。

（四）心理 – 社会状况

了解患儿既往有无住院经历；患儿及家长对疾病病因和防治知识的了解程度。

【常见护理诊断 / 问题】

1. 体温过高　与细菌感染有关。

2. 排尿障碍　与膀胱、尿道炎症有关。

3. 潜在并发症：药物不良反应。

【预期目标】

1. 患儿体温恢复正常。

2. 患儿尿路刺激症状消失，排尿正常。

3. 患儿无药物不良反应等并发症。

【护理措施】

（一）维持体温正常

1. 休息　急性期需卧床休息，鼓励患儿大量饮水，通过增加尿量起到冲洗尿道作用，减少细菌在尿道的停留时间，促进细菌和毒素排出，多饮水还可降低肾髓质及乳头部组织的渗透压，不利于细菌繁殖。

2. 饮食　发热患儿宜给予流质或半流质饮食，食物应易消化，含足够热量、丰富的蛋白质和维生素，以增加机体抵抗力，且食物品种多样可促进患儿食欲。

3. 降温　监测体温变化，高热者给予物理降温或药物降温。

（二）减轻排尿异常

1. 保持会阴部清洁，便后冲洗外阴，小婴儿勤换尿布，尿布用开水烫洗晒干或阳光暴晒、煮沸、压力消毒。

2. 婴幼儿哭闹、尿路刺激症状明显者，可应用山莨菪碱等抗胆碱药或应用碳酸氢钠碱化尿液。

3. 定期复查尿常规和进行尿培养，以了解病情的变化和治疗效果。留尿时，常规清洁消毒外阴，取中段尿及时送检。婴幼儿用无菌尿袋收集尿标本。如疑其结果不可靠者可行耻骨上膀胱穿刺抽取尿标本，方法是患儿取平卧位，在膀胱充盈状态下，常规消毒皮肤，用22号或25号针在耻骨联合上一横指宽腹中线处穿刺，抽取1～2ml尿液做细菌培养。非不得已方行导尿，必须严格消毒，以免插管时将前1/3尿道细菌带入膀胱。

（三）用药及护理

1. 碳酸氢钠　口服以碱化尿液，减轻膀胱刺激症状和增强氨基糖苷类抗生素、青霉素、红霉素和磺胺类的疗效，但勿与呋喃妥因同服以免降低药效。

2. 抗菌素　及早开始抗菌药物治疗，在留尿送尿细菌培养后即可。按医嘱应用抗菌药物，注意药物不良反应。口服抗菌药物可能出现恶心、呕吐、食欲减退等现象，饭后服用可减轻胃肠道症状；服用磺胺药时应多喝水，并注意有无血尿、尿少、无尿、恶心、呕吐及食欲减退等不良反应。

（四）健康教育

1. 向患儿及家长解释本病的护理要点及预防知识，如幼儿不穿开裆裤，为婴儿勤换尿布，便后冲洗臀部，保持清洁；女孩冲洗外阴时从前向后擦洗，单独使用洁具，防止肠道细菌污染尿道，引起上行性感染；及时发现男孩包茎、女孩处女膜伞及蛲虫病等情况，并及时处理，减少感染因素。

2. 指导按时服药，定期复查，防止复发与再感染。急性尿路感染经合理抗生素治疗后，多于数日内症状消失而治愈，但有近50%的患儿可有复发或再感染，如不及时纠正，易于频繁复发或慢性感染，最终发展为慢性肾功能不全。一般急性感染于疗程结束后每月随访一次，除尿常规外，还应做中段尿培养，连续3个月，如无复发可以认为治愈；反复发作者，每3～6个月复查一次，共2年或更长时间。

【护理评价】

经过治疗和护理，患儿体温恢复正常；尿量刺激症状得到缓解；没有发生并发症；家长及患儿知晓本病的诱因及防治措施。

（吴心琦）

1. 患儿，男性，9岁。水肿、血尿3天，少尿1天。3天前晨起发现双眼睑水肿，尿色发红。1天前尿量明显减少，无尿急、尿频及尿痛。2周前曾患感冒。体格检查：T 36.9℃，P 90次/分，R 24次/分，BP 145/90mmHg。实验室检查：红细胞（++）、尿蛋白（+），24小时尿蛋白定量2.2g，BUN 36.7mmol/L，肌酐546.60μmol/L，总蛋白60.9g/L，白蛋白35.4g/L，抗ASO：800IU/L。

（1）根据患儿目前的状况，列出其主要护理诊断。

（2）为防止可能的并发症，应注意观察患儿哪些方面？

（3）如何指导患儿合理休息？

2. 患儿，男性，5岁。反复全身水肿1年，加重1周。曾激素治疗6个月，尿蛋白转阴后停药，1周前因感冒后再次出现水肿，尿量减少，食欲不佳。体格检查：T 37.9℃，P 90次/分，R 24次/分，BP 110/70mmHg。颜面、四肢及阴囊高度水肿，呈凹陷性。化验尿常规：PRO（+++），RBC 3～5个/高倍视野，24h尿蛋白定量5g，血浆白蛋白22.6g/L。

（1）根据患儿目前的状况，列出其主要护理诊断。

（2）应该给予该患儿哪些护理措施？

第十二章
神经系统疾病患儿的护理

章前导言　　　神经系统作为人体内起主导作用的功能调节系统，其发育受遗传与环境因素的影响。任何导致神经系统结构与功能紊乱的因素均可造成临床疾病。儿童神经系统疾病以中枢神经系统感染（如脑膜炎、脑炎）多见。随着医学科学进步，一些神经系统非感染性疾病如脑性瘫痪和注意力缺陷多动障碍在临床也得到及时的诊治。由于儿童神经系统结构功能特殊性可造成疾病的表现不典型而延误诊治或出现严重后遗症，影响儿童远期预后。因此，儿童护理工作者在护理中要密切观察、早期发现疾病症状，同时加强神经系统功能康复训练，以促进患儿康复。

第一节　儿童神经系统解剖特点及检查

❖ 学习目标

· 掌握儿童和成人神经反射的异同点。

· 熟悉儿童神经系统解剖生理特点及与本系统疾病的关系。

· 了解儿童神经系统疾病的检查。

神经系统包括中枢神经系统、周围神经系统和自主神经系统，其互相协调作用完成对躯体、智力和情绪活动的控制。儿童和成人的神经系统检查原则上基本相同，但由于儿童神经系统处于生长发育阶段，各年龄的正常标准和异常表现也有所不同，检查方法及对结果的判断需要结合年龄考虑。

一、儿童神经系统解剖生理特点

（一）颅骨

新生儿颅骨较软，易变形，颅骨骨缝和前囟未闭合，1 岁半以前的婴幼儿，颅内容积在颅内压升高时可以扩张，表现为前囟膨隆、头围增大。青少年期颅骨变坚硬。

（二）脑膜

儿童硬膜下腔较小，小量出血即可引起明显的颅内出血表现。

（三）脑组织

儿童脑发育是各持续动态的成熟过程。胎儿期神经系统最先发育。

1. **脑重量**　出生时新生儿大脑重量约 370g，占体重 10% ~ 12%，约为成人脑重量的 1/4 左右，6 个月脑重 600 ~ 700g，1 岁时达 900g，2 岁时达 1000g 左右，4 ~ 6 岁脑重量达成人脑重 85% ~ 90%。

2. **脑皮质**　出生时大脑外观与成人大脑外观相似，大脑表现已有较浅而宽的沟回，发育不完善，皮质较薄，细胞分化差，髓鞘形成不全，灰质和白质分界不明显，大脑皮质及新纹状体发育不成熟，皮层下中枢发育较成熟。出生后 3 个月神经髓鞘逐渐形成，但神经活动不稳定，皮质下中枢兴奋性较高，对外界刺激反应慢且易于泛化，因此出现肌肉张力较高、无意识的手足徐动。遭遇强刺激，易发生昏睡或惊厥。

3. **神经元**　神经元是脑组织功能形成基础。胚胎期神经细胞以惊人速度分化和繁殖，胚胎 6 个月时，神经细胞高达 100 亿，之后神经细胞数目增殖停止。出生后神经细胞生长主要是细胞间联系增多，即细胞成熟度增加。

（四）脊髓

脊髓为脑部神经冲动上传下递的通路。儿童脊髓的发育在出生时已较为成熟，重 2 ~ 6g，约为成人脊髓重量的 1/5 ~ 1/4。脊髓的发育与运动功能发育相平衡，随着年龄增长而加长加重，但与脊柱的发育相对不平衡，胎儿 3 个月时两者等长，新生儿脊髓下端位于第 2 腰椎下缘，4 岁时移至第 1、2 腰椎之间，因此婴幼儿期间腰椎穿刺位置宜在第 4-5 腰椎间隙。

二、神经系统疾病患儿的检查

【神经系统体格检查】

（一）一般检查

1. **意识状态和精神行为状态**　根据小儿对外界的刺激反应判断有无异常。意识障碍根据程度分为嗜睡、意识模糊、昏睡、昏迷等。精神和智力发育指标有运动、语言和适应能力，可根据小儿对外界环境的反应和完成技能判断。

2. **头部**　观察头颅形状、对称性和大小，触摸检查囟门及颅骨缝，叩诊颅骨，听诊颅骨大血管及眼窝处。头颅形状异常多见于颅缝早闭，舟状头见于矢状缝早闭，扁头见于冠状缝早闭，塔形头见于各颅缝均早闭。头围过大，见于脑积水、巨脑症等；头围过小，见于脑小畸形、脑萎缩等。囟门过早过迟闭合、张力异常等可提示某些病理状态（见生长发育章节）。颅内压增高患儿叩诊呈"破壶音"。

3. **脊柱**　观察脊柱有无畸形、异常弯曲、叩击痛、背部正中线情况等，判断有无异常。

4. **面容和皮肤**　某些特殊面容可提示疾病，如先天愚型、黏多糖病、克汀病等。皮肤色素异常有助于判断神经皮肤综合征一类的疾病，如皮肤色素脱失斑常见于结节性硬化症早期表象。

（二）脑神经检查

观察对香精、薄荷等气味反应，判断嗅神经功能。视神经主要检查视力、视野和眼底。检查眼球运动和瞳孔大小、形状，对称性的动眼神经、滑车神经、展神经检查。触摸咀嚼肌肌力和面部两侧的痛、触觉的三叉神经检查。听神经功能主要检查儿童的听力和前庭功能。观察随意运动或表情运动时双侧面部是否对称的面神经检查。观察软腭和悬雍垂位置的舌咽神经和迷走神经检查。伸舌方向有无偏斜的舌下神经检查等。

（三）运动检查

主要判断儿童头、躯干、四肢的随意动作，如坐、立、跑、握手、写等是否达到该年龄的正常标准。检查内容包括肌容积、肌力、肌张力、共济运动、姿势和步态、不自主运动。

1. **肌容积**　检查有无肌肉萎缩或假性肥大。

2. **肌张力**　静止或放松状态下肌肉作被动运动时，感知其阻力和紧张度，判断肌张力。肌张力减低见于下运动神经元性瘫痪、小脑疾患、低血钾及深昏迷、严重缺氧等；肌张力增高见于锥体系统受损以及锥体外系疾病。生后 4～5 个月内小儿四肢屈肌张力较高。

3. **肌力**　指肌肉做主动收缩时的力量。观察小儿力所能及的粗大和精细运动，判断各部位肌群的肌力。上、下运动神经元麻痹可导致肌力减弱，锥体外系疾病时肌力不减弱。

4. **共济运动**　检查婴幼儿手拿玩具的动作是否准确。年长儿检查指鼻试验及旋前旋后等交替快速动作。

5. **姿势和步态**　是复杂的神经活动，与深感觉、肌张力、肌力以及小脑、前庭功能有密切关系。观察卧、坐、立、走的姿势是否正常。

6. **不自主运动**　观察有无不自主的、强制的、毫无生理意义的动作。不自主运动主要见于锥体外系疾病。

（四）反射检查

儿童反射检查分为两大类：第一类为终身存在的反射，即浅反射和深反射（腱反射）；第二类为暂时性反射，又称原始反射（primitive reflexes）。

1. 浅反射和深反射

（1）浅反射：是刺激皮肤或黏膜引起的反射，如角膜反射、咽反射、腹壁反射、提睾反射、跖反射和肛门反射。腹壁反射到 1 岁比较容易引出。提睾反射到出生 4~6 个月后明显。

（2）深反射（腱反射）：是刺激肌腱而引起的牵张反射，如下颌反射、肱二头肌腱反射、桡侧骨膜反射、膝腱反射、肱三头肌腱反射等。新生儿期可引出肱二头肌、膝和踝反射。深反射减弱或消失可见于反射弧损伤和锥体束急性损害或小脑病变，低钾血症、昏迷、休克、大量镇静药使用等情况也可导致深反射减弱或消失。深反射亢进见于锥体束病变。

2. 原始反射 婴儿神经系统发育过程中出现暂时性反射，随着年龄增长会逐渐消失（表 12-1）。若这些反射不能按时出现，或不随年龄增长及时消失，或退而复现，或两侧明显不对称，都提示出现神经系统异常。

表 12-1 新生儿和婴儿神经反射出现和消退的年龄

反射	出现年龄	消失年龄	反射	出现年龄	消失年龄
吸吮和觅食反射	初生	4~7 月	颈拨正反射	初生	6 个月
拥抱反射	初生	3~6 个月	迈步反射	初生	2 个月
握持反射	初生	3~4 个月	颈肢反射	2 个月	6 个月
交叉伸展反射	初生	2 个月	降落伞反射	10 个月	持续

（五）病理反射

病理反射包括巴宾斯基征（Babinski sign）、戈登征（Gordon sing）、查多克征（Chaddock sign）和奥本海姆征（Oppenheim sign），检查方法同成人。需注意，正常 2 岁以内婴幼儿可呈现双侧巴宾斯基征阳性，若反射恒定不对称或 2 岁后持续阳性者，提示锥体束损害。

（六）脑膜刺激征

脑膜刺激征包括颈强直、凯尔尼格征（Kerning sign）、布鲁金斯基征（Brudzinski sign），检查方法同成人。脑膜刺激征见于脑膜炎、脑炎、蛛网膜下腔出血、各种原因引起的颅内高压、脑疝等。婴儿由于囟门和颅骨缝未闭可以缓解颅内压，因而脑膜刺激征可能不明显或出现较晚。

【神经系统辅助检查】

（一）脑脊液检查

腰椎穿刺取脑脊液（cerebral spinal fluid，CSF）检查是诊断颅内感染和蛛网膜下腔出血的重要依据。几种常见颅内感染疾病的脑脊液特点见表 12-2。

（二）脑电图

脑电图（eletroencephalography，EEG）是通过电极记录下来的脑细胞群的自发性、节律性电活动。脑电图在诊断一些神经系统疾病，尤其是儿童癫痫，具有其他检查手段无法取代的作用。脑电图检查技术包括常规 EEG、动态 EEG 和录像 EEG。

（三）其他

可通过肌电图判断肌肉有无损害及损害性质。各种诱发电位，如脑干听觉诱发电位、视觉诱发电位和体感诱发电位，判断儿童听觉、视觉和脊髓神经功能。

神经影像学检查能较好显示病变部位，常用的检查方法有电子计算机断层扫描、磁共振成像等。

表 12-2　正常儿童及颅内常见感染性疾病的脑脊液特点

	压力 （kPa）	外观	潘氏试验	白细胞 （10^6/L）	蛋白 （g/L）	糖 （mmol/L）	氯化物 （mmol/L）	查找病原
正常 新生儿	0.2～0.78	清亮 透明	–	0～34 婴儿：0～20	0.2～1.2			
正常 儿童	0.69～1.96	清亮 透明	–	0～10	0.2～0.4	2.8～4.5	117～127	
化脓性 脑膜炎	不同程度 升高	米汤样浑浊	+～+++	数百至数千， 多核为主	明显增高	明显降低	多数降低	涂片或培养 可见致病菌
结核性 脑膜炎	增高	微混， 毛玻璃样	+～+++	数十至数 百，淋巴细 胞为主	增高	降低	降低	涂片或培养 可发现抗酸 杆菌
病毒性 脑膜炎	正常或轻 度增高	清亮	–～+	正常至数 百，淋巴细 胞为主	正常或轻 度增高	正常	正常	特异性抗体 阳性，病毒 分离阳性

第二节　化脓性脑膜炎患儿的护理

➤ 案例导入与思考

患儿，男性，6 月。主因"咳嗽 3 天，发热半天，惊厥 1 次入院"。患儿于入院前 3 天无明显诱因出现咳嗽，流少许清鼻涕。入院前半天出现发热，呕吐 1 次，呈非喷射性，量少，入院前约 1.5 小时，患儿突然出现惊厥，表现为意识丧失、双目上翻、牙关紧闭、口周略发绀、四肢节律性抽动。患病以来，精神萎靡，大小便正常。

体格检查：T 39.0℃，P 146 次 / 分，R 42 次 / 分。精神萎靡，嗜睡。皮肤黏膜未见瘀点、瘀斑。前囟 1.0cm×1.0cm，隆起。咽部红，双侧扁桃体Ⅰ度大，无渗出。双肺呼吸音粗，可闻及痰鸣音。四肢肌张力增高，腱反射活跃，Kerning 征（±），Brudzinski 征（±），Babinski（+）。

辅助检查：脑脊液，压力 200mmH$_2$O，外观混浊。白细胞 360×10^6/L，单核 0.38，多核 0.62。蛋白定性（+++），微量蛋白 3.06g/L，氯化物 113mmol/L，糖 4.47mmol/L。血常规检查：WBC 14.0×10^9/L，N 0.80，L 0.20。

请思考：

1. 护士应如何评估和观察患儿？

2. 该患儿目前主要的护理诊断 / 问题是什么？

3. 护士接诊后，针对患儿的病情应配合医生采取哪些护理措施？

❖ 学习目标

• 掌握化脓性脑膜炎患儿的身体状况、常见护理诊断，并能根据预期目标，按护理程序为患儿实施整体护理。
- 熟悉化脓性脑膜炎定义、病因、发病机制及治疗原则。
- 了解化脓性脑膜炎辅助检查。

化脓性脑膜炎（purulent meningitis，PM）又称细菌性脑膜炎，是由各种化脓性细菌感染引起的急性脑膜炎症，部分患儿病变可累及脑实质。本病在儿童尤其是婴幼儿中较常见。本病死亡率为5%～10%，1/3患儿出现神经系统后遗症，属于儿童严重感染性疾病。

【病因】

1. 致病菌 在我国，脑膜炎奈瑟菌、肺炎链球菌及流感嗜血杆菌引起的化脓性脑膜炎占2/3以上。不同年龄儿童感染的致病菌有很大差异，2个月以下幼婴和新生儿及免疫缺陷病者易发生肠道革兰阴性杆菌和金黄色葡萄球菌脑膜炎，前者大肠埃希菌占第一位，其次为变形杆菌、铜绿假单胞菌、产气菌等。

2. 易感因素 儿童防御、免疫功能均弱，血脑屏障功能较差，致病菌容易侵入而引起化脓性脑膜炎。一些先天性神经系统发育不全，如脑膜膨出、脊柱裂、脊膜膨出等，易导致病原侵入中枢神经系统。

3. 入侵途径 致病菌可通过多种途径侵入脑膜。

（1）直接血行播散：致病菌大多由上呼吸道入侵血流，新生儿皮肤、胃肠道黏膜或脐部也常是侵入门户。当儿童免疫力下降时，细菌可通过血脑屏障到达脑膜。

（2）邻近组织感染：如中耳炎、乳突炎等，细菌可直接扩散至脑膜。

（3）颅内与外界存在直接通道：如颅骨骨折、神经外科手术、皮肤窦道或脑脊膜膨出等，细菌可直接进入中枢神经系统。

【发病机制】

主要是病原菌侵入脑膜，在细菌毒素和多种炎症相关细胞因子作用下，形成以蛛网膜、软脑膜和表层脑组织为主的炎症反应，引起一系列病理生理反应（图12-1）。

【治疗要点】

1. 抗生素治疗 抗生素使用原则为对病原菌敏感，在脑脊液中浓度高，能快速杀菌达到无菌化。急性期要静脉用药，做到用药早、剂量足和疗程够。目前，病原菌未明确前主要选择能快速在患儿脑脊液中达到有效灭菌浓度的第三代头孢菌素。抗生素治疗疗程视病原菌种类、病情轻重、有无合并症及治疗反应而定，一般金黄色葡萄球菌、耐药肺炎链球菌及肠道革兰阴性杆菌脑膜炎疗程宜3周以上；流感杆菌、肺炎链球菌脑膜炎疗程一般10～14天；出现并发症需延长用药时间。

2. 肾上腺皮质激素治疗 应用肾上腺皮质激素可以抑制炎症因子合成及降低其活性，从而减轻脑水肿，降低颅内压，增加脑血流和改善脑代谢。在抗生素治疗开始前或同时给予地塞米松，每日0.4～0.6mg/kg，分4次静脉用药，连用2～3天。

3. 对症和支持治疗 控制惊厥、减低颅内压、抢救休克及DIC。维持水、电解质酸碱平衡。

4. 并发症治疗

（1）硬膜下积液、积脓：积液量多伴有颅内压增高症状，可采用硬膜下穿刺放出积液，放液

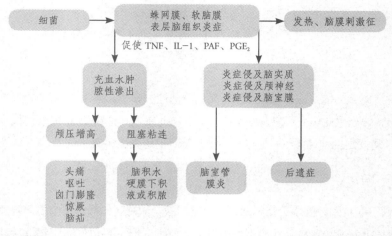

图 12-1　化脓性脑膜炎的发病机制

量每次每侧量少于 15ml。硬膜下积脓可进行局部冲洗，并注入抗生素及地塞米松。

（2）脑室管膜炎：可采用侧脑室穿刺引流缓解症状，选择安全敏感抗生素注入脑室。

（3）脑积水：可进行手术治疗。

【护理评估】

（一）健康史

1. 评估患儿的年龄、营养状态及生长发育史。

2. 了解患儿生产史和脐部情况（新生儿）及患病前有无呼吸道、消化道和皮肤感染史。

3. 了解患儿有无颅外伤及先天性神经或皮肤缺陷；有无造成机体免疫力低下的因素。

（二）身体状况

不同病原菌所致脑膜炎的临床表现相似，主要表现为感染中毒、急性脑功能障碍、颅内压增高和脑膜刺激症状。年长儿与成人表现相似。婴幼儿表现较隐匿或不典型。

1. **典型表现**

（1）感染中毒：表现为发热、烦躁、精神萎靡甚至感染性休克。

（2）急性脑功能障碍：进行性加重的意识障碍，出现行为异常、运动障碍如惊厥或肢体瘫痪，感觉异常如肢体麻木、痛觉过敏等。

（3）颅内压增高：出现头痛、呕吐，婴儿前囟饱满张力增高、头围增大。严重者出现瞳孔先缩小后扩大，对光反射消失，眼球固定，昏迷，呼吸节律不齐，表现提示发生脑疝。

（4）脑膜刺激征：颈强直、凯尔尼格征、布鲁金斯基征呈现阳性，其中颈强直最多见。

2. **非典型表现**　新生儿与小于 3 个月的幼婴儿表现多不典型。起病隐匿，常缺乏典型症状和体征。表现为出生时正常，数日后出现肌张力低下、少动、哭声微弱、吸吮力差、拒食、呕吐、黄疸、发绀、呼吸不规则等非特异性症状。发热可有可无，甚至体温不升。颅内压增高表现可不明显，可能仅有吐奶、尖叫或颅缝分离。惊厥表现不典型，呈局限性发作或各种不显性发作。查体仅见前囟张力高，而少有其他脑膜刺激征，前囟隆起出现较晚。

3. **并发症和后遗症**

（1）硬膜下积液：发生率一般为 10%～60%，多见于 1 岁以内肺炎链球菌及流感嗜血杆菌感染的脑膜炎患儿。硬膜下积液可发生在化脓性脑膜炎同时或出现症状数小时或数日后，经 48～72

小时治疗后脑脊液好转但体温不退或退而复升或病情反复的患儿首先考虑该并发症的可能。可通过颅骨透照检查、头颅 CT 扫描或硬膜下穿刺诊断。硬脑膜下腔的液体如超过 2ml，蛋白定量在 0.4g/L 以上，可确诊。

（2）脑室管膜炎：多见于年龄小、未及时治疗和革兰阴性杆菌感染患儿，可造成预后不良和严重后遗症。出现病情危重、惊厥频繁、呼吸衰竭等严重表现，常规治疗效果差，CT 扫描有明显脑室扩大，脑室穿刺脑室液细菌培养、涂片阳性，且多与腰椎穿刺检查结果一致可确诊。

（3）脑积水：常见于治疗不当或治疗过晚的新生儿和小婴儿。患儿出现烦躁不安，嗜睡，呕吐，惊厥发作，头颅进行性增大，颅缝分离，头颅"破壶音"和头皮静脉曲张。

（4）后遗症：年幼者更常见。患儿急性期如有严重抽搐、长时间意识不清和其他明显脑损伤表现，均有可能发生神经系统后遗症，如肢体瘫痪、智力低下、癫痫、视力障碍、听力障碍及行为异常等。

（三）心理－社会状况

评估患儿有无因疾病和住院出现不适反应，年长有无因疾病危重，出现焦虑、抑郁情绪；评估患儿家长对疾病的认知，对治疗护理知识的了解程度，对患儿疾病的预后期望；评估患儿家长的心理情绪状态，有无焦虑、抑郁或内疚等心理反应；评估家庭环境、经济状况和社会支持情况等。

（四）辅助检查

1. **脑脊液检查**　是确诊本病的重要依据（表 12-2）。

2. **血液学检查**　外周血常规白细胞总数大多增高，以中性粒细胞为主；血培养可帮助寻找致病菌；血清降钙素原有助于鉴别无菌性脑膜炎和细菌性脑膜炎。

3. **皮肤瘀点瘀斑涂片**　有助于发现脑膜炎奈瑟菌。

4. **神经影像学**　头颅 CT 或头颅 MRI 可发现脑实质病变和并发症。

【常见护理诊断／问题】

1. **体温过高**　与细菌感染有关。

2. **颅内调适能力降低**　与颅内炎症有关。

3. **潜在并发症**：脑疝。

4. **有受伤的危险**　与惊厥发作和意识障碍有关。

5. **营养失调：低于机体需要量**　与摄入不足、机体消耗增多有关。

6. **焦虑／恐惧**　与疾病预后不良有关。

7. **知识缺乏**：缺乏疾病有关护理和康复知识。

【预期目标】

1. 患儿体温恢复和维持正常。

2. 患儿颅内压恢复和维持正常。

3. 住院期间，无并发症发生。

4. 患儿住院期间得到及时有效护理，无受伤情况发生。

5. 患儿维持一定的营养状态，不发生营养不良。

6. 患儿家长能用正确的态度对待疾病，积极主动配合治疗和护理。

7. 患儿家长掌握一定疾病护理和康复方面知识。

【护理措施】

（一）维持体温正常

密切观察体温变化，发热患儿每 4 小时测体温一次，并观察热型及伴随症状。室温维持在 18～22℃，湿度 50%～60%，保持室内空气流通。低热不需特殊处理，体温超过 38.5℃时给予物理降温，必要时给予药物降温，以防高热惊厥。及时更换被汗液浸湿的衣被，保持皮肤的清洁干燥。如有虚脱，应予保暖、补液。遵医嘱给予抗生素控制感染。

（二）密切观察病情变化，防止并发症发生

监测生命体征，密切观察患儿意识状态、面色、意识、瞳孔、前囟等变化，并详细记录。及时发现惊厥发作先兆，如意识障碍、囟门隆起、躁动不安频繁呕吐、四肢肌张力增高，及时给予处理。警惕脑疝、呼吸衰竭等危象出现。密切监测硬膜下积液、脑积水、脑室管膜炎等并发症的发生，并做好各种急救物品的准备工作，配合急救处理。

（三）防止外伤及意外

保证病室环境安全舒适，安排专人陪护患儿，保持患儿安静。患儿呕吐时防止误吸及窒息。惊厥发作时需去枕平卧，头偏向一侧，保持呼吸道通畅，保护口腔防止舌咬伤，适当约束防止躁动受伤或坠床。协助患儿做好生活护理。协助患儿采取舒适的体位，并定时翻身，促进患儿维持皮肤完整性。

（四）给予合理的营养

根据患儿年龄、体重及营养状况，供给机体所需的营养物质。选择高能量、高蛋白质、高维生素、易消化的清淡流质或半流质饮食。根据病情选择恰当的给予方式，如清醒患儿可采用经口进食，意识障碍患儿采用鼻饲或静脉营养。呕吐频繁患儿，需耐心喂养，少食多餐，必要时采取静脉营养。

（五）减轻焦虑/恐惧

根据患儿年龄和心理发育特点，采取患儿能理解的方式表达安慰、关心和爱护。采用家长能接受和理解的方式介绍病情、治疗和护理，使其主动配合。关心安慰家长，并提供有效的信息，指导家长合适的发泄情绪，减轻家长负性情绪反应。

（六）健康教育

科普宣传化脓性脑膜炎的预防知识，积极治疗上呼吸道、消化道、脐部等感染性疾病。恢复期及有神经系统后遗症患儿，需指导家长制定适合患儿情况的康复方案，并协助实施，从而改善患儿预后，提高生活质量。

【护理评价】

经过治疗和护理，患儿体温维持在正常值范围；能维持正常的颅内压，无其他并发症发生；住院期间患儿未发生安全事故；能保持安静、舒适；营养状况良好；住院治疗过程中得到一定的照顾，焦虑、恐惧情绪减轻；家长能说出本病护理和康复的主要内容。

第三节　急性病毒性脑炎患儿的护理

❖ 学习目标　· ·

　　• 掌握病毒性脑炎患儿的身体状况、常见护理诊断，并能根据预期
目标，按护理程序为患儿实施整体护理。
　　• 熟悉病毒性脑炎定义、病因、发病机制及治疗原则。
　　• 了解病毒性脑炎辅助检查。

　　病毒性脑炎（viral encephalitis）系指由病毒感染造成脑实质病变，并引起一系列相关临床表现的中枢神经系统感染性疾病。本病病程多具有自限性，一年四季均可发病。

【病因】

　　引起脑炎的病毒较多，80% 由肠道病毒所致（主要是柯萨奇病毒、埃可病毒和肠道病毒 71型），其次为虫媒病毒、疱疹病毒科病毒（如单纯疱疹病毒、EB 病毒、水痘－带状疱疹病毒）、副黏病毒属病毒（如麻疹病毒、风疹病毒、流行性腮腺炎病毒等）。

【发病机制】

　　1. 血行播散途径　病毒自原发病灶处（呼吸道、消化道）侵入人体，在淋巴系统内繁殖后进入血流形成病毒血症，此时患儿可出现发热等全身表现。血液中的病毒通过感染嗅神经上皮，通过感染筛板或感染脑的毛细血管进入中枢神经系统，造成脑膜或脑实质感染的表现。

　　2. 直接侵犯　如单纯疱疹病毒直接经嗅神经入侵脑部，导致神经系统破坏。

【病理】

　　主要的病理改变为脑组织和脑膜弥漫性充血、水肿，伴淋巴细胞和浆细胞浸润。神经元灶性坏死，炎性胶质结节形成，血管周围淋巴细胞聚集。此外，免疫反应可造成神经脱髓鞘病变，血管及周围损伤。病理改变多为弥漫性，但亦可出现相对局限倾向，如单纯疱疹病毒常引起颞叶为主的脑部病变。

【治疗】

　　无特异性治疗方法。急性期以支持和对症治疗为主。

　　1. 支持治疗　卧床休息，维持体温正常和水、电解质平衡，合理供给营养。

　　2. 控制惊厥发作　给予地西泮、苯巴比妥等止惊剂。

　　3. 控制脑水肿和颅内高压　严格限制液体入量；过度通气控制 $PaCO_2$ 在 20～25kPa；静脉注射脱水剂。

　　4. 抗病毒和抗生素药物使用　单纯疱疹病毒脑炎和水痘－带状疱疹病毒脑炎患儿首选阿昔洛韦治疗，每次 5～10mg/kg，每 8 小时一次。干扰素、利巴韦林、免疫球蛋白对控制病毒感染有一定效果。重症或合并细菌感染患儿酌情给予抗生素治疗。

　　5. 呼吸道和心血管功能监护与支持　密切观察病情，重症需持续监测生命体征。

【护理评估】

（一）健康史

1. 评估患儿近期患感染性疾病史和传染性疾病史。

2. 评估患儿动物接触史或虫媒叮咬史。

3. 了解患儿预防接种史以及生活和接触环境是否是疫源地。

4. 评估患儿的年龄、营养状态及生长发育史。

（二）身体状况

起病急，临床表现与病变脑实质部位、严重程度有关。

1. 前驱症状　急性全身感染表现，如发热、腹痛、眩晕、咽痛、腹泻等表现。

2. 中枢神经症状

（1）弥漫性大脑病变（多数）：主要表现为反复惊厥发作，全身性发作多见；不同程度的意识障碍，可有嗜睡、昏睡、昏迷、深昏迷、去皮质状态的表现；颅内压增高表现，若出现呼吸节律不规则或瞳孔不等大，考虑出现脑疝。

（2）局限性大脑病变：与病变脑组织功能有关系。若累及额叶皮质运动区则表现为反复惊厥发作为主，伴或不伴发热；多种病毒感染可累及额叶底部、颞叶边缘系统，患儿则出现神经情绪异常，如幻觉、躁狂、失语及定向力计算力和记忆力障碍。

（3）其他：以运动功能障碍为主要表现者，如偏瘫、不自主运动、面瘫、吞咽障碍等。

（4）病程：一般 2～3 周，多数患儿完全恢复，少数可留有癫痫、肢体瘫痪、智力落后等后遗症。

（三）辅助检查

1. 脑脊液检查　是诊断本病的重要依据（表 12-2）。

2. 病毒学检查　通过脑脊液病毒分离及特异性抗体测试阳性，恢复期患儿血清特异性抗体滴度高于急性期 4 倍以上等诸多方法确诊并明确病原。

3. 脑电图　可呈现弥漫性或局限性异常慢波背景活动异常脑电图表现。合并癫痫者可出现棘波、棘 - 慢复合波。部分患儿脑电图正常。

4. 神经影像学　头颅 CT 或头颅 MRI 可呈现脑实质变化。

（四）心理 - 社会状况

评估患儿有无因住院出现心理行为反应，年长儿有无因疾病危重出现焦虑、抑郁情绪；评估患儿家长对疾病的认知，对治疗护理知识的了解程度，对患儿疾病的预后期望；评估患儿家长的心理情绪状态，有无焦虑、抑郁或内疚等心理反应；评估家庭环境、经济状况和社会支持情况等。

【常见护理诊断／问题】

1. 体温过高　与病毒血症有关。

2. 颅内调适能力降低　与颅内炎症有关。

3. 潜在并发症：脑疝。

4. 有受伤的危险　与惊厥发作有关。

5. 急性意识障碍　与脑实质炎症有关。

6. 躯体活动障碍　与昏迷、肢体瘫痪有关。

【预期目标】

1. 患儿体温恢复和维持正常。

2. 患儿颅内压恢复和维持正常。

3. 住院期间，无并发症发生。

4. 患儿住院期间得到及时有效护理，无受伤情况发生。

5. 患儿意识恢复和维持正常。

6. 患儿病情好转，躯体活动恢复正常，或瘫痪肢体未发生肌肉萎缩或功能障碍。

【护理措施】

（一）维持体温正常

密切观察体温变化，发热患儿每 4 小时测体温一次，并观察热型及伴随症状。室温维持在 18～22℃，湿度 50%～60%，保持室内空气流通。低热不需特殊处理，体温超过 38.5℃时，给予物理降温，必要时给予药物降温，以防高热惊厥。及时更换被汗液浸湿的衣被，保持皮肤的清洁干燥。如有虚脱，应予保暖、补液。遵医嘱给予抗病毒药物。

（二）密切观察病情变化

监测生命体征，密切观察患儿意识状态、面色、意识、瞳孔、前囟等变化，并详细记录。及时发现惊厥发作先兆，如意识障碍、囟门隆起、躁动不安频繁呕吐、四肢肌张力增高，及时给予处理。警惕脑疝、呼吸衰竭等危象出现。密切监测硬膜下积液、脑积水、脑室管膜炎等并发症的发生，并做好各种急救物品的准备工作，配合急救处理。

（三）防止外伤及意外

保证病室环境安全舒适，安排专人陪护患儿，保持患儿安静。患儿呕吐时防止误吸及窒息。惊厥发作时需去枕平卧，头偏向一侧，保持呼吸道通畅，保护口腔防止舌咬伤，适当约束防止躁动受伤或坠床。协助患儿做好生活护理。协助患儿采取舒适的体位，并定时翻身，促进患儿维持皮肤完整性。

（四）促进脑功能恢复

减少刺激，患儿保持安静，减少烦躁与哭闹，必要时给予氧气吸入，减轻脑缺氧。遵医嘱使用脱水剂及镇静药，减轻脑水肿及控制惊厥发作。遵医嘱应用促进脑细胞代谢药物，有助于脑功能恢复。

（五）维持皮肤完整性，促进肢体功能恢复

卧床期间协助患儿做好生活护理，定时洗漱、进食，及时清理大小便。协助患儿采取舒适的体位，昏迷患儿取侧卧位。定时变换体位，促进患儿维持皮肤完整性。及时翻身拍背，促进痰液排出，昏迷患儿及时吸痰，保持呼吸道通畅，减少坠积性肺炎发生。保持肢体功能位。病情许可，应尽早协助患儿进行肢体功能锻炼，注意循序渐进，采取保护措施。

（六）健康教育

以患儿及家属能接受和理解的方式介绍病情、治疗护理和疾病预后方面的知识。宣传病毒性脑炎的预防知识，积极治疗上呼吸道、消化道等感染性疾病和传染病。恢复期及有神经系统后遗症患儿，需指导家长制定适合患儿情况的康复方案并协助实施，从而改善患儿预后，提高生活质量。

【护理评价】

经过治疗和护理，患儿体温维持在正常范围；能维持正常的颅内压，无其他并发症发生；住院期间，患儿未发生安全事故；能保持安静、舒适；患儿意识和精神状态恢复正常；住院期间，患儿瘫痪肢体功能障碍未加重，肌肉未见萎缩。

第四节　脑性瘫痪患儿的护理

❖ 学习目标 ....

- 掌握化脑性瘫痪患儿的身体状况、常见护理诊断，并能根据预期目标，按护理程序为患儿实施整体护理。
- 熟悉脑性瘫痪定义、病因及治疗原则。
- 了解脑性瘫痪辅助检查。

脑性瘫痪（cerebral palsy）又称脑瘫，是一组持续存在的中枢性运动和姿势发育障碍、活动受限症候群。这种症候群是由于发育中的胎儿或婴幼儿脑部非进行性损伤所致。脑性瘫痪的运动障碍常伴有感觉、知觉、认知、交流和行为障碍，以及癫痫和继发性肌肉、骨骼问题。男孩多于女孩。

【病因】

引起脑性瘫痪的危险因素很多，可发生在出生前、出生时及生后。

1. **出生前**　母亲妊娠期各种异常情况均为脑瘫的危险因素，如母体感染，尤其是风疹病毒感染；母体不当用药、接触放射线、缺氧和毒血症；母亲罹患营养不良和糖尿病等疾病。多胎妊娠、胎儿脑发育畸形是引起脑瘫的重要原因。

2. **出生时**　主要有缺氧窒息因素及机械损伤（由于头盆不称、急产、不恰当助产所致），早产、低出生体重、颅内出血亦是重要因素。

3. **出生后**　胆红素脑病、低血糖、颅内感染、头部创伤等。

【治疗要点】

1. **早发现、早干预**　按小儿运动发育规律，循序渐进促进正常运动发育，抑制异常运动和姿势；利用各种有益手段对患儿进行全面综合治疗；采用家庭训练和医生指导相结合方式。

2. **主要治疗措施**　功能训练，包括体能运动训练、技能训练、语言训练；矫形器使用；手术治疗；其他，如水疗、中药熏蒸、针灸按摩、高压氧等。

【护理评估】

（一）健康史

1. 评估孕母妊娠史、患儿出生史、既往病史、预防接种史、遗传病史。

2. 评估患儿年龄、生长发育史。

（二）身体状况

1. **共性表现**　脑瘫患儿一般具有以下 4 种表现：

（1）运动发育落后、主动运动减少：患儿无法达到相同年龄正常儿童应有的发育进程，大动作和精细动作发育均落后。

（2）肌张力异常：肌张力异常增高者见于痉挛性脑瘫患儿；肌张力低下型脑瘫患儿可出现瘫痪肢体松软，但腱反射存在；变异性肌张力不全见于手足徐动型脑瘫患儿。

（3）姿势异常：可出现多种异常姿势，并影响正常运动功能。如生后4周俯卧位时两腿屈曲，臀抬高；4个月时拉起头后仰，手握拳，平卧双腿不易分开等。

（4）反射异常：多种原始反射延迟消失、保护性反射减弱或延缓出现。

2．临床分型 中国脑性瘫痪康复指南（2015）将我国脑性瘫痪临床分型如下。

（1）按运动障碍性质分类

1）痉挛型（spssstic）：占全部脑瘫患儿的60%～70%。病变在锥体束系统。表现为肌张力增高，肢体活动受限，腱反射亢进或活跃，踝阵挛阳性，2岁后Babinski征仍阳性。上肢出现屈肌张力增高，肩关节内收，肘关节、腕关节屈曲，手指屈曲紧握拳，拇指内收扣于掌心。下肢内收交叉呈剪刀腿，足跟悬空，足尖着地。

2）不随意运动型（dyskinetic）：以锥体外系受损为主，主要包括舞蹈性手足徐动（chroeo-athetosis）和肌张力障碍（dystonic）。该型最明显特征是非对称性姿势，头部和四肢出现不随意运动，即进行某种动作时常夹杂许多多余动作，四肢、头部不停晃动，难以自我控制。该型肌张力可高可低，可随年龄改变。腱反射正常，锥体外系征TLR（＋），ATNR（＋）。静止时肌张力低下，随意运动时增强，对刺激敏感，表情奇特，挤眉弄眼，颈部不稳定，构音与发音障碍，流涎，摄食困难，婴儿期多表现为肌张低下。

3）共济失调型（ataxia）：呈小脑症状，患儿常常步态蹒跚，稳定性和协调性差；患儿做快速、重复运动能力受损；上肢意向性震颤，肌张力低下。

4）混合型（mixed types）：存在上述两种或以上的类型，痉挛型与不随意运动型常同时存在。

（2）按瘫痪受累部位分类（常用于痉挛型）

1）四肢瘫：累及四肢和躯干，上、下肢病变程度类似（图12-2a）。

2）截瘫：双下肢瘫痪，躯干和上肢正常（图12-2b）。

3）偏瘫：累及一侧肢体及躯干（图12-2c）。

4）三肢瘫：累及三个肢体，此型不常见（图12-2d）。

5）单瘫：累及单个肢体，此型不常见（图12-2e）。

6）双瘫：累及四肢，下肢程度重，上肢及躯干轻（图12-2f）。

7）双重性偏瘫：累及四肢，上肢程度重，下肢轻；或左右两侧表现程度不一致（图12-2g）。

3．伴随症状及疾病 约50%左右的患儿合并智力低下，约50%痉挛型脑瘫偏瘫型合并癫痫。脑瘫患儿常合并斜视、屈光不正或偏盲等视觉障碍、听觉障碍、行为障碍和语言障碍。

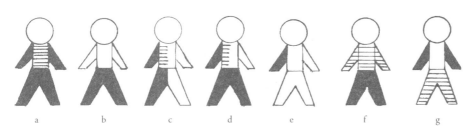

图12-2 脑瘫肢体受累示意图

（三）辅助检查

1．影像学检查　1/2～2/3 患儿有头颅 CT 或 MRI 异常，如脑室周围白质软化。

2．脑电图　可表现为异常背景活动，也可正常。

3．视觉、听觉功能检查。

（四）心理－社会状况

评估患儿家长对疾病知识尤其是康复知识了解程度；评估家长心理情绪状况；评估患儿家庭环境、家庭经济、社会支持及社区医疗资源情况。

【常见护理诊断／问题】

1．生长发展迟缓　与脑损伤有关。

2．有废用综合征的危险　与肢体长期瘫痪、活动受限有关。

3．有皮肤完整性受损的危险　与躯体不能活动有关。

4．营养失调：低于机体需要量　与脑性瘫痪造成的进食困难有关。

【预期目标】

1．患儿生长发育水平能达到或接近相同年龄正常儿童应有的发育水平。

2．患儿肢体功能水平接近或恢复正常。

3．患儿皮肤保持完整健康状态。

4．患儿维持一定的营养状态，不发生营养不良。

【护理措施】

（一）实施功能训练，促进功能发展

婴幼儿脑组织可塑性大、代偿能力强，早期恰当康复训练可获得最佳效果，因此脑瘫患儿一旦确诊，需立即实施功能锻炼。功能训练要循序渐进，从简单到复杂，从被动到主动。同时，可配合针刺、理疗、中药熏蒸等中医康复疗法，功能性电刺激、生物反馈疗法、经颅磁刺激技术等物理因子治疗和必要的矫形器等，提高康复效果。

1．日常生活活动能力训练

（1）由于脑瘫患儿肢体活动能力受限，无法自己进食、更衣梳洗、如厕等，因此需要对其进行日常生活护理和训练，改善脑瘫患儿的日常生活自理能力，提高其生活质量。

（2）应根据脑瘫患儿的年龄、病情程度、脑瘫类型、上肢功能、认知功能、学习功能等，由易至难，循序渐进地进行。

（3）训练进食动作、更衣动作、洗漱动作、排泄动作、洗浴动作、书写动作等。

（4）以进食训练为例：训练饮食动作时，选择勺表面浅平、有把手、勺柄长的餐具，鼓励患儿自主进食；确保正确的进食姿势，即患儿脊柱伸直，头肩稍前倾，下颌内收贴近胸部；选择高度合适的桌椅，患儿双足能够着地；尽量抑制异常姿势；进行口唇闭合训练和舌头运动，提高下颌随意运动，减少流涎的发生，逐渐形成自我控制。

2．促进认知功能发育的训练

（1）包括注意力、记忆力、计算能力、综合能力、推理能力、抄写技能、社会技能、交流技巧的活动训练。

（2）脑瘫患儿通过促进认知功能作业活动，可以集中精神，提高注意力，增强记忆。

（3）趣味训练用具的使用可以增强患儿训练的兴趣，保持患儿最佳注意力，充分调动其训练活动的主动性和积极性，使患儿在愉悦的氛围中完成训练计划。

（4）言语认知训练是影响脑瘫儿童康复的重要因素，对肢体运动康复有促进作用，有利于提高患儿上肢的综合性运动功能，减少并发症的发生。

3. 运动功能训练　针对运动障碍和异常姿势进行的物理学手段训练，常用的方法有 Bobath 法、Vojta 法等神经发育疗法。

（二）给予合理营养

选择高能量、高蛋白质和高维生素的清淡易消化饮食，少食多餐，注意避免呕吐及误吸。根据患儿进食障碍程度和年龄选择进食方式和饮食种类。鼓励并协助患儿自主进食。

（三）维持皮肤完整性

长期卧床患儿有发生压疮的危险，因此需要评估皮肤受压程度，照顾者帮助患儿勤翻身，及时清理大小便，保持床单平整、干净。患侧肢体加以保护以防不自主运动时损伤。若出现压疮，则按压疮的要求护理。

（四）心理护理

1. 安慰、鼓励家长，提供力所能及的帮助，使其树立耐心和信心。

2. 发挥社会、家庭、学校全方位的力量，关爱脑瘫患儿。

3. 鼓励并帮助患儿参与集体活动，克服自卑、孤独心理。

（五）健康教育

1. 预防保健　做好产前、产时、产后保健。在妊娠早期，预防各种感染性疾病及不良理化因素刺激；避免早产、难产、产伤及窒息；加强新生儿护理，防止新生儿期各种疾病。

2. 指导家长正确护理患儿和康复训练方法　持之以恒，提高患儿运动能力、认知能力和生活自理能力。

3. 心理健康指导　家庭需细心呵护脑瘫患儿，耐心指导，多鼓励，注意发掘患儿自身潜力，切不可歧视或过度溺爱，否则易造成性格缺陷。

【护理评价】

经过康复和护理，患儿生长发育达到正常儿童水平；患儿瘫痪肢体功能恢复接近正常，肌肉未见萎缩；住院期间患儿皮肤清洁，完整性良好；营养状况良好。

○ **知识拓展**　　国际功能、残疾和健康分类（儿童与青少年版）与脑性瘫痪康复

　　　　　　　　　脑瘫是儿童期重要的功能障碍，表现形式多样。由于发病机理尚不完全清楚，目前仍没有一种理想的模式解决所有的功能障碍问题。2007 年世界卫生组织正式发布《国际功能、残疾和健康分类（儿童与青少年版）》（ICF-CY），2013 年完成国际中文版的翻译和标准化工作。ICF-CY 为儿童康复奠定了理论基础，并为儿童的功能诊断、功能干预和功能评估提供了方法和工具。

　　　　　　▶　　中国康复医学会儿童康复专业委员会，中国残疾人康复协会小儿脑性瘫痪康复专业委员会，《中国脑性瘫痪康复指南》编委会. 中国脑性瘫痪康复指南（2015）：第四部分第三章 ICF-CY 框架下的儿童脑性瘫痪

评定．[J].中国康复医学杂志，2015，30（10）：1082-1090.

第五节　注意力缺陷多动障碍症患儿的护理

❖ 学习目标 ....

> • 掌握注意力缺陷多动障碍症患儿的身体状况、常见护理诊断，并能根据预期目标，按护理程序为患儿实施整体护理。
> • 熟悉注意力缺陷多动障碍症、病因、发病机制及治疗原则。
> • 了解注意力缺陷多动障碍症的诊断要点。

注意力缺陷多动障碍（attention-deficit hyperactivity disorder，ADHD）又称儿童多动症、多动障碍或多动综合征，指发生于儿童时期与同年龄儿童相比，以明显注意力集中困难、持续时间短暂、活动过度或冲动为主要特征的一组综合征。注意力缺陷多动障碍在儿童中较为常见，其患病率在 6%～9%，男女比（4～9）∶1。

【病因和发病机制】

病因复杂，可能与以下因素有关。

1．**遗传因素**　遗传度为 0.75～0.91，遗传方式可能为多基因遗传。

2．**神经生理学因素**　患儿存在中枢神经系统成熟延迟或大脑皮质觉醒不足。

3．**轻微脑损伤**　目前认为，早产、低体重、缺血缺氧性脑损伤、脑膜（脑）炎、甲状腺功能不全与 ADHD 有关。

4．**神经生化因素**　可能与中枢神经递质代谢障碍和功能异常有关，如多巴胺和肾上腺素更新率下降、多巴胺和去甲肾上腺素功能低下等。

5．**神经解剖学因素**　患儿存在胼胝体和尾状核体积减小。患儿尾状核、额区、前扣带回代谢减少。

6．**心理社会因素**　不良的家庭环境、社会环境，如父母感情破裂、教育方式不当、家庭经济过于贫穷等，均是危险因素。

7．**其他**　锌、铁缺乏，血铅增加，食物添加剂等。

【治疗要点】

药物治疗结合行为治疗的方法

1．**药物治疗**

（1）兴奋剂：首选哌甲酯（利他林）、苯丙胺等，一般用于 6～17 岁儿童和青少年，从 5mg/次，1～2 次/日开始，每周逐渐增加 5～10mg. 最大推荐剂量 60mg/d。

（2）中枢去甲肾上腺素调节药物：包括选择性去甲肾上腺素再摄取抑制剂和中枢 α_2 受体激动剂。

（3）抗抑郁药：如舍曲林、米帕明等。

2．非药物治疗

（1）认知行为治疗：可改善多动、冲动和攻击行为，并使患儿学会适当的社交技能。

（2）家庭治疗：协调改善家庭成员间关系；给父母必要指导，使其了解该病，正确对待患儿的症状，避免与孩子出现矛盾和冲动，与孩子和谐相处，掌握行为矫正方法。

（3）学校教育：给老师提供咨询，帮助老师运动合适恰当的方法改善患儿的症状，针对学习困难者给予特殊辅导和帮助。

（4）其他：感觉统合治疗、脑电生物反馈治疗等。

【护理评估】

（一）健康史

1．评估母亲妊娠史、患儿出生史和疾病史。

2．了解患儿家族史，家族中有无该病或精神障碍等情况。

（二）身体状况

注意缺陷多动障碍的主要临床表现为注意障碍、活动过度及冲动，并常常伴有学习困难、情绪和行为方面的障碍。

1．**注意障碍**　患儿注意集中时间短暂，注意力易分散，常常不能把无关刺激过滤掉，对各种刺激都会产生反应。

2．**活动过度**　活动过度是指与同年龄段、同性别大多数儿童比，活动水平超出了与其发育相适应的应有水平。婴儿期表现为格外活泼，爱从摇篮或小车里向外爬，开始走路时，往往以跑代步；幼儿期表现为好动、坐不住，难以安静做事和玩耍；学龄期上课不能遵守纪律，无目的动作多，坐立不稳，容易激动。

3．**好冲动**　患儿做事较冲动，不考虑后果。患儿情绪常常不稳定，容易过度兴奋，也容易因一点小事而不耐烦、发脾气或哭闹，甚至出现反抗和攻击行为。

4．**认知障碍和学习困难**　部分患儿存在空间知觉障碍、视听转换障碍等。患儿智力正常或接近正常。长期注意力障碍、活动过度和认知障碍造成患儿学习困难、学业成绩明显落后应有智力水平。

5．**情绪行为障碍**　20%～30% 的患儿伴有轻度焦虑，该障碍与品行障碍同病率高达 30%～58%，可能与经常受批评和他人排斥有关。

（三）辅助检查

本病无特异性相关检查指标，主要诊断要点有：

1．一种持续的注意缺陷或多动 - 冲动状态，影响功能或发育。具有以下（1）和（2）特征，必须多于或等于下列症状中的 6 条，持续时间大于 6 个月，症状与发育水平不相称，并对社会和学业 / 职业活动带来直接的不良影响（表 12-3）。

2．症状出现在 12 岁以前。

3．症状出现在两个以上的环境。

4．症状不是由精神分裂症或其他精神病性障碍引起；也不能由其他精神障碍来解释。

（四）心理 - 社会状况

评估患儿及家长的心理状态。了解患儿家长对疾病性质，处理及预后的认识程度。评估患儿生活环境、家庭状况和学校情况，有无环境污染、家庭环境不良等情况。

表 12-3　ADHD 诊断项目

注意力缺陷症状	多动、冲动症状
经常不能注意细节或经常在学校、工作或在其他活动中犯粗心的错误	经常扭动不安、坐卧不宁
难以持久性集中注意力（作业、游戏）	常在需要安坐的场合难以控制
听不进别人说什么	在不适宜的场所经常奔跑或攀爬
经常不能遵守指令，并且不能完成功课、家务或工作。	经常不停地"活动"，似"有发动机驱动"
组织任务和活动经常有困难	经常说话过多
经常回避不喜欢或者勉强从事需要维持脑力的活动	经常他人问题还没说完，就急着回答
经常丢失完成任务或活动必需的物品	经常不能等候
无关刺激经常容易分心	经常打断或干扰别人
经常忘记日常活动	经常不能安静地玩耍或从事休闲活动

【常见护理诊断 / 问题】

1. 焦虑　与患儿常有攻击性破坏行为和学习成绩落后有关。

2. 社会交往障碍　与患儿任性、冲动、行为过激有关。

3. 有受伤的危险　与患儿多动、冲动、行为过激有关。

【预期目标】

1. 患儿能集中注意力，多动 – 冲动症状减轻或消失，学习成绩提升。

2. 患儿家长焦虑情绪缓解。

3. 患儿任性、冲动、过激行为减少或消失，人际关系改善。

4. 患儿能控制冲动、过激行为，不发生外伤。

【护理措施】

（一）减轻焦虑情绪

多方面配合，改善患儿行为。需要家长、教师、医务人员等共同配合，寻找病因，减轻患儿精神负担。以鼓励表扬为主，减少不良刺激（如打骂、歧视），帮助患儿树立信心。对于患儿攻击和破坏性行为需用合适的方式方法应严加制止。

（二）合理安排生活、学习

1. 生活指导　与家长一起制定简单可行的生活制度，鼓励患儿多参加文体活动，改善伙伴关系、亲子关系，循序渐进地培养其注意力和控制力。

2. 学习指导　针对其特点与教师和家长一起合理安排课程和学习计划，改进学习方法，提升学习成绩。

（三）用药及护理

指导患儿和家长用药方法，并注意对药物疗效及不良反应的监测。患儿常用精神兴奋剂，用药需从小剂量开始，每日最后一次给药不得晚于入睡前 4 小时，节假日停药。6 岁以下及青春期后患儿原则上不用药。该类药可出现淡漠、刻板动作、食欲减退、影响发育等不良反应，应注意观察。

（四）健康教育

1. 向患儿及家长、教师讲解本病的病因、临床特点、治疗方法等有关知识，使其能正确认识本病，并强调加强指导及心理护理的重要性。

2. 指导患儿及家长、教师采用专业的方法矫正患儿不良行为表现，提升其学习能力和社会交往能力。

3. 告知患儿和家长药物使用方法和注意事项。

【护理评价】

经过治疗和护理，患儿能保持较长时间注意力集中状态，多动－冲动的症状明显减少；学习成绩大幅度提升；形成良好的伙伴和同学关系。治疗期间，患儿未发生外伤。家长的焦虑情绪消失。

（牛　霞）

◇ 护理学而思

1. 患儿，女性，9个月。因"发热2天，呕吐伴抽搐1次入院"。患儿2天前开始发热，体温38.5～40℃，持续不降，伴有流涕、咳嗽，烦躁不安。呕吐2次，为胃内容物，呈喷射状。入院当天突然抽搐，表现为意识丧失、双眼上翻、四肢强直，持续3分钟。患病来精神萎靡，大小便正常。体格检查：T 39.5℃，P 150次/分，R 40次/分。精神萎靡，嗜睡。前囟1.0cm×1.0cm，隆起。双侧瞳孔等大等圆，对光反射迟钝。咽部红，颈抵抗，双肺呼吸音粗。四肢肌张力增高，腱反射活跃。Kerning征（±），Brudzinski征（±），巴氏征（±）。辅助检查：脑脊液，压力230mmH$_2$O，外观浑浊；白细胞数1620×10^6/L，多核0.82，单核0.18；蛋白900mg/L，糖2.24mmol/L，氯化物100mmol/L。血常规：WBC 16.0×10^9/L，N 0.75，E 0.28。

（1）目前存在的主要护理诊断/问题是什么？

（2）作为责任护士，针对该患儿应采取哪些护理措施？

2. 患儿，男性，23个月。以"双下肢痉挛性瘫痪20个月，抽搐1次来院就诊"。患儿生长发育落后，1岁才会坐，22个月扶物站。语言发育迟缓，至今仍不能有意识地语言表达。患儿为8个月早产儿，G1P1，助产分娩，生后中度窒息，经气管插管抢救好转后在新生儿病房住院1个月，诊断为新生儿窒息、缺氧缺血性脑病。母亲妊娠早期曾患上呼吸道感染，用青霉素等药物治疗后好转。体格检查：T 37.5℃，P 95次/分，R 25次/分，血压正常。营养状况欠佳，表情呆板，颈软无力。脑神经检查不合作，眼球活动不灵活，表情呆滞。四肢肌张力增强，双膝反射、跟腱反射亢进，扶患儿站、行走时双下肢呈剪刀样步态。辅助检查：脑电图（EEG）显示广泛中度异常，磁共振（MRI）显示两侧脑室扩大脑室旁白质软化，额颞叶蛛网膜下腔间隙增宽，大脑萎缩。

（1）目前存在的主要护理诊断/问题是什么？

（2）作为责任护士，针对该患儿应采取哪些护理措施？

3. 患儿，男性，7岁7个月。因注意力不集中、好动、学习成绩差5个月入院。体温37.1℃，意识清楚，精神可。颈软，无抵抗。咽部充血，双扁桃体Ⅱ度肿大、充血，无渗出。双肺听诊（－）。腹部检查（－）。布鲁津斯基征、凯尔尼格征、双侧巴宾斯基征均阴性。血常规：白细胞4.30×10^9/L，N 0.35，E 0.65，血红蛋白105g/L，血小板14×10^9/L。肝肾功能、电解质、血糖均正常。CMV-IgM（＋）。脑脊液无明显异常。脑电图为儿童异常脑电图，表现为θ波、δ波增多，异常放电增多。

（1）目前存在的主要护理诊断/问题是什么？

（2）作为责任护士，针对该患儿应采取哪些护理措施？

第十三章
内分泌系统疾病患儿的护理

章前导言

人体内分泌系统的主要功能是促进和协调人体能量代谢、生长发育、水电解质平衡、应对压力、性成熟和生殖等生命过程。任何引起内分泌激素结构和功能异常的因素（环境因素、遗传因素）均可造成临床内分泌疾病。儿童常见的内分泌疾病主要有生长迟缓、性分化和性发育异常、甲状腺病和糖尿病等。有些由遗传因素造成的内分泌疾病患儿在出生后即存在生化代谢紊乱和激素功能紊乱，若未能及早诊断和治疗，常常严重影响儿童体格和智能发育，易造成残疾甚或夭折。因此，对儿童内分泌疾病应给予及早的关注。

第一节　儿童内分泌系统的特点

❖ 学习目标

· 熟悉激素的概念、分类和儿童内分泌疾病的特点与治疗。
· 了解儿童内分泌系统与神经系统、免疫系统之间的内在联系。

一、激素的概念及其分类

（一）激素的概念

激素（hormone）是内分泌系统的最基本物质，源于希腊文 hormoa，意思是"激活"。最初将激素定义为由内分泌器官产生、经血循环运输到靶器官或组织发挥效应的微量化学物质。随着现代医学的飞速发展，内分泌学的相关概念发生了很大的改变，激素的范围也显著扩大。细胞因子、生长因子、神经递质、神经肽等这些重要的化学信使都可纳入激素的范畴。因此，激素在广义上相当于化学信使的总称，是一种参与细胞内外联系的内源性信息分子和调控分子。

（二）激素的分类

1. 激素按其化学本质可分为蛋白质（肽）类与非蛋白质类。

（1）蛋白质类：包括蛋白、肽和多肽类激素，如胰岛素、促胃液素、甲状旁腺素、降钙素等。

（2）非蛋白质类：包括类固醇激素（如孕酮、雌二醇、皮质类固醇、维生素 D 等）、氨基酸衍生物（如色氨酸衍生物包括 5- 羟色胺、褪黑素等，酪氨酸衍生物包括多巴胺、肾上腺素、甲状腺素等）和脂肪酸衍生物（如前列腺素、血栓素等）。

2. 激素按其作用的受体可分为膜受体激素和核受体激素。

（1）膜受体激素：又称亲水性激素，是亲水性的，不能自由透过脂性细胞膜，需要和细胞膜上特异性受体结合，形成配体 - 受体复合物，使信息传递至细胞内，进而激活细胞内的第二信使系统。这类激素包括肽类激素、神经递质、生长因子、前列腺素等。

（2）核受体激素：又称脂溶性激素，为脂溶性的，非蛋白质类激素大多为作用于核受体的激素，其受体位于细胞内，它可以自由穿透细胞膜及核膜，并识别和结合细胞核或细胞浆内相应受体上的专一 DNA 序列，诱导靶基因转录活性，完成配体 - 受体复合物的二聚化、磷酸化等，从而改变细胞功能。

二、儿童内分泌系统及其功能

（一）儿童内分泌系统及其功能

儿童具有内分泌功能的细胞种类众多。经典的内分泌腺体是由多数内分泌细胞聚集形成，如垂体、甲状腺、甲状旁腺、胰岛、肾上腺和性腺等，共同组成传统的内分泌系统。而非经典内分泌器官（如心血管、肝、胃肠道、皮肤、免疫等组织器官）亦具有内分泌功能。如产生促胸腺生成素、促胃液素、促胰液素、促红细胞生成素、肾素 - 血管紧张素等激素的分泌细胞分散于相应的器官；分泌前列腺素以及胰岛素样生长因子、表皮生长因子、神经生长因子、血小板源性生长因子等各种生长因子的细胞则广泛分布于全身组织中；还有一些具有内分泌功能的神经细胞集中于下丘脑的视上核、室旁核、腹正中核及附近区域，其分泌的肽类激素亦称神经激素，可直接作用于相应的靶器官或靶细胞，也可通过垂体分泌间接调控机体的生理代谢过程。

经典的内分泌（endocrine）概念是相对于外分泌（exocrine）而言的，指激素释放入血循环，并转运至相应的靶细胞发挥其生物学效应。广义的概念则认为激素不仅能通过传统的内分泌方式起作用，还可通过邻（旁）分泌（paracrine）、自分泌（autocrine）、并列分泌（juxtacrine）、腔分泌（solinocrine）、胞内分泌（intracrine）、神经分泌（neurocrine）和神经内分泌（neuroendocrine）等方式发挥作用，而且一种激素还可以几种不同的方式起作用。

（二）儿童内分泌系统与神经系统、免疫系统之间的内在联系

人们对儿童内分泌系统与神经系统、免疫系统之间内在联系的认识亦日益加深。儿童神经、内分泌、免疫系统构成的网络体系调控着生物的整体功能，三者之间存在着广泛的信息交流，可对感受的信息进行加工、处理、存贮及整合。儿童神经系统通过广泛的外周神经突触及神经细胞分泌的神经递质、内分泌激素、细胞因子等共同调控免疫系统的功能；儿童免疫系统通过免疫细胞产生的多种细胞因子和激素样物质反馈作用于神经内分泌系统，这种双向的复杂作用使两个系统内或系统之间得以相互作用、相互调节。如免疫细胞产生的多种细胞因子，诸如多种白介素、干扰素、肿瘤坏死因子等，可以不同方式参与自身免疫性内分泌疾病的发病，损伤内分泌细胞（如特发性垂体功能减退和尿崩症等）或促进 HLA-II 类抗原异常表达（如甲状腺功能亢进时甲状腺细胞上畸变的 HLA-DR 抗原的表达）。而细胞因子形成的细胞因子网络对激素的作用与调节也有重大意义，如白介素（IL-1、IL-2、IL-3、IL-6）、肿瘤坏死因子（TNF）等，可刺激下丘脑分泌促肾上腺皮质激素释放激素（CRH），从而使 ACTH 和皮质醇分泌增加；IL-6 还能刺激 GH、PRL、LH 以及 FSH 的分泌。胰岛素样生长因子（IGF-1、IGF-2）、表皮生长因子（EGF）、碱性成纤维细胞生长因子（bFGF）及转移生长因子 -α（TGF-α）等对激素的分泌和旁分泌的调节都有一定的作用。因此，儿童神经 - 内分泌 - 免疫网络的联系对各系统的生理功能和机体的整体功能是必不可少的，其中任何环节的紊乱均不可避免地会影响其他系统的功能。

三、儿童内分泌系统疾病的特点与治疗

（一）儿童内分泌系统的特点

从胚胎形成直至青春发育期，整个机体处于不断生长、发育和成熟的阶段，儿童内分泌系统本身也在不断地发育和成熟中，而内分泌系统的功能与胎儿器官的形成、分化与成熟以及青少年的生长发育、生理功能、免疫机制等密切相关。在此过程中，激素的产生、分泌、结构和功能异常均可造成内分泌疾病。如下丘脑 - 垂体是机体最重要的内分泌器官，是内分泌系统的中枢，可以分泌多种激素，控制甲状腺、肾上腺、性腺等内分泌器官的活动。若先天性下丘脑 - 垂体发育不良，则会造成促甲状腺素、促肾上腺皮质激素、促性腺激素的分泌失常，引起相应的症状。在青春发育期开始前，性腺的生长发育过程缓慢，下丘脑 - 垂体 - 性腺轴功能处于较低水平，而当青春发育启动后，促性腺激素释放激素的脉冲分泌频率和峰值逐渐增加，LH 和 FSH 的脉冲分泌峰也随之增高，因而出现性征和性器官发育。下丘脑 - 垂体 - 性腺轴功能异常的儿童就会出现性发育异常（性发育迟缓或性早熟）。甲状腺素不仅影响胎儿神经系统的成熟，还促进儿童的生长发育和调节新陈代谢，若先天性甲状腺激素分泌不足，则可引起智能落后、身材矮小等症状。生长激素是影响儿童身体增长的重要激素，若垂体生长激素缺乏即导致生长激素缺乏症，引起儿童身材矮小。

（二）儿童内分泌系统疾病的特点

儿童内分泌疾病的种类与成人不同，部分内分泌疾病的临床特征、发病机制、治疗手段也与成人有较大区别，而且儿童内分泌疾病在不同的年龄阶段各有特点。儿童常见的内分泌疾病主要有生长迟缓、性分化异常、性早熟、甲状腺疾病、糖尿病、肾上腺疾病、尿崩症等。若患儿在出生后即存在生化代谢紊乱和激素功能障碍，则会严重影响其智能和体格发育，若未能早期诊治，易造成残疾甚至夭折。如先天性甲状腺功能减低症、先天性肾上腺皮质增生症（失盐型）等。许多环境因素也可引起内分泌疾病，如生态环境中碘缺乏导致地方性甲状腺肿及甲状腺功能减低症，经济发达地区高热量饮食导致肥胖症等。此外，还有一些是遗传因素和环境因素共同作用下引起的内分泌疾病，如糖尿病等。由环境因素所致的内分泌疾病也常有遗传学背景，但非单基因缺陷，而是多基因（包括多态性）异常所致。

（三）儿童内分泌系统疾病的治疗

儿童内分泌疾病一旦确诊，常常需要终生替代治疗，治疗剂量需个体化，并根据病情以及生长发育情况及时调整。在治疗过程中需要密切随访，以保证患儿的正常生长发育。自1922年开始，先后分离、提纯了胰岛素等为数众多的多肽激素、类固醇激素，并陆续应用于临床，取得了较好的疗效。随着生物技术的不断改进，现已生产出多种高纯度激素、细胞因子、生长因子等制剂，如吸收特别迅速的赖脯胰岛素（lispro）和吸收特别缓慢的甘精胰岛素（glargine），以及重组人生长激素（rhGH）、促性腺激素释放激素类似物（GnRHa）的缓释剂、生长激素抑制激素（SS）等，并已广泛应用于临床。

近年来，激素测定技术快速发展，放射免疫分析法（RIA）、放射受体分析法（RRA）、酶联免疫吸附法（ELISA）、荧光免疫法（FIA）和免疫化学发光法（ICL）等各种精确测定方法的广泛应用，以及一系列具有临床诊断价值的动态试验（兴奋或抑制）方法的建立和完善，极大地提高了内分泌疾病的诊断水平。内分泌腺的影像学检查，如B超、CT、SPECT、PET和MRI等，大大提高了内分泌疾病定位诊断的水平。分子生物学技术在临床研究中的应用，促进了新的疾病的发现。通过基因克隆和测序的手段来诊断单基因遗传病已不困难。随着更多、更新的细胞分子生物学技术的深入发展和临床应用，儿科内分泌学的理论概念也会不断更新和发展。

第二节　生长激素缺乏症患儿的护理

❖ 学习目标 ··

> • 掌握生长激素缺乏症的定义、患儿的身体状况、常见护理诊断，并能根据预期目标，按护理程序为患儿实施整体护理。
>
> • 熟悉生长激素缺乏症治疗要点。
>
> • 了解生长激素缺乏症的病因、发病机制。

生长激素缺乏症（growth hormone deficiency，GHD）又称垂体性侏儒症（pituitary dwarfism）是由于腺垂体合成和分泌的生长激素（GH）部分或完全缺乏，或由于生长激素结构异常、受体缺陷等所致的生长发育障碍性疾病。患者身高处于同年龄、同性别、同地区正常健康儿童生长曲线第 3 百分位数以下或低于平均数减两个标准差，是儿科临床常见的内分泌性疾病之一。发生率为（20～25）/10 万。大多数为散发性，约 5%～30% 是家族遗传性，称为家族性单纯性生长激素缺乏症（IGHD）。

【病因】

导致生长激素缺乏的原因有原发性、获得性和暂时性三种。

1. 原发性 原发性又称特发性，占极大多数。

（1）下丘脑 – 垂体功能障碍：垂体发育异常，如垂体不发育、发育不良或空蝶鞍均可引起生长激素合成和分泌障碍，其中有的伴有视中隔发育不全（septo-optic dysplasia）、唇裂、腭裂等畸形。由于下丘脑功能缺陷所造成的生长激素缺乏症远较垂体功能不足导致者为多。其中，因神经递质 – 神经激素功能途径的缺陷导致 GHRH 分泌不足引起的身材矮小者，称为生长激素神经分泌功能障碍（GHND），这类患儿的 GH 分泌功能在药物刺激试验中可能表现正常。

（2）遗传性生长激素缺乏（HGHD）：占 5% 左右，大多有家族史。人生长激素基因簇位于 17q22-q24，是由 GH1（GH-N）、CSHP1、CSH1、GH2、CSH2 5 个基因组成的长约 55kbp 的 DNA 链。GH1 是人生长激素的编码基因，它的缺陷即引起单纯性生长激素缺乏症（IGHD）。此外，下丘脑 Pit-1 转录调控基因缺陷将导致多垂体激素缺乏症（combined pituitary hormone deficiency，CPHD）。另有极少数罕见的遗传性疾病是由于 GH 分子结构异常、GH 受体缺陷（Laron 综合征）或 IGF1 受体缺陷（非洲侏儒症），临床类似 GHD，但均呈 GH 抵抗或 IGFl 抵抗，血清 GH 水平并不降低或反见增高。属于先天发育缺陷者，有垂体不发育或发育不全、面中线发育异常等。

2. 继发性 多为器质性，任何病变侵及下丘脑或垂体前叶时都可引起生长迟缓。

（1）肿瘤：常见有下丘脑肿瘤如颅咽管瘤、神经纤维瘤和错构瘤、垂体腺瘤和神经胶质瘤等。

（2）颅内感染：如脑炎、脑膜炎等。

（3）放射性损伤：对颅内肿瘤或白血病脑部放疗以后。

（4）头部外伤：常见于产伤、手术损伤或颅底骨折等，其中产伤是国内 GHD 患儿最主要的病因。

3. 暂时性 体质性青春期生长延迟、社会心理性生长抑制、原发性甲状腺功能低下等均可造成暂时性 GH 分泌功能低下，在外界不良因素消除或原发疾病治疗后即可恢复正常。

【发病机制】

人体生长激素（GH）是由脑垂体前叶细胞合成和分泌的激素，为由 191 个氨基酸组成的单链多肽。在血液中，大约 50% 的 GH 与生长激素结合蛋白（GHBP）结合，以 GH-GHBP 复合物的形式存在。生长激素的合成、分泌是极为复杂的生物过程，包括遗传基因的表达调控、细胞分裂增殖等，基因的表达调控同时又受体内外诸多因素影响，如营养、内分泌激素等。目前已知人体生长与下丘脑 – 垂体 – 胰岛素样生长因子轴的生理作用密切相关，该生长轴主要包括下丘脑、垂体、肝和生长软骨，其中涉及多种神经递质、神经肽、下丘脑激素、生长激素释放抑制激素、垂体生长激素、生长激素受体和生长激素结合蛋白、胰岛素样生长因子Ⅰ、胰岛素样生长因子结合蛋白及胰岛素样生长因子受体。

生长激素的自然分泌呈脉冲式，约每 2～3 小时出现一个峰值，夜间入睡后分泌量增高，且与睡眠深度有关，在Ⅲ或Ⅳ期睡眠时相达高峰；白天空腹时和运动后偶见高峰。初生婴儿血清

GH 水平较高，分泌节律尚未成熟，因此睡－醒周期中 GH 水平少有波动；生后 2～3 周血清 GH 浓度开始下降，分泌节律生后 2 个月开始出现；儿童期每日的分泌量超过成人，在青春发育期更明显。

生长激素可直接作用于细胞，发挥生物效应，但其大部分功能必须通过胰岛素样生长因子（insulin-like growth factor，IGF）的介导。血液循环中的 IGF 主要由肝脏分泌，90% 的 IGF-1 与 IGFBP 结合。GH 是调节血 IGF-1 与 IGFBP-3 浓度的最主要因素。因此，血中 IGF-1 与 IGFBP-3 水平相对稳定能较好地反映内源性生长激素分泌状态。

生长激素的基本功能是促进生长，也是体内多种物质代谢的重要调节因子。主要生物效应：①促生长效应，即促进人体各组织细胞增大和增殖，使骨骼、肌肉和各系统器官生长发育，使身体长高。②促代谢效应，即促进蛋白质的合成和氨基酸的转运和摄取；促进脂肪组织分解和游离脂肪酸的氧化和生酮过程；促进肝糖原分解，减少对葡萄糖的利用，降低细胞对胰岛素的敏感性，使血糖升高；促进骨骺软骨细胞增殖并合成含有胶原和硫酸黏多糖的基质。当下丘脑、垂体功能障碍或靶细胞对生长激素无反应时，均可造成生长落后。

【治疗要点】

采用激素替代治疗。年龄愈小，治疗效果越好。

1. 生长激素替代治疗 基因重组人生长激素（rhGH）已被广泛应用，目前大多采用 0.1U/kg，每晚临睡前皮下注射一次，每周 6～7 次，治疗应持续至骨骼闭合为止。

2. 生长激素释放激素治疗 用于下丘脑功能缺陷、GHRH 释放不足的 GHD 患儿。

3. 性激素治疗 对同时伴有性腺轴功能障碍的 GHD 患儿，在骨龄达 12 岁时可开始应用性激素治疗，以促进生殖器官和第二性征的发育。男性用长效庚酸睾酮 25mg，每月一次，肌内注射，每 3 个月增加 25mg，直至每个月 100mg；女性用炔雌酮，1～2μg/d，或妊马雌酮，自每日 0.3mg 起，酌情逐渐增加，同时需监测骨龄。

【护理评估】

（一）健康史

询问母亲妊娠史、分娩史，家庭成员身高情况；患儿曾有无颅内感染、颅脑外伤和精神创伤等。详细询问患儿的身高、体重、精神状况及智力发育情况。

（二）身体状况

1. 原发性生长激素缺乏症 ①生长障碍：患儿出生时，身长和体重均可正常，1 岁以后呈现生长发育减慢，身高落后比体重低下更为明显，身高低于同年龄、同性别正常健康儿童生长曲线第 3 百分位以下（或低于平均数减两个标准差），身高每年增长 <5cm，严重者仅 2～3cm。患儿虽生长落后，但身体各部比例匀称，与其实际年龄相符，手足较小。②骨成熟延迟：牙齿萌出延迟且排列不整齐，囟门闭合延迟。骨骼发育落后，骨龄延迟，落后于实际年龄 2 岁以上，但与其身高年龄相仿，骨骼融合较晚。多数患儿青春发育延迟（与骨龄成熟程度有关）。③智力发育正常。部分患儿同时伴有其他垂体激素缺乏的表现，如伴有 TSH 缺乏，可有食欲不振、不爱活动等轻度甲状腺功能不足症状；伴有促性腺激素缺乏，可有性腺发育不良，出现小阴茎，到青春期仍无性器官发育和第二性征缺乏等表现；伴有促肾上腺皮质激素（ACTH）缺乏，易发生低血糖。

2. 继发性生长激素缺乏症 可发生于任何年龄，其中由围生期异常情况导致者，常伴有多饮多尿，部分性尿崩症表现。有颅脑肿瘤者，伴有头痛、呕吐、视野缺损等颅内压增高以及视神经受压迫等症状和体征。

（三）辅助检查

1. 生长激素刺激试验　生长激素缺乏症的诊断依靠 GH 水平的测定。正常人体生长激素呈脉冲式分泌，这种分泌与垂体、下丘脑、神经递质以及大脑结构和功能的完善性有关，有明显的个体差异，并受睡眠、运动、摄食和应激的影响。故对疑诊生长激素缺乏症的患儿必须进行运动试验、夜睡眠的 GH 试验测定，以判断其垂体分泌 GH 的功能。常用测定 GH 分泌功能试验方法见表 13-1。

表 13-1　儿童生长激素分泌功能试验

试验	方法	采血时间
生理性		
1. 运动	禁食 4~8 小时后，剧烈活动 15~20 分钟	开始运动后 20~40 分钟
2. 睡眠	晚间入睡后用脑电图监护	Ⅲ~Ⅳ期睡眠时相
药物刺激		
1. 胰岛素	0.075U/kg，静注	0, 15, 30, 60, 90 分钟测血糖、GH
2. 精氨酸	0.5/kg，用注射用水配成 5%~10% 溶液，30 分钟静滴完	0, 30, 60, 90, 120 分钟测 GH
3. 可乐定	0.004mg/kg，1 次口服	同上
4. 左旋多巴	10mg/kg，1 次口服	同上

为排除外源因素的影响，刺激试验前应禁食、卧床休息，于试验前 30 分钟放好留置针头，在上午 8~10 时进行试验。

判断的结果：GH 激发的峰值 <10μg/L 即为分泌功能不正常。GH 峰值 <5μg/L 完全缺乏；介于 5~10μg/L 为部分缺乏。由于刺激各种试验存在一定的局限性，必须两种以上药物刺激试验结果都不正常时，才能确诊为生长激素缺乏症。

2. 血 GH 的 24 小时分泌谱测定　24 小时的 GH 分泌量可以比较准确地反映体内 GH 分泌情况。尤其是对 GHND 的患儿，其 GH 分泌功能在药物刺激试验可为正常，但其 24 小时分泌量则不足。夜间睡眠时 GH 峰值也低。但此方法抽血次数多，不易被患儿接受。

3. 血清胰岛素样生长因子 -1（IGF-1）和胰岛素样生长因子结合蛋白（IGFBP-3）的测定　血中 IGF-1 大多与 IGFBP-3 结合（95% 以上），两者分泌模式与 GH 不同，呈非脉冲性分泌，很少有昼夜波动，故血中浓度稳定，并与 GH 水平呈一致关系，一般可作为 5 岁到青春发育期儿童生长激素缺乏症筛查检测。

4. CT 或 MRI 检查　已确诊为生长激素缺乏症患儿，根据需要可选择头颅 CT 或 MRI 检查，以了解下丘脑 - 垂体有无器质性病变，尤其是对检测肿瘤有重要意义。

5. 染色体检查　对矮身材患儿具有体态发育异常者，应进行核型检查，尤其是女性身材矮小并伴有青春期发育延迟者，应常规进行染色体分析，排除染色体疾病和 Turner 综合征等。

6. 其他内分泌检查　已确诊为生长激素缺乏症患儿，根据情况可选择测定 TSH、T₄、TRH、GnRH 刺激试验以判断下丘脑 - 垂体 - 甲状腺轴和性腺轴的功能。

（四）心理－社会状况

评估家长是否掌握与本病有关的知识，父母角色是否称职，能否配合坚持治疗；家庭经济及环境状况；家庭成员的亲密关系及有无社会关系网的支持。

【常见护理诊断/问题】

1. **生长发育改变**　与生长激素缺乏有关。
2. **自我形象紊乱**　与生长发育迟缓有关。
3. **知识缺乏**：家长对本病知识不足。

【预期目标】

1. 患儿用药后达到正常的生长发育标准，心理干预有效。
2. 患儿未出现并发症。

【护理措施】

（一）指导用药，促进生长发育

生长激素替代疗法在骨骼融合前均有效，应为患儿及家长提供有关激素替代治疗的信息和相关教育资料，用药期间应严密随访骨龄发育情况。采用激素替代治疗。年龄愈小，治疗效果越好。

（二）心理干预

运用沟通交流技巧，多与患儿沟通，增强患儿的勇气，与患儿及其家人建立良好信任关系。鼓励患儿表达自己的情感和想法，提供其与他人及社会交往的机会，帮助其适应日常生活、社会活动和人际交往。正确的看待自我形象的改变，树立正确的自我概念。帮助家长正确认识患儿的疾病，赢得家长对患儿疾病治疗和心理护理的合作和支持。

【护理评价】

经过治疗及护理，患儿能坚持按时服药，监测生长发育；患儿无甲状腺功能减低、低血糖、颅内压增高的发生。

第三节　先天性甲状腺功能减低症患儿的护理

➤ **案例导入与思考** ··

患儿，女性，10岁，主因"食欲差、腹胀、便秘2年"前来医院就诊。患儿生后即出现喂养困难、吮奶差、少哭、少动、腹胀、便秘、哭声低，近2~3个月来出现面部眼睑浮肿。现今仍不会说话和行走。体格检查：体温35.7℃，心率66次/分，呼吸20次/分，皮肤粗糙，毛发干枯、稀少，表情呆滞，眼距宽，鼻根低平。

请思考：

1. 该患儿目前的主要护理诊断是什么？应采取哪些护理措施？

2. 为了进一步明确诊断，还需对该患儿进行哪些辅助检查？

❖ 学习目标 ···

• 掌握先天性甲状腺功能减低症的定义、患儿的身体状况、常见护理诊断，并能根据预期目标，按护理程序为患儿实施整体护理。

• 熟悉先天性甲状腺功能减低症治疗要点。

• 了解甲状腺素的合成、分泌和功能。

先天性甲状腺功能减低症（congenital hypothyroidism）是由于甲状腺激素合成不足所造成的一种疾病。根据病因的不同可分为两类：①散发性：系先天性甲状腺发育不良、异位或甲状腺激素合成途径中酶缺陷所造成；②地方性：多见于甲状腺肿流行的山区，系由于该地区水、土和食物中缺乏碘所致。

【甲状腺激素的合成、分泌和功能】

1. 甲状腺激素的合成与分泌　甲状腺的主要功能是合成甲状腺素（T_4）和三碘甲状腺原氨酸（T_3）。甲状腺激素的主要原料为碘和酪氨酸，碘离子被摄取进入甲状腺滤泡上皮细胞后，经甲状腺过氧化物酶的作用氧化为活性碘，再与酪氨酸结合成单碘酪氨酸（MIT）及双碘酪氨酸（DIT），在缩合酶的作用下合成具有生物活性的 T_3 与 T_4。甲状腺激素的释放先由溶酶体将甲状腺球蛋白水解，使 T_3 与 T_4 分离，再释放入血。

甲状腺素的合成与释放受下丘脑分泌的促甲状腺素释放激素（TRH）和垂体分泌促甲状腺激素（TSH）控制，而血清中 T_4 可通过负反馈作用降低垂体对 TRH 的反应性，减少 TSH 的分泌。T_3 的代谢活性为 T_4 的 3～4 倍，机体所需的 T_3 约 80% 是在周围组织中由 T_4 转化而成，TSH 亦促进这一过程。

2. 甲状腺激素的功能　甲状腺素加速细胞内氧化过程，促进新陈代谢，增高基础代谢率；促进蛋白质合成，增加酶活性；增进糖的吸收和利用；加速脂肪分解氧化；促进钙、磷在骨质中的合成代谢和骨、软骨生长；促进中枢神经系统的生长发育。因此，当甲状腺功能不足时，可引起代谢障碍、生理功能低下、生长发育迟缓、智能障碍等。

【病因】

1. 散发性先天性甲状腺功能减低症

（1）甲状腺不发育、发育不全或异位：是造成先天性甲低最主要的原因，约占 90%。多见于女孩，女：男约为 2:1，其中 1/3 病例为甲状腺完全缺如，其余为发育不全或异位，部分或完全丧失其功能。造成甲状腺发育异常的原因尚未阐明，可能与遗传及免疫介导机制有关。

（2）甲状腺激素合成障碍：是导致先天性甲状腺功能低下的第 2 位原因。多由于甲状腺激素合成或分泌过程中酶的缺陷，造成甲状腺激素不足。大多为常染色体隐性遗传病。

（3）TSH、TRH 缺乏：亦称下丘脑－垂体性甲低或中枢性甲低。因垂体分泌 TSH 障碍而造成甲状腺功能低下，常见于特发性垂体功能低下或下丘脑、垂体发育缺陷，其中因 TRH 不足所致者较多见。TSH 单一缺乏者较少见，常与生长激素（GH）、催乳素（PRL）、黄体生成素（LH）等其他垂体激素缺乏共存，临床上称之为多种垂体激素缺乏症。

（4）甲状腺或靶器官反应低下：可由于甲状腺细胞质膜上的 Gsa 蛋白缺陷，使 cAMP 生成障碘，而对 TSH 无反应；或是由于末梢组织对 T_3、T_4 无反应所致。均为罕见病。

（5）母亲因素：母亲在妊娠期服用抗甲状腺药物或母体存在抗甲状腺抗体，均可通过胎盘，影响胎儿，造成暂时性甲低。

2．地方性先天性甲状腺功能减低症　多因孕妇饮食缺碘，致使胎儿在胚胎期即因碘缺乏而导致甲状腺功能低下。

【治疗要点】

由于先天性甲低在生命早期对神经系统功能损害重，因此早诊断、早治疗至关重要。

1. 不论何种病因引起，一旦确诊立即治疗。

2. 对先天性甲状腺发育异常或代谢异常起病者需终身治疗。

3. 新生儿疾病筛查诊断的先天性甲低，治疗剂量应该一次足量，使血游离 T_4 维持在正常高值。对大龄下丘脑 - 垂体性甲低患者，甲状腺素治疗需从小剂量开始，同时给生理需要量可的松治疗，防止突发性肾上腺皮质功能衰竭。

4. 疑为暂时性甲低者，一般需正规治疗 2 年后，再停药 1 个半月，复查甲状腺功能，若功能正常，则可停药。

5. 甲状腺素是治疗先天性甲低的最有效的药物。

【护理评估】

（一）健康史

询问母亲孕期饮食习惯，有无抗甲状腺药物服用史；了解家族中是否有类似疾病；患儿是否为过期产，其食欲、活动、喂养等情况，有无生后喂养困难及生后黄疸持续时间延长等；详细询问患儿的体格及智力发育情况。

（二）身体状况

先天性甲状腺功能减低症的症状出现早晚及轻重程度与残留甲状腺组织的多少及甲状腺功能低下的程度有关。先天性无甲状腺组织或酶缺陷患儿在婴儿早期即可出现症状，有少量腺体者多于 6 个月后症状开始明显，偶有数年后开始出现症状者。患儿的主要特征为智能落后、生长发育迟缓及生理功能低下。

1．新生儿期症状　多数先天性甲状腺功能减退症患儿在出生时并无症状，因为母体 T_4 可通过胎盘，维持胎儿出生时正常 T_4 浓度中的 25%～75%。患儿常为过期产，头围大，囟门及颅缝明显增宽；胎便排出延迟，生后常有腹胀、便秘，喂养困难，易呕吐和呛咳，脐疝等；生理性黄疸期延长，体重不增或增长缓慢，肌张力减低，可有暂时性低体温、哭声低且少。

2．典型症状　①特殊面容和体态：头大、颈短，皮肤粗糙，面色苍黄，毛发稀疏，面部黏液水肿，眼睑水肿，眼距宽，眼裂小，鼻梁宽平，唇厚舌大，舌常伸出口。腹部膨隆，常有脐疝。②神经系统症状：智力发育迟缓，表情呆滞，淡漠，神经反射迟钝，动作发育障碍，如翻身、坐、立、走的时间都延长。③生长发育落后：患儿身材矮小，躯干长而四肢短小，身体上部量 / 下部量 >1.5，囟门关闭迟，出牙迟；行动迟缓，行走姿态如鸭步；牙齿发育不全；性发育迟缓，青春期延迟。④生理功能低下：精神差，对周围事物反应少，嗜睡，食欲不振，声音低哑，体温低而怕冷，脉搏及呼吸均减慢，心音低钝，腹胀，可有便秘，第二性征出现晚等。

3．地方性甲低　因胎儿期缺碘而不能合成足量的甲状腺激素，影响中枢神经系统发育。临床表现为两种不同的症候群，有时会交叉重叠。①"神经性"综合征：以神经系统症状为主，主要表现为共济失调、痉挛性瘫痪、聋哑和智力低下，而甲状腺功能减低的其他表现不明显。②"黏液水肿性"综合征：临床上有显著的生长发育和性发育落后、智力低下、黏液性水肿等，血清 T_4 降低，TSH 增高。

（三）辅助检查

由于先天性甲状腺功能减低症发病率高，在生命早期对神经系统功能损害重且其治疗容易、疗效佳，因此早期诊断、早期治疗至为重要。

1. **新生儿筛查** 《母婴保健法》已将本病列入筛查的疾病之一。目前多采用出生后 2 ~ 3 天的新生儿干血滴纸片检测 TSH 浓度作为初筛，结果大于 15 ~ 20mU/L 时，再检测血清 T_4、TSH 以确诊。该法采集标本简便，假阳性和假阴性率较低，故为患儿早期确诊、避免神经精神发育严重缺陷、减轻家庭及社会负担的重要防治措施。

2. **血清 T_4、T_3、TSH 测定** 任何新生儿筛查结果可疑或临床可疑的小儿都应检测血清 T_4、TSH 浓度，若 T_4 降低、TSH 明显升高即可确诊。血清 T_3 浓度可降低或正常。

3. **TRH 刺激试验** 若血清 T_4、TSH 均低，则疑 TRH、TSH 分泌不足，应进一步做 TRH 刺激试验：静注 TRH 7μg/kg，正常者在注射 20 ~ 30 分钟内出现 TSH 峰值，90 分钟后回至基础值。若未出现高峰，应考虑垂体病变；若 TSH 峰值出现时间延长，则提示下丘脑病变。

4. **X 线检查** 做左手和腕部 X 线片，评定患儿的骨龄。患儿骨龄常明显落后于实际年龄。

5. **核素检查** 采用静脉注射 ^{99m}Tc 后，以单光子发射计算机体层摄影术（SPECT）检测患儿甲状腺发育情况及甲状腺的大小、形状和位置。

（四）心理 – 社会状况

评估家长是否掌握与本病有关的知识，特别是服药方法和不良反应的观察，是否了解对患儿智力、体力训练的方法等；父母角色是否称职，能否配合坚持终身治疗；家庭经济及环境状况；家庭成员的亲密关系及有无社会关系网的支持对避免患儿遗留神经系统功能损害有重要意义。

【常见护理诊断/问题】

1. **体温过低** 与新陈代谢减低、活动量减少有关。
2. **营养失调：低于机体需要量** 与婴儿喂养困难、食量小有关。
3. **便秘** 与肌张力降低、肠蠕动减慢、活动量减少有关。
4. **成长发育迟缓** 与甲状腺功能减低，影响体格、智力发育有关。
5. **知识缺乏：**家长对本病需要终身替代治疗知识不足。

【预期目标】

1. 患儿体温及其他生命体征恢复正常、营养均衡、体重、身高、心率达正常标准。
2. 患儿语言活动增多，体格及智力发育得到不同程度的发展。

【护理措施】

（一）加强生活护理

1. **保暖、防止感染** 患儿因基础代谢低下、活动量少致体温低而怕冷。因机体抵抗力低，易患感染性疾病。注意室内温度，适时增减衣服，避免受凉。勤洗澡，防止皮肤感染。避免与感染性或传染性疾病患儿接触。

2. 保证营养供给　指导喂养方法，供给高蛋白、高维生素、富含钙及铁剂的易消化食物，保证生长发育需要。对吸吮困难、吞咽缓慢者，要耐心喂养，提供充足的进餐时间，必要时用滴管喂奶或鼻饲。

3. 保持大便通畅　指导预防和处理便秘的必要措施，如为患儿提供充足液体入量，每日顺肠蠕动方向按摩腹部数次，适当增加活动量，养成定时排便习惯，必要时使用大便软化剂、缓泻剂或灌肠。

（二）用药及护理

1. 胎儿甲状腺功能减低症的治疗　由于羊水周转快，且T_3、T_4很容易被胎儿吸收，故对产前检查可疑先天性甲减胎儿可行羊膜腔内注射T_4或者T_3进行治疗。

2. 甲状腺素替代治疗　本病应早期确诊，尽早治疗，以避免对脑发育的损害。一旦诊断确立，应终生服用甲状腺制剂，不能中断，否则前功尽弃。饮食中应富含蛋白质、维生素及矿物质。常用甲状腺制剂有两种：①L-甲状腺素钠：$100\mu g$或$50\mu g$/片，含T_4，半衰期为一周，每日仅有T_4浓度的小量变动，血清浓度较稳定，每日服一次即可。婴儿用量为每日$8\sim14\mu g/kg$，儿童为每日$4\mu g/kg$。②干甲状腺片：$40mg$/片，是从动物甲状腺组织中提取，含T_3、T_4，若长期服用，可使T_3升高，该制剂临床上已基本不用。

3. 坚持终身服药，注意观察药物的反应　使家长和患儿了解终身用药必要性，以坚持长期用药治疗，并掌握药物服用方法和疗效观察。用药量可根据甲状腺功能及临床表现进行适当调整，应使：①TSH浓度正常，血T_4正常或偏高值，以备部分T_4转变成T_3；②临床表现：大便次数及性状正常，食欲好转，腹胀消失，心率维持在正常范围，智能进步。药量过小，影响智力和体格发育；药物过量，可出现烦躁、多汗、消瘦、腹痛、腹泻、发热等。因此，在治疗过程中应注意随访，治疗开始时，每2周随访1次；血清TSH和T_4正常后，每3个月1次；服药1～2年后，每6个月随访1次。在随访过程中，应注意观察生长发育情况及血清T_4、TSH浓度，随时调整剂量。

（三）加强行为训练，提高自理能力

患儿智力发育差，缺乏生活自理能力。通过各种方法加强智力、行为训练，以促进生长发育，使其掌握基本生活技能。加强患儿日常生活护理，防止意外伤害发生。对患儿多鼓励，不应歧视。

（四）重视新生儿筛查

本病在内分泌代谢性疾病中的发病率最高。早期诊断至为重要，在出生后1～2个月即开始治疗者，可避免严重的神经系统功能损害。

【护理评价】

经过治疗和护理，患儿体温正常；营养均衡，体重增加；大便通畅；患儿能掌握基本生活技能；患儿及家长能掌握正确服药方法及药效观察，能配合终生治疗。

第四节 儿童糖尿病患儿的护理

❖ 学习目标

· 掌握儿童糖尿病的定义、患儿常见护理诊断，并能根据预期目标，按护理程序为患儿实施整体护理。

· 熟悉儿童糖尿病治疗要点。

· 了解儿童糖尿病的发病机制、患儿的身体状况及辅助检查。

儿童糖尿病（juvenile diabetes）是指 15 岁或 20 岁以前发生的糖尿病。由于儿童期糖尿病的病因不一，临床治疗和预后也不同，因此儿童糖尿病一词由于概念不清楚已舍弃不用。糖尿病（diabetes mellitus，DM）是由于胰岛素缺乏所造成的糖、脂肪、蛋白质代谢紊乱，致使血糖增高、尿糖增加的一种病症。原发性糖尿病又可分为：①1 型糖尿病：由于胰岛素分泌绝对不足所造成，故又称胰岛素依赖性糖尿病（IDDM）；②2 型糖尿病：亦称非胰岛素依赖性糖尿病（NIDDM），由于胰岛素分泌不足或靶细胞对胰岛素不敏感（胰岛素抵抗）所致；③青年成熟期发病性糖尿病（MODY）：是一种罕见的遗传性 β 细胞功能缺陷症，属常染色体显性遗传。98% 的儿童糖尿病为 1 型糖尿病，2 型糖尿病甚少，但随儿童肥胖症的增多而有增加趋势。4～6 岁和 10～14 岁为 1 型糖尿病的高发年龄，1 岁以下小儿发病较少见。

【病因】

1 型糖尿病的发病机制迄今尚未完全阐明，目前认为是在遗传易感基因的基础上由外界环境因素作用而引起的自身免疫反应，导致了胰岛 β 细胞的损伤破坏，当胰岛素分泌减少至正常的 10% 时即出现临床症状。

1. 遗传易感性 1 型糖尿病为多基因遗传病，研究发现人类白细胞抗原（HLA）D 区 II 类抗原基因（位于 6p21.3）与本病的发生有关，已证明与 HLA-DR3 和 DR4 的关联性特别显著。还有研究认为，HLA-DQB$_1$57 位非门冬氨酸和 HLA-DQA$_1$52 位精氨酸的存在决定 1 型糖尿病的易感性；反之，HLA-DQB$_1$57 位门冬氨酸及 HLA-DQA$_1$52 位非精氨酸决定了 1 型糖尿病的保护性。但遗传易感基因在不同种族间存在多态性。

⊙ 知识链接　　　　新生儿糖尿病

新生儿糖尿病（NDM）是出生 6 个月内出现的一种罕见的单基因糖尿病。根据转归分为暂时性新生儿糖尿病（TNDM）和永久性新生儿糖尿病（PNDM），两者各占约 50%。TNDM 婴儿期缓解，青春期或成年早期复发，PNDM 无缓解期。两者在临床表现上有重叠，需要长期随访进行分型。PNDM 的致病基因有 20 余种，其中最常见的是编码 ATP 敏感钾通道（KATP）Kir6.2 和 SUR1 亚单位的 KCNJ11 和 ABCC8，其次为 INS。TNDM 的 70% 由 6q24 印迹区域父源基因的过度表达引起，26% 由 KCNJ11、ABCC8、INS 和 HNF1B 突变所致。

▶ 　　巩纯秀，曹冰燕. 新生儿糖尿病分子遗传学机制研究进展 [J]. 中华实用儿科临床杂志，2015，30（20）：1521～1524.

2. 环境因素 1型糖尿病的发病与病毒感染（如风疹病毒、腮腺炎病毒、柯萨奇病毒等）、化学毒物（如链尿菌素、四氧嘧啶等）、食物中的某些成分（如牛乳蛋白中的 α、β- 酪蛋白、乳球蛋白等）有关，上述因素可能会激发易感性基因者体内免疫功能的变化，产生 β 细胞毒性作用，最后导致 1 型糖尿病发生。

3. 自身免疫因素 近年研究发现，1型糖尿病患儿的胰腺有胰岛炎的病理改变，约 90% 的患者在初次诊断时血中出现胰岛细胞自身抗体（ICA）、胰岛 β 细胞膜抗体（ICSA）、胰岛素自身抗体（IAA）以及谷氨酸脱羧酶（GAD）自身抗体、胰岛素受体自身抗体（IRA）等多种自身抗体，并已证实这类抗体在补体和 T 淋巴细胞的协同下具有对胰岛细胞的毒性作用。新近证实，细胞免疫异常在 1 型糖尿病的发病中起重要作用，树突状细胞源性细胞因子白细胞介素 -12 会促进初始型 $CD4^+ T$ 细胞（TH_0）向 I 型辅助性 T（TH_1）细胞转化，使其过度活化，产生 TH_1 细胞类细胞因子，引起大量炎症介质释放，损伤胰岛 β 细胞。

【发病机制】

人体中有 6 种涉及能量代谢的激素：胰岛素、胰高血糖素、肾上腺素、去甲肾上腺素、皮质醇和生长激素。其中只有胰岛素是促进能量储存的激素，其余 5 种激素在饥饿状态时促进能量的释放，称为反调节激素。

正常情况下，胰岛素可促进葡萄糖、氨基酸和钾离子的膜转运，促进糖的利用和蛋白质合成，促进脂肪合成，抑制肝糖原和脂肪的分解。糖尿病患儿的胰岛素分泌不足或缺如，使葡萄糖的利用减少，而增高的反调节激素如胰高血糖素、生长激素、皮质醇等又促进肝糖原分解和葡萄糖异生作用，使脂肪和蛋白质分解加速，使血糖和细胞外液渗透压增高，细胞内液向细胞外转移。当血糖浓度超过肾阈值（10mmol/L 或 180mg/dl）时即产生糖尿。自尿中排出的葡萄糖可达 200～300g/d，导致渗透性利尿，患儿出现多尿症状，每日约丢失水分 3～5L，钠和钾 200～400mmol，可造成严重的电解质失衡和慢性脱水。由于机体的代偿，患儿渴感增强，饮水增多；同时由于组织不能利用葡萄糖，能量不足而产生饥饿感，引起多食。胰岛素不足和反调节激素增高也促进了脂肪分解，使血中脂肪酸增高，大量的中间代谢产物不能进入三羧酸循环，致使乙酰乙酸、β- 羟丁酸和丙酮酸等酮体长期在体液中累积，形成酮症酸中毒。酸中毒时，CO_2 严重潴留，为了排出较多的 CO_2，呼吸中枢兴奋而出现不规则的深快呼吸，呼气中的丙酮产生特异的气味（腐烂水果味）。

【治疗要点】

采用胰岛素治疗、饮食控制、运动和精神心理相结合的综合治疗方案。1 型糖尿病的治疗目的：①消除临床症状；②预防糖尿病酮症酸中毒发生；③避免发生低血糖；④保证患儿正常生长发育和性成熟；⑤防止肥胖；⑥防止和及时纠正情绪障碍；⑦早期诊断和治疗并发症及伴随疾病；⑧防止慢性并发症的发生和发展。

儿童 1 型糖尿病是一种需要终身治疗的疾病，一经确诊，患者需终身依赖外源性胰岛素替代治疗。但是胰岛素治疗不是孤立进行的，需要在糖尿病计划饮食的基础上合理应用，同时进行适当的体育锻炼、心理治疗及家长与患儿的积极参与配合，才能使糖尿病的综合治疗达到预期的目的。

【护理评估】

（一）健康史

了解患儿近期有无病毒感染或饮食不当史，有无糖尿病家族史，既往身体状况，重点询问患儿有无多饮、多尿、多食和体重下降，年长儿有无夜间遗尿现象。

（二）身体状况

1型糖尿病起病较急骤，多有感染或饮食不当等诱因。其典型症状为多饮、多尿、多食和体重下降（即"三多一少"）。但婴儿多饮、多尿不易被察觉，很快可发生脱水和酮症酸中毒。儿童因为夜尿增多可发生遗尿，年长儿还可出现消瘦、精神不振、倦怠乏力等体质显著下降症状。约有40%患儿首次就诊时即处于酮症酸中毒状态，常因急性感染、过食、诊断延误或突然中断胰岛素治疗等因素诱发，多表现为起病急，进食减少，恶心、呕吐，腹痛、关节或肌肉疼痛，皮肤黏膜干燥，呼吸深长、呼气中有酮味，脉搏细速、血压下降，体温不升，甚至嗜睡、淡漠或昏迷。常被误诊为肺炎、败血症、急腹症或脑膜炎等。少数患儿起病缓慢，以精神呆滞、软弱、体重下降等为主。

体格检查时除见体重减轻、消瘦外，一般无阳性体征。酮症酸中毒时，可出现呼吸深长、脱水征和意识改变。病程较久、对糖尿病控制不良时，则可出现生长落后、智能发育迟缓、肝大，称为Mauriac综合征。晚期可出现蛋白尿、高血压等糖尿病肾病表现，最后致肾功能衰竭，还可出现白内障、视力障碍和视网膜病变，甚至失明。

儿童糖尿病特殊的自然病程：

1. **急性代谢紊乱期**　从症状出现到临床确诊，时间多在1个月以内。约20%患儿表现为糖尿病酮症酸中毒；20%～40%为糖尿病酮症，无酸中毒；其余仅为高血糖、糖尿和酮尿。

2. **暂时缓解期**　约75%的糖尿病患儿经胰岛素治疗后，临床症状消失，血糖下降，尿糖减少或转阴，即进入缓解期。此时胰岛β细胞恢复分泌少量胰岛素，对外源性胰岛素需要量减至0.5U/（kg·d）以下，少数患儿甚至可以完全不用胰岛素。此期持续约数周，最长可达半年以上，应定期监测血糖、尿糖水平。

3. **强化期**　经过缓解期后，患儿出现血糖增高及尿糖不易控制的现象，胰岛素用量逐渐或突然增多，称为强化期。该期病情不甚稳定，胰岛素用量较大。

4. **永久糖尿病期**　青春期后，病情逐渐稳定，胰岛素用量较恒定，称为永久糖尿病。

（三）辅助检查

1. **尿液检查**　①尿糖：尿糖定性一般阳性，其呈色强度可粗略估计血糖水平。在胰岛素治疗过程中，应监测尿糖变化，以判断饮食及胰岛素用量是否恰当。通常分段收集一定时间内的尿液以了解24小时尿糖的变动情况，如晨8时至午餐前；午餐后至晚餐前；晚餐后至次晨8时等。②尿酮体：糖尿病伴有酮症酸中毒时尿酮体呈阳性。③尿蛋白：尿蛋白阳性提示可能有肾脏的继发损害。

2. **血液检查**　①血糖：美国糖尿病学会2005年公布糖尿病诊断的新标准，符合下列任一标准即可诊断为糖尿病：典型糖尿病症状，且餐后任意时刻血糖水平≥11.1mmol/L；空腹血糖≥7.0mmol/L；2小时口服葡萄糖耐量试验（OGTT）血糖水平≥11.1mmol/L。②血脂：血清胆固醇、三酰甘油和游离脂肪酸明显增加，适当的治疗可使之降低。③血气分析：酮症酸中毒时血 pH<7.30，HCO_3^-<15mmol/L。④糖化血红蛋白：其量与血糖浓度呈正相关，它可作为患儿在以往2～3个月期间血糖是否得到满意控制的指标，正常人 HbA_{1c}<7%，如>12%时，则表示血糖控制不理想。

3．葡萄糖耐量试验 仅用于无明显临床症状、尿糖偶尔阳性，而空腹血糖正常或稍增高，餐后血糖高于正常的患儿。试验方法：试验当日自 0 时起禁食；清晨口服葡萄糖（1.75g/kg），最大量不超过 75g，每克加水 2.5 ml，于 3 ~ 5 分钟服完；在口服前（0 分钟）及服后 60 分钟、120 分钟和 180 分钟，分别测血糖。正常人 0 分钟血糖 <6.7mmol/L，口服葡萄糖后 60 和 120 分钟时血糖分别低于 10.0 mmol/L 和 7.8mmol/L；糖尿病患儿 120 分钟血糖 >11 mmol/L。试验前应避免剧烈运动、精神紧张，停服氢氯噻嗪、水杨酸等影响糖代谢的药物。

（四）心理 - 社会状况

了解患儿既往有无住院经历，家长对疾病的病因和防护知识的了解程度；患儿居住环境及家庭经济状况如何，家长家属是否有恐惧、焦虑等不良心理反应。

【常见护理诊断 / 问题】

1．**焦虑** 与病程漫长、需长期用药和控制饮食有关。

2．**营养失调：低于机体需要量** 与胰岛素缺乏致体内物质代谢紊乱有关。

3．**有感染的危险** 与蛋白质代谢紊乱、免疫功能减低有关。

4．**潜在并发症：**酮症酸中毒、低血糖。

5．**执行治疗方案无效** 与家长知识不足及患儿的自控能力差有关。

【预期目标】

1．患儿获得正常生长发育，保证其正常的生活活动。

2．"三多一少"症状缓解，体重增加，无感染发生。

【护理措施】

（一）饮食护理

饮食管理是糖尿病护理工作的重要环节，饮食以能保持正常体重、减少血糖波动、维持正常血脂为原则。糖尿病的饮食管理是进行计划饮食而不是限制饮食，其目的是维持正常血糖和保持理想体重。

1．**每日总热卡需要量** 食物的热量要适合患儿的年龄、生长发育和日常活动的需要，每日所需热量（卡）为 1000+[年龄 ×（80 ~ 100）]，对年幼儿宜稍偏高。此外，还要考虑体重、食欲及运动量。全日热量分三餐，早、午、晚分别为 1/5、2/5、2/5，每餐中留出少量（5%）做餐间点心。

2．**食物的成分和比例** 饮食中能源的分配为：蛋白质 15% ~ 20%，碳水化合物 50% ~ 55%，脂肪 30%。食物应富含蛋白质和纤维素，限制纯糖和饱和脂肪酸。禽、鱼类、各种瘦肉类为较理想的动物蛋白质来源；糖类则以含纤维素高的如糙米或玉米等粗粮为主；脂肪应以含多价不饱和脂肪酸的植物油为主，限制动物脂肪的摄入；蔬菜应选用含糖较少者。每日进食应定时，饮食量在一段时间内应固定不变。

（二）胰岛素的治疗与护理

胰岛素是治疗能否成功的关键。胰岛素的种类、剂量、注射方法都与疗效有关。

1．**胰岛素制剂（表 13-2）** 目前胰岛素的制剂有速效 / 短效胰岛素（RI）、中效珠蛋白胰岛素（NPH）、长效的鱼精蛋白锌胰岛素（PZI）以及长效胰岛素类似物甘精胰岛素（glargine）和地特胰岛素（detemir）。

表 13-2　胰岛素的种类和作用时间

胰岛素种类	开始作用时间（h）	作用最强时间（h）	作用最长时间（h）
短效 RI	0.5	3～4	6～8
中效 NPH	1.5～2	4～12	18～24
长效 PZI	3～4	14～20	24～36

2. 胰岛素治疗方案　胰岛素需要量婴儿偏小，年长儿偏大。新诊断的患儿，轻症者胰岛素用量一般为每日 0.5～1.0U/kg；出现明显临床症状以及酮症酸中毒恢复期开始治疗时，胰岛素需要量往往大于 1U/kg。每日皮下注射两次：早餐前 30 分钟，2/3 总量；晚餐前 30 分钟，1/3 总量。NPH 和 RI 按 2∶1 或 3∶1 混合，RI 与 PZI 按 3∶1 或 4∶1 混合使用。混合胰岛素时，应先抽取 RI，后抽取 NPH 或 PZI，每次尽量采用同一型号的注射器。

3. 胰岛素剂量的调整　应根据用药日血糖或尿糖结果，调整次日的胰岛素用量，每 2～3 天调整剂量一次，直至尿糖不超过 ++。

4. 指导胰岛素的使用

（1）胰岛素的注射：皮下注射部位应选择大腿、上臂和腹壁等处，按顺序轮番注射，1 个月内不要在同一部位注射 2 次，两针间距 2.0cm 左右，以免局部皮肤组织萎缩，影响疗效。

（2）胰岛素注射笔：胰岛素注射笔是普通注射器的改良，用喷嘴压力和极细针头推进胰岛素注入皮下，可减少皮肤损伤及精神压力。所用制剂是速效 / 短效胰岛素和长效胰岛素或中效胰岛素，其成分和比例随笔芯不同而不同。用普通注射器改用胰岛素注射笔时，应减少胰岛素用量的 15%～20%，并仔细监测血糖及尿糖，适时进行调整。

（3）胰岛素泵：胰岛素泵可用于儿童糖尿病的强化治疗，也可用于糖尿病酮症、酮症酸中毒和糖尿病代谢紊乱期的治疗。胰岛素泵一般使用短效胰岛素，用量为 0.5～1.0U/（kg·d），将全日的总量分为基础量和餐前追加量两部分，两者按 1∶1 的比例分配；并将 24 小时划分为日间（07∶00～21∶00）和夜间（21∶00～次日 07∶00）两个阶段，日夜间基础量之比为 2∶1；餐前追加量按 3 餐平均，于每次餐前输注。治疗过程中注意监测血糖，一般以空腹血糖来调整基础量，2～3 天调整一次剂量，每次不超过 1～2U。长期佩戴胰岛素泵的患儿，应注意注射局部的消毒和保持清洁，并定期更换部位，以防感染。

（4）胰岛素治疗过程中的注意事项：①胰岛素过量：胰岛素过量会发生 Somogyi 现象。由于胰岛素过量，在午夜至凌晨时发生低血糖，随即反调节激素分泌增加，使血糖升高，清晨出现高血糖，即低血糖 - 高血糖反应，只需减少胰岛素用量即可消除。②胰岛素不足：胰岛素不足可致清晨现象（dawn phenomenon），患儿不发生低血糖，却在清晨 5～9 时呈现血糖和尿糖增高。可加大晚间胰岛素注射剂量或将注射时间稍往后移。③胰岛素耐药：无酮症酸中毒，且每日胰岛素用量 >2U/kg 仍不能使高血糖得到控制时，在排除 Somogyi 现象后称为胰岛素耐药，可换用更纯的基因重组胰岛素。

（三）运动治疗

糖尿病患儿应每天做适当运动。通过运动增强葡萄糖的利用，利于血糖的控制。运动的种类及剧烈程度应根据年龄和运动能力进行安排，运动时必须做好胰岛素用量和饮食调节，运动前减少胰岛素用量或加餐，避免发生运动后低血糖。

（四）预防感染

保持良好的卫生习惯，避免皮肤破损，定期进行身体检查，尤其是口腔、牙齿的检查，维持良好的血糖控制。

（五）预防并发症

按时做血糖、尿糖测定，及时调整胰岛素用量、饮食量和运动量，积极预防微血管继发损害所造成的肾功能不全、视网膜和心肌等病变。

（六）糖尿病酮症酸中毒的治疗

酮症酸中毒迄今仍然是儿童糖尿病急症死亡的主要原因，必须针对高血糖、脱水、酸中毒、电解质紊乱和可能并存的感染等情况制定综合治疗方案。同时，密切观察病情变化、血气分析和血、尿液中糖及酮体的变化，避免医源性损害。

1. 液体治疗　纠正脱水、酸中毒和电解质紊乱。酮症酸中毒时脱水量约为 100ml/kg，一般均属等渗性脱水。因此，应遵循下列原则输液：输液开始的第 1 小时，按 20ml/kg（最大量 1000ml）快速静滴 0.85% 氯化钠溶液，以扩充血容量、改善微循环和肾功能。第 2～3 小时，按 10ml/kg 静滴 0.45% 氯化钠溶液。当血糖 <17mmol/L（300mg/dl）后，改用含有 0.2% 氯化钠的 5% 葡萄糖液静滴，要求在开始 12 小时内至少补足累积损失量的一半，在此后的 24 小时内，可视情况按 60～80ml/kg 静滴同样溶液，以供给生理需要量和补充继续损失量。同时见尿补钾，一般按每日 2～3 mmol/kg（150～225 mg/kg）补给，输入浓度不得 >40mmol/L（0.3g/dl），并应监测心电图或血钾浓度。

此外，酮症酸中毒不宜常规使用碳酸氢钠溶液，仅在 pH<7.1、HCO_3^-<12mmol/L 时，可按 2mmol/kg 给予 1.4% 碳酸氢钠溶液静滴，先用半量，当血 pH ≥ 7.2 时即停用，避免酸中毒纠正过快加重脑水肿。需补充的 $NaHCO_3^-$（mmol/L）＝ [12− 所测 [HCO_3^-]（mmol/L）] ×0.6× 体重（kg）。

2. 胰岛素治疗　多采用小剂量胰岛素静脉滴注治疗。首先静推胰岛素 0.1 U/kg，然后将胰岛素 25U 加入等渗盐水 250ml 中，按每小时 0.1U/kg，自另一静脉通道缓慢匀速输入。1～2 小时后，复查血糖，当血糖 <17mmol/L 时，应停止静滴胰岛素，将输入液体换成含 0.2% 氯化钠的 5% 葡萄糖液，胰岛素改为皮下注射，每次 0.25～0.5U/kg，每 4～6 小时 1 次，直至患儿开始进食、血糖稳定为止。

3. 控制感染　酮症酸中毒常并发感染，需在急救同时采用有效抗生素治疗。

（七）健康教育

由于儿童糖尿病病情不稳定，易于波动，且本病需终生饮食控制和胰岛素注射，给患儿及其家庭带来种种精神烦恼，因此医生、家长和患儿应密切配合。医务人员应针对患儿不同年龄发展阶段的特征，提供长期的心理支持，且向患儿及家长详细介绍有关知识，帮助他们树立信心，并保持良好的营养状态、适度的运动，以及建立良好的人际关系以减轻心理压力，使其能坚持有规律的生活和治疗。同时加强管理制度，定期随访复查。

【护理评价】

经过治疗和护理，患儿"三多一少"症状逐渐消失，营养状况改善；患儿能树立战胜疾病的信心；患儿及家长能学会胰岛素的使用，掌握运动和控制饮食的原则，能配合治疗。

（张　瑛）

1. 患儿,男性,5 岁。身材矮小 4 年。患儿出生时身高 48cm,体重 3.0kg。8 个月会叫妈妈。1 岁时身高 65cm,会走路,出牙 5 颗,体重 8.8kg。2 岁能说完整的句子,身高 70cm,体重 12kg。3 岁时能自己吃饭、玩玩具,喜欢听故事,身高 75cm,体重 14kg。以后发现患儿生长越来越缓慢,至今 5 岁身高才 82cm。智力与正常同龄儿相同。母亲诉患儿自出生后即食欲差,较同龄儿进食少,有偏食习惯。查体:T 36.2℃,P 85 次 / 分,R 24 次 / 分,体重 14kg,身高 82cm,身材匀称,发育欠佳,营养中等,意识清,精神好,自动体位。幼稚面容,颈软,气管居中,甲状腺不大。胸廓对称无畸形,心肺正常。四肢脊柱无畸形。生理反射存在,病理反射未引出。实验室检查:血、尿、粪常规,甲状腺功能未见异常。生长激素:0.65μg/L,双腕骨正位片符合 2 岁骨龄。

(1)根据患儿目前情况列出主要的护理诊断。

(2)针对该患儿应采取哪些护理措施,并如何对患儿家长进行健康指导?

2. 患儿,男性,4 个月。少动 4 个月。患儿自出生后即出现动作较同龄儿少,动作迟缓,舌头经常伸出口外,纳差,吃奶量少,并伴有便秘,每 2～3 天大便 1 次,无恶心、呕吐、腹胀。自发病以来,精神尚可,小便正常,出生史无异常,母乳喂养,家族中无类似病史。查体:T 36℃,P 71 次 / 分,R 22 次 / 分,BP 10.5/7kPa,体重 6kg,身高 55cm,发育落后,营养中等,意识清,精神可,全身皮肤黏膜无黄染及出血点,浅表淋巴结未触及肿大,眼距稍宽,眼球不突出,舌伸出口外,咽不红,扁桃体不大,颈软、气管居中,甲状腺不大,胸廓对称,肋弓下缘轻度外翻,心肺听诊未见异常,腹软,肝肋下 1.5cm,质软,脾未触及。神经系统检查无异常。甲功:T_3 0.6ng/dl,T_4<2ng/dl,FT_3 2.8pmol/L,FT_4 3.6pmol/L,μ−TSH>50.0U/ml,TGA 2.3%,MCA 5.6%。

(1)根据患儿目前情况列出主要的护理诊断。

(2)针对该患儿应采取哪些护理措施,并如何对患儿家长进行健康指导?

第十四章
免疫缺陷病和风湿免疫性疾病患儿的护理

章前导言

免疫（immunity）是机体的一种生理性保护机制，其本质为识别自身、排除异己，以维持机体的内在稳定。人类免疫系统是由细胞和体液成分协同构成的动态网络，其功能包括免疫防御、免疫稳定和免疫监视。人类免疫系统的发生、发育始于胚胎早期，到出生时渐趋成熟，但由于未接触抗原，尚未建立免疫记忆，使儿童特别是婴幼儿，处于生理性免疫低下状态。儿童时期感染性疾病是最常见的疾病，引起感染的内在因素可能就是原发性或继发性免疫缺陷，此外，儿科各系统炎症性疾病、自身免疫性疾病、过敏性疾病和肿瘤的发生无不与免疫功能紊乱有关。在儿童时期发生的自身免疫性疾病种类较多，本章主要介绍原发性免疫缺陷病、风湿热、幼年特发性关节炎、川崎病和过敏性紫癜。

14章

第一节　儿童免疫系统发育特点

❖ 学习目标

- 掌握儿童免疫系统的发育特点。
- 熟悉儿童免疫系统的特点与本系统疾病的关系。
- 了解儿童感染性疾病的辅助检查方法。

人类免疫反应分为非特异性免疫反应和特异性免疫反应两大类，后者又分为特异性细胞免疫和特异性体液免疫。

一、非特异性免疫

非特异性免疫反应是机体在长期种族进化中不断与病原体相互斗争而建立起来的一种系统防御功能，是一种天然免疫力，它可以遗传给后代，对各种有害异物无选择性地起防御作用，主要包括屏障免疫机制、细胞吞噬系统、补体系统和其他免疫分子作用。

（一）屏障防御机制

屏障防御机制主要包括由皮肤－黏膜屏障、血－脑脊液屏障、血－胎盘屏障、淋巴结过滤作用等构成的解剖（物理）屏障和由溶菌酶、乳铁蛋白、胃酸等构成的生化屏障。小儿时期，非特异性免疫功能尚未发育完善，随年龄增长而逐步发育成熟。新生儿和婴幼儿皮肤角质层薄嫩，容易破损，故屏障作用差，对外界刺激的抵抗力弱，易受机械或物理损伤而继发感染；此外，新生儿皮肤较成人偏碱性，易于细菌或真菌的增殖；肠道通透性高，胃酸较少，杀菌力弱；血脑屏障、淋巴结功能未发育成熟，以及呼吸道纤毛细胞发育不完善等，均导致新生儿和婴幼儿的非特异性免疫功能较差。

（二）细胞吞噬系统

血液中具有吞噬功能的细胞主要是单核/巨噬细胞和中性粒细胞。在胎龄第9周前后，末梢血中开始出现中性粒细胞，在胎龄第34周，中性粒细胞的趋化、吞噬和细胞内杀菌功能已趋成熟。但新生儿的各种吞噬细胞功能可呈暂时性低下状态，这与新生儿时期缺乏血清补体、调理素、趋化因子等有关。

（三）补体系统

早在胎龄6~14周时胎儿便能合成补体成分，但母体的补体不能传输给胎儿，故新生儿血清补体含量低，补体经典途径（CH50）和C3、C4、C5活性是其母亲的50%~60%，补体随胎龄增长而升高，补体旁路活化途径和旁路途径的各种成分发育更为落后。一般在生后3~6个月，补体浓度或活性才接近成人水平。未成熟儿补体经典和旁路途径均低于成熟儿。

二、特异性免疫

特异性免疫反应是机体在后天生活过程中与抗原物质接触后产生的，在非特异性免疫的基础上由免疫器官和免疫活性细胞完成的，一般对有害异物有针对性，为后天获得性免疫。包括细胞免疫和体液免疫两种，其中T细胞主要参与细胞免疫，B细胞主要参与体液免疫。

（一）细胞免疫

细胞免疫（T细胞免疫）是由T淋巴细胞（T细胞）介导产生的一种特异性免疫反应，其主要功能是抵御细胞内的病原微生物（病毒、真菌、寄生虫等）感染和免疫监视。机体在抗原刺激后产生致敏的T细胞，再与相应抗原作用产生各种淋巴因子（转移因子、移动抑制因子、淋巴毒素、趋化因子、干扰素等），发挥免疫防御、免疫监视作用。胎儿期，淋巴样干细胞在胸腺中发育形成成熟的T细胞，在T细胞成熟的过程中形成了对自身组织的耐受性和对异体物质的反应性。足月新生儿外周血中T细胞绝对计数已达成人水平，但T淋巴细胞分类比例和功能与成人不同。出生时T细胞自身发育已完善，故新生儿的皮肤迟发型超敏反应在出生后不久即已形成，新生儿接种卡介苗后数周结核菌素试验即呈阳性反应。但新生儿T细胞辅助B细胞产生免疫球蛋白的能力受限，活化吞噬细胞和产生细胞毒性T细胞（CTL）的能力下降；T细胞产生的r-干扰素（INF-r）和白细胞介素-4（IL-4）为成人的10%～20%，约3岁时达成人水平。由于从未接触抗原，需在较强抗原刺激下才有反应，随着与多种抗原接触，T细胞更趋完善。其中，具有辅助/诱导作用的CD4阳性T细胞数比具有抑制/细胞毒性作用的CD8阳性T细胞数多，使CD4+/CD8+的比值高达3～4，约2岁时比值为2，接近成人水平。

（二）体液免疫

体液免疫（B细胞免疫）是指B淋巴细胞在抗原刺激下转化成浆细胞并产生抗体（免疫球蛋白），特异性地与相应抗原在体内结合而产生免疫反应。其主要功能是抵御细胞外的细菌和病毒感染。

1. B细胞　B细胞功能在胚胎早期即已成熟，但因缺乏抗体及T细胞多种信号的辅助刺激，新生儿B细胞产生抗体的能力低下，出生后随着年龄增长，特异性体液免疫才逐步完善。胎儿和新生儿B细胞对抗原刺激可产生相应的IgM类抗体，而有效的IgG类抗体应答需在生后3个月才出现，直到2岁时分泌IgG的B细胞才发育达成人水平，而分泌IgA的B细胞到5岁时才达成人水平。

2. 免疫球蛋白（immunoglobulin，Ig）　具有抗体活性的球蛋白称为免疫球蛋白，是B细胞最终分化为浆细胞的产物，存在于血液、体液、分泌液和B细胞的膜上，发挥特异性体液免疫作用，根据理化和免疫性能不同，分为IgG、IgA、IgM、IgD及IgE五类。

（1）IgG：IgG在胚胎12周末时开始合成，但含量不多。IgG是唯一可以通过胎盘的免疫球蛋白。新生儿血液中的IgG主要是通过胎盘从母体获得，这对婴儿出生后数月内防御麻疹、白喉、脊髓灰质炎等细菌和病毒感染起重要作用。儿童出生后3个月内自身产生的IgG数量不多，3个月后产量逐渐增加，而来自母体的IgG于儿童出生后因代谢分解而逐渐下降，至6个月时全部消失，故6个月后，儿童易患感染性疾病。儿童6～7岁时血清中的IgG才接近成人水平。

（2）IgM：IgM是个体发育过程中最早合成和分泌的抗体。但因无抗原刺激，胎儿自身合成的IgM极少，且母亲的IgM不能通过胎盘，故新生儿血液中含量较低，若出生时脐血IgM增高，提示有宫内感染可能。因IgM是抗革兰阴性杆菌的主要抗体，故新生儿易患革兰阴性细菌尤其是大肠埃希菌感染。出生后3～4个月时IgM在血清中的含量为成人的50%，1岁时达成人的75%。

（3）IgA：胎儿期不产生IgA，且IgA不能通过胎盘，所以新生儿血清IgA含量很低，若脐血IgA含量升高也提示宫内感染。IgA分为血清型和分泌型两种。血清型IgA于出生后第3周开始合成，1岁时仅为成人的20%，12岁时达成人水平。分泌型IgA（SIgA）存在于唾液、泪水、乳汁等外分泌液中，是黏膜局部抗感染的重要因素，新生儿和婴幼儿SIgA水平很低，2～4岁时达成人水平，是其易患呼吸道和胃肠道感染的重要原因。

（4）IgD：IgD 不能通过胎盘，故在新生儿血中含量甚微，5 岁时才达成人水平的 20%，其功能目前尚不清楚。

（5）IgE：母亲的 IgE 不能通过胎盘传给胎儿，新生儿体内 IgE 含量极少，出生时后可从母乳中获取部分 IgE，约 7 岁左右达成人水平。IgE 参与 I 型变态反应，IgE 的应答对 T 细胞有高度的依赖性。婴幼儿合成 IgE 能力不弱，患过敏性疾病时，血清 IgE 水平可显著升高。

第二节　原发性免疫缺陷病患儿的护理

❖ 学习目标

- 掌握原发性免疫缺陷病患儿的身体状况、常见护理诊断，并能根据预期目标，按护理程序为患儿实施整体护理。
- 熟悉原发性免疫缺陷病患儿的病因及治疗要点。
- 了解原发性免疫缺陷病患儿的辅助检查方法。

原发性免疫缺陷病（primary immunodeficiency diseases，PID）是因免疫系统遗传缺陷或先天发育不全，导致机体免疫功能障碍的一组综合征。临床以抗感染功能低下、反复发生严重的感染为主要特征，同时可伴有免疫监视和免疫稳定功能异常，易发生自身免疫性疾病、过敏性疾病和恶性肿瘤。本病有遗传倾向，主要发生于婴幼儿和儿童期。大约 40%PID 于 1 岁以内起病，另外 40% 于 5 岁以内起病，15% 于 16 岁以内起病，仅 5% 发病于成人期。

【病因与分类】

PID 的病因尚未十分清楚，根据这类疾病的表现多种多样，很可能是多种因素所致。遗传因素在众多原发性免疫缺陷病中起重要作用。大多数 PID 的遗传形式已明确，几乎均为单基因遗传，多数为常染色体隐性遗传，其次为 X- 连锁隐性和常染色体显性遗传。多基因遗传性原发性免疫缺陷病的确定较困难，至今尚无确切的报道。另外，有报道胎儿受风疹病毒、巨细胞病毒、疱疹病毒等宫内感染后，可引起免疫系统发育障碍。

目前 PID 尚无统一分类，2011 年国际免疫学会联盟（IUIS）PID 专家委员会会议将 PID 分为联合免疫缺陷病、伴有免疫缺陷的明确综合征、抗体为主的缺陷、免疫调节失衡疾病、吞噬细胞数量功能或两者兼有的先天缺陷、固有免疫缺陷、自身炎症性疾病和补体缺陷八种。

【治疗要点】

1. 一般治疗

（1）预防和控制感染：对患儿进行保护性隔离，若有感染，应及时治疗，有时需长期抗菌药物预防性给药。糖皮质激素类应慎用。

（2）T 细胞缺陷患儿不宜输血或新鲜血制品，以防发生移植物抗宿主反应。患儿最好不做扁桃体和淋巴结切除术，脾切除术视为禁忌。必需做脾切除者，应长期给予抗菌药物预防感染。

（3）若患儿尚有一定抗体合成能力，可接种灭活疫苗。严重抗体和细胞免疫缺陷患儿，禁用减毒活疫菌，以防发生疫苗感染。

（4）有明确家族史者应接受遗传学咨询，并做产前检查。

2. 替代治疗 可暂时性缓解临床症状。静脉注射丙种球蛋白用于治疗低 IgG 血症；高效价免疫血清球蛋白用于严重感染的治疗和预防；血浆含有免疫球蛋白、补体等多种免疫活性成分，但应注意做严格生物学污染过筛试验。

3. 免疫重建 是采用正常细胞或基因片段植入患儿体内，使之发挥其功能，以持久地纠正免疫缺陷。免疫重建的方法有骨髓移植、胎肝移植、胎儿胸腺移植、脐血干细胞移植等和基因治疗。

【护理评估】

（一）健康史

1. 评估患儿的年龄及生长发育状况。

2. 评估患儿发病原因、接种情况，有无感染史、家族史。

（二）身体状况

1. 共同表现 PID 的临床表现由于病因不同而极为复杂，但其共同的临床表现却非常一致，即反复感染、易患肿瘤和自身免疫性疾病。多数患儿有明确家族史。

（1）反复和慢性感染：免疫缺陷病最常见的表现是感染，且为反复、严重、持久的感染，不常见和致病力低下的细菌也能致病。许多患儿常需持续使用抗菌药物以预防感染的发生。感染部位以呼吸道最常见，如复发性或慢性中耳炎、鼻窦炎、结合膜炎、支气管炎或肺炎；其次为胃肠道，也可见皮肤感染和全身感染。抗体缺陷时，易发生化脓性细菌感染；T 细胞缺陷时，则易发生病毒、结核杆菌和沙门菌属等细胞内病原体感染，也易发生真菌和原虫感染；补体成分缺陷时，易发生奈瑟菌属感染；中性粒细胞功能缺陷时，常为金黄色葡萄球菌感染。病原体的毒力可能并不很强，常呈机会感染。感染常反复发作或迁延不愈，治疗效果欠佳，尤其是抑菌剂疗效更差，必须使用杀菌剂，剂量偏大、疗程较长才有一定疗效。

（2）自身免疫性疾病和恶性肿瘤：长期存活的 PID 患儿随年龄增长，易发生自身免疫性疾病和肿瘤，尤其是淋巴系统肿瘤，其发生率较正常人群高 10 倍乃至 100 倍以上。

（3）其他临床表现：某些 PID 有其特殊的临床特征，有助于对这些特殊疾病作出临床诊断。如胸腺发育不全的低钙血症、先天性心脏病和特殊面容；共济失调毛细血管扩张综合征的神经系统进行性变、共济失调伴反复呼吸道感染；湿疹血小板减少伴免疫缺陷的严重湿疹、出血倾向伴免疫缺陷等。

（4）有遗传性：以 X- 连锁遗传、常染色体隐性遗传多见。

2. 特殊表现 除反复感染外，不同的免疫缺陷可有不同的临床特征：

（1）X- 连锁无丙种球蛋白血症（X-linked agammaglobulinemia，XLA）：本病又称为先天性无丙种球蛋白血症或 Bruton 综合征，为最常见的原发性 B 细胞免疫缺陷病，仅见于男性，近半数患儿可询问到家族史。由于有来自母体的 IgG，一般在出生后数月内不出现任何症状，随着来自母体的 IgG 不断减少，通常在生后 6 个月左右开始出现反复严重的化脓性感染，如呼吸道感染、中耳炎、脑膜炎、败血症和皮肤脓疱病等。患儿常伴有恶性肿瘤、白血病、幼年特发性关节炎等，淋巴结和扁桃体缺如或很小，胸腺发育正常。如不积极诊治，约半数患儿于 10 岁之前死亡。

（2）婴儿暂时性低丙种球蛋白血症：为发病机制不详、遗传方式不确定的自限性疾病，男女均可发病，偶有家族史。其特点是婴儿自身开始合成免疫球蛋白的时间推迟，在生后 9～18 个月才开始出现，B 细胞数目正常，1 种或多种免疫球蛋白浓度暂时性降低，期间患儿容易罹患由革兰阳性菌所致的皮肤、呼吸道和脑膜感染。随年龄增长（通常为 2～4 岁时）可达到或接近正常值。

（3）选择性 IgA 缺陷：为最常见的免疫缺陷病，可为常染色体隐性遗传或常染色体显性遗传，也可散发。主要免疫学异常为 IgA 水平低，SIgA 含量极低，其他各类 Ig 水平正常，细胞免疫功能正常。多无明显症状，或仅表现为呼吸道反复感染，部分病例存在消化道症状，约 50% 病例伴有自身免疫性疾病。

（4）胸腺发育不全（diGeorge anomaly，DA）：本病因胚胎 6～8 周时第三和第四对咽囊管分化发育障碍，导致胸腺、甲状旁腺、部分颜面及大血管等多脏器发育不全。男女均可发病，主要临床特点为反复感染及不易纠正的低钙抽搐，常伴先天性心脏病、特殊面容（人中短、眼距宽、下颌发育不良、耳位低等）。

（5）联合免疫缺陷病：是指 T 细胞和 B 细胞功能联合缺陷引起的原发性免疫缺陷病，以 T 细胞缺如尤为严重和突出。

1）重症联合免疫缺陷病（severe combined immunodeficiency disease，SCID）：是一组胸腺、淋巴组织发育不全及 Ig 缺乏的遗传性疾病，机体体液免疫和细胞免疫功能缺陷。遗传方式为性连锁遗传或常染色体隐性遗传，以 X- 连锁遗传最常见。临床特点是婴儿早期出现致死性严重感染，常见化脓菌、病毒、真菌等感染引起的中耳炎、肺炎、败血症、腹泻、皮肤感染及卡氏肺囊虫肺炎、白色念珠菌病，并伴生长发育障碍。预防接种活菌苗、活疫苗也可导致严重感染。若未经恰当治疗，多在 1 岁内死于严重感染。

2）共济失调毛细血管扩张综合征：为常染色体隐性遗传病。患儿胸腺和外周淋巴组织发育不良。一般在幼儿期发病，主要表现为进行性小脑共济失调和毛细血管扩张（球结膜和耳垂明显），反复发生呼吸道感染、鼻窦炎和肺炎，易伴发恶性肿瘤，预后不良。

（三）辅助检查

1. **皮肤迟发型超敏反应和淋巴母细胞转化试验** 测定细胞免疫的功能。

2. **血清免疫球蛋白含量的测定** 以判断体液免疫功能。

3. **基因突变分析** 基因测定能提高诊断准确率，以及提供遗传咨询、产前诊断。

4. **影像学检查** 婴儿期胸部 X 线片缺乏胸腺影，提示 T 细胞功能缺陷。

【常见护理诊断／问题】

1. **有感染的危险** 与免疫功能缺陷有关。

2. **焦虑** 与反复感染、预后较差有关。

3. **知识缺乏**：缺乏疾病相关的预防、护理知识。

【预期目标】

1. 患儿不发生感染、免疫力增强。

2. 患儿焦虑／恐惧减轻。

3. 患儿及家长了解疾病相关知识。

【护理措施】

本病的特征是反复感染，护理的重点是采用多种措施预防感染。

（一）预防感染

1. **隔离患儿** 给予患儿保护性隔离，避免与感染性疾病患儿接触；保持室内空气新鲜，定时消毒、通风换气，但应避免受凉，防止发生呼吸道感染；患儿的食具、用具等应做好消毒处理，衣物应整洁，地面应湿扫；医护人员做各种操作前要洗手、戴口罩，严格执行消毒隔离制度，禁止呼吸道、皮肤感染的人员进入隔离区，避免医源性感染。

2．生活护理　指导患儿及家长进食易消化、营养丰富的饮食，食物应含足够热量、蛋白质和维生素，保证营养的摄入，增强机体抵抗力。同时，做好皮肤和口腔护理。

3．监测病情　密切观察患儿病情变化，监测体温，及时发现感染迹象。使用免疫球蛋白的患儿用药过程中应密切观察有无过敏反应，以免发生意外。

（二）减轻焦虑／恐惧

患儿由于反复发生感染、长期多病，易产生孤独、焦虑、沮丧、恐惧等心理，应经常与患儿及家长沟通，倾听患儿和家长的感情表达，评估患儿及家长对疾病的认识程度及心理状况，及时给予心理支持，提供力所能及的帮助，减轻其负性情绪，以利于疾病恢复。

（三）健康教育

1．向患儿及家长介绍本病的病因、预防感染知识、疫苗接种的注意事项、主要治疗方法及护理措施，做好心理护理，树立患儿和家长战胜疾病的信心。

2．做好遗传咨询，检出致病基因携带者。对曾生育过免疫缺陷病患儿的孕妇，应做产前检查，必要时终止妊娠。

【护理评价】

经过治疗和护理，患儿体温维持正常，感染情况降低，机体免疫力增强；患儿营养状况良好，能力供给充足。无其他并发症发生；住院过程中得到一定的照顾，焦虑、恐惧情绪减轻。

第三节　风湿免疫性疾病患儿的护理

➢ **案例导入与思考** ⋯⋯⋯⋯⋯⋯⋯⋯⋯⋯⋯⋯⋯⋯⋯⋯⋯⋯⋯⋯⋯⋯⋯⋯⋯⋯⋯⋯⋯⋯⋯⋯⋯⋯⋯

患儿，女性，8岁，因低热4周、游走性关节肿痛3周入院。患儿半个月前曾患化脓性扁桃体炎。体格检查：神情，面色苍白，T 37.9℃，躯干、四肢可见环形红色斑丘疹，咽充血，两肺无异常，心率140次／分，心尖部可闻及Ⅱ级收缩期杂音，主动脉瓣区间可闻及Ⅱ级舒张期杂音，肝脾肋下未触及。辅助检查：TBC 12×10^9/L，ASO 800U，血沉29mm/h，CRP（＋），心电图 P-R 间期延长。

请思考：

1．该患儿的哪些表现提示风湿热？

2．该患儿目前存在的护理诊断有哪些？护理重点是什么？

❖ **学习目标** ⋯⋯

•掌握风湿热、幼年特发性关节炎、川崎病患儿的身体状况、常见护理诊断，并能根据预期目标，按护理程序为患儿实施整体护理。

- 熟悉风湿热、幼年特发性关节炎、川崎病的定义、病因及发病机制、治疗要点。
- 了解风湿热、幼年特发性关节炎、川崎病患儿的辅助检查。

儿童免疫状况与成人明显不同，导致儿童疾病的特殊性。风湿性疾病是一组原因不明的自身免疫性疾病，主要累及不同脏器的结缔组织和胶原纤维。一般认为，风湿性疾病的发病机制有其共同特点，即感染源刺激具有遗传学背景的个体，发生异常的自身免疫性疾病。

一、风湿热患儿的护理

风湿热（rheumatic fever）是一种与A组乙型溶血性链球菌感染密切相关的免疫炎性疾病。临床表现为发热，多伴有心肌炎、关节炎，较少伴有舞蹈病、皮下结节和环形红斑。发病年龄以6～15岁多见。以冬春季节，寒冷、潮湿地区发病率高，严重者可形成慢性风湿性瓣膜病。近年来，风湿热的发病率有回升趋势，值得重视。

【病因及发病机制】

风湿热是A组乙型溶血性链球菌咽峡炎后的自身免疫性疾病。风湿热的发病机制与A组乙型溶血性链球菌的特殊结构成分和细胞产物有关。

1. 链球菌抗原的分子模拟　一般认为与多种A组溶血性链球菌感染有密切的关系：其荚膜透明质酸与人体关节、滑膜有共同抗原；其细胞膜的脂蛋白与人体心肌肌纤维有共同抗原。当链球菌感染后，机体产生抗链球菌抗体，一方面能清除链球菌，起保护作用；另一方面由于链球菌抗原的分子模拟，此抗体也可与人体组织产生免疫交叉反应，导致器官损害。

2. 免疫复合物致病　链球菌抗原与抗链球菌抗体可形成循环免疫复合物，沉积于人体关节滑膜、心肌、心瓣膜后，激活补体成分，产生炎性病变。

3. 其他　①细胞免疫损伤：细胞免疫反应也参与风湿热的发病机制。②遗传机制：以遗传特征为基础的人体易感性或免疫应答的个体差异性在风湿热发病机制中起一定作用。

【治疗要点】

1. 一般治疗　包括卧床休息、加强营养、补充维生素等。

2. 清除链球菌感染　大剂量青霉素静脉点滴，持续2～3周。青霉素过敏者改用红霉素。

3. 抗风湿热治疗　心肌炎时早期使用糖皮质激素，总疗程为8～12周。无心肌炎者使用阿司匹林，总疗程为4～8周。

4. 对症治疗　有充血性心力衰竭时加用地高辛，但剂量宜小，并加用卡托普利、呋塞米和螺内酯。舞蹈病时可用苯巴比妥、氯丙嗪等镇静剂。关节肿痛时应给予制动。

【护理评估】

（一）健康史

1. 询问患儿发病前有无上呼吸道感染的表现，有无发热、关节疼痛，是否伴有皮疹等，有无精神异常或不自主的动作表现。

2. 了解发病原因，既往有无心脏病或关节炎病史。家庭居住的气候、环境条件如何，家族成员中有无类似的疾病。

（二）身体状况

临床表现轻重不一，取决于疾病侵犯部位和程度。风湿热发生于咽峡部链球菌感染后，潜伏期感染不一，一周至数周，如不进行预防，可反复周期性发作。

1. 一般表现　发热，热型不规则，有面色苍白、食欲差、多汗、疲倦、腹痛等症状，个别有风湿性胸膜炎和肺炎表现。

2. 心肌炎　是本病最严重的表现，约占风湿热患儿的 40%～50%，以心肌内膜炎多见，亦可发生全心炎。轻者不明显，重者可致心力衰竭，甚至死亡。

（1）心肌炎：轻者无症状，重者可伴有不同程度的心力衰竭。常见心率增快与体温升高不成比例，心尖区第一心音减弱，可出现期前收缩、心动过速等心律失常。心尖部可闻及轻度收缩期杂音，主动脉瓣区可闻及舒张中期杂音。ECG 示 P-R 间期延长，伴有 T 波低平和 ST 段异常。

（2）心内膜炎：主要侵犯二尖瓣，其次为主动脉瓣。二尖瓣关闭不全表现为心尖部全收缩期杂音，向腋下传导。主动脉瓣关闭不全约占 20%，主动脉瓣关闭严重者脉压增大。急性期瓣膜损害多为充血水肿，恢复期可渐消失。多次复发可使心瓣膜形成永久性瘢痕，导致风湿性心瓣膜病。

（3）心包炎：表现为心前区疼痛、心动过速、呼吸困难，部分患儿心底部可闻及心包摩擦音。少数患儿积液量多时心前区搏动消失，心音遥远，有颈静脉怒张、肝肿大等心脏压塞表现。

3. 关节炎　约占风湿热患儿的 50%～60%，以游走性和多发性为特点，常累及膝、踝、肘、腕等大关节，局部出现红、肿、热、痛，活动受限。治疗后关节可不留强直或畸形。

4. 舞蹈病　约占风湿热患儿的 3%～10%，也称 Sydenham 舞蹈病。女童多表现为皱眉、挤眼、努嘴、伸舌等奇异面容和颜面肌肉抽动、耸肩等动作，在兴奋或注意力集中时加剧，入睡后消失，可单独存在或与其他症状并存。约 40% 伴心脏损害，伴关节炎者罕见。

5. 皮肤症状

（1）皮下小结：常见于复发病例，好发于肘、腕、膝、踝等关节伸侧。呈无痛的结节，经 2～4 周自然消失。

（2）环形红斑：呈环形或半环形边界清楚的淡色红斑，大小不等，中心苍白，边缘可轻度隆起，分布于躯干及四肢屈侧，可反复出现，不留痕迹（图 14-1）。

（三）辅助检查

1. 风湿热活动指标　白细胞计数增高、血沉增快、C- 反应蛋白阳性（CPR）和黏蛋白增高为风湿活动的标志，但对诊断本病无特异性。

2. 抗链球菌抗体测定　80% 患儿抗链球菌溶血素"O"（ASO）滴度升高，同时测定抗脱氧核苷酸酶 B（Anti-DNase B）、抗链激酶（ASK）和抗透明质酸酶（AH），则阳性率可提高至 95%。

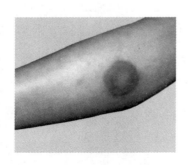

图 14-1　皮肤症状之环形红斑

（四）心理－社会状况

因风湿热常反复发作，产生心脏损害。易导致慢性风湿性心脏病，严重影响患儿的生命质量。应注意评估家长有无焦虑，对该病的预后、疾病的护理方法、药物的不良反应、复发的预防等知识的认识程度。对年长儿，还需注意评估有无因长期休学带来的担忧、由于舞蹈病带来的自卑等。了解患儿家庭环境及家庭经济情况，既往有无住院的经历。

【常见护理诊断／问题】

1. **心输出量减少** 与心脏受损有关。
2. **疼痛** 与关节受累有关。
3. **体温过高** 与感染的病原体毒素有关。
4. **焦虑／恐惧** 与发生心脏损害有关。

【预期目标】

1. 患儿保持充足的心排血量。
2. 患儿疼痛减轻并能进行自理活动。
3. 患儿体温恢复和维持正常。
4. 患儿能较好地表达自己的感受，保持安静，较少出现焦虑。

【护理措施】

（一）防止发生严重的心功能损害

1. **限制活动** 急性期卧床休息2周。有心肌炎时，轻者绝对卧床4周，重者6～12周，至急性症状完全消失、血沉接近正常时方可下床活动；伴心力衰竭者，待心功能恢复后再卧床3～4周，活动量要根据心率、心音、呼吸、有无疲劳而调节。一般恢复至正常活动量所需时间是：无心脏受累者1个月，轻度心脏受累者2～3个月，严重心肌炎伴心力衰竭者6个月。

2. **监测病情** 注意患儿面色、呼吸、心率、心律及心音的变化。如有烦躁不安、面色苍白、多汗、气急等心力衰竭的表现，应及时处理。

3. **加强饮食管理** 给予易消化、营养丰富的食物，少量多餐，心力衰竭患儿适当限制盐和水，并详细记录出入量，以及保持大便通畅。

4. **按医嘱抗风湿治疗** 有心力衰竭者加用洋地黄制剂，同时配合吸氧、利尿、维持水电解质平衡等治疗。

（二）缓解关节疼痛

关节疼痛时，可让患儿保持舒适的体位，避免患肢受压，移动肢体时动作要轻柔，也可用热水袋热敷局部关节止痛。注意患肢保暖，避免寒冷潮湿，并做好皮肤护理。

（三）维持体温正常

密切观察体温变化，注意热型。高热时，采用物理降温法或按医嘱抗风湿治疗。

（四）减轻焦虑／恐惧

向患儿耐心解释各项检查、治疗、护理措施的意义，以争取其配合。关心爱护患儿，及时解除各种不适感，如发热、出汗、疼痛等，以利于缓解急躁情绪，增强其战胜疾病的信心。

（五）用药及护理

服药期间注意观察药物不良反应，如阿司匹林可引起胃肠道反应、肝功能损害和出血，可饭后服药以减少对胃的刺激。并按医嘱加用维生素 K 防止出血；密切观察使用泼尼松后引起的不良反应，如满月脸、肥胖、消化道溃疡、肾上腺皮质功能不全、精神症状、血压增高、电解质紊乱、抑制免疫等；发生心肌炎时，对洋地黄敏感且易出现中毒。用药期间应注意观察有无恶心、呕吐、心律不齐、心动过缓等不良反应。

（六）健康教育

1. 积极锻炼身体，增强体质，预防上呼吸道感染，避免寒冷潮湿。教育家长在疾病流行季节期间，尽量减少带儿童去公共场所。发生链球菌感染，应及时彻底治疗。

2. 合理安排患儿的日常生活，避免剧烈的活动，以及防止受凉。讲解疾病的有关知识和护理要点，使家长学会观察病情、预防感染和防止疾病复发的各种措施。

3. 定期到医院门诊复查，强调预防复发的重要性，预防药物首选长效青霉素 120 万 U 肌内注射，每月 1 次，至少持续 5 年，最好持续到 25 岁。有风湿性心脏病者，宜终身药物预防。

【护理评价】

经过治疗和护理，患儿生命体征恢复正常；疼痛减轻并能进行自理活动；患儿体温恢复正常；患儿表现出放松和舒适，积极参与护理计划，配合治疗和护理。

二、幼年特发性关节炎患儿的护理

幼年特发性关节炎（juvenile idiopathic arthritis，JIA）是一种以慢性关节滑膜炎为特征的自身免疫性疾病。多见于 16 岁以下的儿童，男孩多于女孩。以慢性关节滑膜炎为主要特征，伴全身多脏器功能损害，常有不规则发热、皮疹、肝脾及淋巴结肿大、胸膜炎及心包炎等全身症状和内脏损害，反复发作可致关节畸形和功能丧失。多数预后良好，少数可导致关节永久性损害和慢性虹膜睫状体炎，是儿童时期残疾或失明的重要原因。

○ 知识拓展　　　　幼年特发性关节炎的命名

　　　　　因幼年特发性关节炎的临床表现差异大，可分为不同类型，故命名繁多，如幼年类风湿关节炎（juvenile rheumatoid arthritis，JRA）、Still 病、幼年慢性关节炎（juvenile chronic arthritis，JCA）、幼年型关节炎（juvenile arthritis，JA）等。近年来，国际风湿病联盟儿科委员会专家组经过多次讨论，将"儿童时期（16 岁以下）不明原因关节肿胀、持续 6 周以上的关节炎"命名为幼年特发性关节炎（JIA）。

▶　范玲，沙丽艳. 儿科护理学. 第 2 版. 北京：人民卫生出版社，2013.

【病因及发病机制】

（一）病因

病因不明，可能与多种因素有关，如感染、免疫、遗传等。①感染：虽有许多关于细菌、病毒、支原体和衣原体的感染与本病有关报道，但都不能证实是引起本病的直接诱因。②免疫：有许多证据提示 JIA 与免疫功能异常密切相关，是一种自身免疫性疾病。③遗传：很多资料证明 JIA 具有遗传学背景，如一些特殊的人类白细胞抗原（HLA）亚型与本病易感性有关。此外，环境因素如潮湿、气候变化等都可成为本病诱因。

（二）发病机制

JIA 发病机制可能为：在感染和环境因素影响下，外来抗原作用于具有遗传学背景的易感个体，激活免疫细胞，通过直接损伤或分泌细胞因子、自身抗体，触发异常免疫反应，引起自身组织的损害和变性。自身组织变性成分（内源性抗原）如变性 IgG 或变性的胶原蛋白，也可作为抗原引发针对自身组织成分的免疫反应，进一步加重免疫损伤。

【治疗要点】

治疗原则是控制病变活动度，减轻或消除关节疼痛和肿胀；预防感染，控制关节炎症；促进正常生长发育；恢复关节功能及生活、劳动能力。

1. 药物治疗　应用非甾体类抗炎药及甲氨蝶呤、羟氯喹、青霉胺、金制剂等病情缓解药，作为治疗 JIA 的一线和二线药物；糖皮质激素不作为 JIA 首选或单独使用的药物，仅用于 JIA 全身型及多关节型。

2. 理疗　对保持关节活动、肌力强度极为重要。应尽早开始保护关节活动及维持肌肉强度的锻炼，可根据具体情况选择锻炼方式或夹板固定等手段，有利于防止发生或纠正关节残疾。如清晨热浴、中药热浴都可能减轻病情及晨僵。对 JIA 患儿尤其是少关节型，应每季度做一次裂隙灯检查，发现虹膜睫状体炎应及时治疗，局部使用皮质激素和阿托品可以有效控制眼部炎症。

【护理评估】

（一）健康史

1. 询问患儿发病前有无上呼吸道感染的表现，有无发热、皮疹、肝脾淋巴结肿大、关节疼痛、僵硬等症状。

2. 既往有无免疫反应或关节炎病史。家庭居住的气候、环境条件如何，家族成员中有无类似的疾病。

（二）身体状况

本病可发生于任何年龄，以 2～3 岁和 8～10 岁两个年龄组为发病高峰。根据关节症状和全身症状，可分为不同类型，各类型表现极为不同。

1. 全身型　可见于 2～4 岁儿童，无明显性别差异。本型的特点为起病多急骤，以全身症状起病，发热和皮疹为典型症状。①发热：弛张高热是本型的特点，体温每日波动于 36～41℃之间，骤升骤降，可伴寒战，热退后一般情况尚好，活动如常。发热可持续数周至数月，可自行缓解，但易复发。②皮疹：具有诊断意义。皮疹为淡红色斑丘疹，可融合成片，分布于全身，以胸部和四肢近端为多，其特点为发热时出现，呈一过性，随体温升降而出现或消退。③关节症状：主要是关节痛和关节炎，发生率在 80% 以上，常在发热时加剧，热退后减轻或缓解。膝关节最常受累，手指关节、腕、肘、踝关节也常受侵犯。④其他：约半数患儿有肝脾肿大，多数有全身淋巴结肿大，约 1/3 患儿出现胸膜炎或心包炎，但无明显症状，心肌也可受累。

2. 多关节型　女孩多见。发病最初 6 个月受累关节在 5 个以上。可先累及大关节，随病情进展，手、足等小关节亦受累，表现为关节梭形肿胀、触痛和活动受限。多为对称性，晨僵是本型的特点。颞颌关节受累时，导致张口困难、小颌畸形；颈椎受累时，导致颈部活动受限。关节症状反复发作，最终约半数以上发生强直变形而影响关节功能。

3. 少关节型　发病最初 6 个月受累关节不超过 4 个。女孩多见，常于 5 岁前起病。膝、踝、肘等大关节为好发部位，常为非对称性。虽然关节炎反复发作，但很少致残。约 20% ~ 30% 患儿发生慢性虹膜睫状体炎，造成视力障碍，甚至失明。

4. 与附着点炎症相关的关节炎　关节炎或附着点炎症，伴有骶髂关节压痛或炎症性腰骶部及脊柱疼痛。男孩多见，多于 8 岁以上起病，多有家族史。四肢关节炎常为首发症状，但以下肢大关节如髋、膝、踝关节受累为多见，表现为肿痛和活动受限。患儿还可有反复发作的急性虹膜睫状体炎和足跟疼痛。

5. 银屑病性关节炎　本型儿童时期罕见，以女性占多数，40% 有银屑病家族史。表现为一个或几个关节受累，常为不对称性。约半数以上患儿有远端指间关节受累及指甲凹陷。关节炎可发生于银屑病发病之前或数月、数年之后。

（三）辅助检查

1. 血液检查　活动期可有轻度或中度贫血，多数患儿白细胞数和中性粒细胞增高，并有核左移。活动期血沉明显增快，C 反应蛋白、黏蛋白大多增高。

2. 免疫学检测　免疫球蛋白 IgG、IgM、IgA 均增高，严重病例可见明显的高丙种球蛋白血症。部分病例类风湿因子和抗核抗体可为阳性。

3. 关节液分析和滑膜组织学检查　可用于鉴别不同病因引起的关节病变。

4. 影像学检查　早期 X 线检查仅显示关节附近软组织肿胀、骨质疏松、骨膜炎改变。随病情进展，可见关节面破坏、软骨间隙变窄、关节面融合强直、骨膜反应和关节半脱位。

（四）心理 - 社会状况

注意评估家长有无焦虑，对该病的预后、疾病的护理方法、药物的不良反应、复发的预防等知识的认识程度。对年长儿童，还需注意评估有无因长期休学带来的担忧等。了解患儿家庭环境及家庭经济情况，既往有无住院的经历。

【常见护理诊断 / 问题】

1. 体温过高　与非化脓性炎症有关。

2. 疼痛　与关节肿胀和炎症有关。

3. 躯体活动障碍　与关节疼痛、畸形有关。

4. 潜在并发症：药物不良反应。

5. 焦虑　与病程较长、预后不良有关。

6. 知识缺乏：患儿及家长相关知识缺乏。

【预期目标】

1. 患儿体温恢复和维持正常。
2. 患儿关节炎症和肿胀得到减轻，主诉疼痛减轻。
3. 患儿躯体活动度较好，能进行自理活动。
4. 患儿无药物不良反应。
5. 患儿能较好的表达自己的感受，表现出放松和舒适。
6. 患儿及家长能了解本病的诱因、疾病观察及防治知识。

【护理措施】

（一）维持体温正常

监测体温变化，观察热型。高热时采用物理降温（有皮疹者忌用乙醇擦浴），及时擦干汗液，更换衣服，保持皮肤清洁舒适，防止受凉。保证充足的水分和热量摄入，给予富含高蛋白、高维生素、高热量、易消化的饮食。注意有无皮疹、眼部受累及心功能不全的表现。

（二）减轻关节疼痛

1. 急性期卧床休息，观察关节症状，如有无晨僵、肿胀、疼痛、热感、运动障碍及畸形。经常帮助患儿变换体位。

2. 可用夹板、沙袋将患肢固定于舒适的位置，或用支架保护患肢不受压以减轻关节疼痛。教给患儿用放松、分散注意力的方法，控制疼痛或局部湿热敷止痛。

（三）维护关节的正常功能

除急性发热外，不主张过多卧床休息。急性期过后及早开始关节的康复治疗，指导家长帮助患儿做关节的被动活动和按摩，同时为增加治疗性运动的趣味性，可融入游戏，如游泳、接抛球、骑脚踏车、踢球等，以恢复关节功能，防止关节强直和软组织挛缩。鼓励患儿在日常生活中尽量独立，并提供帮助独立的设备，使其尽量像正常儿童一样生活。对关节畸形的患儿应注意防止外伤。

（四）用药及护理

非甾体类抗炎药常见的不良反应有胃肠道反应，此外对凝血功能、肝、肾和中枢神经系统也有影响。故长期用药应每 2～3 个月检查血常规及肝、肾功能等。使用糖皮质激素、免疫抑制剂应注意观察相应的不良反应。

（五）减轻焦虑／恐惧

多与患儿及家长沟通，了解患儿及家长的心理感受，倾听患儿及家长的情感表达，及时给予心理支持，提供本病的相关治疗、康复信息，鼓励患儿克服自卑心理，增强自信心，树立战胜疾病的信心。鼓励患儿适当参加运动，使其身心得以健康成长。

（六）健康教育

1. 向患儿及家长介绍本病的诱因、疾病观察及防治知识，指导患儿及家长做好受损关节的功能锻炼。

2. 指导家长不要过度保护患儿，应多让患儿接触社会，多尝试新的活动，促进其独立性。鼓励患儿参加正常的活动和学习，以促进其身心健康发展。

【护理评价】

经过治疗和护理，患儿体温维持正常；患儿关节炎症和肿胀得到减轻，关节疼痛和腹痛得到好转；患儿能进行自理活动；患儿能较好的表达自己的感受，表现出放松和舒适；患儿及家长掌握了疾病的相关知识，无心理问题，能积极配合治疗。

三、川崎病患儿的护理

川崎病（kawasaki disease，KD）又称皮肤黏膜淋巴结综合征（mucocutaneous lymphnode syndrome，MCLS），是一种以全身中、小动脉炎为主要病理改变的急性发热出疹性疾病，最严重的危害是冠状动脉损伤所致的冠状动脉扩张和冠状动脉瘤的形成，是儿童期后天性心脏病的主要病因之一。

1967 年日本川崎富作首次报道，病例逐年增多。临床主要表现为发热、皮肤黏膜病损和淋巴结肿大。本病以婴幼儿多见，80% 在 5 岁以下，成人罕见；男孩多于女孩。一年四季均有发病，以春、秋两季居多。

【病因和发病机制】

病因与发病机制不明，流行病学资料提示可能与 EB 病毒、逆转录病毒、葡萄球菌、链球菌、丙酸杆菌、支原体、立克次体等多种病原感染有关，但均未得到证实。目前认为，川崎病是一定易患宿主对多种感染病原触发的一种免疫介导的全身性血管炎。本病病理变化为全身性血管炎，好发于冠状动脉。

【治疗要点】

1．阿司匹林 为首选药物，30～100mg/（kg·d），分 3～4 次服用，热退后 3 日逐步减量，约 2 周左右减至 3～5mg/（kg·d），维持 6～8 周。如有冠状动脉病变时，应延长用药时间，直至冠状动脉恢复正常。

2．大剂量丙种球蛋白静脉滴注（IVIG） 剂量为 1～2g/kg 于 8～12 小时左右静脉缓慢输入，宜于发病早期（10 日以内）应用，可迅速退热，预防或减轻冠状动脉病变发生。与阿司匹林合用，是治疗川崎病的最佳方案。

3．糖皮质激素 因可促进血栓形成，易发生冠状动脉瘤和影响冠脉病变修复，故不宜单独使用。IVIG 治疗无效的患儿可考虑使用糖皮质激素，亦可与阿司匹林和双嘧达莫合并使用。

4．其他治疗 根据病情给予对症及支持治疗，如补充液体、保护肝脏、控制心力衰竭、纠正心律失常等。

【护理评估】

（一）健康史

询问患儿发病前有无上呼吸道感染的表现，有无发热及向心性、多形性斑丘疹，手足皮肤是否有脱皮症状，评估患儿口腔卫生习惯及进食能力等。家庭居住的气候、环境条件如何，家族成员中有无类似的疾病。

（二）身体状况

1．主要表现

（1）发热：体温 38～40℃，呈稽留热或弛张热，持续 1～2 周或更长，抗生素治疗无效。

（2）皮肤表现：发热 2～3 天出疹，常为多形性皮疹，可呈弥漫性充血性斑丘疹或猩红热样皮疹，无疱疹及结痂，躯干部多见，持续 4～5 天消退。肛周皮肤发红、脱皮。婴幼儿原卡介苗接种处出现红肿，有早期诊断价值（图 14-2）。

（3）手足症状：急性期手足硬性水肿及掌跖潮红，恢复期指（趾）端出现膜状脱皮，见于指（趾）甲和皮肤交界处，指（趾）甲有横沟（Beau 线），重者指（趾）甲亦可脱落，此为川崎病的典型临床特点（图 14-3）。

（4）黏膜表现：起病 3～4 日出现双眼球结膜充血，但无脓性分泌物，热退后消散；口唇充血、皲裂，咽部及口腔黏膜弥漫性充血，舌乳头突起、充血呈草莓舌，扁桃体可肿大或渗出。

（5）颈部淋巴结肿大：病初出现单侧或双侧颈淋巴结肿大，直径在 1.5cm 以上，质硬，有触痛，表面不红，无化脓，热退后渐减小。

2. 心脏表现 于病后 1～6 周可出现心肌炎、心包炎、心内膜炎、心律失常等。冠状动脉损害多发生于病程第 2～4 周，也可发生于疾病恢复期。发生冠状动脉瘤或狭窄者，可无临床表现，少数可有心肌梗死的症状。心肌梗死和冠状动脉瘤破裂可导致心源性休克甚至猝死。

3. 其他 少数患儿有无菌性脑膜炎、间质性肺炎、消化系统症状（呕吐、腹痛、腹泻、肝脏肿大、黄疸等）、关节疼痛和肿胀。

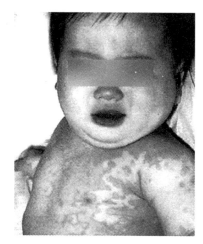

图 14-2 皮疹

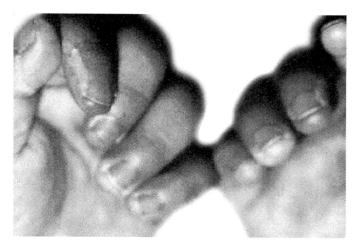

图 14-3 指端膜状脱皮

○ **知识拓展**　　　川崎病并发冠状动脉瘤的高危因素

男性，年龄 >1 岁；热程大于 16 天或反复发热；白细胞 >30×10⁹/L；血沉 >101mm/h；血沉和 C 反应蛋白增加大于 30 天；血沉和 C 反应蛋白反复增加；心电图异常，表现为 Ⅱ、Ⅲ、aVF 导联或心前区导联异常 Q 波；心肌梗死症状体征。

▶　崔焱. 儿科护理学. 第 5 版. 北京：人民卫生出版社，2012.

（三）辅助检查

1. 血液检查　可有轻度贫血，白细胞计数升高，以中性粒细胞升高为主，有核左移，血小板第 2～3 周开始增高。血沉增快，C 反应蛋白（CRP）增高。

2. 免疫学检查　血清免疫球蛋白 IgG、IgM、IgA、IgE 增高，循环免疫复合物升高，总补体和 C3 正常或增高。

3. 影像学检查

（1）X 线检查：肺纹理增多，少数患儿有片状阴影或胸膜反应；心影常轻度扩大，少数患儿可见冠状动脉钙化。

（2）冠状动脉造影：冠状动脉造影是诊断冠状动脉病变的最精准的方法，根据冠状动脉造影时冠状动脉瘤的特征，可确定冠状动脉瘤的类型、分级和部位，以指导治疗。

4. 心血管系统检查　心脏受损者可见心电图和超声心动图改变。心电图主要为 ST-T 段改变，心肌梗死时 ST 段明显抬高、T 波倒置及异常 Q 波。

○ 知识拓展　　　　　川崎病诊断标准

发热5天以上，伴下列5项临床表现中4项以上者，排除其他疾病后，即可诊断为川崎病，如不足4项，但超声心动图有冠状动脉损害，亦可诊断为川崎病。

（1）眼结膜非化脓性充血；

（2）唇充血、皲裂，口腔黏膜弥漫性充血，舌乳头充血、突起呈草莓舌；

（3）急性期掌跖红斑，手足硬性水肿，恢复期指趾端膜状脱皮；

（4）多形性红斑；

（5）颈部淋巴结肿大。

► 周乐山，张瑛. 儿科护理学. 第2版. 北京：人民卫生出版社，2014.

（四）心理－社会状况

因皮肤黏膜淋巴综合征常反复发作，产生心脏损害，严重影响患儿的生命质量。应注意评估家长有无焦虑，对该病的预后、疾病的护理方法、药物的不良反应、复发的预防等知识的认识程度。对年长儿，还需注意评估有无因长期休学带来的担忧、由于手足脱皮带来的自卑等。了解患儿家庭环境及家庭经济情况，既往有无住院的经历。

【常见护理诊断／问题】

1. 体温过高　与感染、免疫反应等因素有关。

2. 皮肤完整性受损　与小血管炎有关。

3. 潜在并发症：心脏受损　与冠状动脉炎有关。

4. 知识缺乏：家长缺乏本病相关的护理知识。

5. 焦虑／恐惧　与对该病的治疗过程、预后情况陌生有关。

【预期目标】

1. 患儿体温恢复正常。

2. 避免患儿皮肤、黏膜感染。

3. 患儿无并发症发生。

4. 患儿能较好地表达自己的感受，患儿及家长较少表现焦虑或恐惧。

5. 患儿及家长了解疾病相关知识。

【护理措施】

（一）维持体温正常

1. 急性期患儿应绝对卧床休息。保持病室适宜的温湿度。

2. 监测体温变化，观察热型及伴随症状，高热时给予物理降温或遵医嘱给予药物降温，警惕高热惊厥的发生。

3. 评估患儿体液状态，给予营养丰富、清淡易消化的流质或半流质饮食。鼓励患儿多喝水，必要时静脉补液。

（二）保持皮肤黏膜完整

1. 皮肤护理 评估皮肤病损情况；保持皮肤清洁，衣被质地柔软而清洁，以减少对皮肤的刺激；剪短指甲，以免抓伤和擦伤；每次便后清洁臀部；对半脱的痂皮用消毒剪刀剪除，切忌强行撕脱，防止出血和继发感染。

2. 黏膜护理 观察口腔黏膜病损情况，评估患儿口腔卫生习惯，每日口腔护理2～3次，并于晨起、睡前、餐前、餐后漱口，以保持口腔清洁，防止继发感染。口唇干裂者可涂润唇油；禁食生、硬、刺激性的食物。每日用生理盐水洗眼1～2次，也可涂眼膏，以保持眼的清洁，预防感染。

（三）密切观察病情变化，防止并发症发生

1. 密切监测患儿有无心血管损害的表现，如面色、精神状态、心率、心律、心音、心电图异常等，并根据心血管损害程度采取相应的护理措施。

2. 按医嘱用药，并注意观察应用阿司匹林是否出血倾向和静脉注射丙种球蛋白有无过敏反应，一旦发生及时处理。

（四）减轻焦虑／恐惧

家长因患儿心血管受损及可能发生猝死而产生焦虑、恐惧心理，应及时向家长交代病情，并给予心理支持。

（五）健康教育

指导家长观察病情，定期带患儿复查，对于无冠状动脉病变的患儿，于出院后1个月、3个月、6个月及1年全面检查1次。有冠状动脉损害者密切随访。

【护理评价】

经过治疗和护理，患儿体温恢复正常；患儿皮肤、黏膜感染率降低；患儿无并发症发生；患儿及家长了解疾病相关知识，能监测病情变化，积极配合治疗；患儿及家长焦虑、恐惧减轻。

第四节　过敏性紫癜患儿的护理

❖ 学习目标

· 掌握过敏性紫癜患儿的身体状况、常见护理诊断，并能根据预期目标，按护理程序为患儿实施整体护理。

· 熟悉过敏性紫癜的定义、病因、发病机制及治疗要点。

· 了解过敏性紫癜患儿的辅助检查。

过敏性紫癜（anaphylactoid purpura）又称舒–亨综合征（Schonlein–Henoch syndrome），是以小血管炎为主要病变的全身性血管炎综合征。临床特点除血小板减少性皮肤紫癜外，常伴有关节肿痛、腹痛、便血、血尿和蛋白尿等。多见于2～8岁儿童，男孩多于女孩，一年四季均有发病，但以春秋季多见。

【病因及发病机制】

（一）病因

病因尚不清楚，目前认为与某种致敏因素引起的自身免疫反应有关，且有一定遗传倾向。可能的诱因有微生物（细菌、病毒、寄生虫等）感染、药物（抗生素、磺胺药、解热镇痛剂等）、食物（鱼、虾、蛋、奶等）及花粉、虫咬、疫苗注射等，但均无确切证据。

（二）发病机制

过敏性紫癜患儿存在显著的免疫异常。患儿的肾小球系膜、皮肤和肠道毛细血管有广泛的IgA、补体 C3 和纤维蛋白沉积，提示本病为 IgA 免疫复合物疾病。目前认为，过敏性紫癜的发病机制可能为各种刺激因子，包括尚未明确的感染源和过敏原，作用于具有遗传背景的个体，引起机体异常免疫应答，激发 B 细胞克隆扩增，导致 IgA 介导的系统性血管炎。

【治疗要点】

本病尚无特效疗法，主要采取支持或对症治疗。

1．一般治疗　卧床休息，积极寻找和去除致病因素。控制感染；避免接触可疑过敏原；给予大剂量维生素 C 改善血管通透性；维持水电解质平衡，供给充足营养。

2．对症治疗　有荨麻疹或神经性水肿时，应用抗组胺药和钙剂；腹痛时应用解痉剂；消化道出血时应禁食，并可静脉滴注西咪替丁每日 20～40mg/kg，大量出血可考虑输血。

3．糖皮质激素和免疫抑制剂　急性期对腹痛和关节痛有缓解作用，但不能预防肾脏损害的发生，亦不能影响预后。常用泼尼松每日 1～2mg/kg，分次口服，或用地塞米松、甲基泼尼松龙静脉滴注，症状缓解后即可停用。重症紫癜性肾炎患儿可用环磷酰胺等免疫抑制剂。

4．抗凝治疗　应用阻止血小板聚集和血栓形成的药物，如阿司匹林每日 3～5mg/kg，双嘧达莫每日 2～3mg/kg，分次服用；有报道使用小剂量肝素对紫癜性肾炎有预防作用，也有推荐使用尿激酶。

【护理评估】

（一）健康史

询问患儿是否属过敏体质，了解本次发病的诱因及首发症状，病前 3 周内有无上呼吸道感染史，既往过敏原是否明确，尿常规检查是否正常。

（二）身体状况

多为急性起病，病前 1～3 周常有上呼吸道感染史。首发症状以皮肤紫癜为主，少数病例以腹痛、关节炎或肾脏症状首先出现。约半数患儿伴有低热、乏力、精神萎靡、食欲不振等全身症状。

1．皮肤紫癜　反复出现皮肤紫癜为本病特征，常为首发症状，多见于四肢和臀部，伸侧较多，对称分布，分批出现，面部和躯干较少见。初起为鲜红色或紫红色斑丘疹，高出皮面，压之不褪色，此后颜色加深呈暗紫色，最后呈棕褐色而消退。少数重症患儿紫癜可大片融合形成大疱伴出血性坏死。部分病例可伴有荨麻疹和血管神经性水肿。皮肤紫癜一般持续 4～6 周消退，部分患儿间隔数周或数月后又复发（图 14-4、图 14-5）。

2．消化道症状　约2/3 患儿可反复出现阵发性剧烈腹痛，常位于脐周或下腹部，可伴有恶心、呕吐，但呕血少见；部分患儿有黑便或便血，偶可发生肠套叠、肠梗阻或肠穿孔。

3．关节症状　约1/3 患儿可出现膝、踝、肘、腕等大关节肿痛，活动受限，可单发或多发，关节腔可有积液，可在数日内消失，不遗留关节畸形。

4．肾脏症状　30%～60% 患儿有肾脏受损的临床表现，症状轻重不一，与肾外症状的严重度

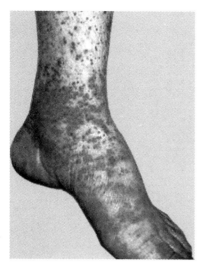

图 14-4　皮肤紫癜

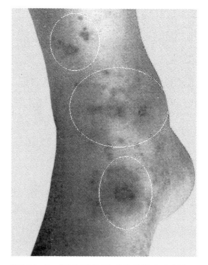

图 14-5　紫癜融合形成大疱伴出血性坏死

无一致关系。多数患儿出现血尿、蛋白尿及管型尿，伴血压增高及水肿，称为紫癜性肾炎，是儿科最常见的继发性肾小球疾病。少数呈肾病综合征表现。多发生于起病一个月内，亦可在病程更晚期，于其他症状消失后发生，少数则以肾炎作为首发症状。虽然有些患儿的血尿、蛋白尿持续数月甚至数年，但大多数都能完全恢复，少数发展为慢性肾炎而死于慢性肾功能衰竭。肾脏是否受累及其严重程度是决定本病远期预后的关键因素。

5. 其他　偶可发生颅内出血，导致失语、瘫痪、昏迷、惊厥，还可有鼻衄、牙龈出血、咯血、睾丸出血等出血表现。偶尔累及循环系统或呼吸系统。

（三）心理 – 社会状况

评估患儿及家长对本病的认识程度，是否具备应对能力，有无焦虑等心理问题。

（四）辅助检查

1. 血常规　白细胞数正常或轻度增高，中性和嗜酸粒细胞可增高；除非严重出血，一般无贫血；血小板计数正常甚至升高；出血和凝血时间正常，血块退缩试验正常，部分患儿毛细血管脆性试验阳性。

2. 尿常规　可见红细胞、蛋白、管型，重症有肉眼血尿。

3. 大便潜血试验　有消化道症状者多阳性。

4. 血沉轻度增快　血清 IgA 升高，IgM、IgG 正常或轻度升高。

5. 影像学检查　有利于肠套叠、颅内出血等并发症的确诊。

【常见护理诊断／问题】

1. 皮肤完整性受损　与变态反应性血管炎有关。

2. 疼痛　与关节肿痛、肠道变态反应性炎症有关。

3. 潜在并发症：消化道出血、紫癜性肾炎等。

4. 焦虑　与疾病反复、迁延及肾脏损害有关。

5. 知识缺乏：患儿及家长缺乏本病相关的知识。

【护理目标】

1. 患儿皮肤的完整性得以保持。

2. 患儿疼痛减轻或消失。

3. 患儿住院期间不发生并发症或并发症能被及时发现并处理。

4. 患儿及家长较少出现焦虑或恐惧。

5. 患儿及家长掌握疾病护理的相关知识，了解疾病的特点及预后，树立战胜疾病的信心，并能积极配合医护人员。

【护理措施】

（一）恢复皮肤的正常形态和功能

1. 观察皮疹的形态、颜色、数量、分布和有无反复出现等，每日详细记录皮疹变化情况。

2. 保持皮肤清洁，剪短指甲，防止患儿摩擦和搔抓皮肤，如有破溃及时处理，防止出血和感染。

3. 患儿衣着应宽松、柔软，内衣以棉质为宜，保持清洁、干燥。

4. 避免接触可能的各种致敏原，同时遵医嘱使用止血药、脱敏药等。

（二）减轻疼痛

观察患儿关节肿胀及疼痛情况，协助患儿保持关节的功能位置。根据病情选择合适的理疗方法，教会患儿利用放松、娱乐等方法减轻疼痛。患儿腹痛时应卧床休息，尽量在床边守护，并做好日常生活护理。遵医嘱使用肾上腺皮质激素，以缓解关节和腹部疼痛。

（三）密切观察病情变化，防止并发症发生

1. 观察消化道症状和腹部体征，并及时报告和处理。有消化道出血时，应卧床休息，限制饮食，给予无渣流食，出血量多时禁食，经静脉补充营养。病情好转可给予少渣饮食，逐步过渡到正常饮食，并观察进食后有无腹痛、呕吐及便血。

2. 观察尿色、尿量，尿常规检查若有血尿和蛋白尿，提示紫癜性肾炎，按肾炎护理。

3. 观察意识、瞳孔，有无头痛，警惕颅内出血。对严重出血患儿监测血压。

（四）减轻焦虑/恐惧

过敏性紫癜可反复发作并可能有肾脏损害，给患儿和家长带来不安和痛苦，故应针对具体情况予以解释，缓解其焦虑情绪，帮助其树立战胜疾病的信心。

（五）健康教育

向患儿和家长讲解本病的诱发因素和预防感染的相关知识；指导其尽量避免接触各种可能的过敏原；教会家长和患儿如何观察病情，合理调配膳食；指导患儿定期来院复查。

【护理评价】

经过治疗和护理，患儿皮肤完整；患儿关节疼痛和腹痛好转；无消化道出血、紫癜性肾炎等并发症发生；患儿及家长掌握疾病的相关知识，无心理问题，能积极配合治疗。

（沙丽艳）

◇ 护理学而思 ....

1. 患儿，女性，8岁，因双下肢皮疹3天、腹痛1天入院。患儿于入院前3天无明显诱因出现双下肢散在皮疹，呈鲜红色，无明显瘙痒，未重视，入院前 1 天诉腹痛，呈阵发性，家长给予保和丸口服，效果不明显。入院查体：T 37.2℃，P 84 次 / 分，R 24 次 / 分，BP 100/64mmHg，意识清，发育正常，营养良好，浅表淋巴结未触及，双下肢散在大小不等的暗红色皮疹，小腿伸侧较多，对称分布，部分高出皮面，压之不褪色，其余皮肤未见皮疹及出血点。口唇红润，咽稍红，双侧扁桃体Ⅰ度肿大，无渗出。呼吸平稳，双肺呼吸音粗，无干湿啰音，心音有力，律齐，未闻及杂音，腹平软，脐周有轻压痛，无反跳痛，肝脾肋下未及，肠鸣音 5～6 次分。脊柱四肢无畸形及压痛，肌张力正常。血常规：HGB 130g/L，RBC 4.1×10¹²/L，WBC 12.5×10⁹/L，N 65%，L 35%，PLT 332×10⁹/L。

（1）该患儿最可能的医疗诊断是什么？

（2）根据患儿目前的状况，列出其主要护理诊断。

（3）在该患儿疾病过程中应注意观察哪些问题？

2. 患儿，男性，1 岁。发热 1 周，体温 38.5～40℃，无寒战，使用退热药无效。2 天以来出现荨麻疹样皮疹。体格检查：T 39.5℃，P 134 次 / 分，R 42 次 / 分。发育良好，营养中等，发热病容，意识清楚，烦躁不安。皮肤可见斑丘疹，躯干部多见。左颈旁可触及数个肿大淋巴结，如花生米大小。双眼球结膜充血。口唇干裂，可见血痂，口腔黏膜潮红，舌乳头突起呈杨梅舌，心率 134 次 / 分，四肢活动尚好，手足弥漫性红肿，手指、脚趾肿胀，拒触，触之有发硬的感觉。辅助检查：白细胞总数 15.0×10⁹/L，中性粒细胞 0.70，淋巴细胞 0.30。

（1）该患儿的初步诊断是什么？

（2）护理诊断和相应的护理措施有哪些？

（3）对患儿家长进行哪些健康教育？

第十五章
遗传代谢性疾病患儿的护理

章前导言

遗传性疾病（genetic disease）是人体由于遗传物质结构或功能改变所导致的疾病，简称遗传病。近年来，随着重组 DNA 技术的问世和人类基因组计划的实施，人们对遗传学的认识已从细胞水平进入分子水平。目前已知的遗传性疾病有 2 万余种，在儿科领域中占重要地位。虽然每种遗传病的发病率都较低，但是由于其种类繁多，因此总的罹患率不低。据统计，约 20% ~ 25% 的人患有遗传病或与遗传相关的疾病，且遗传病和先天畸形已成为儿童死亡的主要原因之一。由于多数疾病无有效治疗方法，存活患儿常伴有智力低下和体格残疾，因此遗传病的预防极为重要。

第一节　概　述

❖ 学习目标　　· ·

- 掌握遗传病的定义及分类。
- 熟悉儿童呼吸系统的生理特点与遗传病的关系。
- 了解儿童遗传病的基因诊断和治疗。

一、医学遗传基础

遗传是指子代与亲代之间在形态结构、生理、生化等功能方面的相似。人体细胞的遗传物质信息几乎全部编码在组成染色体的 DNA 分子长链上，染色体主要由 DNA 和蛋白质组成，DNA 分子是由两条多核苷酸链依靠核苷酸碱基之间的氢键相连接而成的双螺旋结构。其中一条核苷酸链的腺嘌呤（A）、鸟嘌呤（G）必定分别与另一条上的胸腺嘧啶（T）、胞嘧啶（C）连接，互补成对的 A 和 T、G 和 C 即称为互补碱基对。在 DNA 长链上，每三个相邻的核苷酸碱基组成一个密码子，代表一种氨基酸，即 DNA 分子储存的遗传信息。

染色体（chromosome）是遗传信息的载体，每一种生物都具有一定数目和形态稳定的染色体，存在于细胞核内。人类细胞的染色体有 23 对，22 对为常染色体，1 对为性染色体，其中男性为 XY，女性为 XX。男性的正常核型为 46，XY；女性的正常核型为 46，XX。正常人每一个配子含有 22 条常染色体和 1 条性染色体，即 22+X 或 22+Y 的一个染色体组称为单倍体，人类体细胞为双倍体，即 2n=46。单倍体染色体所具有的遗传信息即全部 DNA 分子称为基因组（genome），人的基因组 DNA 大约有 30 亿个碱基对（bp），组成约 10 万个结构基因。每个基因在染色体上都有特定的座位（locus）。人类基因研究计划（HGP）是在整个基因组层次上总体研究人类所有基因的结构功能，建立人类基因组的遗传图、物理图、DNA 序列测定、基因确定和分析等。

基因是遗传的基本功能单位，是 DNA 双螺旋链上的一段带有遗传信息的 DNA 片段，有三个基本特性：一是基因可自体复制，即 DNA 的复制，使遗传的连续性得到保持；二是基因决定性状，即基因通过转录和翻译决定多肽链氨基酸的顺序，从而决定某种酶或蛋白质的性质，表达某一性状；三是基因突变（gene mutation），即 DNA 分子中的碱基序列发生变异，导致组成蛋白质的氨基酸发生改变，并可进行自体复制，其遗传性状亦因此不同，临床上就有可能出现遗传性疾病。

二、遗传病的分类

根据遗传物质的结构和功能改变的不同，可将遗传病分为三大类：

1. 基因病　遗传物质的改变仅涉及基因水平，称为基因病。包括单基因遗传病、线粒体病、分子病和多基因遗传病。

（1）单基因遗传病（single gene diseases）：是指一对主基因突变所导致的疾病，符合孟德尔遗传定律。如果致病基因位于常染色体上，杂合状态下发病的称为常染色体显性（AD）遗传病；杂合状态下不发病，纯合状态下才发病的称常染色体隐性（AR）遗传病。如果致病基因位于 X 染色体上，根据传递方式不同，可分为 X- 连锁显性或隐性遗传病。

（2）线粒体病（mitochondrial diseases）：是指编码多种 tRNA、rRNA 及与细胞氧化磷酸化有关的线粒体基因突变所导致的疾病。由于精子不含 mtDNA，其表达是经母系遗传的。现发现 100 余种疾病与线粒体基因突变或结构异常有关，如帕金森病、母系遗传性糖尿病等。

（3）分子病：是指调控生物大分子（如蛋白质分子）合成的基因突变导致生物大分子结构或数量改变所致的疾病，可涉及血红蛋白（如血红蛋白病、地中海病）、血浆蛋白（血友病、肝豆状核变性等）、细胞受体蛋白（遗传性高脂蛋白血症等）、膜转运蛋白（先天性葡萄糖、半乳糖吸收不良综合征、胱氨酸尿症等）和酶蛋白（半乳糖血症、苯丙酮尿症等）。

（4）多基因遗传病（multifactorial diseases）：是指由多对基因的累积效应协同环境因素的共同作用所致的遗传病。这些基因单独对遗传性状的作用小，称为微效基因（minor gene）。几种微效基因累加起来，就产生明显的表型效应，如高血压、糖尿病等。

2. 染色体病（chromosomal disorders） 是指由于人类染色体数目异常或结构畸变所引起的疾病。可分为常染色体病和性染色体病两大类，如 21- 三体综合征、猫叫综合征和脆性 X 染色体综合征等。

3. 体细胞遗传病 是指体细胞中的遗传物质改变所引起的疾病。如各种肿瘤的发病都涉及特定组织细胞中的染色体和癌基因或抑癌基因的变化，故属体细胞遗传病。某些先天性畸形亦属此范畴。

三、遗传病的诊断

基因诊断是指以 DNA 和 RNA 为诊断材料，应用分子生物学技术，通过检查基因的结构或表达来诊断遗传性疾病的方法和过程。基因诊断又称为 DNA 分析法，包括直接诊断和间接诊断两种诊断策略。其临床意义在于，明确 DNA 和 RNA 的结构变化与否、量的多少及表达情况等，确定被检者是否存在基因水平的异常，以此作为疾病诊断和进行基因治疗的依据。

1. 直接诊断 直接揭示导致疾病发生的各种遗传缺陷，其前提是被检测基因的正常序列和结构已被阐明。常用技术视基因突变的性质而定，对已知点突变的基因诊断，可采用聚合酶链反应 - 限制性片段长度多态性（PCR-RFLP）、DNA 芯片技术等；未知点基因突变的基因诊断，可采用单链构象多态性（SSCP）、DNA 测序等；片断性突变和动态突变检测均可采用 Southern 印迹技术、PCR 等。

2. 间接诊断 在先证者中确定具有缺陷的染色体，然后在家系成员中判断被检者是否也存在此类染色体，条件是必须具备完整的家系、明确的先证者以及家系关键成员是杂合子。常用技术有限制性片段长度多态性（RFLP）、串联重复可变数目（VNTR）、单核苷酸多态性（SNP）等。

四、遗传病预防

遗传性疾病危害大，且可危及后代，因此预防尤其重要。预防强调三级预防，具体措施包括以下方面：

1. 遗传咨询 由医学遗传工作者与遗传病患者或其亲属就某种遗传病在一个家庭中的发生、再发风险和防治上所面临的全面问题进行一系列的交谈和讨论，以帮助家庭预防遗传病患儿的出生。主要咨询对象包括：已确诊或怀疑为遗传病的患者及其亲属；连续发生不明原因疾病的家庭成员；疑与遗传有关的先天畸形、原发性低智者；易位染色体或致病基因携带者；不明原因的反复流产、死胎；性发育异常。

2．携带者的检出 遗传携带者（genetic carrier）是指具有隐性致病基因（杂合子）或平衡易位染色体且能传递给后代的外表正常的个体。及时检出携带者，并在检出后积极进行婚育指导或产前诊断，对预防和减轻遗传病患儿的出生具有重要的现实意义。

3．产前诊断 对可疑生育遗传性疾病的孕妇，在妊娠 4～5 个月间进行羊水细胞培养，做染色体检查或生化测定；也可做超声和内镜检查，观察宫内胎儿等。若发现异常，及时劝告孕妇终止妊娠，以达到预防目的。

4．出生缺陷监测和预防 出生缺陷亦称先天异常，是指胚胎发育紊乱所致的形态、结构、功能、代谢、精神、行为等方面的异常。出生缺陷检测是指对出生时发现的人类胚胎在结构和功能方面异常的检测。通过对一定数量的出生婴儿进行一定时期的系统的动态检测，可及时掌握人群中出生缺陷的分布、频率和顺位，发现和分析引起的原因及应采取的干预措施，消除不利因素的影响，减少出生缺陷的发生，以达到健康生育的目的。

○ **知识拓展**　　　　出生缺陷的三级预防

> WHO 已提出出生缺陷的三级预防概念：①一级预防：普遍开展生殖健康教育、遗传咨询、婚前检查及其孕期保健，以防止出生缺陷的发生。②二级预防：对高危孕妇进行必要的产前诊断，及早确诊，及时处理，以减少出生缺陷儿出生。③三级预防：治疗出生缺陷，包括新生儿护理及疾病筛查、早期诊断和及时治疗等。

▶ 崔焱主编．儿科护理学．第 5 版．北京：人民卫生出版社，2012．

第二节　21-三体综合征患儿的护理

➢ **案例导入与思考** ....

> 患儿，男性，2 岁，以智力低下就诊。患儿出生后发育较同龄儿落后，1 岁方出牙，现个子矮，不会独走，不会说话。体格检查：两眼内眦距离宽，外眦上斜，鼻梁低平，耳郭小，舌外伸，通贯手。
>
> 请思考：
> 1. 该患儿可能的诊断是什么？
> 2. 如要确诊，需进一步做何种检查？
> 3. 该患儿的主要护理诊断及护理措施有哪些？

❖ **学习目标** ....

> •掌握 21-三体综合征患儿的身体状况、常见的护理诊断，并能根据预期目标，按护理程序为患儿实施整体护理。
>
> •熟悉 21-三体综合征病因及发病机制。
>
> •了解 21-三体综合征患儿的辅助检查。

21-三体综合征（Trisomy 21 Syndrome）又称 Down 综合征，也称先天愚型，是人类最早被确定的常染色体畸变，也是小儿染色体病中最常见的一种。主要表现为特殊面容、智能落后和生长发育迟缓，并可伴有多种畸形。活婴中发生率约 0.5‰ ~ 0.6‰，发生率随孕妇年龄增高而增加。

【病因及发病机制】

（一）病因

1. 孕母高龄　发病率与母体的生育年龄有明显关系，可能与母体卵细胞衰老有关。孕母的年龄为 20 岁，本病的发生率为 0.05%，35 岁约为 0.3%，40 岁以上可高达 2% ~ 5%。

2. 其他因素　孕期发生病毒感染、受到放射线照射、接触有毒物质（农药）、应用化学制剂等，均可使染色体发生畸变。

（二）发病机制

本病为常染色体畸变引起，第 21 号染色体呈三体型。其发生主要由于亲代生殖细胞在减数分裂时或受精卵在有丝分裂时 21 号染色体发生不分离，致使细胞内存在一条额外的 21 号染色体。根据染色体的异常，可分三种类型：

1. 标准型　约占本病的 92.5%，染色体总数为 47 条，核型为 47,XY(或 XX),+21。其发生系因亲代（常见母系）的生殖细胞在减数分裂时染色体不分离，使患儿体细胞多一条额外的 21 号染色体所致。

2. 易位型　约占 2.5% ~ 5%，染色体总数为 46 条，其中一条是易位染色体。常见为 D/G 易位，即 G 组 21 号染色体与 D 组 14 号染色体发生着丝粒融合，核型为 46,XY（或 XX），−14,+t(14q21q)；另一种为 G/G 易位，即 G 组中的两条 21 号染色体发生着丝粒融合，形成等臂染色体，核型为 46,XY（或 XX），−21,+t(21q21q)。

3. 嵌合体型　约占 2% ~ 4%，患儿体内有两种以上细胞株（以两种为多见），一株正常，另一株为 21-三体细胞，形成嵌合体，核型为 46,XY(或 XX)/47,XY(或 XX),+21。其发生是因受精卵在早期分裂过程中 21 号染色体不分离所致。

【治疗要点】

尚无有效治疗方法。对轻型患儿可以给予长期耐心的教育及训练，以提高其生活的自理能力，可辅用 γ- 氨基酸、谷氨酸、维生素 B$_6$、叶酸等，促进小儿体能及智能的发育。若伴有其他畸形，必要时可手术治疗。

【护理评估】

（一）健康史

1. 了解家族中是否有类似患者；询问父母是否近亲结婚。

2. 母亲妊娠年龄，母孕期是否接触放射线、化学药物及患病毒感染性疾病等。

（二）身体状况

本病的主要特征为特殊面容、智能低下和体格发育落后。

1. 特殊面容　出生时即有明显的特殊面容（图 15-1），表现为眼裂小、眼距宽、眼外眦上斜，可有内眦赘皮，鼻梁低平，外耳小，硬腭小，舌常伸出口外，流涎多，头小而圆，前囟大且关闭延迟。颈短而宽，表情呆滞，常呈嗜睡状，可伴有喂养困难。

2. 智能低下　是本综合征最突出、最严重的表现，绝大多数患儿有不同程度的智能发育障

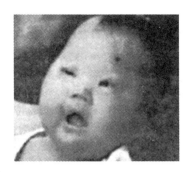

图 15-1　21- 三体综合征患儿的面容

碍，随年龄增长而逐渐明显。智商通常在 25 ～ 50 之间。

3．皮纹特点　表现为通贯手，轴三角的 atd 角一般 >45°，第四、五指桡箕增多，脚踇趾球胫侧弓形纹和第五指有的只有一条指褶纹（图 15-2）。

4．生长发育迟缓　身材矮小，四肢短，骨龄落后，出牙延迟且常错位；肌张力低下，韧带松弛，关节可过度弯曲，腹部膨隆，常有脐疝，手指粗短，小指尤短，末端内弯。运动以及性发育延迟。

5．伴发畸形　约 50% 患儿伴有先天性心脏病，其次是消化道畸形，免疫功能低下，易患感染性疾病，白血病的发生率明显高于正常人群。

（三）辅助检查

1．染色体核型分析　可分为三型：①标准型：核型为 47,XX(或 XY),+21；②嵌合型：核型为 46,XX(或 XY)/47,XX(或 XY),+21；③易位型：核型为 46，XX(或 XY),−14,+t(14q21q)。

2．分子细胞遗传学检查　用荧光素标记的 21 号染色体的相应片段序列作探针，与外周血中的淋巴细胞或羊水细胞进行荧光原位杂交（FISH 技术），在本病患者的细胞中有三个 21 号染色体的荧光信号。

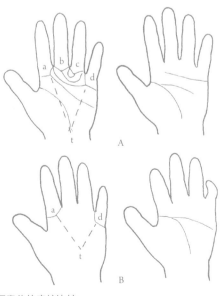

图 15-2　正常人和 21- 三体综合征患儿的皮纹比较

（四）心理－社会状况

评估时注意了解患儿家长是否掌握有关遗传病的知识，角色是否称职，家庭经济及环境状况等。

【常见护理诊断／问题】

1. 自理缺陷 与智能低下有关。

2. 焦虑／恐惧（家长） 与小儿患严重疾病有关。

3. 知识缺乏：患儿家长缺乏遗传病的相关知识。

【预期目标】

1. 患儿能逐步自理生活，从事简单劳动。

2. 患儿家长能接受患儿的状况，做好心理调适。

3. 患儿家长能掌握有关疾病知识及对患儿进行训练的技巧。

【护理措施】

（一）培养自理能力，加强生活护理

1. 帮助患儿家长制定详细的教育和训练方案，让患儿通过训练能逐渐生活自理，参加力所能及的活动或从事简单的劳动。

2. 保持皮肤清洁干燥，并防止意外事故。患儿长期流涎，应及时擦干，保持下颌及颈部清洁，用面油保持皮肤的润滑，以免皮肤糜烂。

3. 细心照顾患儿，帮助患儿吃饭、穿衣。防止便秘，应多食用纤维素高的食物并增加水的摄入，可促进胃肠的排空。同时注意营养过剩，预防肥胖。

4. 保持空气清新，避免接触感染者。注意个人卫生，保持口腔、鼻腔清洁，勤洗手，呼吸道感染者接触患儿需戴口罩。

（二）减轻焦虑／恐惧

针对家长自责、担心、忧伤，护理人员应及时给予情感支持、心理疏导，提供有关患儿教育、家庭照顾的知识，同时提供 21- 三体综合征的疾病知识，使家长尽快适应疾病带来的影响，鼓励家长定期随访。

（三）健康教育

1. 避免高龄生育，35 岁以上妇女妊娠后应做羊水细胞检查，有利于早期诊断。

2. 子代有 21- 三体综合征者或姨表姐妹中有此病患者，应及早检查子亲代染色体核型，及早发现异位染色体携带者，做好预防。

3. 孕期应预防病毒感染，避免接受 X 线照射和滥用药物等。

4. 开展遗传咨询。

【护理评价】

经过治疗和护理，患儿能学习生活自理，参加简单的活动；家长适应患儿的状况，掌握有关疾病知识以及训练教育患儿的技巧。

第三节　苯丙酮尿症患儿的护理

➤ **案例导入与思考**

　　患儿，女性，1岁。近1个月来出现反复抽搐，每日2～3次，从小喂养困难。体格检查：智力低下，表情呆滞，毛发浅褐色，皮肤白，尿有鼠尿臭味。

　　请思考：

　　1. 该患儿最可能的诊断是什么？

　　2. 做何检查以明确诊断？

　　3. 如何对患儿进行饮食管理？

❖ **学习目标**

　　•掌握苯丙酮尿症患儿的身体状况、常见的护理诊断，并能根据预期目标，按护理程序为患儿实施整体护理。

　　•熟悉苯丙酮尿症的病因、发病机制及治疗要点。

　　•了解苯丙酮尿症患儿的辅助检查方法。

　　苯丙酮尿症（Phenylketonuria，PKU）是由于苯丙氨酸代谢过程中酶缺陷所致的遗传性代谢缺陷疾病，因患儿尿液中排出大量苯丙酮酸等代谢产物而得名，属常染色体隐性遗传。临床主要特征为智力低下，发育迟缓，皮肤毛发颜色变浅。发病率随种族不同而异，我国约为1/11000，北方高于南方。

【病因以及发病机制】

　　本病分为典型与非典型两种：

　　1. 典型PKU　是由于患儿肝细胞缺乏苯丙氨酸羟化酶（phenylalanine hydroxylase，PAH），故不能将苯丙氨酸转化为酪氨酸，而使苯丙氨酸在体内蓄积。大量苯丙氨酸在血液、脑脊液、各种组织及尿液中浓度极高，并产生大量的苯丙酮酸、苯乙酸、对羟基苯酸等旁路代谢产物从尿液中排出。高浓度的苯丙氨酸及旁路代谢产物可导致脑损伤。同时，由于酪氨酸生成减少，导致黑色素生成不足，患儿出现毛发、皮肤色素减少。绝大多数患儿为典型病例，约占本病的99%。

　　2. 非典型PKU　是由于缺乏四氢生物蝶呤（tetrahydrobiopterin，BH_4）所致。四氢生物蝶呤是苯丙氨酸、色氨酸和酪氨酸在羟化过程中必需的辅酶，缺乏该酶使苯丙氨酸不能氧化成酪氨酸，酪氨酸不能变成多巴胺，色氨酸不能转变为5-羟色胺等重要神经递质，加重神经系统的功能损害。

【治疗要点】

　　本病是少数可治性遗传代谢病之一，应早发现、早诊断及积极治疗，年龄越小，治疗效果越好。主要是饮食疗法。

　　1. 低苯丙氨酸饮食　适用于典型的PKU及血苯丙氨酸持续高于1.22mmol/L的患儿。苯丙氨酸需要量：生后2个月内约需50～70mg/（kg·d），3～6个月约需40mg/（kg·d），2岁约25～

30mg/（kg·d），4 岁以上约 10～30mg/（kg·d）；以能维持血中苯丙氨酸浓度在 0.12～0.6mmol/L（2～10mg/dl）为宜。

2．**BH₄、5- 羟色氨酸和 L-DOPA 治疗**　对非典型病例，除饮食控制以外，尚需给予此类药物。

【护理评估】

（一）健康史

1．了解家族中是否有类似疾病；询问父母是否是近亲结婚。

2．询问患儿是否有智力低下、癫痫发作等神经系统症状。

（二）身体状况

患儿在新生儿时期发育基本正常，一般生后 3～6 个月可出现症状，1 岁左右症状明显。

1．**神经系统表现**　以智能发育障碍为主，可有行为异常（如兴奋不安、多动、攻击性行为等）、肌痉挛或癫痫发作，少数呈肌张力增高和腱反射亢进。80% 有脑电图异常。BH₄ 缺乏型 PKU 患儿的神经系统症状出现较早且较重，肌张力明显减低，如不及时治疗，常在幼儿期死亡。

2．**外观**　生后数月后因黑色素合成不足，毛发变枯黄，皮肤和虹膜色泽变浅。皮肤干燥，常有湿疹。

3．**其他**　可有呕吐、喂养困难。尿及汗液有特殊的鼠尿样臭味。

苯丙酮尿症患儿的上述症状大部分可逆，经饮食控制后，行为异常可好转，癫痫可控制，脑电图转为正常，毛发颜色正常，特殊气味消失，但智能发育落后很难改变，因此出生后要早发现、早治疗。

（三）辅助检查

1．**新生儿期筛查**　采用 Guthrie 细菌生长抑制试验。小儿哺乳 3 天后，针刺足跟采集外周血，滴于专用采血滤纸上，晾干后寄送至筛查实验室，进行苯丙氨酸浓度测定。如果苯丙氨酸浓度 >0.24mmol/L（4mg/dl），即两倍于正常值，应该复查或者采静脉血进行苯丙氨酸定量测定。

2．**尿三氯化铁试验**　一般用于较大婴儿和儿童的筛查，将尿三氯化铁滴入尿液，如尿中有苯丙酮酸，则呈绿色。新生儿期阴性不能除外本病。另外，2,4- 二硝基苯肼试验也可测定尿中苯丙酮酸，阳性时尿呈黄色或有黄色沉淀。

3．**脑电图**　可有异常。

4．**血苯丙氨酸浓度的测定**　正常新生儿血苯丙氨酸含量为 0.06～0.18mmol/L（1～3mg/dl），一般认为 0.37mmol/L（6mg/dl）以上可诊断。

5．**DNA 分析**　目前已有 cDNA 探针供作产前基因诊断。

（四）心理 - 社会状况

评估患儿有无因疾病导致失眠、皮肤不适、气味特殊及饮食限制而烦躁、哭闹等，有无因住院惧怕陌生环境，与父母分离而产生焦虑、发呆等；评估患儿及家长对疾病的病因和防护知识的了解程度、家庭环境及家庭经济情况。

（五）预防

1．**遗传咨询**　避免近亲结婚。对患儿家族做苯丙氨酸耐量试验，检出杂合子有阳性家族史的新生儿生后应做检查。

2．**新生儿普查**　所有新生儿出生数日后做常规筛查。从足跟取血，做 Guthrie 试验，以便及早发现本病。

【常见护理诊断 / 问题】

1. 生长发育改变 与高浓度的苯丙氨酸导致脑细胞受损有关。

2. 有皮肤完整性受损的危险 与皮肤异常分泌物的刺激有关。

3. 焦虑 / 恐惧 与患儿疾病有关。

【预期目标】

1. 出生后家长能早发现，早治疗，保证儿童正常生长发育。

2. 患儿皮肤保持干燥、清洁。

3. 患儿家长能接受患儿疾病，能掌握有关疾病知识，并对患儿进行针对性的护理，较少出现焦虑或恐惧。

【护理措施】

（一）控制饮食

低苯丙氨酸饮食，其原则是：使摄入苯丙氨酸的量既能保证生长发育和体内代谢的最低需要，又能使血中苯丙氨酸浓度维持在 0.12 ～ 0.6mmol/L（2 ～ 10mg/dl）。饮食治疗成功与否，直接影响到患儿智力及体格发育，因此必须制定周密计划。应尽早在 3 个月以前开始治疗，超过 1 岁以后开始治疗，虽可改善抽风症状，但智力低下不可逆转。对婴儿可喂给特制的低苯丙氨酸奶粉，对幼儿添加辅食时应以淀粉类、蔬菜和水果等低蛋白质食物为主，忌肉、蛋、豆类等含蛋白质高的食物。治疗时，应根据年龄定期随访血中苯丙氨酸浓度，同时注意生长发育情况。国际上主张饮食控制至少应到患儿青春期发育成熟，最好是终生治疗，成年后可以适当放宽饮食限制。

（二）皮肤护理

勤换尿布，保持皮肤干燥，对皮肤皱褶处（特别是腋下、腹股沟）应保持清洁，有湿疹时应及时处理。

（三）减轻焦虑 / 恐惧

提供遗传咨询，讲解本病相关知识，疏导家长心理压力。

（四）健康教育

1. 宣传优生优育的知识，防止近亲结婚。对有阳性家族史或父母一方为杂合子者，母亲怀孕时应做产前检查，及早诊断，并注意在怀孕期间应低苯丙氨酸饮食。

2. 学龄前期应严格控制饮食，防止过多摄入苯丙氨酸的食物；对患儿做好知识宣传，使之能自觉的遵守饮食要求，防止脑损害的发生。

【护理评价】

经过治疗和护理，患儿家长能早预防，早发现，早治疗；患儿皮肤保持清洁、干燥；患儿家长能接受患儿疾病，掌握有关疾病知识，并对患儿进行针对性的护理，较少出现焦虑。

（沙丽艳）

◇ 护理学而思 ＞＞＞＞＞＞＞＞＞＞＞＞＞＞＞＞＞＞＞＞＞＞＞

1. 患儿，男性，10 个月。生后体格及智力发育落后，少哭少动，现仍不会坐，不会站，不会笑，不会用手抓东西。查体：眼距宽，两眼外眦上斜，鼻梁低平，张口伸舌，肌张力低下，指（趾）粗短，通贯手，小指仅一条指褶纹。

（1）初步考虑何种疾病？

（2）为明确诊断，应做何种检查？

（3）根据患儿目前的身心状况，列出其主要的护理诊断。

（4）如何护理该患儿？

2. 患儿，男性，13个月。母乳喂养，生后4个月开始出现反复抽搐，喂养困难，头发由黑变黄，并有间歇性呕吐，尿液出现难闻臭味，智力发育落后于同龄儿。查体：神清，表情呆滞，皮肤白，面部湿疹，毛发浅褐色，尿有鼠尿臭味。

（1）该患儿的可能诊断是什么？

（2）如何做好该患儿的饮食管理？

第十六章
感染性疾病患儿的护理

章前导言

感染性疾病（infectious diseases）是指由病原体感染所致的疾病，包括传染病和非传染性感染性疾病。传染病（communicable diseases）是指由病原微生物感染人体后，产生的有传染性、在一定条件下可造成流行的感染性疾病。其主要区别在于，后者具有传染性、流行性与免疫性，也就是说传染病是可传染的感染性疾病。儿童时期由于免疫功能低下，感染性疾病的发病率较成人高，且起病急、症状重、病情复杂多变，容易发生并发症。因此，护士应掌握儿童常见感染性疾病的相关理论知识，以采取适当的预防和支持措施控制疾病，促进患儿康复。

第一节　概　述

❖ 学习目标

- 掌握感染性疾病和传染病的定义、基本特征。
- 熟悉感染性疾病患儿的一般护理。
- 了解感染性疾病的预防原则。

一、感染性疾病的基本特征

感染（infection）是病原体和人体之间相互作用、相互斗争的过程。引起感染的病原体可来自宿主体外，也可来自宿主体内。来自宿主体外病原体引起的感染称为传染。传染主要指病原体通过一定方式从一个宿主个体到另一个宿主个体的感染。构成感染和传染过程必须具备三个因素，即病原体、人体和它们所处的环境，三者之间此消彼长。感染性疾病是儿童时期最常见的疾病，约占儿科门诊 60% 以上，这主要是由于儿童解剖生理特点、免疫功能不完善以及生活环境等因素所致。其常见病原体为细菌、病毒、支原体和真菌感染。2012 年联合国儿童基金会公布，全球每年仍有 660 万 5 岁以下儿童死亡。在中低收入国家，感染性疾病是 5 岁以下儿童死亡主要原因（30% ~ 52%）；就全球来说，常见的感染性疾病肺炎和腹泻仍然是最主要的死因，每天大约 5000 名 5 岁以下儿童死于这两种疾病。

感染性疾病的基本特征包括以下三个方面：

（一）病原体

病原体主要包括细菌、真菌、病毒、支原体、衣原体、寄生虫等种类的病原微生物。病原体侵入人体后能否引起疾病，取决于病原体的致病能力和机体的免疫功能两方面因素。致病能力包括病原体的侵袭力（病原体侵入机体并在机体内生长、繁殖的能力）、毒力、数量及变异性。如单以数量而言，在同一种传染病中入侵病原体的数量一般与致病能力成正比。然而在不同的传染病中，能引起疾病的最低病原体数量可存在较大差异，如伤寒需要 10 万个菌体，而细菌性痢疾仅为 10 个菌体。

（二）感染过程的表现

病原体通过各种途径进入人体后就开始了感染的过程。在一定的环境条件影响下，根据人体防御功能的强弱和病原体数量及毒力的强弱，感染过程可以出现清除病原体、隐性感染、显性感染、病原携带状态及潜伏性感染五种不同的结局。除清除病原体外，其余四种表现形式在不同感染性疾病中各有侧重，一般来说，隐性感染最常见，病原携带状态次之，显性感染所占比重最低，但一旦出现，则容易识别。而且以上五种表现形式不是一成不变的，在一定条件下可相互转变，同一种疾病的不同阶段可以有不同的表现形式。

（三）感染过程中免疫应答的作用

机体的免疫应答对感染过程的表现和转归起着重要的作用。免疫应答可分为有利于机体抵抗病原体的保护性免疫应答和促进病理改变的变态反应两大类。保护性免疫应答又分为非特异性免疫应答和特异性免疫应答两类，都有可能引起机体保护和病理损伤。变态反应都是特异性免疫应答。

二、传染病的基本特征与病程发展

（一）传染病的基本特征
传染病与其他疾病的主要区别在于其具有下列四个基本特征：

1. 病原体　每种传染病都是由特异性病原体引起的。

2. 传染性　是传染病与其他感染性疾病的主要区别。传染性意味着病原体能通过某种途径感染他人。传染病患者有传染性的时期称为传染期。它在每一种传染病中都相对固定，可作为隔离患者的依据之一。

3. 流行病学特征　包括流行性、季节性、地方性、周期性。按其强度可分为散发、暴发、流行、大流行。传染病在不同人群中的分布也属于流行病学特征。传染病的流行过程就是传染病在人群中发生、发展和转归的过程。传染病在人群中传播必须具备三个基本环节，即传染源、传播途径和易感人群。这三个环节必须同时存在，若切断任何一个环节，流行即终止。

4. 感染后免疫　免疫功能正常的人体在感染某种病原体后，都能产生针对该病原体及其产物（如毒素）的特异性免疫。感染后免疫力的持续时间在不同传染病中有很大差异，如果持续时间较短，可出现再感染和重复感染的现象。

（二）传染病的病程发展
传染病的发生、发展和转归一般分为以下四个阶段：

1. 潜伏期　是指从病原体侵入人体起至开始出现临床症状为止的这一阶段。了解潜伏期有助于诊断传染病、确定检疫期限和协助流行病学调查。

2. 前驱期　是指从起病至开始出现明显症状为止。

3. 症状明显期　出现该传染病所特有的症状和体征。

4. 恢复期　患者症状、体征基本消失，如恢复期结束后某些器官的功能仍长期未能恢复正常，则成为后遗症。

三、感染性疾病的预防

感染性疾病的发生和流行是微生物、宿主、环境三者相互作用的动态过程。其预防原则是针对这三者采取综合性措施，同时根据不同感染性疾病的流行特点，针对其主导环节重点采取适当措施。

（一）管理传染源
感染性疾病的传染源可能是患者或携带者，也可能是动物或环境因素。如果传染源是患者，发现和控制相对容易，但如果传染源是健康携带者，通常很难发现。根据《传染病防治法》及其细则，将法定传染病分为三类：①甲类为强制管理传染病；②乙类为严格管理传染病；③丙类为监测管理传染病。隔离是最有效的控制传染源的措施，发现传染病患者或疑似患者，应立即予以隔离治疗，隔离期限应依据该传染病的传染期或化验结果而定。尽可能做到"五早"，即早发现、早诊断、早报告、早隔离、早治疗。

（二）切断传播途径
根据感染性疾病的不同传播途径，采取相应措施。如消化道传播，主要应采取管理饮食、管理粪便、保护水源、消灭苍蝇、饭前便后洗手、加强个人卫生等措施；呼吸道传播，则要保持室内空气新鲜、加强通风、空气消毒、外出戴口罩及流行期间避免大型集会等；虫媒传播，则以防虫、杀虫和驱虫措施为主。

（三）保护易感人群

1. 提高人群非特异性免疫力的措施，如合理营养、增强体质、参加体育活动、养成个人良好卫生习惯、改善居住条件等。

2. 提高人群特异性免疫力的措施，如预防接种。

3. 药物预防。

四、感染性疾病患儿的一般护理

随着人民生活水平的提高和卫生保健知识的普及，尤其是儿童计划免疫的普遍实施，我国儿童感染性疾病的发病情况发生了很大的改变，部分感染性疾病尤其传染病已不再是儿童死亡的主要原因，但仍是儿童的常见疾病。为防止感染性疾病的传播、并发症的发生及降低发病率，管理和护理仍十分重要，护理执行过程中要特别注意以下几点：

（一）建立预诊制度

在儿童门诊设立预诊处，及早发现感染性疾病患儿，防止交叉感染。感染性疾病门诊应与普通门诊分开，设立直接通道从预诊处通向感染性疾病门诊。不同病种的传染病应有独立诊疗室。目前，按系统分为七种隔离要求：①呼吸道隔离（蓝色标志）；②消化道隔离（棕色标志）；③严密隔离（黄色标志）；④接触隔离（橙色标志）；⑤血液（体液）隔离（红色标志）；⑥脓汁（分泌物）隔离（绿色标志）；⑦结核菌隔离（AFB隔离）（灰色标志）。预诊处护士应掌握以上隔离要求和各种感染性疾病的流行病学特点，及时分诊感染性疾病患儿。感染性疾病门诊设立单独的治疗室、观察室、药房、化验室、厕所等，患儿就诊完毕后从专门出口离院。

（二）严格消毒

选用适宜的消毒方法，对医疗用具、患儿接触物品、排泄物、衣被和环境进行消毒，控制感染性疾病的传播，切断传播途径。

（三）报告疫情

一旦发现传染病，护理人员应按规定向卫生防疫机构报告疫情，并采取相应的隔离措施。对传染病接触者，特别是托幼机构的儿童，应立即报告有关机构进行筛查，及时控制传染源。

（四）感染性疾病常见症状护理

1. **发热** 发热是许多传染病的共同症状，常见热型有稽留热、弛张热、间歇热、回归热、不规则热等。热型对传染病具有一定的诊断价值。发热过程可分为体温上升期、极期、体温下降期三个阶段。不同传染病的发热程度、持续时间、热型及伴随症状可不同。主要的护理诊断是体温过高，护理重点是休息、饮食护理、降温措施、口腔及皮肤护理等。

2. **皮疹** 许多传染病在发热的同时可伴有出疹，包括皮疹和黏膜疹，为很多传染病的特征之一。不同传染病皮疹的形态、出疹时间、分布部位、出疹顺序、皮疹的消退及伴随症状等方面各有特点，对传染病的诊断和鉴别有重要参考价值。主要护理诊断是组织完整性受损，护理重点是饮食护理、皮肤护理及病情观察等。

（五）密切观察病情

感染性疾病患儿病情急、变化快、并发症多，常合并有继发感染、出血、脏器功能衰竭等。护士应仔细观察患儿的精神、面色、哭声、食欲、大小便、生命体征、瞳孔等病情变化，做好抢救准备。

（六）日常生活护理

急性期患儿应卧床休息，保持病室安静、清洁。感染性疾病患儿机体消耗增加，往往又有食欲下降，故应根据患儿饮食习惯及病情给予易消化、足够能量的食物，做到少量多餐，尽可能保证热量的摄入。鼓励患儿多饮水，以维持水、电解质平衡，促进体内毒素的排出。昏迷患儿可鼻饲或静脉补液。

（七）心理护理

对于传染病患儿，因其常需单独隔离，容易造成紧张、孤独的情绪，家长也会产生焦虑、内疚的情绪。护士应重视与患儿及其家长的沟通，以取得他们的信任和配合。恢复期患儿可根据情况安排不同形式的活动，以利于康复。

（八）健康教育

根据不同病情选择不同方法进行宣教，具体有咨询、示教、座谈、宣传册、宣传画等方式，介绍感染性疾病的有关防治知识，使家长重视并定期配合疾病控制机构或儿童保健站完成各种计划免疫，增强体质，提高免疫力，预防感染性疾病，并对患儿及其家长进行出院后的指导。

第二节　麻疹患儿的护理

❖ 学习目标

•掌握麻疹的病因及发病机制、流行病学、病理生理、患儿的身体状况、常见护理诊断，并能根据预期目标，按护理程序为患儿实施整体护理。

•熟悉麻疹的治疗要点。

•了解麻疹的辅助检查。

麻疹（measles）是由麻疹病毒引起的急性呼吸道传染病。其主要临床表现为发热、咳嗽、流涕等卡他症状及眼结膜炎，特征性表现为口腔麻疹黏膜斑（Koplik spots，科氏斑）和皮肤斑丘疹。本病传染性极强，流行期间几乎所有易感者接触后都会发病。

【病原学】

麻疹病毒属副黏液病毒科，只有一个血清型。电镜下病毒呈球状或丝状，直径 150～200nm，中心为单链 RNA，其基因组有 16 000 个核苷酸，外有脂蛋白包膜，包膜有 3 种结构蛋白，是主要的致病物质。这 3 种结构蛋白可以刺激机体产生相应的抗体，可用于临床诊断。麻疹病毒对热、紫外线及一般消毒剂敏感，56℃ 30 分钟即可灭活，但对寒冷及干燥环境有较强的抵抗力，室温下可存活数天，−70℃可存活数年。

【流行病学】

麻疹一年四季均可发病，以冬春季多见，好发于 6 个月～5 岁儿童。急性期患儿是最主要的传染源。发病前 2 天至出疹后 5 天内均具有传染性，前驱期传染性最强，出疹后逐渐减低，疹退时已无传染性。如合并肺炎，传染期可延长至出疹后 10 天。传染期，患儿口、鼻、咽、气管及眼部的分泌物中均含有麻疹病毒，主要通过打喷嚏、咳嗽、说话等由飞沫传播。密切接触者亦可经污染病毒的手传播。自麻疹疫苗接种普及以来，本病发病年龄推迟，说明复种的重要性。

【发病机制】

麻疹病毒从上呼吸道或眼结膜侵入，在局部上皮细胞内复制，并从原发病灶处侵入局部淋巴组织，病毒迅速大量复制后入血，于感染后第 2～3 天引起第一次病毒血症；随后病毒进入全身单核 - 吞噬细胞系统，并进行大量复制，感染后第 5～7 天，大量复制后的病毒再次侵入血流，形成第二次病毒血症。病毒随血流播散至全身各组织器官，主要部位有呼吸道、眼结膜、口咽部、皮肤、胃肠道等，此时引起一系列临床表现。在病程第 15 天以后，由于机体特异性免疫应答清除病毒，临床进入恢复期。

【病理生理】

皮肤、眼结膜、鼻咽部、支气管、肠道黏膜及阑尾等处可见单核细胞增生及围绕在毛细血管周围的多核巨细胞，淋巴样组织肥大。皮疹的发生是 T 淋巴系统、受累的血管内皮细胞及其他组织细胞致敏后产生的迟发型变态反应，受累细胞坏死及血管炎样病变。表皮细胞坏死、变性引起脱屑。同时，崩解的红细胞及血浆外渗，使皮疹消退后留有色素沉着。

【治疗要点】

对麻疹病毒尚无特效抗病毒药物，主要为对症治疗，加强护理，预防和治疗并发症。对症治疗包括高热、烦躁、剧咳的处理及补充维生素 A 等。

【护理评估】

（一）健康史

评估患儿有无麻疹接触史，前驱期卡他症状，口腔麻疹黏膜斑，皮疹形态、出疹顺序，出疹与发热的关系，疹退后皮肤脱屑及有无色素沉着等。

（二）身体状况

麻疹的典型表现可分为四期：

1. **潜伏期**　一般为 6～21 天，平均 10 天左右。可有轻度体温升高，若接受过免疫，潜伏期可延长至 3～4 周。

2. **前驱期**　亦称为发疹前期，一般持续 3～4 天。该期有发热及麻疹黏膜斑等类似上呼吸道感染的症状。发热可见于所有病例，多为中度以上发热，热型不一；伴有咳嗽、流涕、流泪、咽部充血等卡他症状，以眼部症状突出，畏光、流泪、结膜炎及下眼睑边缘有一条明显充血红线（Stimson 线）有助于麻疹的诊断。在出疹前 1～2 天，可出现科氏斑，为直径 0.5～1mm 的灰白色小点，周围有红晕，起初仅见于下臼齿对应的颊黏膜，随之累及整个颊黏膜，皮疹出现时逐渐消失。此期常有全身不适、食欲减退及精神不振。前驱期一些患者可见颈、胸、腹部一过性风疹样皮疹，数小时即退去，称麻疹前驱疹。

3. **出疹期**　从病程的第 3～4 天开始，持续 1 周左右。皮疹始于耳后、颈部，沿着发际边缘，接着向下发展至面部、躯干及上肢，第 3 天可累及下肢及手足心。开始为稀疏不规则的淡红色斑丘疹，疹间皮肤正常，严重者皮疹融合，皮肤水肿，面部水肿变形。此期患儿体温持续升高，体温可达 40℃，呼吸道等感染中毒症状明显加重，可累及神经系统、呼吸系统及消化系统，患儿可有全身不适、食欲减退、嗜睡或烦躁不安、呕吐、腹泻等，甚至出现谵妄、抽搐。

4. 恢复期 皮疹达高峰后，持续 1～2 天后迅速好转，体温开始下降，全身症状明显减轻，皮疹开始消退，消退顺序同出疹，疹退后留有糠麸样脱屑及棕色色素沉着，1～2 周后消失。食欲、精神等全身症状随之好转。

在潜伏期内接受过丙种球蛋白或成人血注射者，或 8 个月内的婴儿，会出现轻症麻疹，表现为低热，上呼吸道感染较轻，麻疹黏膜斑不典型，皮疹稀疏。若体温高达 40℃ 以上，中毒症状重，则为重症麻疹；皮疹融合，呈蓝紫色，称为黑麻疹；若皮疹少而色暗淡，为循环不良征兆。注射过麻疹疫苗者可无典型麻疹黏膜斑和皮疹。在麻疹的病程中，可并发喉、气管及支气管炎、肺炎、心肌炎、麻疹脑炎、亚急性硬化性全脑炎、偏瘫及脑血栓、结核病恶化、营养不良与维生素 A 缺乏症等。麻疹应注意与其他出疹性疾病相鉴别（表 16-1）。

表 16-1 麻疹与其他出疹性疾病鉴别

病名	病原体	皮疹特点	皮疹与发热的关系	其他症状
麻疹	麻疹病毒	红色斑丘疹，从耳后发际开始沿着颈、躯干、四肢蔓延，疹退后有色素沉着	发热 3～4 天后出疹，出疹期高热	全身症状重，呼吸道卡他症状明显，体温高，发热第 2～3 天出现口腔麻疹黏膜斑，全身浅表淋巴结肿大
风疹	风疹病毒	斑丘疹，沿着面部、躯干、四肢蔓延，疹间皮肤正常，疹退后无色素沉着	发热后 1 天内出疹	全身症状轻，呼吸道症状轻，低热，咽部、软腭有红色黏膜疹，颈部淋巴结肿大并有触痛
幼儿急疹	人疱疹病毒 6 型	红色斑丘疹，颈及躯干部多见，24 小时内出齐，次日消退	高热 3～5 天，热退疹出	全身症状轻，高热可伴惊厥，软腭可见红色小斑点，颈部淋巴结肿大
药物疹		斑丘疹、疱疹、猩红热样皮疹及荨麻疹，皮疹有痒感，多见于摩擦及受压部位	服药、发热史	原发病症状
猩红热	乙型溶血性链球菌	皮肤弥漫充血，上有针尖大小的小丘疹，持续热 3～5 天退疹，7 天后全身脱皮	发热 1～2 天出疹，出疹时高热	全身症状明显，高热，咽峡炎，环口苍白圈，杨梅舌，颈部淋巴结肿大

（三）辅助检查

1. 血常规 白细胞总数减少，淋巴细胞比例相对增多。若中性粒细胞增多，提示继发细菌感染；若淋巴细胞严重减少，常提示预后不良。

2. 病原学检查 从呼吸道分泌物中分离出麻疹病毒，或检测到麻疹病毒，均可做出特异性诊断。

3. 血清学检查 酶联免疫吸附试验（ELISA）测定血清特异性 IgM 和 IgG 抗体，IgM 抗体病后 5～20 天最高，阳性是诊断麻疹的标准方法，IgG 抗体恢复期较早期增高 4 倍以上即为阳性，也可以诊断麻疹。

（四）心理-社会状况

评估家长对疾病认识程度、预防和治疗应注意的事项，患儿对该病的恐惧和心理压力。由于该病易在托幼机构中流行，应注意评估疾病在家庭和集体机构中的流行情况，保育人员、儿童对该病的认知情况，是否采取了有效的措施。

【常见护理诊断／问题】

1. **体温过高** 与病毒血症、继发感染有关。
2. **皮肤完整性受损** 与麻疹病毒感染引起的皮肤损害有关。
3. **营养失调：低于机体需要量** 与食欲减退、高热消耗增加有关。
4. **潜在并发症：**喉炎、肺炎、脑炎。

【预期目标】

1. 患儿体温恢复和维持正常。
2. 患儿皮疹消退，皮肤完整、无感染。
3. 患儿住院期间能得到充足的营养。
4. 患儿病情好转，无其他并发症发生，或发生并发症时能得到及时发现与处理。

【护理措施】

（一）合理安排活动与休息

指导患儿发疹期卧床休息，待皮疹消退、体温正常，方可活动。保持室内空气新鲜，温湿度适宜，避免直接吹风，防止受凉，室内光线柔和，防止强光刺激。

（二）维持体温正常

监测体温变化，高热降温时需兼顾透疹，不宜强行降温，禁用冷敷和酒精擦浴，以防皮肤血管突然收缩、末梢循环障碍致使皮疹不易透发或突然隐退。如体温超过 40℃时，可遵医嘱给予小剂量退热剂或温水擦浴，适当降温以免发生惊厥。

（三）保持皮肤黏膜完整性

保持皮肤、黏膜清洁、干燥，勤换内衣，及时更换汗湿的衣被。剪短指甲，以防患儿抓伤皮肤引起继发感染。密切观察透疹情况，透疹不畅时，可用鲜芫荽煎服、涂抹全身，以促进皮疹透疹。保护皮肤免受擦伤、浸伤，防止继发感染；保护眼睛，必要时可用生理盐水冲洗眼睛，之后使用抗生素眼药水；注意口腔卫生，可用生理盐水或 2% 硼酸溶液漱口；鼻腔分泌物过多有鼻痂时，可用生理盐水棉签湿润后轻轻拭去，以保持鼻腔通畅。

（四）给予合理营养

发热期间给予清淡、易消化、营养丰富的流质或半流质饮食，少量多餐。鼓励患儿多饮水，以利排毒、退热、透疹，必要时静脉补液。恢复期给予高蛋白、高能量及多种维生素饮食。注意加服维生素 A 或鱼肝油预防干眼症。

（五）密切观察病情变化，防止并发症发生

麻疹的并发症较多，应密切观察病情，及早发现，并立即配合医生进行处理。患儿出现声音嘶哑、气促、犬吠样咳嗽、三凹征等为并发喉炎的表现；出疹期间持续高热、咳嗽加剧、呼吸困难、肺部湿啰音等为并发肺炎的表现；出现头痛、嗜睡、抽搐等为并发脑炎的表现。

（六）预防感染传播

1. **控制传染源** 对麻疹患者要早发现，早隔离，早治疗。一般患儿隔离至出疹后 5 天；若合并喉炎、肺炎、脑炎者，延长至出疹后 10 天；密切接触的易感儿应隔离观察 3 周，若接触后接受过免疫治疗者则延长至 4 周。

2．切断传播途径　患儿衣物应在阳光下暴晒，病室每日通风并用紫外线照射消毒 30 分钟。医务人员在接触患儿后应洗手，并在空气流动的环境中停留 30 分钟，方能接触其他患儿。

3．保护易感儿童　疾病流行期间应尽量避免易感儿去公共场所。8 个月以上未患过麻疹者均应按计划要求进行预防接种。流行期间可应急接种。体弱年幼的易感儿接触麻疹患者后，应立即采用被动免疫，及早注射免疫血清球蛋白。

（七）健康教育

麻疹传染性强，并发症多，应向家长介绍本病的流行特点、临床特征、常见的并发症与预后，向家长说明隔离的重要性，以取得其积极配合。无并发症的患儿可在家中隔离，指导家长做好消毒隔离、皮肤护理及病情观察，防止继发感染。

【护理评价】

经过治疗和护理，患儿体温降至正常；皮疹已出齐、出透，且皮肤、黏膜完整，无损伤；能够得到充足的营养。评估患儿家长是否已了解疾病相关知识，并能积极配合治疗。

第三节　水痘患儿的护理

➤ **案例导入与思考** ···

患儿，男性，4 岁，因"发热 3 天，皮疹 2 天"入院。患儿 3 天前无明显诱因出现发热，体温高达 39.2 ~ 39.8℃，无咳嗽、吐泻。2 天前胸、背、颈部及面部皮肤出现红斑、丘疹，部分皮疹中央部逐渐出现小水疱、伴发痒。出疹前有发热、打喷嚏、流涕。体格检查：T 39.0℃，P 90 次/分，R 22 次/分。精神烦躁，皮肤无黄染，头面部、躯干及四肢均可见红色斑丘疹，米粒至绿豆大小，部分皮疹中央部有椭圆形小水疱，少数皮疹有结痂，有抓痕，以面部、发际、胸背部为多，四肢远端未见皮损。咽充血，扁桃体未见肿大，口腔黏膜散在红色小丘疹。颈软，心肺无异常，肝脾未及。辅助检查：WBC 4.2×10^9/L，Hb 124g/L，N 0.54，L 0.56。

请思考：

1. 该患儿可能的临床诊断是什么？

2. 护士应如何评估和观察患儿？

3. 该患儿目前主要的护理诊断/问题是什么？

4. 护士接诊后，针对患儿的病情应配合医生采取哪些护理措施？

❖ **学习目标** ···

•掌握水痘的病因及发病机制、流行病学、病理生理及常见护理诊断，并能根据预期目标，按护理程序为患儿实施整体护理。

• 熟悉水痘患儿的身体状况。

• 了解水痘的治疗要点。

水痘（varicella，chickenpox）是一种传染性极强的儿童期出疹性疾病，由水痘 – 带状疱疹病毒引起。其临床特征为皮肤黏膜分批出现和同时存在的呈向心性分布的斑疹、丘疹、疱疹和结痂等各类皮疹，全身症状轻微。冬春季多发，好发于儿童，以 2 ~ 6 岁为高峰。感染水痘后可获得持久免疫。

【病原学】

水痘 – 带状疱疹病毒（Varicella-zoster virus，VZV）属疱疹病毒科，仅有一个血清，为双链 DNA 病毒，病毒含有 DNA 聚合酶和胸腺嘧啶激酶。一般认为，不能产生胸腺嘧啶激酶的病毒不能造成潜伏感染而引起带状疱疹。儿童时期获得感染表现为痘，康复后病毒可长期留存于脊髓或脑神经的感觉神经节内，若受到外界环境刺激，成年后可出现带状疱疹。病毒对外界抵抗力弱，不耐热和酸，不能在痂皮中存活，能被乙醚等消毒剂灭活。人是目前自然界中的唯一宿主。

○ **知识拓展**　　带状疱疹

带状疱疹是潜伏于人体感觉神经节的水痘 – 带状疱疹病毒经再激活后所引起的皮肤损害，免疫功能低下时易发带状疱疹。临床特征为沿身体单侧体表神经分布的相应皮肤出现呈带状的成簇水疱，常伴有局部神经疼痛。该病系自限性疾病，治疗原则为止痛、抗病毒和预防继发感染等。预防措施主要是预防水痘，目前尚无有效方法直接预防带状疱疹。

▶　李兰娟，任红. 传染病学（第 8 版）. 北京：人民卫生出版社，2013.

【流行病学】

患儿是唯一的传染源。病毒存在于患儿上呼吸道及疱疹液中，主要通过空气飞沫经呼吸道传染，也可通过接触患者疱疹浆液或被污染的用具而感染。出疹前 1 ~ 2 天至疱疹完全结痂为止均有很强的传染性。易感儿接触水痘患儿后几乎均可发病，接触带状疱疹者后也可发病。

【发病机制和病理生理】

病毒经口、鼻进入人体，在呼吸道黏膜细胞内繁殖，2 ~ 3 天后进入血液，产生病毒血症，并在单核 – 吞噬细胞系统内增殖后再次入血，形成第二次毒血症而发病。病毒主要损害皮肤和黏膜，偶尔累及内脏。由于病毒侵入血液往往是间歇性的，故临床表现为皮疹分批出现。皮肤病变主要在表皮棘细胞层，细胞呈气球样变、肿胀，组织液渗入形成水痘疱疹，内含大量病毒。由于病变浅表，愈合一般不留瘢痕。黏膜病变与皮疹类似。

【治疗要点】

水痘是自限性疾病，无并发症者仅需一般治疗、对症处理；继发感染者给予抗生素治疗；免疫功能受损时，还应给予阿昔洛韦治疗，同时还应给予支持治疗，如给予人血丙种球蛋白或血浆。

【护理评估】

（一）健康史

评估患儿有无水痘接触史，患儿的皮肤和黏膜情况、典型皮疹的分布部位和同时出现各期皮疹的特点。了解疾病的发病季节。

（二）身体状况

病程可持续 1 个月左右，潜伏期一般为 10～24 天，以 14～16 天为多见。典型水痘可分为两期：

1. 前驱期 婴幼儿常无症状或者症状轻微，皮疹常与低热、全身不适症状同时出现。年长儿可有畏寒、低热、头痛、乏力、咽痛、咳嗽、恶心、食欲减退等症状，持续 1～2 天后才出现皮疹。

2. 出疹期 典型皮疹特点为：①皮疹分批出现，起初为红色斑疹，数小时后变为丘疹并发展为疱疹。疱疹呈卵圆形，直径 3～5mm，周围有红晕，壁薄易破，疹液透明，后变浑浊，常伴瘙痒；②皮疹呈现向心性分布，始于躯干和头部，以后延及面部和四肢，以皮肤受刺激处较重；③黏膜皮疹可形成浅表溃疡，皮肤病变表浅，1～2 天后疱疹从中心开始干枯、结痂，红晕消失。1 周左右痂皮脱落愈合，一般不留瘢痕。如有继发感染，则形成脓疱，结痂、脱痂时间将延长；④由于分批出现，常可见到水痘的各型皮损同时存在，如斑疹、斑丘疹、水疱、脓疱及结痂，后期出现的斑丘疹可未发展成水疱即隐退。

水痘为自限性疾病，10 日左右自愈。患儿有免疫缺陷者，水痘临床表现较重，出疹后体温居高不下，皮损呈现离心性分布，可在发病 1 周时出现爆发性紫癜。孕妇在孕早期患有水痘时可引起胎儿畸形，常在 1 岁内死亡。水痘期间可见一些并发症，如皮肤继发感染、血小板减少等。发生的后遗症有癫痫、智力低下及行为障碍。

（三）辅助检查

1. 血常规 白细胞总数正常或略增高。

2. 疱疹刮片检查 用瑞特或姬姆萨染色可见多核巨细胞，用苏木素－伊红染色查见核内包涵体，可供快速确诊。直接荧光抗体染色查病毒抗原也简捷有效。

3. 血清学检查 补体结合抗体高滴度或双份血清抗体滴度 4 倍以上升高可明确病原。用抗膜抗原荧光试验（FAMA）、免疫黏附血凝试验（IAHA）等方法检测抗体即可确诊。

（四）心理－社会状况

评估家长对本病认识程度、预防和治疗应注意的事项，患儿对本病的恐惧和心理压力。由于该病易在托幼机构中流行，应注意评估疾病在家庭和集体机构中的流行情况，保育人员、儿童对该病的认知情况，及是否采取了有效措施。

【常见护理诊断／问题】

1. 皮肤完整性受损 与水痘病毒引起的皮疹及继发感染有关。

2. 体温过高 与病毒血症有关。

3. 潜在并发症：脑炎、肺炎、败血症。

【预期目标】

1. 患儿皮肤完整性恢复。
2. 患儿体温恢复和维持正常。

3. 患儿病情好转，无其他并发症发生，或发生并发症时能得到及时发现与处理。

【护理措施】

（一）恢复并保持皮肤完整性

1．一般护理　保持室内空气新鲜、温湿度适宜。保持皮肤清洁，衣被宜清洁干燥、柔软舒适，不宜过厚，勤换内衣。剪短指甲，婴儿可戴手套，避免抓破皮疹，引起继发感染或留下瘢痕。

2．用药及护理　为减少皮疹瘙痒，可遵医嘱使用止痒镇静剂。轻者可于疱疹未破溃处局部给予炉甘石洗剂或碳酸氢钠，同时服用抗组胺药物；疱疹已破溃者和有继发感染者，可遵医嘱给予抗生素治疗。应用肾上腺糖皮质激素者，应在水痘发生时短期内递减药量，尽快停药。对于接触水痘病毒的易感儿童，应在 72 小时内立即注射大剂量丙种球蛋白或带状疱疹免疫球蛋白，以减轻症状。

（二）维持体温正常

如患儿出现高热，可用物理降温（禁用酒精擦浴）或遵医嘱给予退热剂（忌用阿司匹林）。

（三）维持适当的营养

水痘出疹期应给予高热量、高蛋白、高维生素、易消化的清淡流质或半流质饮食，鼓励患儿多饮水，避免进食辛辣、油腻饮食。如有口腔疱疹溃疡影响进食者，应考虑静脉或鼻饲营养。

（四）密切观察病情，预防并发症发生

观察患儿精神、意识、生命体征，尤其是体温变化；观察皮疹的性质、范围、分布及有无继发感染；注意有无咳嗽、呕吐、呼吸困难等症状发生，及早发现并给予相应治疗及护理。

（五）健康教育

由于大多数无并发症的水痘患儿在家隔离治疗，因此消毒隔离知识的宣教必不可少。为预防感染的传播，应做好以下预防工作：

1．管理传染源　隔离患儿至皮疹全部结痂为止。

2．切断传播途径　保持室内空气新鲜，托幼机构宜采用紫外线消毒。接触患者后应立即进行手及接触部位的消毒。

3．保护易感儿童　托幼机构中已经接触的易感者至少应检疫 3 周。易感儿童，包括使用激素或恶性病患儿，在接触水痘后应立即给予水痘减毒活疫苗注射。易感孕妇在妊娠早期接触水痘者亦给予免疫球蛋白被动免疫，如已患有水痘，建议终止妊娠。

【护理评价】

经过治疗和护理，患儿皮肤完整性恢复；体温维持在正常范围；病情好转，未发生并发症。

第四节　流行性腮腺炎患儿的护理

❖ 学习目标　··

•掌握流行性腮腺炎的病因及发病机制、流行病学、病理生理及患儿身体状况、常见护理诊断，并能根据预期目标，按护理程序为患儿实施整体护理。

- 熟悉流行性腮腺炎的治疗要点。
- 了解流行性腮腺炎的辅助检查。

流行性腮腺炎（epidemic parotitis，mumps）是由腮腺炎病毒侵犯腮腺引起的急性呼吸道传染病。临床表现为腮腺非化脓性炎症，腮腺区肿痛，伴发热、咀嚼受限，偶可累及其他腺体。亦可有脑膜炎、睾丸炎等并发症。本病好发于晚冬、早春，以儿童及青少年多见，2 岁以下婴幼儿较少见。

【病原学】

腮腺炎病毒属副黏病毒科的单链 RNA 病毒，且与副流感病毒有共同抗原，因此有轻度交叉反应。人体各种组织液，如唾液、脑脊液、血、尿等均可分离出病毒。该病毒在外界存活时间短，一般 2～3 天即可失去传染性，紫外线、福尔马林和加热至 56℃均可快速灭活。

【流行病学】

人是腮腺炎病毒的唯一宿主。腮腺炎患儿和健康携带者是本病的传染源，患儿在腮腺肿大前 6 天到发病后 9 天内，从唾液中均可以分离出腮腺炎病毒，此时患儿具高度传染性。主要通过呼吸道飞沫传播，亦可因唾液污染食具和玩具，通过直接接触而感染。全年均可发生感染流行，但以冬春季发病较多。该病可在托幼机构中形成暴发流行。感染本病后可获得终身免疫。

【发病机制和病理生理】

腮腺炎病毒经口、鼻侵入人体后，在上呼吸道黏膜上皮组织和淋巴组织中增殖，引起局部炎症和免疫反应，然后病毒进入血液发生病毒血症，播散到腮腺和中枢神经系统，引起腮腺炎和脑膜炎。病毒在这些器官中进一步繁殖复制并再次侵入血液，形成第二次病毒血症，并侵犯第一次病毒血症时未曾受累的器官，如颌下腺、舌下腺、睾丸、胰腺等，引起相应的临床表现。病理特征是腺体出现非化脓性炎症，包括间质充血、水肿、点状出血、淋巴细胞浸润和腺泡坏死等。因腺体导管上皮细胞水肿、坏死，管腔中充满坏死细胞和渗出物而常致阻塞，唾液中的淀粉酶经淋巴系统进入血液，使血、尿淀粉酶增高。其他器官如胰腺、睾丸等亦可发生类似的病理改变。

【治疗要点】

目前尚无特异性抗病毒治疗，以对症处理为主。对高热、头痛和并发睾丸炎者，给予解热止痛药物。发病早期可使用利巴韦林 10～15mg/（kg·d）静脉滴注，疗程 5～7 天。对重症患儿可短期使用肾上腺皮质激素治疗，疗程 3～5 天。中药治疗多用普济消毒饮加减内服和青黛散调醋局部外敷等，以清热解毒，软坚消痛。

【护理评估】

（一）健康史

详细询问病史，评估患儿的接触史、症状、腮腺肿痛的特点，以及疾病的流行现状。评估孕母有无感染，因孕妇在分娩前 1 周患腮腺炎，其婴儿在出生时或新生儿期可发病。

（二）身体状况

该病分为以下四期：

1. 潜伏期 一般为 14～25 天，平均 18 天。

2. 前驱期 大多数患儿无前驱症状，部分患儿可有上呼吸道感染的征象，如发热、头痛、乏力及食欲减退等。

3. 极期 1～2 天后腮腺逐渐肿大，常一侧先肿大，2～4 天后对侧腮腺亦出现肿大，有时肿胀仅为单侧，可伴颌下腺肿大，或仅表现为颌下腺肿大。腮腺肿大常以耳垂为中心，向四周蔓延，边界不清，有表面灼热、疼痛、感觉过敏等，进食时疼痛加剧，触诊弹性好。其他涎腺可同时受累。该期持续 7～10 天。

4. 恢复期 肿痛 3～5 天达到高峰，之后逐渐消退，体温下降，症状消失。

流行性腮腺炎可并发脑膜脑炎、睾丸炎、卵巢炎、胰腺炎、心肌炎等。

（三）辅助检查

1. 血常规 白细胞总数正常或稍低，淋巴细胞相对增多。有并发症时白细胞总数及中性粒细胞可增高。

2. 血清、尿淀粉酶测定 90% 患儿血、尿淀粉酶增高，并与腮腺肿胀平行，第 1 周达高峰，第 2 周左右恢复正常。血脂肪酶增高有助于胰腺炎的诊断。

3. 特异性抗体测定 血清特异性 IgM 抗体阳性，提示近期感染。

4. 病毒分离 患者唾液、脑脊液、尿液或血液中可分离出病毒。

（四）心理－社会状况

评估家长对疾病认识程度、预防和治疗应注意的事项，患儿对该病的恐惧和心理压力。

【常见护理诊断／问题】

1. 疼痛 与腮腺非化脓性炎症有关。

2. 体温过高 与病毒感染有关。

3. 潜在并发症：脑膜脑炎、睾丸炎等。

【预期目标】

1. 患儿疼痛减轻或消失。

2. 患儿体温恢复和维持正常。

3. 患儿病情好转，无其他并发症发生，或发生并发症时能得到及时发现与处理。

【护理措施】

（一）缓解疼痛

局部冷敷，以收缩血管，减轻充血，缓解疼痛。可用中药如意金黄散调茶水或食醋敷患处。发生睾丸炎时，可用丁字带托起阴囊，局部间歇冷敷以减轻疼痛。注意保持口腔清洁，餐后用温盐水漱口，以防继发感染。鼓励患儿多饮水，给予清淡、易消化的流质或软食，忌食酸辣、干硬的食物，以免因唾液分泌及咀嚼而加重疼痛。

（二）维持体温正常

保持室内温湿度适宜，空气流通。发热伴并发症者要卧床休息至体温正常，避免劳累，以减少并发症的发生。高热者采用物理降温，必要时遵医嘱给予退热剂。

（三）密切观察病情变化，防止并发症发生

密切观察患儿生命体征及肿胀部位变化，注意观察有无脑膜炎、睾丸炎、心肌炎等并发症的临床征象，及时发现并同时给予抗炎等对症治疗及护理。脑膜炎多于腮腺肿大后 1 周左右发生，表现为急性高热伴剧烈头痛、呕吐、嗜睡或意识障碍、脑膜刺激征阳性等；睾丸炎是男孩最常见的并发症，常表现为发热、寒战、头痛、下腹疼痛，患侧睾丸有明显疼痛、肿胀及触痛；女孩出现卵巢炎时，常表现为下腹部疼痛及压痛、发热、呕吐等；心肌炎时，常出现心前区疼痛、心动过缓及疲乏。

（四）预防感染传播

隔离患儿至腮腺肿胀完全消退，有接触史的易感儿童应隔离观察 3 周。流行期间对托幼机构加强晨检。保护易感儿可接种腮腺炎减毒活疫苗，除皮下接种外，也可采用喷喉、喷鼻或气雾吸入等，同样能够取得良好效果。接种麻疹风疹腮腺炎三联疫苗也具有良好的保护作用。

（五）健康教育

单纯腮腺炎患儿可在家治疗，若伴有并发症时应立即就诊。对居家患儿，应指导家长做好消毒隔离、用药、饮食、退热等处理。指导家长正确观察患儿病情变化，如有并发症表现，应立即来院就诊。做好患儿及其家长的心理护理，讲解减轻疼痛的方法，使其配合治疗。

【护理评价】

经过治疗和护理，患儿疼痛减轻或消失，体温维持正常。

第五节　脊髓灰质炎患儿的护理

❖ 学习目标

•掌握脊髓灰质炎的病因及发病机制、流行病学、病理生理、患儿身体状况、常见护理诊断，并能根据预期目标，按护理程序为患儿实施整体护理。

•熟悉脊髓灰质炎的治疗要点。

•了解脊髓灰质炎的辅助检查。

脊髓灰质炎（poliomyelitis）是由脊髓灰质炎病毒引起的急性消化道传染病。临床特点为发热、上呼吸道症状、肢体疼痛，部分患儿可出现肢体弛缓性瘫痪。因多发于 5 岁以下小儿，故俗称"小儿麻痹症"。目前尚无有效治疗。自 WHO 发起全球根除脊髓灰质炎行动以来，该病发病率降低了 99%，目前只在非洲和亚洲的少数国家仍有流行。

【病原学】

脊髓灰质炎病毒属小 RNA 病毒科的肠道病毒，根据抗原不同分为 I、II、III 血清型，以 I型发病较多，且较易引起瘫痪，各型间很少交叉免疫。病毒在外界生命力强，耐寒、耐酸，耐乙醚、氯仿等有机溶剂，在 $-20℃$ 下可存活数年，在粪便和污水中可存活数月；对高温、氧化剂及消毒剂敏感，煮沸立刻灭活，紫外线、2% 碘及高锰酸钾均可使其灭活。

【流行病学】

人是脊髓灰质炎病毒的唯一自然宿主，患儿和无症状的病毒携带者（隐性感染者）均为传染源。整个病程均具有传染性，潜伏期末和瘫痪前期传染性最强，热退后传染性减少。患儿鼻咽部分泌物和粪便中都含有病毒，粪-口传播是本病主要传播方式，感染之初亦可通过飞沫传播。人群普遍易感，感染后可获得对同型病毒的持久免疫力。一年四季均可发病，以夏季和秋季为多。

【发病机制和病理生理】

病毒经口或消化道进入体内，先在鼻咽部及胃肠道内复制，然后逐渐侵犯相关淋巴组织。大多数人感染后，机体可产生相应保护性抗体，病毒不进入血流，不出现症状或仅有轻微不适，表现为隐性感染。若机体抵抗力较低，病毒可经淋巴入血，引起较轻的病毒血症（即第一次病毒血症），此时如果机体免疫系统能清除病毒，则不侵犯神经系统，患儿可不出现神经系统症状，仅有上呼吸道和肠道症状，为顿挫型；否则，病毒可继续扩散至全身淋巴组织或其他组织中进一步增殖，大量复制并再度入血，形成较为严重的病毒血症（即第二次病毒血症）。脊髓灰质炎病毒为嗜神经病毒，病毒通过血脑屏障，侵入中枢神经系统，主要侵犯脊髓前角运动神经元和脊髓、大脑的其他部位，包括小脑和皮质运动区都受到不同程度的侵犯，引起灰质细胞广泛坏死，发生瘫痪。以颈、腰段脊髓前角细胞受损最严重，脑干及其他部位受累次之，故四肢瘫痪多见。一些因素，如劳累、感染、受寒、外伤、预防接种等，可促发瘫痪的发生。

【治疗要点】

本病目前无法治愈，尚无特效药物可控制瘫痪的发生和发展。治疗原则主要是对症治疗、缓解症状、促进恢复、预防及处理并发症、康复治疗。前驱期和瘫痪前期可静脉滴注高渗葡萄糖和维生素 C，以减轻神经组织水肿；静脉注射丙种球蛋白中和病毒，以减轻病情。瘫痪期可用促神经传导和增强肌肉张力的药物，如地巴唑、加兰他敏、新斯的明，也可用维生素 B_1、B_{12} 等促进神经细胞代谢。若有呼吸肌麻痹者，应及早给氧，保持呼吸道通畅，必要时机械通气治疗。恢复期及后遗症期可采用针灸、按摩及理疗等；若有严重肢体畸形可进行矫正手术。

【护理评估】

（一）健康史

详细评估患儿病史，了解患儿食欲情况及生长发育史，既往有无反复呼吸道感染史，家族中有无呼吸道疾病史，病前有无呼吸道传染病如麻疹、百日咳等；评估患儿出生时是否顺产，有无窒息史，生后是否按时接种疫苗。

（二）身体状况

潜伏期 5～35 天，一般 9～12 天。典型病例可分为以下 5 期：

1. 前驱期　主要表现为发热、乏力、咽痛、流涕及咳嗽等上呼吸道症状，或食欲减退、恶心、呕吐、腹泻等消化道症状。多数患儿 1～4 日热退，症状消失，称顿挫型。

2. 瘫痪前期　前驱期热退后 1～6 天，体温再次上升（呈本病典型的双峰热型），或由前驱期直接进入本期。患儿感觉过敏、肌肉酸痛，主要为肢体和颈背部疼痛。小婴儿拒抱，较大患儿体检可见以下体征：①三脚架征（tripod sign），即患儿坐起时两臂向后伸直以支撑身体；②吻膝试验（kiss-the-knee）阳性，即患儿坐位时不能自如地弯颈使下颌抵膝；③头下垂征（head drop sign），即将手置于患儿肩下，抬起其躯干时，患儿头与躯干不平行。此外，患儿可有面颊潮红、多汗、尿潴留等自主神经受累症状。如患儿经 3～6 日康复，称无瘫痪型。

3. 瘫痪期　多在起病后 3～10 天或第 2 次发热后 1～2 天出现肢体瘫痪，并逐渐加重，至体温正常后瘫痪停止进展，不伴感觉障碍。根据瘫痪表现可分为 4 型：

（1）脊髓型：最常见。表现为分布不规则、不对称、弛缓性软瘫，单侧下肢为多，不伴感觉障碍。如颈背肌瘫痪可致不能抬头、起坐和翻身；呼吸肌瘫痪可出现气促、咳嗽无力、吸气时上腹内凹的反常现象；腹肌、肠肌瘫痪可出现顽固性便秘；膀胱肌瘫痪可出现尿潴留或尿失禁。

（2）延髓型：病毒主要侵犯延髓呼吸中枢、循环中枢及脑神经核，出现颅神经麻痹及呼吸、循环受损的表现，可因呼吸衰竭或循环衰竭而死亡。

（3）脑型：较少见。表现与病毒性脑炎相似，可有高热、头痛、烦躁、嗜睡、昏迷、惊厥和肢体强直性瘫痪。

（4）混合型：上述各型同时存在称混合型。以脊髓型和延髓型同时存在多见。

4. 恢复期　瘫痪后 1～2 周肢体功能逐渐恢复，常自肢体远端小肌群开始，继之近端大肌群。最初 1～3 个月恢复较快，而后减慢。

5. 后遗症期　如瘫痪 1～2 年仍不能恢复则为后遗症，可导致肌肉萎缩及畸形，患儿不能站立行走或呈跛行。

病程中可并发支气管炎、肺炎、尿路感染等。

（三）辅助检查

1. 血常规　白细胞计数正常或可升高，急性期血沉加快。

2. 脑脊液　瘫痪前期脑脊液出现异常，压力增高，白细胞数多在 50～500×10^6/L，早期中性粒细胞增多，但蛋白增加不明显，呈蛋白-细胞分离现象。热退后，白细胞恢复正常，但蛋白增高，且持续时间可长达 4～6 周。

3. 血清学检测　血及脑脊液中特异性 IgM 抗体第 1～2 周可出现阳性，有利于早期诊断。

4. 病毒分离　疾病早期可从患儿血、咽部分泌物及粪便中分离出病毒。

（四）心理-社会状况

评估家长对疾病认识程度、预防和治疗应注意的事项，患儿对该病的恐惧和心理压力。

【常见护理诊断/问题】

1. 体温过高　与病毒血症有关。

2. 疼痛　与病毒侵犯神经组织有关。

3. 躯体活动障碍　与脊髓受损有关。

4. 清理呼吸道无效　与咽部肌肉及呼吸肌瘫痪、呼吸中枢受损有关。

【预期目标】

1. 患儿疼痛减轻或消失。

2. 患儿体温恢复和维持正常。

3. 患儿躯体功能恢复良好。

4. 患儿能较好的排出呼吸道分泌物，保持呼吸道通畅。

【护理措施】

（一）维持正常生命体征

1. 监测体温，观察热型，卧床休息至热退、瘫痪停止进展。减少不必要的刺激，防止促发或加重瘫痪的发生。

2. 密切观察呼吸，注意有无咳嗽无力、呼吸频率和节律的改变、发绀、吸气时上腹内凹的反常现象，保持呼吸道通畅，必要时给氧、行气管插管、气管切开、人工呼吸等。

（二）止痛、保持关节功能位

瘫痪前肢体常有感觉异常、肌肉疼痛，应避免刺激和受压，可局部热敷改善血液循环；对已发生瘫痪的肢体，可用支架保持患肢于功能位，防止足下垂或足外翻；恢复期帮助患儿进行肢体的主动或被动功能锻炼，促进肌肉功能最大程度恢复，防止挛缩畸形。

（三）日常生活护理

1. **饮食护理**　发热期间给予营养丰富的流质或半流质饮食，热退后改用普食。耐心喂养，对吞咽困难者可予以鼻饲。

2. **皮肤护理**　患儿长期卧床、多汗，须保持皮肤清洁，定时更换体位，防止压疮和坠积性肺炎发生。

3. **排泄的护理**　观察大小便情况，有便秘或尿潴留时可予以灌肠或导尿。

（四）心理护理

长期卧床、肢体瘫痪对患儿情绪造成很大影响，应以满腔热情对待患儿，及时解除不适，尽量满足其日常生活需要。

（五）预防感染传播

1. **管理传染源**　隔离患儿至病后 40 天，最初 1 周强调呼吸道和胃肠道隔离。密切接触者医学观察 20 天。

2. **切断传播途径**　患儿的分泌物、排泄物用漂白粉消毒，沾有粪便的尿布、衣裤应煮沸消毒，被褥日光暴晒。

3. **保护易感者**　对所有小儿均应口服脊髓灰质炎减毒活疫苗糖丸进行主动免疫。基础免疫自出生后 2 月龄婴儿开始，于第 2、3、4 月龄各服一次，连服 3 剂，4 岁时加强免疫一次。还可根据需要对 <5 岁的儿童实施基础免疫外的强化补充免疫接种。5 岁以内未服过疫苗而与患者密切接触者，应及早肌内注射丙种球蛋白，每次 0.3 ~ 0.5ml/kg，每日 1 次连用 2 天，可防止发病或减轻症状。

（六）健康教育

1. 对瘫痪肢体尚未完全恢复的患儿，应耐心指导家长做瘫痪肢体的按摩和被动运动。指导家长作好日常生活护理，注意安全，防止意外发生。

2. 对后遗症患儿，作好自我保健指导，坚持残肢的主动与被动锻炼，树立健康心理，坚持与社会的正常交往，以获得更广泛的支持与帮助。

【护理评价】

经过治疗和护理，患儿体温正常，疼痛感消失，呼吸道通畅，能有效地咳痰，躯体功能恢复。

第六节　手足口病患儿的护理

❖ **学习目标** ....

　　• 掌握手足口病的病因及发病机制、流行病学、病理生理、患儿的身体状况、常见护理诊断，并能根据预期目标，按护理程序为患儿实施整体护理。

　　• 熟悉手足口病的辅助检查。

　　• 了解手足口病的治疗要点。

　　手足口病（hand, foot, and mouth disease, HFMD）是由肠道病毒引起的传染性疾病。好发于儿童，婴幼儿发病率最高。临床主要表现为发热及手、足、口腔等部位皮肤黏膜的皮疹、疱疹、溃疡，少数患儿可引起心肌炎、肺水肿、无菌性脑膜炎、脑炎等并发症，个别重症患儿病情发展快，导致死亡。该病病毒的传染性很强，常常在托幼机构造成流行。

【病原学】

　　引起手足口病的病毒主要是肠道病毒，我国以柯萨奇病毒 A 组 16 型和肠道病毒 71 型（EV 71）最为常见。该类病毒适合在湿热的环境中生存，不易被胃酸和胆汁灭活。对外界抵抗力较强，在 4℃可存活 1 年，−20℃时可长期保存。对乙醚、来苏、氯仿等消毒剂不敏感，对紫外线及干燥敏感。高锰酸钾、漂白粉、甲醛、碘酒等能使其灭活。

【流行病学】

　　人类是已知的人肠道病毒的唯一宿主，患儿和隐性感染者均为传染源，主要经粪 – 口途径传播，其次是经呼吸道飞沫传播。接触患者呼吸道分泌物、疱疹液及污染的物品均可感染，疾病流行季节医源性传播也不容忽视。该病全年均可发病，以夏秋季多见，传染性强，传播快，在短时间内即可造成大流行。感染后只获得该型别病毒的免疫力，对其他型别病毒再感染无交叉免疫，即患手足口病后还可能因感染型别不同病毒而再次患病。

【发病机制和病理生理】

　　手足口病（特别是 EV71 感染）的发病机制目前还不完全清楚。肠道病毒经消化道或呼吸道侵入机体后，在局部黏膜或淋巴组织中增殖，由此进入血液循环形成第一次病毒血症。此时患儿无明显临床症状，但可从各种体液中分离到病毒，具有传染性。病毒经血液循环侵入网状内皮组织、淋巴结、肝、脾、骨髓等处大量繁殖，并再次进入血液循环，导致第二次病毒血症，此时机体可出现典型的临床症状和体征。大多数患儿由于宿主的防御机制，感染可被控制而停止发展，成为无症状感染或临床表现为轻症；仅极少数患者，病毒在靶器官广泛复制，成为重症感染。

　　口腔溃疡性损伤和皮肤斑丘疹为手足口病的特征性病变。光镜下，斑丘疹可见表皮内水疱，水疱内有中性粒细胞、嗜酸粒细胞碎片；水疱周围上皮有细胞间和细胞内水肿；水疱下真皮有多种白细胞的混合浸润。电镜下，可见上皮细胞内有嗜酸性包涵体。脑膜脑炎表现为淋巴细胞性软脑膜炎，脑灰质和白质血管周围淋巴细胞、浆细胞浸润，局灶性出血和局灶性神经细胞坏死以及胶质细胞反应性增生。心肌炎表现为局灶性心肌细胞坏死，偶见间质淋巴细胞和浆细胞浸润。肺炎表现为弥漫性间质淋巴细胞浸润、肺泡损伤、肺泡内出血和透明膜形成，可见肺细胞脱落和增生，有片状肺不张。

【治疗要点】

目前尚无特效抗病毒药物和特异性治疗手段，主要是对症治疗，患儿多数 1 周即可痊愈。可口服维生素 B、C 及抗病毒药物，注意隔离，避免交叉感染。适当休息，清淡饮食，作好口腔和皮肤护理。此外可合并心肌炎、脑炎、脑膜炎等病症，应及时复查。对于重症病例，除上述治疗外，还需根据患儿脏器受累情况采取相应的对症治疗，并严密观察病情变化。

【护理评估】

（一）健康史

详细评估病史，了解患儿发病时间、近期生活接触史、家庭居住环境、生活习惯、家庭及周围人群中有无类似疾病等。

（二）身体状况

1. **潜伏期**　3～7 天，多数突然起病。

2. **发热**　常为首发症状，多为中、低热（38℃左右），可持续 4～5 天。部分患儿可伴有乏力、咳嗽、流涕、食欲不振、恶心、呕吐、腹痛等症状。

3. **皮疹**　病后不久在患儿口腔黏膜出现散在疱疹，分布在舌、牙龈、颊部或口唇，造成患儿口腔疼痛、流涎、拒食。手足远端部位及臀部、躯干和四肢成簇出现或平或凸的斑丘疹或疱疹，无疼痛、瘙痒。斑丘疹在 5 天左右由红变暗，然后消退；疱疹呈圆形或椭圆形扁平凸起，直径 2～4mm，如黄豆大小不等，周围有炎性红晕，内有少量浑浊液体，一般在 5～10 天内结硬皮并逐渐消失，不留瘢痕。手、足、口病损在同一患儿不一定全部出现。绝大多数患儿病情温和，病程自限，水疱和皮疹通常在 1 周内消退。

4. **重症病例**　除上述典型表现外，少数病例（尤其是 7～12 个月患儿）病情进展迅速，在发病 1～5 天出现脑膜炎、脑炎（以脑干脑炎最为凶险）、脑脊髓炎、肺水肿、循环障碍等，极少数病例病情危重，可致死亡，存活病例可留有后遗症。早期可表现为持续高热、末梢循环不良、呼吸心率明显增快、精神差、呕吐、抽搐、肢体抖动或无力等。

（三）辅助检查

1. **血常规**　轻症病例一般无明显改变，白细胞计数可正常，重症病例白细胞计数可明显升高（>15×10⁹/L）或显著降低（<2×10⁹/L）。

2. **病原学检查**　用组织培养分离肠道病毒是目前诊断的金标准，但病毒特异性核酸是手足口病病原确认的主要方法。

3. **血清学检查**　特异性抗体 IgM 抗体阳性。

（四）心理 - 社会状况

评估家长及患儿对疾病的认知程度、态度，有无焦虑、恐惧情绪，有无因患病而受到指责和排斥等。

【常见护理诊断 / 问题】

1. **舒适度减弱**　与口腔、手足疱疹有关。

2. **皮肤完整性受损** 与疾病所致皮疹有关。

3. **体温过高** 与病毒血症、继发感染有关。

4. **潜在并发症**：脑水肿、循环衰竭、肺水肿等。

【预期目标】

1. 患儿疼痛减轻或消失。

2. 患儿体温恢复和维持正常。

3. 患儿皮疹消退，皮肤完整性逐渐恢复、无感染。

4. 患儿病情好转，无其他并发症发生，或发生并发症时能得到及时发现与处理。

【护理措施】

（一）消毒隔离，维持良好的环境

病室应严格消毒，保持清洁卫生，定期开窗通风，保持空气新鲜、流通。限制人员探视，禁止吸烟。急性期应卧床休息，与其他患儿分病室收治。隔离至体温正常、皮疹消退及水疱结痂，一般需2周，重症患儿不少于3周。患儿所用物品应彻底消毒，一般用含氯消毒液浸泡及煮沸消毒，不宜蒸煮或浸泡的物品可置于日光下暴晒。患儿粪便需经含氯的消毒剂消毒2小时后倾倒。诊疗、护理患儿过程中使用过的非一次性仪器、物品等要擦拭消毒。

（二）口腔护理

患儿因口腔疼痛而拒食、流涎、哭闹不眠等，要保持患儿口腔清洁，餐后用温水或生理盐水漱口，对不会漱口的患儿，可以用棉棒蘸生理盐水轻轻地清洁口腔。口腔糜烂处可涂鱼肝油，或将维生素 B_2 粉剂直接涂于病变部位，亦可口服维生素 B_2、C，辅以雾化吸入，以减轻疼痛，促使糜烂早日愈合，预防继发细菌感染。

（三）皮肤护理

衣服、被褥要保持清洁、干燥、平整，衣着宽松、柔软，剪短患儿指甲，必要时包裹双手，防止抓破皮疹，破溃感染。臀部有皮疹的患儿，应及时清理大小便，保持臀部清洁干燥。手足部皮疹初期可涂炉甘石洗剂，待有疱疹形成或疱疹破溃时，可涂聚维酮碘，如有感染应用抗生素软膏。

（四）维持体温正常

密切观察体温变化，鼓励患儿多饮水，减少衣着，及时更换汗湿的内衣，保持皮肤清洁干燥。当体温超过 38.5℃时，可给予头部冷敷和温水擦浴等物理降温，或遵医嘱使用解热镇痛药，以免体温过高发生高热惊厥。

（五）密切观察病情

严密观察病情进展，如持续高热不退、末梢循环不良、呼吸心率明显增快、精神差、呕吐、抽搐、肢体抖动或无力等为重症病例的早期表现，应立即通知医生并配合医生及时处理。

（六）维持适当的营养

饮食宜给予清淡、易消化、高热量、高维生素的流质、半流质饮食，少量多餐，避免过饱影响呼吸。禁食冰冷、辛辣、咸等刺激性食物。

（七）心理护理

由于疾病的传染性会影响到患儿的活动，可造成患儿心理上的压力，注意做好解释和安慰，尽可能满足患儿的活动需求。家长会因担心疾病的转归而产生焦虑情绪，要做好解释工作。

（八）健康教育

1. 指导患儿及家长了解手足口病传染源、传播途径以及隔离的意义。

2. 指导家长手足口病的一般家庭护理措施，如饮食护理、皮疹护理等。看护人员在接触患儿前后、处理患儿粪便后均要洗手，并妥善处理污物。

3. 疾病流行期间不宜带儿童去人群聚集、空气流通差的公共场所，注意保持家庭环境卫生，居室要经常通风，勤晒衣被。饭前便后、外出后要洗手，不喝生水、不吃生冷等食物。

4. 托幼机构每日晨检，发现疑似患儿应及时送诊，隔离休息，对患儿所用物品立即消毒处理。

【护理评价】

经过治疗和护理，患儿能有效地咳痰，呼吸道通畅；患儿气促等缺氧症状及体征消失；体温恢复到正常；住院期间未产生并发症。

学科前沿　　　我国自主研制儿童手足口病疫苗上市

2015 年 12 月 3 日中国食品药品监督管理总局（CFDA）批准了全球首个肠道病毒 71 型（EV71）灭活疫苗生产注册申请。该疫苗是在国家科技重大专项和原 863 计划的长期支持下，由中国医学科学院医学生物学研究所自主研发，是唯一采用人源性细胞基质生产的 EV71 疫苗产品，预防由 EV71 引起的手足口病的保护率可以达到 97.3%，预防由 EV71 引起的重症手足口病的保护率为 100.0%，能够有效降低我国儿童手足口病的发病率，并减少该病的重症及死亡病例。

► 张荐辕.我国自主研制儿童手足口病疫苗上市 [N]. 中国科学报，2016-03-22.

第七节　猩红热患儿的护理

❖ 学习目标　　　···

•掌握猩红热的病因及发病机制、流行病学、病理生理、常见护理诊断，并能根据预期目标，按护理程序为患儿实施整体护理。

•熟悉猩红热患儿的身体状况。

•了解猩红热的治疗要点。

猩红热（scarlet fever）是由 A 组 β 型溶血性链球菌感染引起的急性呼吸道传染病。常在冬末春初流行，多见于 3 岁以上儿童。临床以发热、咽峡炎、草莓舌、全身弥漫性猩红色皮疹和退疹后明显脱屑为特征。

【病原学】

A组β型溶血性链球菌又称化脓链球菌，其致病力来源于细菌本身及其产生的毒素和蛋白酶类。该菌在体外的生活力较强，在痰液、脓液和渗出物中能生存数周，但对热及干燥抵抗力不强，56℃ 30分钟及一般消毒剂均能将其杀灭。

【流行病学】

患者和带菌者是主要传染源。A组β型溶血性链球菌引起的咽峡炎患者，排菌量大且不易被重视，是重要的传染源。主要通过呼吸道飞沫传播，也可通过病菌污染的玩具、手及食物等间接经口传播。细菌经皮肤伤口亦可引起"外科猩红热"。一年四季均可发病，但以冬春季多见。

【发病机制和病理生理】

溶血性链球菌及其毒素等产物在侵入部位及其周围组织引起炎症和化脓性变化，并进入血液循环，引起全身毒血症表现，如发热、头晕、头痛等。红疹毒素使皮肤血管充血、水肿，上皮细胞增殖，白细胞浸润，以毛囊周围最为明显，形成典型的猩红热样皮疹。最后表皮死亡而脱落，形成"脱屑"。黏膜亦可充血，有时呈点状出血，形成"内疹"。重型患儿可有肝、脾、淋巴结等有不同程度的充血及脂肪变性，心肌可有浑浊肿胀和变性，严重者可坏死。个别患儿可出现变态反应性变化，主要见于心、肾及关节滑囊浆液性炎症。主要病理变化是皮肤真皮层毛细血管充血、水肿，表皮有炎性渗出，毛囊周围皮肤水肿、上皮细胞增生及炎性细胞浸润，表现为丘疹样鸡皮疹，恢复期表皮角化、坏死，大片脱落。少数可见中毒性心肌炎以及肝、脾、淋巴结肿大等变化。

【治疗要点】

1. **病原治疗**　首选青霉G治疗素，每次80万U，2～3次/天，肌内注射，连用5～7天。脓毒型患者应加大剂量到20万U/（kg·d），分2～3次静脉滴入，连用10天，或至热退后3天。对青霉素过敏或耐药者，可用红霉素治疗。抗生素治疗必须足程足量。

2. **对症治疗**　若发生感染中毒性休克，要积极补充血容量，纠正酸中毒，给血管活性药等。对已化脓的病灶，必要时给予切开引流或手术治疗。

【护理评估】

（一）健康史

详细评估病史，了解患儿发热、咽痛或皮疹出现时间、程度及变化，有无与猩红热患儿的接触史。

（二）身体状况

猩红热病情轻重可因机体反应性的差异而有所不同，但大部分表现为轻症。典型临床症状有以下四期：

1. **潜伏期**　1～7天，一般为2～3天。

2. **普通型**　典型病例分3期：

（1）前驱期：数小时至1天，发热、咽痛、婴幼儿可有惊厥，咽部、扁桃体充血、水肿，表面有点状白色渗出物。软腭出现散在黏膜疹。颈部和颌下淋巴结肿大、有压痛。

（2）出疹期：1～7天，多于发热24小时内开始发疹，始于耳后、颈部及上胸，然后迅速蔓延到全身。皮疹特点为在皮肤充血的基础上有猩红色弥漫充血性针尖大小的丘疹，压之退色，伴有瘙痒感。部分患儿可见带黄白色脓头且不易破溃的皮疹，称为"粟粒疹"。严重的患儿出现出血性皮疹。在皮肤皱褶处皮疹密集或由于摩擦出血呈紫色线状，称为"线状疹"。如颜面部位仅有充血而无皮疹，口鼻周围充血不明显，形成"口周苍白圈"。病初舌面覆盖白苔，舌乳头红肿、突出，称"草莓舌"。2～3天后白苔开始脱落，舌面光滑呈肉红色，乳头仍凸起，称为"杨梅舌"。

（3）恢复期：热退，皮疹沿出疹顺序消退，多在1周内退尽。疹退后开始出现皮肤脱屑，呈糠屑状或片状，手掌、足底可见手套或袜套状脱皮，脱皮后无色素沉着。皮疹密集处脱屑更为明显，尤以粟粒疹为重。脱屑是猩红热特征性症状之一。

3．轻型 起病缓，低热，全身中毒症状轻，咽部稍充血，皮疹稀少，色淡或隐约可见。

4．重型 发病急，中毒症状重，咽峡炎明显，皮疹呈片状红斑，甚至为出血疹，常有高热、烦躁或嗜睡，甚至昏迷、惊厥、休克，易并发中耳炎、肺炎、蜂窝织炎、急性肾小球肾炎、风湿性关节炎等。

5．外科猩红热 多继发于皮肤创伤、烧伤或产道感染，皮疹常在创口周围出现，然后波及全身，全身症状轻，预后好。

（三）辅助检查

1．血常规 白细胞和中性粒细胞升高。

2．咽拭子培养 可有A组β型溶血性链球菌生长。

（四）心理－社会状况

评估患儿及家长对疾病认识、态度，有无恐惧、焦虑等不良心理反应及家庭应对能力等。

【常见护理诊断／问题】

1．体温过高 与病毒血症、继发感染有关。

2．皮肤完整性受损 与化脓性链球菌引起的皮疹、脱皮及继发感染有关。

3．舒适改变 与咽部充血、皮疹有关。

4．潜在并发症：中耳炎、肺炎、蜂窝织炎、急性肾小球肾炎、风湿性关节炎等。

【预期目标】

1. 患儿体温恢复和维持正常。
2. 患儿皮疹消退，皮肤完整性逐渐恢复、无感染。
3. 患儿咽痛、皮肤瘙痒得以改善。
4. 患儿病情好转，无其他并发症发生，或发生并发症时能得到及时发现与处理。

【护理措施】

（一）合理安排休息与活动

急性期卧床休息，呼吸道隔离。病室经常开窗通风，保持室内空气清新。重型患儿卧床休息2～3周，以减少并发症。普通型、轻型适当休息，减少活动，避免劳累。

（二）皮肤护理

观察患儿皮疹及脱皮情况，保持皮肤清洁，用温水清洗皮肤（禁用肥皂水，以免刺激皮肤）。床褥、衣被要柔软，勤换洗。剪短患儿指甲，避免抓破皮肤。脱皮时任其自然脱落，勿用手撕扯，可用消毒剪刀修剪，以防感染。

（三）维持体温正常

鼓励患儿多饮水，体温 >39℃时，给予适当物理降温或药物降温，但忌用冷水或乙醇擦浴。做好口腔护理与皮肤护理，出汗后及时更换内衣。给予患儿清淡、易消化、高热量、富含营养的半流质饮食或软食，鼓励并帮助患儿进食。提供充足的水分，以利散热及排泄毒素。

（四）密切观察病情

注意测量体温，观察咽部变化、皮疹的发生发展，有无中毒症状。重型患儿应严密监测生命体征，密切观察精神状态、意识、周围循环，并注意有无中耳炎、肺炎、蜂窝织炎、急性肾小球肾炎等并发症发生。

（五）预防感染的传播

1. 隔离患儿　呼吸道隔离至症状消失、鼻咽部分泌物培养 3 ~ 4 次阴性后即解除隔离，一般需要 1 周。有化脓性并发症者，应隔离至治愈为止。

2. 切断传播途径　室内通风换气或用紫外线照射进行消毒，患儿鼻咽分泌物须以 2% ~ 3% 氯胺或漂白粉澄清液消毒。被患儿分泌物污染的物品，如食具、玩具、书籍、衣服、被褥等，可分别采用消毒液浸泡、擦拭、蒸煮或日光暴晒等措施。

3. 保护易感人群　对密切接触者，需医学观察 7 ~ 12 天，并可口服磺胺类药物或红霉素 3 ~ 5 天以预防疾病发生。

（六）健康教育

向家长说明猩红热的发病原因、传染源、传播途径、呼吸道隔离的意义，密切接触者应医学观察 7 ~ 12 天。患儿的分泌物及污染物应消毒处理，患儿居室应进行空气消毒。多饮水有助于体内毒素的排出。

【护理评价】

经过治疗和护理，患儿能咳痰，呼吸道通畅，皮肤黏膜完好，体温恢复正常，住院期间未产生并发症。

第八节　结核病患儿的护理

❖ **学习目标**

· 掌握儿童结核病的基本特征及流行病学。

· 熟悉结核病（主要为肺结核）患儿的常见护理诊断，并能根据预期目标，按护理程序为患儿实施整体护理。

· 了解儿童结核病（主要为肺结核）的预防原则。

一、概　述

结核病（tuberculosis）是由结核杆菌引起的慢性感染性疾病。全身各个脏器均可受累，但以肺结核最常见。从卡介苗接种及抗结核药物的问世以来，该病的发病率降低而治愈率升高。但近年来，由于艾滋病的流行及耐药菌株的出现，许多国家和地区该病的发病率有所回升。根据WHO评估，目前我国结核病年发病人数约为130万，占全球发病人数的14%，位居全球第二位。近年来，我国耐多药肺结核危害日益凸显，每年新发患者人数约12万，未来数年内可能出现以耐药菌为主的结核病流行态势。WHO将每年的3月24日定为"世界结核病日"。我国0～14岁儿童结核感染率为9.6%，患病率为1.7‰，死亡率为0.6‰。儿童以原发性肺结核最常见，严重者可发生粟粒性肺结核或结核性脑膜炎，以至死亡。

【病因及发病机制】

结核杆菌属分枝杆菌，革兰染色阳性，抗酸性染色呈红色，分为4型：人型、牛型、鸟型、鼠型。对人有致病性的结核杆菌有人型和牛型，其中人型是主要引起肺结核的病原体。开放性肺结核患者是主要传染源，呼吸道为主要传播途径，亦可经消化道、胎盘传播。该病与遗传因素有一定关系，组织相容性抗原与该病密切相关。瘦人较胖人易感，亚洲人较白人易感。结核菌初次入侵人体后，4～8周产生细胞免疫，同时出现组织高敏反应，从而致敏T淋巴细胞。当结核菌再次侵入人体时，可出现细胞因子。这些细胞因子可促使巨噬细胞聚集并激活，从而产生水解酶和杀菌素，消灭大部分结核杆菌。若细菌数量少而组织敏感性高，可形成淋巴细胞、巨噬细胞和成纤维细胞肉芽肿；若细菌数量多且组织敏感性亦高时，则形成干酪样物质；若细菌数量多而组织敏感性差时，可形成播散。人体感染结核杆菌后，也产生变态反应，对免疫的影响有双重作用。

【流行病学】

儿童结核病多由结核病患者传染而来。30%～50%的患儿有与成人开放性肺结核患者的密切接触史。传播途径主要是通过呼吸道，还可通过消化道，经皮肤或胎盘传染者较少见。儿童结核病的感染率随着年龄增长而升高，年龄越小则患病率越高。新生儿对结核菌非常敏感，儿童发病与否主要取决于：①结核菌的毒力及数量；②机体抵抗力的强弱；③遗传因素与本病的发生亦有一定的关系。由于卡介苗的接种，大大降低了儿童结核的发病率和死亡率。

【辅助检查】

（一）结核菌素试验

1. 试验方法 常用结核菌纯蛋白衍化物（protein purified derivative，PPD），取0.1ml皮内注射。注射部位为左前臂掌侧面中、下1/3交界处，注射后形成直径约6～10mm的皮丘，2～3天后观察反应结果。

2. 结果判断 记录局部硬结直径，取纵、横直径的平均值为反应强度结果。注意应记录实际毫米数。硬结平均直径小于5mm为阴性（-），5～9mm为阳性（+），10～19mm为中度阳性（++），20mm以上为强阳性（+++），凡有水疱、坏死或淋巴管炎时为极强阳性（++++）。

3. 临床意义

（1）阳性反应：①卡介苗接种后；②婴幼儿阳性反应表示体内有新的结核病灶；③年长儿临床症状不明显却呈现阳性反应，提示有结核感染史；④活动性结核病表现为强阳性反应；⑤由阴转阳，或反应强度由原来的小于10mm增至大于10mm，且增幅大于6mm时，提示新近感染。

（2）阴性反应：①未感染过结核；②结核变态反应前期；③机体免疫变态反应受抑制导致假阴性；④技术误差，如注射剂量不足；⑤结核菌素失效。

（二）实验室检查

1. 结核菌检查　确诊需要从痰液、胃液、脑脊液、浆膜腔液找到结核菌。用细菌培养、厚涂片法或荧光染色法检查结核菌，后者阳性率较高。

2. 免疫学诊断及分子生物学有助于诊断该病，血沉检测可判定结核病的活动性。

（三）X线及其他检查

对于肺结核的诊断至关重要。

【治疗要点】

治疗原则是使用对结核杆菌敏感的多种药物，并且连续服用足够的时间；用药原则是早期、联合、适量、规律、分段、全程；用药目的是杀灭病灶中的结核菌，防止血行播散。

（一）几种常见的抗结核药物

WHO 推荐的 6 种抗结核基本药物是：①全杀菌及半杀菌药（一线药）包括异烟肼（isoniazid，INH）、利福平（rifampin，RFP）、链霉素（streptomycin，SM）、吡嗪酰胺（pyrazinamide，PZA）；②抑菌药包括乙胺丁醇（ethambutol，EMB）、乙硫异烟胺（ethionamide，ETH）等。

（二）化疗方案

化疗方案包括标准疗法、两阶段疗法及短程疗法。

1. **标准疗法**　一般用于无明显自觉症状的原发型肺结核，每日服用 INH、RFP 或 EMB，疗程为 9～12 个月。

2. **两阶段疗法**　分为强化治疗和巩固治疗。

（1）强化治疗：是联用 3～4 种杀菌药物，以迅速杀灭敏感菌及生长繁殖活跃的细菌与代谢低下的细菌，防止或减少耐药菌株的产生，为化疗的关键阶段。长程化疗时疗程一般为 3～4 个月，短程化疗时疗程一般为 2 个月。

（2）巩固治疗：是联用 2 种抗结核药物，以杀灭持续存在的细菌来巩固疗效、防止复发。长程化疗时疗程可长达 12～18 个月，短程化疗时疗程一般为 4 个月。

3. **短程疗法**　为结核病现代疗法的重大进展，直接监督下服药与短程化疗是 WHO 治愈结核病患者的重要策略。可选用以下几种 6～9 个月短程化疗方案：①2HRZ/4HR（数字为月数，以下同）；②2SHRZ/4HR；③2EHRZ/4HR。若无 PZA，则将疗程延长至 9 个月。

【预防】

结核病的预防措施包括控制传染源、普及卡介苗接种、进行化学药物预防及健康指导。

（一）控制传染源

结核菌涂片阳性患儿的传染性较强，是儿童结核病的主要传染源。因此，早发现、早治疗是预防其传染的根本措施与途径。做好早发现，要定期对托幼机构及学校教职员工进行检查；早治疗是对结核菌涂片阳性的患者及时隔离治疗。

（二）普及卡介苗接种

卡介苗接种是预防结核病最为有效的措施，对各种类型的结核病均有预防作用。初种对象是新生儿及未曾接种过卡介苗的儿童和青少年，其预防作用可持续数年，因此复种年龄为 7 岁。有先天性胸腺发育不全、联合免疫缺陷病、急性传染病恢复期、全身皮肤病或结核菌素试验阳性者禁止接种。

（三）预防性化疗

预防性化疗的适应证包括：①家庭内密切接触开放性结核者；②3岁以下结核菌素试验阳性婴儿未曾接种卡介苗者；③结核菌素试验由阴转阳者；④结核菌素试验阳性且有中毒症状者；⑤结核菌素试验阳性，新患麻疹或百日咳者；⑥长期使用免疫抑制剂而结核菌素试验阳性者。一般采用异烟肼10～15mg/（kg·d），疗程6～12个月。

二、原发型肺结核患儿的护理

原发型肺结核（primary pulmonary tuberculosis）是儿童肺结核的主要类型，为结核菌初次侵入肺部后发生的原发感染。该型包括原发综合征（primary complex）和支气管淋巴结结核（tuberculosis of tracheobronchial lymphonodus），两者总称为原发型肺结核。此型多呈良性经过，偶可进展。

【病理】

肺部原发病灶多位于胸膜下、肺上叶底部和下叶的上部，右侧较多见。其基本病变为渗出、增殖、坏死。渗出性病变以炎性细胞、单核细胞和纤维蛋白为主要成分；增殖性改变以结核结节和结核性肉芽肿为主；坏死的特征性改变为干酪样病变，常出现于渗出性病变中。结核性炎症的主要特征是上皮样细胞结节和朗格汉斯细胞浸润。

典型的原发综合征呈"双极"病变，即一端为原发病灶，一端为肿大的肺门淋巴结、纵隔淋巴结。由于儿童机体处于高度敏感状态，使得病灶周围炎症甚为广泛，原发病灶范围可扩大至一个肺段甚至一个肺叶。年龄愈小，此种大片性病变愈明显。引流性淋巴结肿大多为单侧，但亦有对侧淋巴结受累者。

原发型肺结核的病理转归如下：

1. 吸收好转 病变完全吸收、钙化或硬结（隐伏或痊愈）。此种转归最常见，出现钙化，表示病变至少已有6～12个月。

2. 进展 ①原发病灶扩大，产生空洞；②支气管淋巴结周围炎，形成淋巴结支气管瘘，导致支气管内膜结核或干酪性肺炎；③支气管淋巴结肿大，造成肺不张或阻塞性肺气肿；④结核性胸膜炎。

3. 恶化 血行播散，导致急性粟粒性肺结核或全身性粟粒性结核病。

【治疗要点】

一般治疗及治疗原则见总论。抗结核药物的应用如下：

1. 无明显症状的原发型肺结核 选用标准疗法，每日服用INH、RFP或EMB，疗程9～12个月。

2. 活动性原发型肺结核 宜采用直接督导下短程化疗（DOTS）。强化治疗阶段宜用3～4种杀菌药：INH、RFP、PZA或SM，2～3个月后以INH、RFP或EMB巩固维持治疗。常用方案为2HRZ/4HR。

【护理评估】

（一）健康史

应详细评估家庭中有无结核病患者或经常来往的人员中有无结核病患者，肯定的开放性结核接触史对诊断有重要意义，年龄愈小，意义愈大。评估患儿出生后是否接种过卡介苗，亦可检查患儿上臂有无接种过的痕迹，近期有无患过其他急性传染病，既往有无结核过敏表现，如结节性红斑、疱疹性结膜炎等。

（二）身体状况

一般起病缓慢，轻症者可无症状，仅体检时发现或有低热、轻咳、食欲不振等。稍重者可有慢性结核中毒症状，如长期不规则低热、盗汗、疲乏、消瘦等。婴幼儿及重症患儿可急性起病，高热，但一般情况良好，2～3周后发展为持续低热，伴结核中毒症状，干咳和轻度呼吸困难最为常见。当淋巴结高度肿大时，可出现压迫症状，出现声音嘶哑、痉挛性咳嗽、颈部一侧或双侧静脉怒张。婴儿可出现生长发育障碍，年长儿可无任何症状。体检可见周围淋巴结有不同程度肿大，肺部体征不明显。若原发病灶较大，叩诊可呈浊音，听诊呼吸音低，可有干湿啰音。

（三）辅助检查

1. 实验室检查　见本节概述。

2. 影像学检查　①X线检查是儿童结核诊断的重要方法之一。原发综合征典型的X线表现为：小片状阴影、肺门团块状阴影及两者之间的条索状阴影，三者构成哑铃状双极影，支气管淋巴结结核X线表现为肺门处圆形或椭圆形结节状阴影；②纤维支气管镜检查可发现蔓延至支气管内造成的结核病变。

（四）心理－社会状况

原发性肺结核一般预后良好。但由于正规治疗需要长期服药，顺应性较差；同时该病具有一定的传染性，使患儿较为自卑，因此应注意评估患儿及其家长对于该病的认识及其坚持治疗的信心与决心。对于有自卑感的患儿，评估其心理应对方式。

【常见护理诊断/问题】

1. 营养失调：低于机体需要量　与疾病消耗、食欲下降有关。

2. 活动无耐力　与结核杆菌感染、机体消耗增加有关。

3. 知识缺乏：家长及患儿缺乏疾病的防治的相关知识。

4. 焦虑　与患儿对疾病相关知识缺乏有关。

【预期目标】

1. 患儿摄入足够的能量和营养素，体重恢复或维持正常。

2. 患儿生活规律，能够适当活动。

3. 患儿家长了解疾病防治的相关知识，能够有效配合治疗并能在医护人员指导下护理患儿。

4. 患儿病情好转，焦虑情绪减轻。

【护理措施】

（一）维持充足的营养

充足的营养能增强患儿机体抵抗力，促进疾病的康复。鼓励患儿进食，以高热量、高蛋白、高维生素及丰富微量元素的饮食为宜。饮食的种类应荤素搭配、适量，以满足机体需要。纳差时，应提供色、香、味俱全且患儿喜爱的食品，以促进食欲。

（二）合理安排休息与活动

制定合理的生活制度。对于急性期的患儿应注意休息，保证充足的睡眠。进入病情稳定期则可进行适当的户外活动。若病情有反复，则应卧床休息，以防病情恶化。

（三）用药及护理

由于抗结核药物大多有胃肠道反应，故要注意患儿食欲变化。有些药物对肝、肾有损伤，应定期检查尿常规、肝功能。使用链霉素的患儿，尤其要注意有无发呆、抓耳挠腮等听神经损害现象，发现异常及时与医生联系，以确定是否停药。

（四）心理护理

患儿由于惧怕打针、服药，学业受到影响或受到同龄人歧视，常常出现焦虑现象。同时，家长担心患儿生命受到威胁、经济负担及家中其他人受到感染。因此，在评估患儿及其家长的心理状态后，多与患儿及其家长进行沟通，给予病因、治疗、护理及预防方面知识宣教，并采取相应的护理措施以消除其顾虑。

（五）健康教育

结核病属于慢性疾病，治疗及护理常常在家中进行。因此，该阶段的注意事项及如何防止病情恶化，应给予相应指导：①指导家长采取相应的呼吸道隔离措施，学会处理患儿的分泌物、餐具及其用物；②做好居家护理，因正规治疗是该病治愈的关键，制定一定的护理计划提高患儿治疗的顺应性。叮嘱其定期复查，以根据病情调整治疗方案。同时观察药物的不良反应，一旦出现不良反应应立即就诊；③指导家长学习日常生活及饮食护理。

【护理评价】

经过治疗和护理，患儿营养均衡，体重维持在正常范围；疲乏感减轻或消失；焦虑情绪得到一定缓解。

三、结核性脑膜炎患儿的护理

结核性脑膜炎（tuberculous meningitis）简称结脑，是儿童结核病最严重的类型。好发于冬春季，以3岁以内的婴幼儿多见，其病死率及后遗症的发生率较高。自普及卡介苗接种及有效抗结核药物应用以来，本病的发病率明显下降。

【发病机制和病理生理】

由于儿童神经系统发育不成熟，血脑屏障功能不完善，免疫功能低下，入侵的结核杆菌易通过血行播散而引起结核性脑膜炎。少数由靠近脑表面的结核病灶或微小结核结节直接蔓延而来。极少数亦可由脊柱、中耳或乳突结核病灶侵犯脑膜所致。

病理表现为软脑膜弥漫性充血、水肿、炎性渗出，并形成许多结核结节。大量炎性渗出物积聚于脑底部，包围挤压颅神经引起颅神经损害，临床上较常见第Ⅶ、Ⅲ、Ⅳ、Ⅵ、Ⅱ对颅神经障碍的症状。脑底部渗出物若发生机化、粘连、堵塞，使脑脊液循环受阻，可导致脑积水。脑部血管病变早期为急性动脉炎，后期可见栓塞性动脉内膜炎，严重者可引起脑组织梗死、缺血、软化而致偏瘫。炎症亦可蔓延至脑实质、脊膜或脊髓等出现相应症状。

【治疗要点】

1. 抗结核治疗

（1）强化治疗阶段：联合使用 INH、RFP、PZA 及 SM。疗程 3～4 个月。开始治疗的 1～2 周，将 INH 全日量的一半加入 10% 葡萄糖中静脉滴注，余量口服，待病情好转后改为全日量口服。

（2）巩固治疗阶段：继续应用 INH、RFP 或 EMB。RFP 或 EMB 9~12 个月。抗结核药物总疗程不少于 12 个月，或待脑脊液恢复正常后继续治疗 6 个月。早期患者采用 9 个月短程治疗方案（3HRZS/6HR）有效。

2. 降低颅高压 最早于 10 天即可出现，故应及时控制颅内压，可根据患儿病情使用脱水剂（最常用 20% 甘露醇）、利尿剂（一般于停用甘露醇前 1~2 天加用乙酰唑胺）、侧脑室穿刺引流、腰椎穿刺减压及鞘内注药及分流手术等治疗。

3. 糖皮质激素 可降低颅内压、减轻中毒症状及脑膜刺激症状、减轻或防止脑积水的发生，是抗结核药物有效的辅助疗法，早期使用效果好。一般使用泼尼松，每日 1~2mg/kg（<45mg/d），1 个月后逐渐减量，疗程 8~12 周。

4. 对症治疗 有惊厥者及时止惊治疗，积极纠正水、电解质紊乱。

5. 随访观察 停药后随访观察至少 3~5 年，临床症状消失、脑脊液正常、疗程结束后 2 年无复发者，可认为治愈。

【护理评估】

（一）健康史

应详细评估患儿的预防接种史、既往结核病史、结核病接触史、近期急性传染病史。既往有无结核过敏表现，如结节性红斑、疱疹性结膜炎等。曾有结核病史者，是否进行过正规治疗。

（二）身体状况

一般起病缓慢，婴儿可骤起高热、惊厥。其典型临床表现可分为三期：

1. 前驱期（早期） 大约持续 1~2 周，患儿性格改变伴低热、呕吐、便秘、纳差及腹泻等，婴儿表现为蹙眉、皱额、凝视、喜哭、易怒、以手拍头等。

2. 脑膜刺激期（中期） 大约持续 1~2 周，体温持续升高，由于颅内压增高，出现剧烈头痛、喷射性呕吐、嗜睡或惊厥，同时出现典型的脑膜刺激征，即颈项强直、凯尔尼格征、布鲁金斯基征阳性。婴幼儿可表现为前囟膨隆、颅缝裂开，同时可出现颅神经功能障碍，如面神经、动眼神经障碍等。若病变累及脑实质，可出现肢体瘫痪、震颤等。

3. 昏迷期（晚期） 大约持续 1~3 周，上述症状逐渐加重，从意识模糊至完全昏迷。频繁惊厥并可出现去大脑强直现象。极度消瘦，呈舟状腹，常伴水盐代谢紊乱。若出现脑积水，则有头皮静脉怒张、颅缝裂开、呼吸改变等。当颅内压急剧增高时，可因脑疝而死亡。

（三）辅助检查

1. 脑脊液检查 脑脊液压力增高，外观透明后呈现磨玻璃状；白细胞增高可达（50~100）×10^6/L 以上，偶尔可达 1000×10^6/L 以上，分类以淋巴细胞为主；蛋白定量增加，可高达 1.0~3.0g/L；糖和氯化物均降低是结核性脑膜炎的典型改变。脑脊液静置 12~24 小时后可出现蛛网状膜，取之涂片可查到抗酸杆菌。脑脊液结核菌培养阳性则可以确诊。

2. 抗结核抗体测定 PPD-IgG、PPD-IgM、抗体测定有助于早期诊断。

3. 胸部 X 线检查 85% 患儿 X 线胸片有结核改变，其中 90% 为活动性肺结核，胸片证明有血行播散对确诊结脑很有意义。

4. 结核菌素试验 阳性对确诊很有帮助，但晚期可呈假阴性。

5. 眼底检查 可见脉络膜上有粟粒状结节病变。

（四）心理社会状况

结核性脑膜炎预后欠佳，病死率较高，后遗症较常见，常带给患儿及家庭巨大的精神及经济压力。因此，应评估家长对该病的病因、预后、护理及治疗的认知程度，焦虑与压力程度及其应对方式；对于有后遗症的患儿，还应评估其康复治疗知识的掌握程度及正确使用康复、护理方法的能力。

【常见护理诊断／问题】

1. **营养失调：低于机体需要量** 与摄入不足及消耗增加有关。
2. **有皮肤完整性受损的危险** 与长期卧床及排泄物刺激有关。
3. **焦虑** 与疾病的预后不良有关。
4. **潜在并发症：** 脑积水、肢体瘫痪等。
5. **知识缺乏：** 家长及患儿缺乏疾病治疗康复的相关知识。

【预期目标】

1. 患儿摄入足够的能量和营养素，体重恢复或维持正常。
2. 患儿皮肤无破损，维持完整性。
3. 患儿病情逐渐好转，焦虑情绪减轻。
4. 患儿无其他并发症发生或发生并发症时能得到及时发现与处理。
5. 患儿家长了解疾病治疗、康复的相关知识，能够有效配合治疗，并能在医护人员指导下护理患儿。

【护理措施】

（一）严密观察病情变化

1. **监测病情变化** 监测生命体征、意识、瞳孔的变化，发现颅内压增高或脑疝的早期症状，应积极采取抢救措施，如使用肾上腺皮质激素、脱水剂、利尿剂和呼吸兴奋剂。颅内压过高时，应配合医师做好腰穿以降低颅内压，腰穿后去枕平卧以防脑疝发生。

2. **对症护理** 有呼吸功能障碍者，应注意保持呼吸道通畅；对昏迷患儿应采取侧卧位，以免舌根后坠堵塞喉部；若喉部分泌物较多或有呕吐物，应及时清除，必要时使用吸痰器或人工呼吸机。

3. **合理使用抗结核药物** 注意抗结核药物的不良反应。

4. **保护安全** 昏迷、惊厥、烦躁的患儿要采取一定的保护措施，如将床栏升起、使用约束法、放置牙垫等。治疗护理操作尽量集中，以减少额外刺激。

（二）维持适当的营养

为患儿提供充营养丰富、易消化的饮食，保证充足的热量、蛋白质及维生素的摄入。对于昏迷患儿应采取鼻饲或静脉补液，维持水电解质平衡。患病期间应少量多餐，耐心喂养。

（三）维持皮肤的完整性

做好眼睛、口腔、皮肤的清洁护理。保持床单位干燥整洁，定时翻身拍背，以防压疮和继发感染。及时清理呕吐物，清洗臀部。经常按摩受压部位皮肤及骨凸处，可在骨凸处垫以气圈或海绵垫，保持血液循环通畅；出现压疮时，使用压疮膏，并增加翻身次数。

（四）心理护理

由于本病的治疗时间较长、病情重，因此患儿及家长焦虑明显。护理人员应注意工作当中的细节，做好生活护理，同时还应评估其心理问题的来源，针对问题进行逐一渐进性解决。

（五）健康教育

1. 提高患儿治疗的依存性　本病需要长期治疗，应与患儿家长一同制定合理的治疗护理计划，以增加患儿治疗护理的依存性。如根据患儿的作息时间及习惯，与患儿共同制定服药计划；与患儿及其家长一起讨论制定良好的生活制度，保证充足的休息与适当的户外活动。对患儿所服用的药物要进行不良反应的知识指导，告知其定期复查的意义与重要性。治疗期间若出现其他疾病应及时、积极治疗。

2. 康复护理　康复治疗期间应注意膳食的多样化，少量多餐，以提供充足的营养。避免接触传染性疾病患者，以防加重病情。对于有后遗症的患儿应给予相应的功能锻炼、语言训练和适当教育。

【护理评价】

经过治疗和护理，患儿体重正常，患儿及家长的焦虑程度得以减轻，家长能叙述护理及预防要点，采取正确的康复措施。

（倪志宏）

◇ 护理学而思

1. 患儿，男性，1 岁 3 个月。因发热 4 天，出疹、咳嗽 1 天入院。体格检查：体温 39.8℃，耳后发际、颈部及面部有较多暗红色斑丘疹，压之褪色，疹间皮肤正常。前囟闭合，双眼畏光、多泪，结膜充血明显，口腔黏膜红，精神差，余未见异常。

（1）该患儿最可能的临床诊断是什么？其依据是什么？

（2）目前该患儿主要存在的护理诊断 / 问题是什么？

（3）该患儿入院后护士的护理措施及注意事项是什么？

2. 某 2 岁男孩，诊断为晚期结核性脑膜炎，入院时请家长签署病危通知书，其母甚为悲痛。

（1）如何向其解释病情？

（2）该病好转和恶化的临床表现是什么？该如何进行及时护理？

第十七章
危重症患儿的护理

章前导言

儿童急危重症的识别、抢救及监护是儿科护理工作重要的组成部分。随着社会经济发展和生活环境的改变，儿童急危重症的疾病谱亦随之改变，医疗科技的进步带来儿童急危重症抢救及监护技术的革新。掌握急危重症基础医学护理知识、基本监护技术及复苏抢救技能是儿科护士的基本要求。本章以儿童急性中毒、儿童惊厥、急性颅内压增高、急性呼吸衰竭、急性心力衰竭、急性肾衰竭和儿童心肺脑复苏为重点介绍。

17章

第一节 儿童急性中毒的护理

❖ 学习目标

· ·

- 掌握急性中毒患儿的身体状况、常见护理诊断，并能根据预期目标，按护理程序为患儿实施整体护理。
- 熟悉儿童急性中毒的病因、方式、治疗要点和防控。
- 了解儿童急性中毒的发病机制和辅助检查。

据 16 个中高收入国家的意外伤害流行病学调查显示，在 1～14 岁年龄组，中毒的死因排名位于交通意外、火灾、溺水之后，居第 4 位。儿童中毒不同于成人，成人中毒多与职业有关，慢性中毒居多；儿童中毒则与周围环境密切相关，以急性中毒为主，1～5 岁年龄段最易发生。

【病因、中毒方式和发病机制】

（一）病因

儿童由于年幼无知，缺乏生活经验，不能辨别物质有无毒性而致误食。婴幼儿往往拿到东西就放入口中。幼儿期常误将药片当糖丸。学龄前期活动范围更广，接触毒物机会增多。青春期儿童情绪不稳定，学习压力大，自杀发生率有上升趋势。

（二）中毒方式

摄入中毒最为多见。接触中毒亦是小儿常见中毒方式，这是由于小儿皮肤较薄，表面脂质较多，故接触脂溶性毒物易于吸收，发生中毒；眼结膜、鼻黏膜吸收均较快，故新生儿期用药物滴眼或滴鼻可造成中毒。吸入中毒是气体中毒的主要途径，由于肺泡面积大、吸收快，故多为急性中毒。注入中毒，包括误注射药物、蜇伤、咬伤中毒。小儿灌肠，毒物可经直肠吸收。

（三）发病机制

因毒物种类难以统计，很难了解所有毒物的中毒机制，常见的中毒机制包括：

1. 干扰酶系统　毒物通过抑制酶系统与酶的辅助因子或辅基相反应或相争，夺取酶功能所必需的金属激活剂，生成配位化合物。

2. 抑制血红蛋白的携氧功能　如一氧化碳中毒，使氧合血红蛋白、亚硝酸盐中毒形成高铁血红蛋白，使携氧功能丧失，造成机体缺氧。

3. 变态反应　由抗原抗体作用在体内激发各种异常的免疫反应。

4. 直接化学性损伤　如强酸、强碱化学物质误服。

5. 麻醉作用　部分强亲脂性毒物，如苯、汽油、煤油等有机溶剂、吸入性麻醉药，可通过血脑屏障蓄积于脑细胞膜而抑制脑细胞功能。

6. 干扰细胞膜或细胞器的生理功能　如河豚毒素和一些重金属等可破坏细胞膜、细胞器，干扰细胞膜的离子运动、膜兴奋性和能量代谢而产生毒性作用。

【治疗要点】

急性中毒的处理原则是立即治疗，否则会失去抢救的机会；在毒物性质未明时，按一般的中毒治疗原则抢救患儿，以排出体内的毒物为首要措施，尽快减少毒物对机体的损害；维持呼吸、循环等生命器官的功能；采取各种措施减少毒物的吸收，促进毒物的排泄。

1．**一般急救处理** ①稳定生命体征：无论是接触还是摄入毒物，都应立即进行复苏处理。复苏措施最好在解毒或洗胃治疗之前实施。监测患儿的血氧饱和度、心率和心电图，建立静脉输液通路。②清除未被吸收的毒物：皮肤、黏膜中毒者，及时脱去被农药污染的衣服，并用清水彻底冲洗。凡经口误服中毒者，除强酸、强碱外，均应根据病情进行催吐、洗胃、导泻等处理，以期尽快排出胃肠道毒物。③阻止毒物吸收：通过利尿、碱化或酸化尿液、血液净化、高压氧应用等方法促进已吸收毒物的排出。

2．**对症治疗** 及时处理各种中毒所致的严重症状，如惊厥、呼吸困难、循环衰竭等。

3．**特殊治疗** 对诊断明确、有特殊解毒药的毒物中毒，需尽快应用特效解毒药。

【护理评估】

（一）健康史

1．评估患儿发病经过，有无毒物接触史，包括病前饮食内容、生活状况、活动范围、家长职业、环境中有无有害物品等诱因。

2．了解毒物名称、产品或药品说明，明确用量、经历时间、主要表现和处理措施。

（二）身体状况

临床症状与体征常无特异性，儿童急性中毒首发症状多为腹痛、腹泻、呕吐、惊厥或昏迷，严重者可出现多脏器功能衰竭。毒物中毒典型表现见表17-1。

表 17-1　毒物中毒典型表现

	临床表现	常见中毒种类
生命体征	心动过速	抗胆碱药、拟交感神经药物、抗组胺药、苯丙胺类、酒精、茶碱
	心动过缓	洋地黄、镇静催眠药、β受体阻滞剂、麻醉剂、抗胆碱酯酶和拟胆碱药
	心律失常	抗胆碱能、三环类抗抑郁药、有机磷、吩噻嗪类、地高辛、茶碱
	呼吸增快	苯丙胺类、百草枯、肺炎（化学性）、水杨酸盐、一氧化碳
	呼吸减慢	镇静催眠药、巴比妥类、酒精、阿片类药物、大麻
	体温升高	抗胆碱能药、拟交感药物、抗组胺药、三环类抗抑郁药、吩噻嗪类
	体温降低	镇静催眠药、一氧化碳、酒精、吩噻嗪类、三环类抗抑郁药、可乐定
	高血压	拟交感神经药、抗胆碱能药、苯丙胺类、可卡因、咖啡因、茶碱
	低血压	镇静催眠药、麻醉药、三环类抗抑郁药、吩噻嗪类、可乐定
神经系统检查	昏迷	麻醉剂、镇静催眠药、巴比妥类、酒精、一氧化碳、三环类抗抑郁药
	惊厥	氟乙酸盐、氟乙酰胺、有机磷、抗组胺药、三环类抗抑郁药、吩噻嗪
	肌肉震颤、抽动	有机磷、滴滴涕、氯丹、钡、烟碱、异烟肼、巴比妥类
	肌肉麻痹	有机磷、氨甲酸酯类、肉毒杆菌、河豚、蛇咬、野芹、钩吻、乌头
	幻视、幻听、乱语、癫狂	抗胆碱能、氯丙嗪、非那根、毒蕈、酒精、樟脑、大麻等
眼	瞳孔缩小	镇静催眠药、吩噻嗪类、有机磷、氨基甲酸酯、毛果芸香碱、毒蕈
	瞳孔扩大	拟交感药物、抗胆碱能药、可卡因、苯丙胺类、甲醇、铅、氨茶碱
	眼球震颤	苯妥英、巴比妥类、卡马西平、乙醇、格鲁米特、苯丙胺类、一氧化碳
	失明	奎宁、甲醇、一氧化碳、氯仿
	色视	山道年、洋地黄、大麻

临床表现		常见中毒种类
皮肤毛发	皮肤干热	抗胆碱能药、抗组胺药、磷化锌
	出汗	有机磷、拟交感神经药、苯丙胺类、可卡因、巴比妥类、毒蕈、砷、汞
	充血或潮红	抗胆碱能、醇类、烟酸、甲状腺及血管扩张药
	口唇面颊樱桃红	一氧化碳、氰化物等
	发绀而无明显呼吸困难	高铁血红蛋白症：亚硝酸盐、吡唑酮类、苯胺染料、磺胺类、非那西丁、氨苯砜等；硫血红蛋白血症：含硫化物
	呼吸困难而无明显发绀	一氧化碳、氰苷及氰酸、砷、汞
肠道	肠梗阻	抗胆碱能药和麻醉剂
	剧烈呕吐	茶碱、腐蚀剂、氰化物、水杨酸盐、铁剂和食物中毒
	尿潴留	抗胆碱能药
呼吸气味	水果味	丙酮、甲醇、异丙嗪、水杨酸盐、亚硝酸异戊酯
	杏仁味	含氰苷及氰酸类
	大蒜味	无机磷、有机磷、砷、硒、铊等
	硫臭	含硫化合物

（三）辅助检查

1．**血液检查** 对已明确或基本明确为某种毒物中毒者，应测毒物血清浓度。严重中毒患儿，需检测全血细胞计数、凝血酶原时间、血电解质、尿素氮、肌酐、肝功能、血糖、血气分析和血清渗透压等。

2．**毒物筛查** 对怀疑中毒患儿，可留血液、呕吐物、灌洗液和尿标本做毒物筛查。

（四）心理－社会状况

评估家长及患儿的应对状态，患儿有无因疾病及实施急救措施等引起不适，无法表达自己的需要而产生焦虑、恐惧；评估家长有无因患儿病情危重，看到急救情景产生紧张、焦虑等心理反应；评估家长对疾病的了解程度、家庭经济状况和社会支持系统。年长儿应向其家长、教师、同学了解患儿近来生活、学习有否异常表现，情绪有无变化等。

【常见护理诊断／问题】

1．**潜在并发症**：心搏、呼吸骤停。

2．**焦虑／恐惧** 与病情危重有关。

3．**知识缺乏**：患儿及家长缺乏安全防护知识。

【预期目标】

1. 患儿生命体征维持正常。

2. 患儿及家长情绪稳定。

3. 患儿及家长掌握一定的安全防护知识。

【护理措施】

（一）尽快清除毒物

1．**接触中毒者** 应立即脱去污染的衣服，用肥皂水和清水清洗被污染的皮肤，特别注意毛发和指甲部位，对不溶于水的毒物可用适当溶剂清洗，也可用适当的拮抗剂或解毒剂冲洗。强酸、强碱等腐蚀性毒物忌用中和剂。对于深入皮肤或黏膜的毒物颗粒，需完全消除。毒物溅入眼内，应以室温生理盐水或清水冲洗至少 5 分钟，后送眼科处理。

2．吸入中毒者 应立即移离有毒场所，呼吸新鲜空气，保持气道通畅，必要时吸氧或进行人工通气。

3．口服中毒者

（1）催吐：适用于年龄较大、意识清醒和合作的患儿。可用手指、筷子、压舌板刺激咽部，引起反射性呕吐。严重心脏病、食管静脉曲张、溃疡病、昏迷或惊厥、强酸或强碱中毒和煤油、汽油等中毒的患儿及 6 个月以下婴儿不能催吐。催吐一般在中毒后 4～6 小时内进行。由于儿童呕吐反射自我保护能力差，催吐易导致误吸以及胃食管穿孔，催吐应慎重。

（2）洗胃：催吐法不成功或患儿有惊厥、昏迷而需清除毒物时使用。洗胃的目的是清洗出尚在胃内的毒（药）物，并可进行毒物鉴定。方法是经鼻或经口插入胃管后，用 50ml 注射器抽吸，直至洗出液清澈为止。首次抽出物送毒物鉴定。常用的洗胃液有温水、鞣酸、1∶10 000 高锰酸钾溶液、2%～5% 碳酸氢钠、生理盐水或 0.45% 氯化钠溶液。强酸或强碱中毒可致胃穿孔，切忌洗胃，可用弱酸或弱碱中和方法，牛奶亦可起中和作用，同时可在胃内形成保护膜，减少刺激。可将活性炭加水，在洗胃后灌入或吞服，以迅速吸附毒物。

（3）导泻：毒物进入肠道，应服泻剂，以使毒物尽快排出。泻剂的选择以对胃肠道黏膜刺激性小而能减少毒物吸收者为佳。常用的泻剂有硫酸钠或硫酸镁，可口服或由胃管灌入。中枢抑制药中毒时，不宜使用硫酸镁导泻，以防加重中枢抑制。除苯酚中毒外，一般不用油剂导泻。较小儿童应注意导泻所致的脱水和电解质紊乱。

（4）全肠灌洗：中毒时间超过 4 小时以上者使用。可用 0.5% 温盐水、1% 肥皂水或清水，也可加入活性炭灌肠，直至洗出液清澈为止。国外多采用等渗聚乙二醇电解质溶液，不易产生腹泻或电解质紊乱。灌洗期间记录出入量，并注意电解质平衡。对腐蚀性毒物或患儿极度虚弱时，禁忌导泻及灌肠。

（二）促进已吸收毒物的排泄

1．利尿 鼓励患儿多饮水，静脉输注葡萄糖液，按医嘱用利尿剂。

2．碱化或酸化尿液 碱化尿液可使弱酸类毒物清除率增加，常用碳酸氢钠；酸化尿液可使弱碱类毒物排出增加，常用维生素 C。

3．血液净化 ①透析法：常用腹膜透析和血液透析；②血液灌流法：将患儿的血液经过体外循环，用吸附剂吸收毒物后再输回体内；③换血疗法：当血液中毒物浓度极高时使用，因需血量极多，临床较少用；④血浆置换：能清除浆蛋白结合的毒物。

4．高压氧的应用 用于一氧化碳、硫化氢、氰化物、氨气等中毒。

（三）使用特效解毒剂

一旦中毒原因明确，立即按医嘱应用特效解毒剂，如有机磷中毒应用碘解磷定或氯解磷定，亚硝酸盐中毒用亚甲蓝（美蓝）等。用药后，注意观察患儿反应及可能出现的不良反应。

（四）密切观察病情

密切观察患儿意识、呼吸和循环状态，监测生命体征，保持呼吸道通畅。详细记录出入量，由于催吐、洗胃、导泻等措施易造成患儿脱水、酸中毒，必须保证出入量平衡，以维持有效循环血量。

（五）心理护理

根据患儿年龄和心理发育特点，采取患儿能理解的方式表达安慰、关心和爱护。采用家长能接受和理解的方式介绍病情、治疗和护理，使其主动配合。关心安慰家长，并提供有效的信息，指导家长合理的发泄情绪，减轻家长负性情绪反应。

（六）健康教育

1. 告知家长对一切药品及毒物应妥善保管，以防小儿误食而致中毒。

2. 切勿擅自给小儿用药，不吃有毒或变质的食品。

3. 教育小儿不要随便采食野生植物，禁止小儿玩耍带毒性物质的用具等。

4. 普及预防中毒相关的知识教育。

【护理评价】

经过治疗和护理，患儿能维持正常生命体征；能保持安静、舒适；接受治疗护理期间无其他并发症发生；住院治疗过程中得到一定的照顾，焦虑、恐惧情绪减轻；患儿及家长能说出家庭安全防护知识。

○ **知识拓展**　　　儿童中毒的防控

儿童中毒防控是一项涉及政府主导、多部门协调合作、全民关注和参与的社会系统工程。要做好如下几项工作：

1. 加强儿童看护教育　通过健康教育，提高家长日常生活中的安全意识。根据儿童年龄、发育状况和伤害危险的暴露程度，注重识别和消除家庭伤害危险因素。如药品、剧毒物品要妥善保管；勿擅自给小儿用药；不要将外用药物装入内服瓶中；各种农药务必按照规定方法使用等。

2. 建立完善中毒监测网络　建立并完善全国儿童中毒监测网络，有利于中毒控制的研究及针对性措施的制定和实施。

▶ 胡亚美，姜载芳. 诸福棠实用儿科学. 第 8 版. 北京：人民卫生出版社，2015.

第二节　儿童惊厥的护理

➤ **案例导入与思考** ·······························

患儿，女性，3 岁 1 个月。因发热 1 天，惊厥 1 次急诊入院。患儿 1 天前因受凉出现发热，体温 38.8 ~ 40℃，伴有流涕、咳嗽。入院前 1 小时突然出现抽搐，表现为意识丧失、双眼上翻、四肢强直，持续 3 分钟。体格检查：T 39.1℃（肛温），呼吸 36 次 / 分，心率 128 次 / 分。患儿神志清楚，精神可。颈软，无抵抗。咽部充血，双扁桃体Ⅱ度肿大，无渗出。心肺听诊（－），腹部检查（－），Brudzinski 征、Kerning 征、Babinski 征均阴性。血常规：WBC 2.3×10^9/L，N 0.3，L 0.65。脑脊液检查无异常。脑电图示正常。肝肾功能、血电解质、血糖均正常。

请思考：

1. 护士应如何评估和观察患儿?
2. 该患儿主要的护理诊断／问题是什么?
3. 针对该患儿，应采取哪些护理措施?

❖ 学习目标

•掌握儿童惊厥的定义、患儿的身体状况、常见护理诊断，并能根据预期目标，按护理程序为患儿实施整体护理。
•熟悉儿童惊厥的病因和治疗要点。
•了解儿童惊厥的发病机制和辅助检查。

惊厥（convulsion）是痫性发作的常见形式，主要表现为强直或阵挛肌运动性发作，常伴意识障碍。惊厥及其他形式的痫性发作可在儿童诸多急性疾病过程中出现，以婴幼儿多见，反复发作可引起脑组织缺氧性损害。

【病因分类与特点】

1. 感染性病因

（1）颅内感染：由细菌、病毒、寄生虫及真菌等引起的脑膜炎或脑炎。惊厥特点为反复而严重的发作，大多出现在疾病初期或极期，伴有不同程度的意识障碍和颅内压增高表现。脑脊液检查有助于判断。

（2）颅外感染：非颅内感染性疾病所致的惊厥发作，如热性惊厥、严重细菌性感染（败血症、重症肺炎、细菌性痢疾、百日咳等）所致的感染中毒性脑病、破伤风等。感染中毒性脑病通常于原发病极期出现反复惊厥、意识障碍与颅内压增高症状。

2. 非感染性病因

（1）颅内疾病：各种原因（产伤、颅脑外伤、脑血管畸形等）引起的颅脑损伤与出血；先天发育畸形，如脑发育异常、脑积水、神经皮肤综合征等；颅内占位性病变，如肿瘤、囊肿或血肿等。颅脑损伤与出血者表现为伤后立即起病，反复惊厥伴意识障碍和颅内压增高。先天发育畸形大多表现为反复发作，常伴智力和运动发育落后。颅内占位性病变除反复惊厥发作外，伴颅内压增高和定位体征，病情进行性加重。

（2）颅外（全身性）疾病：各种原因（分娩或生后窒息、溺水、心肺严重疾病）所致的缺氧缺血性脑病；水电解质紊乱、肝肾衰竭、Reye 综合征、苯丙酮尿症和半乳糖血症等遗传代谢性疾病、中毒等，均可导致惊厥发作。缺氧缺血所致可表现为窒息后立即起病，反复惊厥伴意识障碍和颅内压增高。代谢性疾病有相应临床表现及基础病因。

【发病机制】

惊厥发生的生物学机制尚不明确。惊厥在婴幼儿期高发，原因可能在于婴幼儿脑发育不成熟，如轴突髓鞘未完全形成，过多神经元消亡，突触间联系不完善，当各种刺激因素作用于中枢神经系统，致使神经元群过度反复放电；血脑屏障功能差，各种毒素和微生物容易进入脑组织；某些特殊疾病，如产伤、脑发育缺陷和先天性代谢异常等，也常见于该期。惊厥与代谢紊乱有关，如 Ca^{2+} 水平下降致使神经肌肉兴奋性增高，致使惊厥发生；维生素 B_6 缺乏，影响具有抑制神经兴奋性作用的物质 γ 氨基丁酸的合成，导致兴奋性增强而发生惊厥。

【治疗要点】

控制惊厥发作，寻找和治疗病因，预防惊厥复发。

1. **一般治疗** 保持呼吸道通畅，吸氧，监护生命体征，建立静脉输液通路。

2. **控制惊厥** 惊厥持续 >5 分钟，进行止惊药物治疗。首选地西泮，剂量为 0.3 ~ 0.5mg/kg，注射速度不超过 2mg/ 分钟，缓慢静脉推注（最大剂量 ≤ 10mg，婴幼儿 ≤ 2mg），或 10% 水合氯醛 0.5mg/kg 保留灌肠，若惊厥未能控制或反复发作，按癫痫持续状态处理。新生儿惊厥首选苯巴比妥，首剂 10mg/kg，缓慢静脉注射，必要时 20 ~ 30 分钟再用 1 次，如惊厥控制，每日维持量 5mg/kg。

3. **对症治疗** 体温过高者给予降温；脑水肿者给予降颅压、抗炎、限制液体入量等措施。

4. **病因治疗** 针对引起惊厥的病因给予相应的措施。

【护理评估】

（一）健康史

1. 评估患儿的分娩史、喂养史、生长发育状况、疾病史和既往史。

2. 了解惊厥发作的诱因、表现、频率等疾病相关信息。

（二）身体状况

儿童时期急性疾病中惊厥发作有以下特征：①年龄越小，发生率越高；②易有频繁或严重发作，甚至惊厥持续状态；③新生儿及婴儿常有不典型惊厥发作。

1. **典型表现** 发作突然，意识丧失，眼球固定、上翻、凝视或斜视，面色青紫，口吐白沫，牙关紧闭，严重者可出现角弓反张、颈项强直、大小便失禁，持续时间数秒至数分钟或更长，发作停止后入睡。一般见于癫痫大发作。

2. **非典型表现** 多见于新生儿或小婴儿。惊厥发作不典型，多为微小发作，表现为面部、肢体局灶或多灶性抽动，或突发瞪眼、咀嚼、流涎、呼吸暂停、青紫等。如抽搐部位局限而固定，常有定位意义。

3. **惊厥持续状态（statural convulsivus）** 惊厥持续状态是指惊厥持续 30 分钟以上，或两次发作间歇期意识不能恢复者。属于惊厥危重型，多见于癫痫大发作、严重的颅内感染、破伤风、代谢紊乱、肿瘤等。由于惊厥时间长，可引起缺氧性脑损伤、脑水肿甚至死亡。

4. **热性惊厥（febrile seizures，FS）** 热性惊厥是指发病年龄为 3 个月 ~ 5 岁，在上呼吸道感染或其他传染病的初期，体温在 38℃以上时，突然出现惊厥，排除颅内感染和其他导致惊厥的器质性和代谢性疾病，既往没有无热惊厥史。热性惊厥是小儿时期最常见的惊厥性疾病，根据发作特点和预后分为单纯型热性惊厥和复杂型热性惊厥两型，其临床表现和鉴别要点见表 17-2。

多数热性惊厥患儿首次发作后，以后不再复发。热性惊厥复发率为 30% ~ 40%，复发个体差异很大，遗传因素和环境因素均有作用。复发危险因素包括：①有热性惊厥家族史；②首次热性惊厥年龄小于 18 个月；③惊厥时体温为低热；④发热早期出现惊厥。部分患儿可转为癫痫，其危险因素为：①有癫痫家族史；②首次发作为复杂性热性惊厥；③首次惊厥前已有神经系统异常或发育落后。

（三）辅助检查

根据病因及病情需要，选择血常规、尿常规、便常规、血生化、脑脊液等检查。必要时，可做眼底检查、脑电图、心电图、B 超、CT、MRI 检查等。

（四）心理 - 社会状况

评估患儿有无因疾病产生睡眠、饮食问题等，有无因住院环境陌生和治疗护理措施造成焦虑 / 恐惧、攻击性行为、发呆、沉闷不语或抑郁等。评估家长的文化程度、家庭的经济状况、家庭环

表 17-2 单纯型热性惊厥和复杂型热性惊厥的临床特点

	单纯型 FS	复杂型 FS
占 FS 的比例	70%	30%
起病年龄	6 个月～5 岁	任何年龄段
惊厥发作形式	全面性发作	局灶性或全面性发作
惊厥的时间	短暂，<10 分钟	长，>10 分钟
一次热程发作次数	仅 1 次，偶有 2 次	24 小时内可反复多次
神经系统异常	阴性	可阳性
惊厥持续状态	少有	较常见

境，家长对疾病的知识了解程度；评估家长心理状况和护理需求。

【常见护理诊断／问题】

1. **急性意识障碍** 与惊厥发作有关。

2. **有窒息的危险** 与惊厥发作、意识障碍、咳嗽和呕吐反射减弱、呼吸道阻塞有关。

3. **有受伤的危险** 与抽搐、意识障碍有关。

4. **体温过高** 与感染或惊厥持续状态有关。

5. **潜在并发症：** 颅内高压征。

【预期目标】

1. 患儿意识恢复和维持正常。

2. 患儿生命体征正常，不发生窒息。

3. 患儿不发生外伤。

4. 患儿体温恢复和维持正常。

5. 患儿不发生颅内高压征，或发生时能被及时发现和处理。

【护理措施】

（一）预防窒息的发生

1. 惊厥发作时应就地抢救，立即松解患儿衣领和裤带，让患儿平卧，头偏向一侧，头下放柔软物品；将舌轻轻向外牵拉，防止舌后坠阻塞呼吸道引起呼吸不畅；及时清除呼吸道分泌物及口腔呕吐物，保持呼吸道通畅。

2. 按医嘱应用止惊药物，观察患儿用药反应并做好记录。

3. 准备好气管插管和吸痰等急救物品。

（二）预防意外伤害的发生

1. 注意患儿安全，专人守护，以防患儿发作时受伤。

2. 加设床档，防止坠床，床档周围加软垫；移开周围可能伤害患儿的物品。

3. 极度烦躁患儿，必要时约束其四肢，但约束不能过紧，以免影响血液循环。惊厥发作时，置柔软的棉质物放于患儿手中和腋下，防止皮肤摩擦受损。已出牙的患儿上下臼齿之间垫牙垫，防止舌咬伤。牙关紧闭时，不可强行撬开。勿强力按压或牵拉患儿肢体，以免骨折或脱臼。

（三）维持体温正常

密切监测体温变化，高热时及时采取正确、合理的降温措施。及时更换汗湿的衣服，保持口腔及皮肤清洁。

（四）密切观察病情

1. 惊厥发作时，应注意观察惊厥类型。惊厥停止后，协助各项检查。

2. 经常巡视患儿，注意体温、脉搏、呼吸、血压、瞳孔及意识改变，注意颅内压增高的表现。发现异常应及时通知医师，并遵医嘱用脱水剂。

3. 保持安静，禁止一切不必要的刺激。惊厥持续时间过长者，及时给予吸氧。

（五）健康教育

1. 根据患儿及家长的认知情况，选择适当的方式向他们讲解惊厥的有关知识，指导家长掌握止惊的紧急措施及物理降温的方法。

2. 演示惊厥发作时急救的方法（如按压人中、合谷穴），保持镇静，发作缓解时迅速将患儿送往医院。

3. 有高热惊厥史的患儿，要避免上呼吸道感染，高热时及时降温，必要时口服镇静药。癫痫患儿应按时服药，定期门诊随访，指导家长采取科学的康复训练方法。

4. 大力提倡母乳喂养，合理添加辅食，对早产儿、秋冬季出生的小儿及时补充维生素 D 及钙剂，补充复合维生素 D 的食物，增加户外活动时间。

【护理评价】

经过治疗和护理，患儿意识恢复正常，惊厥得到控制；能有效排痰，呼吸道通畅；体温维持在正常范围；能保持安静、舒适；治疗和护理过程中无外伤发生；颅内压正常，未发生其他并发症。

【预后】

本病的预后与原发病有关，如单纯因可纠正的代谢紊乱引起的惊厥预后良好，而脑或皮质发育异常者预后极差。由于窒息、颅内出血或脑膜炎引起的脑损伤，其预后与受损的严重性和范围有关。

第三节　急性颅内压增高患儿的护理

❖ 学习目标

•掌握急性颅内压增高患儿的身体状况、常见护理诊断，并能根据预期目标，按护理程序为患儿实施整体护理。

•熟悉急性颅内压增高的病因和治疗要点。

•了解急性颅内压增高的发病机制和辅助检查。

急性颅内高压（acute intracranial hypertension）又称急性颅内高压综合征，是指由多种原因所致颅内容物（脑、脑脊液、血液）增加或颅腔容积变小时，颅内压增高并超过颅腔代偿能力而引起颅内压力升高所造成的一系列临床症状。急性颅内高压是儿科常见的危重症之一，若处理不及时，可出现脑疝，引起患儿死亡。

【病因和发病机制】

（一）病因

引起颅内高压的原因很多，最常见的原因是感染、脑缺血缺氧、颅内占位性病变、脑脊液的循环异常等。

1. 急性感染 急性感染后 24 小时即可发生脑水肿。如各种病原引起的脑炎、脑膜炎、耳源性颅内感染、中毒性菌痢、重症肺炎、急性重型肝炎等。

2. 脑缺血缺氧 严重缺氧数小时即可发生脑水肿。如颅脑损伤、窒息、溺水、呼吸衰竭、肺性脑病、癫痫持续状态等。

3. 颅内出血 颅内畸形血管或动脉瘤破裂、蛛网膜下腔出血、婴儿维生素 K 缺乏症、血友病等。

4. 中毒 一氧化碳或氰化物、铅、汞或其他重金属、食物、农药（如有机磷）、酒精、药物（如苯巴比妥钠、维生素 A、维生素 D）等中毒。

5. 水电解质平衡紊乱 如急性低钠血症、水中毒、各种原因所致酸中毒等。

6. 颅内占位性病变 脑肿瘤及较大的颅内血肿、颅内寄生虫等。

7. 其他 如高血压脑病、Reye 综合征等。

（二）发病机制

在坚实的颅骨腔内容纳着脑、脑膜、血管和脑脊液，其容积基本保持相对恒定（压力维持在 $60 \sim 160 mmH_2O$）。在正常情况下，通过血液及脑脊液的循环来保持颅内压的动态平衡。颅内压与颅腔内容物的容积密切相关，在颅内压正常或轻度增高时，由于颅腔存在一定的顺应性，容积改变对颅内压影响不大。然而在颅内压明显增高时，容积轻度增减即可使颅内压明显升高或降低。

儿童颅内压正常值随年龄增长而变化。一般认为，颅内压达 1.47 ~ 2.67kPa（11 ~ 20mmHg）为轻度增高，颅内压达 2.80 ~ 5.33kPa（21 ~ 40mmHg）为中度增高，颅内压超过 5.33kPa（40mmHg）为重度增高。

颅内压升高可以引起脑组织的损害和死亡，其机制如下：①脑灌注压和脑血流降低，引起全脑的缺氧－缺血性损害；②脑组织肿胀或血肿的占位，使脑组织压力不均匀，引起的脑组织机械性的扭曲和受压。因此，一旦明确有颅内压增高，应尽快进行干预，以免形成恶性循环。

儿童囟门或颅缝未闭合时，对颅内压增高具有一定缓冲作用，可减缓颅内压对颅脑的损伤，但在有一定程度上可以掩盖颅内压增高的临床表现而延误诊断，需重视。

【治疗要点】

治疗儿童颅内高压应采取综合措施，必须严密守护，密切观察病情变化，在积极治疗原发病的同时，及时合理地控制颅内压，预防脑疝形成。

1. 降低颅内压

（1）药物治疗：一线药物主要有甘露醇、呋塞米和地塞米松。①甘露醇：是最常用的脱水剂，20% 甘露醇，每次 0.5 ~ 1g/kg，4 ~ 8 小时重复一次，脑疝时可加大剂量至 2g/kg。病情好转后先减量，后减次数。②呋塞米：为强利尿剂，每次 0.5 ~ 1mg/kg，6 ~ 12 小时重复一次。③地塞米松：对血管因素引起的脑水肿效果较好，0.2～0.4mg/kg，每日2～3次。

（2）其他方法：可选择过度通气法、冬眠疗法或亚冬眠疗法、人血白蛋白和浓缩血浆等。

2．对症治疗 采取合适的体位，避免一切使颅内压增高的因素。对躁动或惊厥者，给予地西泮。高热者给予头戴冰帽。给予患儿适当的营养支持。

3．手术治疗和病因治疗 去除引起颅内压增高的占位性疾病，如肿瘤、血肿和脓肿等。或行脑室穿刺引流术、减压术、脑脊液分流术等。针对病因及治疗原发病是解除颅内高压的根本性措施。

【护理评估】

（一）健康史

1．评估患儿的年龄、营养状况及生长发育状况。

2．了解发病的原因、既往基础疾病史。

（二）身体状况

急性颅内压增高的临床表现与引起颅内压增高的原发病性质、部位、发生发展速度及合并症等诸多因素密切相关，主要表现为：

1．症状

（1）头痛：剧烈头痛，清晨为重，可因咳嗽、用力、头部位置、输液而加重；婴幼儿表现为烦躁不安，用力拍打头部；新生儿表现为睁眼不睡及尖叫。

（2）呕吐：由于延髓呕吐中枢受刺激所致，一般为喷射性呕吐，在清晨空腹时发生，与进食无关，呕吐前无明显恶心感。

（3）意识障碍：起初为淡漠、迟钝、嗜睡或躁动、谵妄，以后发生昏迷。

2．体征

（1）眼部改变：颅内压增高通过眶上裂作用于眼眶内海绵窦，眼眶静脉回流受限，且可导致第Ⅵ对脑神经、上丘、第三脑室和视交叉受压，产生眼球突出、复视、落日眼、视觉模糊、偏盲甚至失明等。

（2）头颅改变：婴儿前囟隆起或颅缝裂开，头围增大，头面部浅表静脉怒张，破壶音阳性。

（3）生命体征改变：早期出现呼吸、脉搏减慢，血压升高；但随着病情进展，将会出现血压下降，脉搏加快，呼吸不规则。体温调节中枢受累，出现高热或过高热。

（4）神经系统受损体征：四肢肌张力增高，腱反射不对称，病理反射阳性。部分表现为去大脑强直和去皮质强直。

（5）循环障碍：颅内压影响神经组织压力感受器，使周围血管收缩，表现为皮肤及面色苍白、发凉及指趾发绀。

3．脑疝 小脑幕切迹疝（颞叶沟回疝）表现为突然出现病侧瞳孔先缩小后扩大，对光反射消失，昏迷，呼吸节律不齐加重。枕骨大孔疝（小脑扁桃体疝）表现为双侧瞳孔散大，对光反射消失，眼球固定，肌张力降低，呼吸不规则或停止，昏迷迅速加深。

（三）辅助检查

1．腰椎穿刺 测定脑脊液的压力，但对严重的颅内高压患儿进行腰穿有加重或诱发脑疝的可能。因此，应严格掌握腰穿的适应证。对颅内高压患儿腰穿前应给予脱水剂，以降低颅内压，且放出脑脊液的量不宜过多，仅供实验室检查即可。

2．颅脑 CT 和 MRI 对确定颅内高压患儿的病变部位、性质和严重程度有重要意义，对判断有无脑疝形成及何种脑疝也有很大的帮助。

3. **颅内压监护** 对重症患儿可考虑施以颅内压监护，以动态观察颅内压变化，选择合适的治疗方法，监测治疗效果。

4. **其他** 包括神经眼科学、脑电图、经颅多普勒超声、放射性核素和脑血管造影等检查。

【常见护理诊断／问题】

1. **头痛** 与颅内压增高有关。

2. **有窒息的危险** 与意识障碍有关。

3. **潜在并发症：** 脑疝、呼吸骤停。

4. **焦虑／恐惧** 与病情危重有关。

【预期目标】

1. 患儿颅内压恢复正常，头痛消失。

2. 患儿呼吸功能维持正常，呼吸道保持通畅。

3. 患儿心脑功能改善，无其他并发症发生。

4. 患儿能较好表达自身感受，情绪稳定，保持安静，较少出现焦虑、恐惧。

【护理措施】

（一）避免颅内压增高的诱因

保持患儿绝对安静，避免躁动、剧烈咳嗽，检查和治疗尽可能集中进行。护理患儿时动作轻柔，避免猛力改变患儿头部位置和翻身。置患儿于合适体位，卧床时头肩抬高 20°～30°，以利于颅内血流回流，当有脑疝前驱症状时，则置于平卧位，注意保持呼吸道通畅。

（二）预防窒息的发生

根据病情选择合适方式供氧，保持呼吸道通畅，及时清除呼吸道分泌物。备好急救物品，必要时给予人工辅助通气。

（三）用药及护理

按医嘱给予脱水剂、利尿剂等药物，以减轻颅内高压，调整合适输液速度。注意观察药物疗效及不良反应，及时做好记录。

（四）密切观察病情

密切观察病情变化，定时监测生命体征、瞳孔、肌张力、意识状态等。若发生脑疝，立即通知医生，并配合抢救。

（五）心理护理

关心、体贴、安慰患儿，耐心向患儿及家长解释病情及相关治疗护理措施，减轻其焦虑／恐惧心理。

（六）健康教育

选择家长能接收的方式介绍患儿的病情及预后，安慰和鼓励他们树立信心。解释保持安静和头肩部抬高的重要性。根据原发病做好相应的健康指导。

【护理评价】

经过治疗和护理，头痛感觉消失；能有效排痰，呼吸道通畅；能保持安静，感觉舒适；患儿能维持正常的颅内压，无其他并发症发生；住院治疗过程中得到一定的照顾，焦虑、恐惧情绪减轻。

第四节　急性呼吸衰竭患儿的护理

❖ 学习目标 ....

•掌握急性呼吸衰竭患儿的常见护理诊断，并能根据预期目标，按护理程序为患儿实施整体护理。

•熟悉急性呼吸衰竭的定义、患儿的身体状况、紧急处理方法。

•了解急性呼吸衰竭的病因、病理生理及治疗原则。

由于直接或间接原因导致呼吸功能异常，使肺不能有效进行气体交换以满足机体代谢的需要，造成动脉血氧下降或二氧化碳潴留时，称为呼吸衰竭。急性呼吸衰竭（acute respiratory failure，ARF）简称呼衰，是指呼吸衰竭发展迅速，引起生命脏器功能障碍。呼衰是儿科重要的危重病，也是导致儿童呼吸心跳骤停的主要原因，具有较高的死亡率。

呼吸衰竭常按血气分析指标分为两型：Ⅰ型呼吸衰竭（即换气障碍型呼吸衰竭），缺氧而无二氧化碳潴留（$PaO_2<60mmHg$，$PaCO_2$ 降低或正常）；Ⅱ型呼吸衰竭（即通气障碍型呼吸衰竭），缺氧伴二氧化碳潴留（$PaO_2<60mmHg$，$PaCO_2>50mmHg$）。

【病因和发病机制】

（一）病因

急性呼吸衰竭根据原发病因分为中枢性呼吸衰竭和周围性呼吸衰竭。前者多由呼吸中枢和神经肌肉疾病所致，而呼吸器官本身可正常，表现为通气功能障碍；后者由呼吸器官本身疾病引起，表现为换气（或通气）功能障碍（表17-3）。

（二）发病机制

呼吸衰竭的基本病理生理变化为低氧血症和高碳酸血症，由此引起机体代谢紊乱和脏器功能障碍。

1. 低氧血症和高碳酸血症

（1）通气障碍：某些疾病可通过以下机制引起通气障碍：①呼吸中枢功能障碍；②无效腔通气量增加；③胸廓和肺扩张受限；④气道阻力增加。通气障碍使肺泡有效通气量减少，肺泡内氧分压降低，CO_2 排出受阻，故出现低氧血症和高碳酸血症。此时低氧血症较易通过吸氧得到纠正。

表 17-3　急性呼吸衰竭常见病因及呼吸功能改变

分类	常见疾病	呼吸功能改变
中枢呼吸衰竭	呼吸中枢病变 　颅内感染（脑炎、脑膜脑炎） 　颅内出血、脑损伤、肿瘤、中毒 　颅内压增高、新生儿窒息	通气障碍为主
周围性呼吸衰竭	上呼吸道疾病 　喉炎、喉头水肿、异物阻塞 下呼吸道疾病 　肺炎、新生儿肺透明膜病、肺不张、肺水肿 　毛细支气管炎、哮喘、肺气肿、支气管异物	通气障碍 换气障碍 通气障碍
其他	神经系统疾病（脊髓灰质炎伴呼吸肌麻痹等） 胸廓及胸腔疾病（胸廓病变、气胸、脓胸、血胸）	通气障碍

（2）换气障碍：任何原因引起的通气/血流比例失调、气体弥散障碍或肺内动静脉分流，均可引起换气功能障碍。由于 O_2 的弥散功能是 CO_2 的 1/20，CO_2 排出不受阻，故主要表现为低氧血症，$PaCO_2$ 正常或降低，此时通过吸氧难以纠正低氧血症。

2. 低氧血症和高碳酸血症对机体的影响 低氧和高碳酸血症引起呼吸性酸中毒，脑细胞渗透性发生改变，出现脑水肿，引起呼吸中枢进一步受损，通气量减少，其结果又加重呼吸性酸中毒和缺氧，形成恶性循环。严重的呼吸性酸中毒影响心肌收缩力，心搏出量减少，血压下降，导致肾血流量减少，肾小球滤过率降低，引起肾功能不全，产生代谢性酸中毒，促使呼吸性酸中毒难以代偿，酸中毒程度加重，血红蛋白与氧结合能力减低，血氧饱和度进一步下降，形成又一个恶性循环。

【治疗要点】

1. 病因治疗 尽快治疗诱发呼吸衰竭的原发疾病，如哮喘、肺炎等。

2. 一般治疗

（1）改善呼吸功能：吸氧，翻身、拍背促进排痰，必要时给予雾化吸入、吸痰，使用支气管扩张剂等保持呼吸道通畅。

（2）纠正水、电解质和酸中毒：静脉输液以防止脱水和电解质紊乱，一般每日给予液体量 60～80ml/kg。如有发热、腹泻，可酌情增加。呼吸性酸中毒者改善通气后可纠正，合并代谢性酸中毒可静脉滴注 1.4% 碳酸氢钠。

3. 维持心、脑、肺、肾功能 伴严重心力衰竭时，给予强心剂、利尿剂及血管活性药物；脑水肿者，可用渗透性利尿剂如 20% 甘露醇快速静脉滴注。另外，使用糖皮质激素可减少炎症渗出，缓解支气管痉挛，改善通气，同时降低脑血管的通透性，减轻脑水肿，一般应用地塞米松。

4. 机械通气

5. 特殊呼吸支持 体外膜氧合、液体通气、高频通气、NO 吸入、氦气吸入、肺泡表面活性物质注入。

【护理评估】

（一）健康史

1. 评估患儿的年龄、营养状态及生长发育史。

2. 了解患儿有无累及呼吸中枢或呼吸器官的各种病史，如异物梗阻、颅内感染、中毒等。

（二）身体状况

除原发病的症状外，主要为呼吸系统症状及低氧血症和高碳酸血症的症状。

1. 原发病的表现 如肺炎、脑炎等症状和体征。

2. 呼吸系统症状

（1）呼吸困难：呼吸加快是婴儿呼吸衰竭最早的表现，可达 40～80 次/分，呼吸加快及鼻翼扇动，辅助呼吸肌活动加强，主要见于气道阻塞性疾病。呼吸节律紊乱，呈现潮式呼吸、叹息样呼吸、抽泣样及下颌呼吸等，常见于呼吸中枢病变。

（2）呼吸抑制：见于神经系统疾病（如急性感染性多发性神经根神经炎、脊髓灰质炎等）及镇静安眠药中毒，有呼吸中枢抑制、脑神经损害和呼吸肌麻痹等表现。

3. 低氧血症的症状

（1）发绀：是缺氧的主要症状之一。以唇、口周、甲床等处较为明显，$PaO_2 < 5.3kPa$（40mmHg）、$SaO_2 < 75\%$ 时出现。但发绀是否出现与血中非饱和血红蛋白百分比有关，当严重贫血、血红蛋白低

于 50g/L 时可不出现。休克时，由于末梢血液循环不良，SaO_2 即使高于 80% 也可有发绀。

（2）心血管功能紊乱：急性缺氧早期，血压上升，心率增快，心排出量增加。严重缺氧则因心率减慢、心律不齐、心排出量减少，致血压下降而出现休克。

（3）神经精神症状：早期有烦躁、易激惹、视力模糊，继之出现神经抑制症状，如意识淡漠、嗜睡、意识模糊等。严重者可有颅内压增高、脑疝表现。

（4）消化系统症状：可有食欲减退、恶心等胃肠道表现，严重时可出现消化道出血、肝功能受损。

（5）肾功能障碍：呼吸衰竭导致水、钠排出减少，出现少尿或无尿，尿中可出现蛋白、红细胞、白细胞及管型，严重时血尿素氮和肌酐增高，甚至发生肾功能衰竭。

（6）细胞代谢障碍：当 PaO_2 下降至 2.6 ~ 4.0kPa（20 ~ 30mmHg）时，无氧代谢增加，乳酸增多，引起代谢性酸中毒；钠泵失灵，造成细胞内酸中毒，细胞外钾增加，导致电解质和酸碱失衡更为严重。当细胞死亡超过一定的临界值时，将发生器官功能衰竭。

4．高碳酸血症的症状　表现为 $PaCO_2$ 比正常值增高 0.67 ~ 1.33kPa（5 ~ 10mmHg）时，常见症状有出汗、摇头、烦躁不安、意识障碍等。因体表毛细血管扩张，可有皮肤潮红、口唇暗红、瞳孔缩小、脉速、血压升高、脉压增大；$PaCO_2$ 比正常值增高 ≥ 2kPa（15mmHg）时，表现为昏睡、肢体颤动、心率增快、球结膜充血；$PaCO_2$ 继续增高，则出现惊厥、昏迷、视乳头水肿，H^+ 浓度不断增加，pH 下降，形成呼吸性酸中毒。pH 降至 7.20 以下时，将严重影响循环功能及细胞代谢。缺氧和二氧化碳潴留往往同时存在，临床所见常是两者综合的影响。

（三）辅助检查

1．血气分析　在海平面、休息状态、呼吸室内空气的情况下：①呼吸功能不全：PaO_2 ≤ 8kPa（60mmHg），$PaCO_2$ >6kPa（45mmHg），SaO_2 <0.91；②呼吸衰竭：PaO_2 ≤ 6.65kPa（50mmHg），$PaCO_2$ ≥ 6.65kPa（50mmHg），SaO_2 <0.85。

2．血液检查　急性呼吸衰竭常伴酸碱平衡紊乱，故应测定动脉血（或动脉化毛细血管）pH、标准碳酸盐（SB）、剩余碱（BE）和缓冲碱（BB）。

（四）心理 - 社会状况

评估家长及患儿的应对状态，患儿有无因疾病引起的不适，及抢救时气管插管或气管切开导致因不能说话，无法表达自己的需要，而产生焦虑或恐惧；评估家长有无因患儿病情危重、看到抢救情景产生紧张、焦虑等心理反应；评估家长对疾病的了解程度、家庭经济状况和社会支持系统。

【常见护理诊断／问题】

1．气体交换受损　与肺换气功能障碍有关。

2．清理呼吸道无效　与呼吸道分泌物黏稠、无力咳嗽、呼吸功能受损有关。

3．有感染的危险　与呼吸机的应用有关。

4．营养失调：低于机体需要量　与气管插管和代谢增高有关。

5．焦虑／恐惧　与病情危重有关。

【预期目标】

1．患儿呼吸困难、发绀缓解或消失。

2．患儿呼吸道通畅，并教会家长拍背排痰。

3．患儿住院期间加强机械通气的管理，未发生感染。

4．患儿维持一定的营养状态，不发生营养不良。

5. 患儿和家长焦虑逐渐减退,并积极配合治疗与护理。

【护理措施】

（一）维持最佳呼吸功能

1. 将患儿置于半卧位或坐位,以利于膈肌活动;患儿衣服应宽松,被褥宜松软、轻、暖,以减轻对呼吸运动的限制。

2. 合理用氧

（1）给氧原则:能缓解缺氧,但不影响颈动脉窦和主动脉体对低氧分压的敏感性。

（2）吸氧方式:一般采用鼻导管、口罩、头罩或面罩等,但对于新生儿和小婴儿,头罩吸氧能获得较高浓度和较均匀的氧气吸入。

（3）氧流量和浓度:换气障碍型呼吸衰竭,可采用低浓度氧（24%～35%）或中浓度氧（35%～60%）氧疗;通气障碍型呼吸衰竭,应在治疗原有疾病基础上给予氧疗,供氧浓度宜控制在 35% 以下;若吸入 60% 的氧,不应超过 24 小时;严重缺氧、紧急抢救需要时,可用 100% 纯氧,但持续时间以不超过 4～6 小时为宜。

（4）氧疗期间定期做血气分析进行监护:一般要求 PaO_2 保持在 8.65～11.31kPa（65～85mmHg）为宜。

3. 遵医嘱应用氨茶碱、地塞米松解除支气管痉挛。对呼吸道通畅而呼吸不规则或浅表者,如中枢性呼吸衰竭,可使用呼吸兴奋剂（尼可刹米、洛贝林等）,该药安全范围小,过量易引起惊厥,故用药后应密切观察患儿有无烦躁不安、局部肌肉抽搐等表现。但以下情况不宜使用:①广泛而严重的肺内病变或神经肌肉疾病引起的限制性呼吸障碍,呼吸兴奋剂无效。②有呼吸道严重阻塞或分泌物潴留的患儿,中枢兴奋剂不仅不能改善通气量,反而增加呼吸功。③心搏骤停所致呼吸抑制,因中枢神经系统处于严重缺氧状态,大剂量呼吸兴奋剂反而将加重神经细胞的缺氧。④哮喘所致呼吸衰竭患儿,由于长期呼吸困难致呼吸肌过度疲劳,呼吸兴奋剂已无法提高其功率,反而增加耗氧量。⑤低氧血症性呼吸衰竭如急性呼吸窘迫综合征时,由于使用呼吸兴奋剂可使通气量上升,$PaCO_2$ 则更低,可致呼吸性碱中毒加重。

4. 严密观察病情　注意呼吸频率、节律、血压和意识变化;昏迷患儿需观察瞳孔、腱反射及病理反射;监测血气分析和电解质;加强并发症的观察。

（二）保持呼吸道通畅

1. 鼓励清醒患儿用力咳痰,对咳痰无力或不会的患儿,根据病情定时给予翻身,并轻拍胸背部,促进排痰。

2. 湿化和雾化吸入　通常使用高压气体为动力的喷射式雾化器,湿化液中可加入解痉、化痰和抗感染药物,一般每日数次,每次 15 分钟。

3. 吸痰　对咳嗽无力、昏迷、气管插管或气管切开的患儿,应用吸痰器吸痰。吸痰前应充分给氧。吸痰时应取仰卧位,注意无菌操作,有顺序地吸出口、鼻、咽部、气管的痰液。

（三）机械通气及护理

1. 应用呼吸机的指征　①明显呼吸困难,保守治疗效果不好;②呼吸频率较正常明显减少,仅及正常 1/2 时;③极微弱的呼吸,全肺范围的呼吸音减低;④严重的中枢呼吸衰竭,频繁或长达 20 秒以上的呼吸暂停;⑤虽使用高浓度氧亦难以缓解的发绀（除心脏或血红蛋白引起的发绀）;⑥呼吸衰竭病情急速恶化;⑦严重抽搐影响呼吸;⑧原发病不在呼吸系统但需要维持良好的呼吸功能以保证氧供应和通气者,如心源性肺水肿。但在张力性气胸、肺大疱以及支气管异物去除之前应禁用或慎用。

2．机械通气方式　①间歇正压通气（IPPV）：为最常用的方法。呼吸机在吸气相以正压将气体压入肺内。呼气不加压，借助胸廓和肺弹性的回缩将气体排出，能提高有效通气量，但通气量不可过大，以防出现呼吸性酸中毒；②呼气末正压通气（PEEP）：呼气时气道保持一定的正压，以增加功能残气量，防止肺泡及小气道萎缩，动脉血氧化得到改善。使用于呼吸窘迫综合征、肺不张、肺炎等；③持续正压呼吸（CPAP）：在整个呼吸周期保持正压，其作用同 PEEP。仅用于有自主呼吸的患儿，无需插管，适用于新生儿肺透明膜病、低氧血症；④间歇指令通气（IMV）：指用呼吸机进行间歇强制通气，患儿在两次预定机械通气的间歇靠自主呼吸，用于撤离呼吸机前锻炼自主呼吸能力。

3．做好机械通气护理　①根据患儿血气分析结果或按医嘱调整各项参数，每小时检查 1 次并记录；②观察患儿的意识、面色、胸廓起伏、周围循环等，注意防止导管脱落、堵塞及可能发生的气胸等情况；③保持呼吸道通畅，为患儿翻身、拍背、吸痰等；④防止继发感染，做好病室空气和地面的消毒，限制探视人数，护士接触患儿前后应洗手；定期清洁、更换呼吸道管道、湿化器、气管内套管等物品，每日更换加温湿化器滤纸，加强口鼻腔护理；⑤若患儿有自主呼吸，应观察是否与呼吸机同步，否则应进行调整。

4．停用呼吸机的指征和方法

（1）指征：①患儿病情改善，呼吸循环系统功能稳定；②能维持自主呼吸 2 ~ 3 小时以上无异常；③吸入 50% 氧气时，$PaO_2 > 6.65kPa$（50mmHg），$PaCO_2 < 6.65kPa$（50mmHg），可开始停用呼吸机。

（2）方法：①逐步减小通气压力；②减慢呼吸频率；③减少潮气量；④停呼吸机自每小时 3 分钟开始，逐步延长，至能自主呼吸 2 ~ 3 小时或更长，血气分析良好。

（四）给予合理营养

根据病情选择营养丰富的饮食，少量多餐。危重患儿可通过鼻饲给予高热量、高蛋白、高维生素、易消化的饮食，以免产生负氮平衡。必要时给予静脉营养。

（五）减轻焦虑 / 恐惧

1. 理解患儿因与父母分离产生的分离性焦虑。

2. 对于机械通气不能说话的患儿，可用手势、卡片、书写板等方式与其进行沟通，酌情抚摸患儿的身体，适时让其最亲近的人陪伴或探视，以减少其恐惧感。

3. 加强同家长的沟通交流，向其解释患儿的病情、治疗等，使其了解病情。同时理解家长对疾病严重程度及预后的担心，并给予精神安慰。

【护理评价】

经过治疗和护理，患儿的呼吸状况得到改善；呼吸道通畅；住院期间，患儿能获得充足的营养，体重无降低；患儿及家长对疾病知识有一定程度的了解，焦虑或恐惧得到缓解。

第五节　充血性心力衰竭患儿的护理

❖ 学习目标

•掌握充血性心力衰竭患儿的常见护理诊断，并能根据预期目标，按护理程序为患儿实施整体护理。

- 熟悉充血性心力衰竭的定义、患儿的身体状况、紧急处理方法。
- 了解充血性心力衰竭的病因、病理生理及治疗原则。

充血性心力衰竭（congestive heart failure，CHF）是指心肌收缩或舒张功能下降，即心排血量绝对或相对不足，不能满足全身组织代谢需要，同时出现肺循环或体循环淤血的一种病理状态。各年龄均可发病，以 1 岁内小儿发病率最高，是儿童较常见的危重症之一。

【病因和病理生理】

（一）病因

1. 心源性　以先天性心脏病引起者（心脏前后负荷增加，如肺动脉狭窄、房间隔缺损）最多见；也可继发于缺血性心脏病或原发性心肌病变所引起的心肌收缩障碍（如病毒性或中毒性心肌炎、川崎病、心肌病、心内膜弹力纤维增生症等）。

2. 肺源性　①婴幼儿时期常见支气管肺炎、毛细支气管炎；②儿童时期常见哮喘持续状态。

3. 肾源性　急性肾炎所致的严重循环充血。

4. 其他　贫血、营养不良、甲状腺功能亢进、维生素 B_1 缺乏、输液过多过快、电解质紊乱、缺氧等。

（二）病理生理

当心肌发生病变或心脏长期负荷加重时，可使心肌的收缩力逐渐减退。早期机体可通过加快心率、增厚心肌和扩大心脏来进行代偿，调整心排血量以满足机体的需要，此阶段临床上一般无症状，为心功能代偿期。当心功能进一步减退后，上述代偿机制不能维持足够的心排血量，而出现静脉回流受阻、组织间液过多、脏器淤血等，即发展成为充血性心力衰竭。

【治疗要点】

去除病因，改善心功能，减少水、钠潴留，降低氧耗和纠正代谢紊乱。

1. 一般治疗　卧床休息，给氧，减少钠盐摄入，尽力避免患儿哭闹，必要时适当应用苯巴比妥等镇静剂。

2. 洋地黄类药物　能增强心肌的收缩力，减慢心率，从而增加心搏出量，改善体循环、肺循环，其疗效随病因和病理情况有所不同。地高辛为儿童时期最常用的洋地黄制剂，可口服或静脉注射，作用时间快，排泄迅速，通过监测血药浓度来调节剂量，药物中毒时处理也容易。此外，还可用毛花苷 C 等药物。儿童常用剂量和用法见表 17-4。

患儿心力衰竭多采用首先达到洋地黄化量（即心肌收缩达到最大效果必需的剂量），然后根据病情需要继续用维持量。①洋地黄化：病情较重或不能口服者可选用毛花苷 C 或地高辛

表 17-4　临床常用洋地黄类制剂

洋地黄类制剂	给药方法	洋地黄化总量（mg/kg）	作用开始时间	效力最大时间
地高辛	口服	<2 岁 0.05 ～ 0.06 >2 岁 0.03 ～ 0.05 （总量不超过 1.5mg）	2 小时	4 ～ 8 小时
	静脉	口服量的 1/2 ～ 2/3	10 分钟	1 ～ 2 小时
毛花苷 C（西地兰）	静脉	<2 岁 0.03 ～ 0.04 >2 岁 0.02 ～ 0.03	15 ～ 30 分钟	1 ～ 2 小时

静注，首次给洋地黄化总量的 1/2，余量分 2 次，每隔 4～6 小时静脉注射 1 次，多数患儿可于 8～12 小时内达到洋地黄化；能口服的患儿，开始给予口服地高辛，首次给洋地黄化总量的 1/3 或 1/2，余量分为 2 次，每隔 6～8 小时给予。②维持量：洋地黄化后 12 小时可给予维持量，每日为洋地黄化总量的 1/5，分 2 次给予。维持量的疗程视病情而定，如急性肾炎合并心力衰竭者往往不需用维持量或仅需短期应用；短期难以去除病因者应注意随患儿体重增长及时调整剂量。

3．利尿剂 当使用洋地黄类药物而心力衰竭仍未完全控制或伴有显著水肿者，可加用利尿剂。对急性心力衰竭或肺水肿者，可选用呋塞米等快速强力利尿剂；慢性心力衰竭一般联合使用噻嗪类和保钾类利尿剂（氢氯噻嗪和螺内酯），并采用间歇给药，以防止电解质紊乱。儿童常用利尿剂的剂量及用法见表 17-5。

4．血管扩张剂 小动脉和小静脉扩张可降低心脏的前后负荷，从而增加心搏出量，使心室充盈下降，肺充血的症状得到缓解。常用的药物有卡托普利、硝普钠等。

【护理评估】

（一）健康史

1．评估患儿的年龄、营养状况、生长发育史。

2．了解发病原因，有无呼吸道感染史，有无先天性心脏病及家族遗传史。

（二）身体状况

1．症状和体征

（1）婴幼儿：呼吸浅快（频率可达 50～100 次 / 分），喂养困难，体重增长缓慢，烦躁多汗，哭声低弱，肺部可闻及干啰音或哮鸣音，肝脏进行性增大。水肿首先见于颜面、眼睑等部位，严重时嘴唇三角区呈现青紫。

（2）年长儿：症状与成人相似，主要表现为：①心排出量不足：乏力，劳累后气急，食欲减低，安静时心率增快、呼吸浅快；②体循环淤血：颈静脉怒张，肝大有压痛，肝颈反流试验阳性，尿少，水肿；③肺循环淤血：呼吸困难，咳嗽，重者尚有端坐呼吸，肺底部可听到湿啰音，心脏听诊除原有疾病产生的心脏杂音和异常心音外，常听到心尖区第一音减低和奔马律。

2．诊断依据 ①安静时心率增快，婴儿 >180 次 / 分，幼儿 >160 次 / 分，不能用发热或缺氧解释者。②呼吸困难，青紫突然加重，安静时呼吸达 60 次 / 分以上。③肝大达肋下 3cm 以上，或在密切观察下短时间内较前增大，而不能以膈肌下移等原因解释者。④心音明显低钝，或出现

表 17-5　临床常用利尿剂

药名	给药途径	剂量及方法	作用时间	注意事项
呋塞米	静注	每次 0.5～1mg/kg，稀释成 2mg/ml，5～10 分钟缓推，必要时 8～12 小时可重复使用	静脉注射 15 分钟、口服后 30 分钟起作用，1～2 小时达高峰	可引起脱水，低钾、低氯性碱中毒
	口服	每天 2～3mg/kg，分 2～3 次		
氢氯噻嗪	口服	每天 1～5mg/kg；<6 个月者，每天 0.5～0.75mg/kg，分 2～3 次	1 小时开始起作用，4～6 小时达高峰，维持 12 小时	可引起低钾、低氯及心律失常，粒细胞减少
螺内酯	口服	每天 1～2mg/kg，分 2～3 次	8～12 小时起作用，3～4 小时达高峰，维持 2～3 天	有保钾、保氯作用，和氯噻嗪类合用可增强疗效
氨苯蝶啶	口服	每天 2～4mg/kg，分 2～3 次	2 小时起作用，维持 12 小时	同螺内酯

奔马律。⑤突然烦躁不安，面色苍白或发灰，而不能用原有疾病解释者。⑥尿少、下肢水肿，已经除外营养不良、肾炎、维生素 B_1 缺乏等原因。其中，前四项为临床诊断的主要依据，尚可结合其他几项以及 1～2 项辅助检查进行综合分析。

3. 心功能评价

（1）儿童心功能分级：Ⅰ级：仅有心脏病体征，无症状，活动不受限。Ⅱ级：活动量较大时出现症状，活动轻度受限，亦称心衰Ⅰ度。Ⅲ级：活动稍多即出现症状，活动明显受限，亦称心衰Ⅱ度。Ⅳ级：安静休息时也有症状，活动完全受限，亦称心衰Ⅲ度。

（2）婴幼心功能分级：0级：无心衰表现。Ⅰ级：即轻度心衰，特点为每次哺乳量 <105ml，或哺乳时间需 30 分钟以上，呼吸困难，心率 >150 次 / 分，可有奔马律，肝脏肋下 2cm。Ⅱ级：即中度心衰，特点为每次哺乳量 <90ml，或哺乳时间需 40 分钟以上，呼吸 >60 次 / 分，呼吸形式异常，心率 >160 次 / 分，肝大肋下 2～3cm，有奔马律。Ⅲ级：即重度心衰，特点为每次哺乳量 <75ml，或哺乳时间需 40 分钟以上，呼吸 >60 次 / 分，呼吸形式异常，心率 >170 次 / 分，肝大肋下 3cm 以上，有奔马律，并有末梢灌注不良。

（三）辅助检查

1. X 线检查 心影多呈普遍性扩大，搏动减弱，肺纹理增多，肺门或肺门附近阴影增加，肺部淤血。

2. 心电图检查 不能表明有无心衰，但有助于病因诊断及指导洋地黄的应用。

3. 超声心动图检查 可见心室和心房腔扩大，M 型超声心动图显示心室收缩时间间期延长，射血分数降低。

（四）心理 - 社会状况

了解患儿既往有无住院经历，家长对疾病的病因和防护知识的了解程度；患儿居住环境及家庭经济状况如何，家长是否有恐惧、焦虑等不良心理反应。

【常见护理诊断 / 问题】

1. 心输出量减少 与心肌收缩力下降有关。

2. 体液过多 与心功能下降、循环淤血有关。

3. 气体交换受损 与肺淤血有关。

4. 潜在并发症：洋地黄中毒。

5. 焦虑 与病情危重、环境改变有关。

【预期目标】

1. 患儿心力衰竭症状缓解，安静状态下心率恢复正常。

2. 患儿应用利尿剂后颜面、双眼睑和下肢水肿减轻。

3. 患儿住院期间呼吸困难减轻，发绀消失。

4. 患儿治疗期间不发生洋地黄等药物毒性反应，或并发症发生时能及时发现并抢救。

5. 患儿和家长住院期间能缓解焦虑，取得其配合。

【护理措施】

（一）减轻心脏负荷，恢复心排血量

1. 患儿卧床休息，床头抬高 15°～30°，有明显左心衰时，取半卧位或坐位，双腿下垂。尽

量将患儿安排在单人房间，减少刺激，避免患儿烦躁、哭闹，必要时遵医嘱应用镇静剂。

2. 轻者给低盐饮食，每日钠盐摄入量不超过 0.5～1g，重者给无盐饮食（指食物在烹饪时不加食盐或其他含盐食物）。少量多餐，防止过饱。婴儿喂奶时所用奶头孔易稍大，以免吸吮费力，但需注意防止呛咳。吸吮困难者用滴管喂，必要时可用鼻饲。

3. 尽量避免患儿用力，可协助其翻身，将常用的物品或喜爱的玩具放在伸手可取的位置等。保持大便通畅，鼓励患儿多食用蔬菜、水果，必要时给予开塞露通便。

4. 尽量减少静脉输液或输血，输液速度宜慢，以每小时不超过 5ml/kg 为宜。

5. 遵医嘱给予洋地黄制剂、利尿剂及血管扩张剂。

（二）保持呼吸道通畅

1. 有呼吸困难和发绀时，应及时给予吸氧。急性肺水肿时，给予经 20%～30% 乙醇湿化的氧气间歇吸入，每次吸入不超过 20 分钟，间隔 15～30 分钟可重复 1～2 次。

2. 痰液黏稠、咳嗽不畅的患儿，鼓励多喝开水，定时给患儿翻身拍背，指导其有效咳嗽、咳痰，遵医嘱给予超声雾化吸入、体位引流等。

（三）用药及护理

1. 应用洋地黄制剂 洋地黄类治疗量与中毒量接近，用药时要注意给药方法、剂量，密切观察有无洋地黄的中毒症状。

（1）给药前：①每次应用洋地黄前应测量脉搏，必要时听心率，测量 1 分钟，若发现婴幼儿脉率小于 90 次/分、年长儿小于 70 次/分时，需要暂停用药并报告医师；②为了保证洋地黄剂量准确，当注射用药量少于 0.5ml 时要用生理盐水稀释后用 1ml 注射器吸药。

（2）给药期间：①静脉注射速度要缓慢（不少于 5 分钟），口服药则要与其他的药物分开服用；②多给患儿进食富含钾的食物，如香蕉、橘子等，或按医嘱给氯化钾溶液，暂停进食钙含量高的食物；③若出现心脏反应（如心率过慢、心律失常）、消化道反应（如恶心呕吐、食欲减退）、神经系统反应（如黄绿视、视力模糊、嗜睡、头晕）等毒性反应时，应停服洋地黄，并与医师联系，采取相应措施。

（3）给药后：用药后 1～2 小时监测患儿心率和心律，并注意心力衰竭是否改善，以配合医生调整用药计划。

2. 应用利尿剂 利尿剂尽量在早晨及上午给药，以免夜间多次排尿影响休息。鼓励患儿进食含钾丰富的食物，如香蕉、橘子、牛奶、菠菜等。详细记录 24 小时出入量，定时测量体重，观察水肿变化情况。

3. 应用血管扩张剂 给药时避免药物外渗。用药期间密切观察心率和血压变化，随时调节滴数，避免血压过度下降。硝普钠要避光使用，现用现配。

（四）减轻焦虑/恐惧

1. 以通俗易懂的语言向家长介绍心力衰竭的病因、诱因、防治方法等。

2. 每次操作前都要耐心解释操作过程，经常安慰抚触患儿，注意语言沟通的技巧。

3. 鼓励家长带一些患儿喜欢的玩具、书籍等，以便转移其注意力。

经验分享　　　　　　　儿童心力衰竭的现场急救

　　　　　　　　　心力衰竭时，患儿可在睡眠中憋醒，被迫坐起，呼吸困难，咳喘有哮鸣音，口唇发紫，大汗淋漓，烦躁不安，咳粉红色痰，脉搏细而快。首先应让患儿安静，减少恐惧、躁动。有条件的马上吸氧，松开领扣、裤带。患儿取坐位，双下肢自然下垂，必要时要胶带轮流结扎四肢，每一肢体 5 分钟，然后放松 5 分钟，减少回心血量，从而减轻心脏负荷。限制饮水量，同时送往医院救治。

► 贺鸿远，田芸芳. 儿科护理. 北京：科学出版社，2011.

【护理评价】

经过治疗和护理，患儿心脏功能恢复，呼吸困难减轻，水肿减轻，未出现洋地黄中毒等并发症；在住院期间基本生理需要得到满足，焦虑、恐惧得到缓解。

第六节　急性肾衰竭患儿的护理

❖ 学习目标

· 掌握急性肾衰竭患儿的常见护理诊断，并能根据预期目标，按护理程序为患儿实施整体护理。
· 熟悉急性肾衰竭的定义、患儿身体状况及紧急处理方法。
· 了解急性肾衰竭的病因与治疗原则。

急性肾衰竭（acute renal failure，ARF）是指由于肾脏自身或肾外各种原因引起的肾功能在短期内（数小时或数天）急剧下降的一组临床综合征。患儿主要表现为氮质血症、水及电解质紊乱和代谢性酸中毒。

【病因和发病机制】

1. **肾前性**　任何原因引起的有效循环血容量减少都可导致肾血流量下降，包括呕吐、腹泻和胃肠减压等胃肠道液体的大量丢失，大面积烧伤、手术或创伤出血等引起的绝对血容量不足，休克、低蛋白血症、严重心律失常、充血性心力衰竭等导致相对血容量不足。此型肾实质无器质性病变。

2. **肾性**　指各种肾脏器质性病变或由于肾前性肾衰竭的病因继续发展所致。常见的病因包括急性肾小管坏死、急性肾小球肾炎、急性间质性肾炎、肾血管病变（血管炎、血管栓塞和弥散性血管内栓塞）、挤压综合征，及慢性肾脏疾病在某些诱因刺激下肾功能急剧衰退，是儿科最常见的肾衰竭原因。

3. **肾后性**　各种原因引起泌尿道梗阻，致肾盂积水引发肾实质损伤，如结石、肿瘤压迫等。多为可逆性，及时解除病因常可恢复肾功能。

不同年龄的患儿发生急性肾衰竭的病因和病期有所不同。新生儿期以围生期缺氧、败血症、严重出血或溶血多见；婴儿期以严重腹泻脱水、重症感染及先天性畸形多见；年长儿多以肾炎、休克引起。

急性肾衰竭的发病机制尚不清楚，一般认为不同病因和病理损害类型有不同的始动机制和持续发展因素。

【治疗要点】

去除病因，积极治疗原发病，减轻症状，改善肾功能，防止并发症发生。

1. 少尿期治疗 去除病因和治疗原发病，通过补液、输注血浆和白蛋白、抗感染等措施及时纠正全身循环血流动力学障碍，避免接触肾毒性物质，严格掌握肾毒性抗生素的应用指征。控制水钠摄入，调整饮食（控制蛋白质入量），纠正酸中毒及电解质紊乱（特别是高钾血症），必要时进行透析治疗。

2. 利尿期治疗 主要监测尿量、电解质和血压的变化，及时纠正水、电解质紊乱，当血肌酐接近正常水平时，应酌情增加饮食中蛋白质的摄入量。

3. 恢复期治疗 此期肾功能逐渐恢复正常，应注意休息和加强营养，防治感染。

【护理评估】

（一）健康史

1. 评估患儿的年龄、营养状况、生长发育史及喂养史。

2. 了解发病原因，既往有无少尿血尿史，有无肾脏疾病史；有无心血管疾病史，有无尿路梗阻史，有无使用肾毒性药物史、毒物中毒史等及居住环境如何。

（二）身体状况

根据尿量减少与否，急性肾衰竭可分为少尿型与非少尿型，后者临床表现较前者症状轻、并发症少、病死率低。以少尿型肾衰竭多见，其临床过程分为三期：

1. 少尿期 一般持续 1～2 周，长者可达 4～6 周。持续少尿大于 15 天或无尿大于 10 天者，预后不良。如不采取治疗，大部分患儿死于少尿期。少尿期的系统症状有：

（1）水钠潴留：全身水肿、高血压、肺水肿、脑水肿和心力衰竭，有时因水钠潴留出现稀释性低钠血症。

（2）电解质紊乱：表现为"三高"（高钾、高磷、高镁）、"三低"（低钠、低钙、低氯），其中以高血钾症最多见。

（3）代谢性酸中毒：表现为恶心、呕吐、乏力、嗜睡、呼吸深快、食欲减退甚至昏迷。

（4）尿毒症：可出现全身各系统中毒症状，系由肾排泄障碍引起各种毒性物质在体内堆积。其严重程度与血清尿素氮和肌酐增高的浓度相一致。

（5）感染：为最常见的并发症，以呼吸道和泌尿道感染常见。致病菌多见于金黄色葡萄球菌和革兰阴性杆菌。

2. 利尿期 此期尿量进行性增多，24 小时尿量达到 250ml/m² 以上，全身水肿减轻。一般持续 1～2 周（长者可达 1 个月）。由于大量排尿，可发生脱水、低钠和低钾。早期氮质血症仍可持续甚至加重，后期肾功能逐渐恢复。

3. 恢复期 利尿期后肾功能改善，尿量、血尿素氮和肌酐逐渐恢复正常，而肾浓缩功能需数月后才恢复正常，少数患儿遗留不可逆的肾功能损害。此期可表现为虚弱无力、消瘦、营养不良、贫血和免疫功能低下。

（三）辅助检查

1. 尿液检查 测定尿比重、尿渗透压等指标，有助于鉴别肾前性 ARF 和肾性 ARF。

2. 血生化检查 注意动态监测血电解质、血肌酐和尿素氮的变化。

3. 肾影像学检查 腹部平片、超声波、CT、MRI 等有助于了解肾脏大小、形态，血管以及输尿管、膀胱有无梗阻，也可了解肾血流量、肾小球和肾小管功能。但应慎用造影剂，其可能加重肾损害。

4. 肾活检 对原因不明的急性肾衰竭，可帮助诊断和评估预后。

（四）心理－社会状况

了解患儿既往有无住院经历，评估家长对疾病的病因和防护知识的了解程度；患儿居住环境及家庭经济状况如何，家长是否有恐惧、焦虑等不良心理反应。

【常见护理诊断／问题】

1. 体液过多 与肾功能下降、排尿减少致水钠潴留有关。

2. 营养失调：低于机体需要量 与摄入不足及丢失过多有关。

3. 有感染的危险 与机体免疫力下降有关。

4. 恐惧 与肾功能急剧恶化、病情危重有关。

【预期目标】

1. 患儿水肿得到控制并逐渐消退。

2. 患儿摄入充足的营养，体重恢复正常。

3. 患儿住院期间未发生呼吸道、泌尿道等感染。

4. 患儿能较好地表达自己的感受，家长能配合治疗，焦虑有所缓解。

【护理措施】

（一）维持体液平衡

1. 少尿期严格限制水、钠摄入，坚持"量入为出"的原则。每日入液量 = 尿量 + 显性失水（呕吐、大便、引流量）+ 不显性失水 － 内生水。无发热患儿每日不显性失水为 $300ml/m^2$，体温每升高 1℃，不显性失水增加 $75ml/m^2$；内生水在非高分解代谢状态约为 $100\ ml/m^2$。

2. 准确记录 24 小时出入量，包括口服或静脉输入的液体、呕吐物、胃肠引流液、呕吐物及粪便内水分等。小婴儿用尿袋收集尿液，尿布称重。

3. 每日用同一磅秤定时测量体重，并检查水肿有无改善。

4. 遵医嘱给予利尿剂或透析治疗，并做好相应的护理工作。

（二）注意休息，给予合理营养

1. 患儿卧床时间视病情而定，一般少尿期、多尿期均应卧床休息，恢复期逐渐增加活动。

2. 少尿期给予高糖、高维生素、低蛋白饮食，同时限制水、钠、钾、磷的摄入。每日供给热量 50 ~ 60kcal，蛋白质 0.5 ~ 1.0g/kg，脂肪占总热量 30% ~ 40%，其中蛋白以优质蛋白为宜（如肉类、鸡蛋、奶类等），限制动物内脏、无鳞鱼类等含磷高的食物。不能进食者，给予静脉营养。透析治疗时因丢失大量蛋白质，所以不需要限制蛋白质入量。

（三）密切观察病情变化，预防感染

1. 注意生命体征的变化，及时发现心衰、电解质紊乱、感染的早期表现，随时与医师联系。

2. 尽量将患儿安置单人房间，做好病房的清洁和空气净化，透析治疗患儿严格执行无菌操作。保持口腔、皮肤清洁，定时翻身、拍背，保持呼吸道通畅。限制病室探访人次和时间。

（四）减轻焦虑／恐惧

耐心向家长解释疾病的相关知识，告知病情及采取的治疗方案，给予患儿和家长精神支持，稳定其情绪以取得配合。

（五）健康教育

告诉患儿家长肾衰竭各期的护理要点、早期透析的重要性。指导家长在恢复期给患儿增加营养，注意个人清洁卫生，注意保暖，防止受凉，尽量避免接触感染患者。慎用氨基糖苷类抗生素等对肾脏有损害的药物。

【护理评价】

经过治疗和护理，患儿水肿消退，体重正常，尿量正常；营养状况良好；无感染发生；住院期间得到一定的照顾，焦虑、恐惧情绪得到缓解。

第七节　儿童心肺脑复苏的护理

❖ 学习目标 ....

- 掌握心搏骤停患儿的身体状况和心肺脑复苏的定义、实施步骤。
- 熟悉对心搏呼吸骤停的患儿实施心肺复苏术的程序。
- 了解心搏呼吸骤停的病因、病理生理。

心肺复苏术（cardiopulmonary resuscitation，CPR）是对心搏、呼吸骤停患儿采取的使其恢复自主循环和自主呼吸的紧急医疗救治措施。但人们发现，复苏后的患儿脑功能不能完全恢复，为了最大程度地恢复患儿的神经功能，提出早期加强脑功能的保护，即脑复苏，两者合称心肺脑复苏（cardiopulmonary cerebral resuscitation，CPCR）。复苏过程可分为3个阶段：基本生命支持、高级生命支持和复苏后综合治疗。

【病因和病理生理】

（一）病因

1. **窒息**　各种原因所致新生儿窒息，如异物或呛入气管、痰堵塞。

2. **突发意外事件**　电击、严重创伤、溺水、大出血。

3. **各种感染**　败血症、颅内感染、感染性休克。

4. **心脏病**　病毒性心肌炎、先天性心脏病、严重心律失常等。

5. **药物中毒和过敏**　洋地黄、奎尼丁、锑剂、氯喹中毒，麻醉意外，血清过敏，青霉素过敏等。

6. **电解质与酸碱平衡紊乱**　血钾过高或过低，严重酸中毒，低钙喉痉挛。

7. **医源性因素**　某些临床诊疗操作，如腰椎穿刺、气管插管、心血管介入治疗等，能加重或触发心跳呼吸骤停。

8. **婴儿猝死综合征**（sudden infant death syndrome，SIDS）

（二）病理生理

1. **缺氧**　缺氧导致心脏传导功能受到抑制，引起心律失常及心动过缓。同时出现无氧糖酵解，导致代谢性酸中毒，易引发心室纤颤，加之缺氧导致细胞外高钾血症，两者促使或加重心室纤颤而停搏。脑对缺氧更敏感，一旦心搏、呼吸停止，脑血液循环停止，将迅速出现昏迷。心脏停搏 1~2 分钟，酸中毒导致脑血管床扩张和毛细血管通透性增加，造成脑水肿，进一步加重脑细胞缺血缺氧。无氧代谢条件下，脑细胞 4 分钟即死亡。一般常温下，心搏、呼吸停止 4~6 分钟，大脑出现不可逆性损害，即使复苏成功，也必然留有严重的神经系统后遗症。

2. 二氧化碳潴留 停搏早期，因 CO_2 潴留造成呼吸性酸中毒。随着 CO_2 增高，可抑制窦房结和房室结的兴奋与传导，并兴奋心脏抑制中枢，引起心动过缓和心律不齐，并直接抑制心肌收缩力。此外，还可引起脑血管扩张，导致脑水肿。CO_2 持续过多，会造成二氧化碳麻痹，直接抑制呼吸中枢。

【治疗要点】

（一）基础生命支持（basic life support，BLS）

1. 判断 救护者通过轻拍和大声说话，判断患儿的意识水平。若患儿没有反应，则应启动应急反应系统；如果患儿有规则的呼吸，则不需要心肺复苏；如果无呼吸但脉搏存在，则只做人工呼吸 12~20 次 / 分钟（每次 3~5 秒），每两分钟检查一次脉搏。

2. 胸外按压（circulation，C） 当患儿无反应，没有呼吸或不能正常呼吸（仅有喘息），无脉搏（或脉搏 <60 次 / 分钟且伴有血流灌注不足征象），即开始胸外按压。正确有效的胸外按压可使心排出量达正常的 30%~40%，而脑组织只需正常供血的 15%。

（1）按压部位：婴儿为乳头连线下方胸骨，儿童为胸骨下半段。

（2）按压方法：①双指按压法（图 17-1）：用于婴儿和新生儿，一手托住患儿背部，将另一手两手指置于乳头连线下一指处进行按压。②双手环抱按压法（图 17-2）：用于婴儿和新生儿，用双手环抱患儿胸部，双手大拇指置于胸骨，其余四指并拢置于背部，然后用两手拇指与其余四指同时相对按压。③单掌按压法（图 17-3）：适用于幼儿，可用一只手固定患儿头部，另一手掌根部置于胸骨下半段（避开剑突），手掌根的长轴与胸骨的长轴一致。④双掌按压法（图 17-4）：

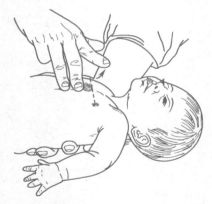

图 17-1 双指按压法

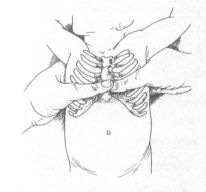

图 17-2 双手环抱按压法

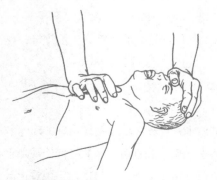

图 17-3 单掌按压法

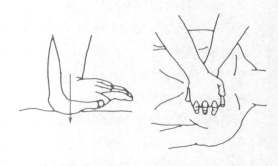

图 17-4 双掌按压法

适用于 8 岁以上年长儿，用一手掌根部重叠放在另一手背上，十指相扣，使下面手的手指抬起，手指根部垂直按压胸骨下半部。⑤单掌环抱按压法：用于新生儿和早产儿，一手四指位于患儿背部，拇指置于前胸，同时相对按压。

2015 年指南继续强调高质量心肺复苏：①按压深度：胸骨下陷深度至少为胸部前后径的 1/3（婴儿约 4cm，儿童约 5cm，青少年 5～6cm）；②按压频率：按压频率为 100～120 次 / 分；③保证每次按压后让胸廓充分回弹，不可每次按压后倚靠在患儿胸上；④尽量减少中断按压的频率和时间（<10s）。

3. **开放气道（airway，A）** 首先必须清除口咽分泌物、呕吐物或异物。保持头部轻度后仰，使气道平直。一般采用仰头提颏法（图 17-5），如怀疑患者颈部受伤，可采用双下颌上提法（图 17-6）开放气道。小婴儿应防止头过度后仰，以免气管塌陷造成气道阻塞。放置口咽通气道，可使口咽部处于开放状态。

4. **人工呼吸（breathing，B）**

（1）口对口人工呼吸：适用于无任何器械时的现场抢救。采用口对口或口对口鼻（适用 1 岁内小婴儿）人工呼吸时，应保持气道开放，每次送气时间大约 1 秒，每次呼吸时胸部抬起，说明通气有效。按压 / 通气比例为新生儿 3∶1；婴儿和儿童为 30∶2（单人施救）和 15∶2（双人施救）；成人是 30∶2。

（2）人工复苏囊通气：首先选择合适的面罩，应能保证将空气密封在面部，从鼻梁到下颌间隙盖住口鼻而不压迫眼睛（图 17-7）。操作时，一手采用"E-C 钳"法固定面罩（图 17-8），另一手按住气囊。复苏过程中观察胸廓起伏程度，判断送气量是否合适，以防过度通气和胃胀气。

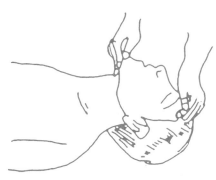

图 17-5 仰头提颏法

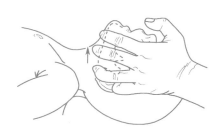

图 17-6 双下颌上提法

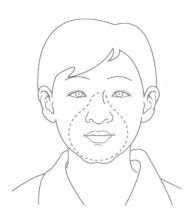

图 17-7 合适的面罩

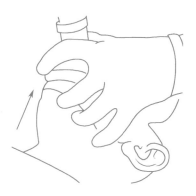

图 17-8 "E-C 钳"法

5．除颤（defibrillation，F） 2015 年指南指出，当可以立即取得自动体外除颤器（AED）时，对于有目击的心脏骤停，应尽快使用除颤器。若在未受监控的情况下发生心脏骤停，或不能立即取得 AED 时，应该在他人前往获取以及准备 AED 时候开始心肺复苏，而且视患者情况应在设备可供使用后尽快尝试进行除颤。其方法是将除颤器电极涂以导电胶，一电极板置于胸骨右缘第 2 肋间，另一电极板置于左腋中线第 5 肋间。首次除颤用 2J/kg，如无效可递增至 4J/kg，但不超过 10J/kg。一次电击后立即恢复 CPR，持续 2 分钟后重新评估心跳节律。

（二）高级生命支持（advanced life support，ALS）

1．供氧 BLS 和 ALS 在自主循环未恢复时推荐吸入纯氧。自主循环恢复后，应动态监测动脉血氧饱和度（SaO_2），以最低的吸入氧浓度保证 SaO_2 在 94%～99%，同时应避免高碳酸血症和低碳酸血症。

2．气管插管 气管插管是建立高级人工气道的重要手段。当气管插管人工气道建立后，每 6 秒进行人工呼 1 次（每分钟 10 次），同时进行持续胸部按压。

3．药物治疗 在心搏骤停中，最好静脉给药。在静脉通路不能迅速建立时，应建立骨内通路，可采用气管内给药，如阿托品、肾上腺素、利多卡因等脂溶性药物。骨髓腔内注射给药是紧急情况下给药的有效途径之一，扩容药物和复苏药物均可通过此途径给予，效果与静脉内注射相同。

（1）肾上腺素：是复苏的首选药物。儿童最常见的心律失常是心脏停搏和心动过缓，肾上腺素有正性肌力和正性频率作用。

（2）5% 碳酸氢钠：由于心脏骤停后出现的酸中毒多为呼吸性酸中毒，通过改善通气和扩容改善循环一般可以解决酸中毒问题，因此不主张常规给予碳酸氢钠。在抢救中毒、高血钾所致的心脏骤停以及较长时间心脏骤停时，需要使用碳酸氢钠。

（3）阿托品：应用指征为低灌注和低血压性心动过缓、房室传导阻滞所引起的心动过缓。目前不再推荐阿托品作为心肺复苏的常规治疗药物。

（4）胺碘酮：用于多种心律失常，尤其是室性心动过速；室颤经 CPR、除颤、给予肾上腺素无效后，可考虑使用。

（5）利多卡因：用于复发性室性心动过速、室颤和频发性室性期外收缩（治疗电击难以纠正的室颤或无脉性室性心动过速，胺碘酮或利多卡因同等可用）。

（6）钙与钙通道阻断药：如果无确诊的低钙血症、钙通道阻断药过量、高镁血症或高钾血症，不建议为儿童心肺复苏骤停常规给予钙剂。

（7）其他：血管活性药物多用于维持血压，苯妥英钠、激素、利尿剂、镇静剂、其他除颤药物等均可酌情使用。

【复苏成功与停止复苏的指征】

1．心脏复苏成功的标志 ①按压的同时可触及颈动脉、股动脉搏动；②扩大的瞳孔缩小，对光反射恢复；③口唇、甲床色泽好转；④肌张力增强或出现不自主运动；⑤自主呼吸出现。

2．停止复苏的指征 凡证实脑死亡应停止抢救。经积极抢救 15～30 分钟，患儿仍深昏迷，无自主呼吸，瞳孔扩大、固定，往往提示脑死亡，复苏成功的可能性甚小，或者成为有心脏搏动、能自主呼吸、脑功能丧失的"植物人"。但需注意，有些药物或过度通气等措施均可造成脑死亡的假象，故需反复排除以上可能情况。一般来说，只要心脏对各种刺激（包括药物）有反应，心脏按压至少应持续 1 小时以上。

【护理评估】

（一）健康史

1. 评估患儿发生心搏骤停是在院内还是院外，周围环境是否安全。

2. 了解患儿既往有无各种病史及接受过何种检查，有无引起窒息的原因，有无心搏呼吸骤停的病史。

（二）身体状况

1. **突然昏迷** 一般心脏停搏 8～12 秒后出现，部分病例可有一过性抽搐。

2. **大动脉搏动消失** 年幼儿由于颈部较短，颈动脉触诊困难，可直接触摸心尖、肱动脉或股动脉，判断有无心搏。判断时间≤ 10 秒。

3. **瞳孔扩大** 心脏停搏 30～40 秒，瞳孔开始扩大，对光反射消失。但某些复苏药物如阿托品可影响对瞳孔的观察。

4. **心音消失或心动过缓** 心音消失，或心率 <60 次 / 分。

5. **呼吸停止或严重呼吸困难** 心脏停搏 30～40 秒后出现呼吸停止，胸腹式呼吸消失，听诊无呼吸音。患儿出现喘息样呼吸，不能进行有效气体交换，仍按照心搏呼吸骤停进行治疗。判断时间≤ 10 秒。

（三）判断依据

1. **主要依据** 患儿突然昏迷伴有大动脉搏动消失即可确诊。

2. **心电图监护** 儿童心搏骤停的心电图类型为：①心动过缓，最多见；②室性心动过速；③心室纤颤，少见；④心室停搏。前三者为心搏骤停先兆。

（四）心理 - 社会状况

评估患儿家长对疾病病因和预后的了解程度，居住环境、家庭经济状况；评估家长有无因患儿危及生命、看到抢救情景而产生恐惧、焦虑情绪以及严重程度。

【常见护理诊断 / 问题】

1. **心输出量减少** 与循环衰竭有关。

2. **不能自主呼吸** 与呼吸停止有关。

3. **有受伤的危险** 与实施心肺复苏有关。

4. **有感染的危险** 与免疫功能下降或长期使用机械通气有关。

5. **潜在并发症**：心律失常。

【复苏后的监测及护理】

心肺复苏后要继续监护治疗，维持心肺功能的稳定，避免继发多脏器功能损伤及中枢神经系统后遗症的发生。同时要明确和治疗心搏呼吸骤停的原因。

（一）维持有效循环

复苏后心律是不稳定的，每 15 分钟观察心率、血压、脉搏的变化。密切观察皮肤、口唇、指（趾）甲的颜色，四肢的温度及静脉充盈等末梢循环情况，从而判断循环功能恢复情况。

（二）维持呼吸功能

湿化气道分泌物及雾化吸入治疗，定期翻身、拍背、吸痰以保持呼吸道通畅；按医嘱应用抗生素，防止肺部感染的发生；使用高级气道通气及呼吸机辅助呼吸时，注意观察有无导管堵塞、衔接松脱、皮下气肿、气管黏膜溃疡、通气过度或不足的现象。

（三）维持水、电解质与酸碱平衡

1. 复苏患儿均有不同程度的水潴留，治疗时使出入量略呈负平衡状态，以不使体重增长为宜。

2. 复苏后常因缺氧引起代谢性酸中毒而未能纠正者，可给予 5% 碳酸氢钠。

3. 由于大量使用脱水剂、激素等，易引起低血钾和高钠血症。

（四）防止继发感染

保持病室空气清新；注意患儿的个人卫生，做好皮肤、口腔等护理；注意无菌操作，器械物品必须严格消毒，防止院内感染。监测体温变化，及早发现感染征象。

（五）积极脑复苏

1. 维持足够的脑血流灌注　密切观察血压变化，维持正常血压，给予脱水剂等治疗颅内高压。

2. 保证脑细胞氧和能量供应　促进脑细胞功能及早恢复，动态监测血氧饱和度，避免复苏后缺血再灌注损伤或氧过多导致组织氧化损伤。

3. 镇静　积极治疗缺氧后的惊厥发作，寻找病因。常用药物如地西泮、苯巴比妥等。

4. 维持体温正常　对于院外复苏后仍昏迷的患儿，可维持 5 天的正常体温（36～37.5℃），或者先维持 2 天的持续低温（32～34℃），再维持 3 天正常体温；对于院内复苏后仍昏迷的患儿，没有足够的证据建议实施低温而非维持正常体温。

（六）减轻焦虑／恐惧

做好患儿家长的工作，及时沟通，交代病情进展情况，给予心理支持，缓解其焦虑恐惧情绪，以便更好的配合抢救工作。

（牛　霞　王　聪）

◇ 护理学而思

1. 患儿，男性，4 岁 6 个月。因突然发生恶心、呕吐后出现呼吸困难、意识不清、口唇发绀入院。患儿于发病前 1 小时曾进食杏仁等坚果，约 50g，随后出现恶心、呕吐等现象，来院途中加重，表现为呼吸困难、意识不清、口唇发绀、抽搐等现象。体格检查：T 36.8℃，P 110 次／分，R 18 次／分，BP 100/70mmHg，体重 17kg。意识不清，面色发绀。心界正常，心音稍钝，各瓣膜听诊区未闻及病理性杂音及心包摩擦音。肺部听诊（－）。腹部检查正常。脊柱、四肢、各关节正常。病理神经反射（－）。血、尿、粪常规示：血中出现氰基，尿中硫氰酸盐浓度增加；血生化示：PCO_2 60mmHg，血肌酐 162μmol/L。

（1）该患儿可能发生了什么情况？

（2）从哪些方面进行护理评估？

（3）如何对该患儿实施急救？

2. 患儿，男性，3 岁 2 个月。因发热 14 小时、惊厥 1 次入院。患儿于入院前 14 小时出现无明显诱因的发热，初期未测体温，于入院前 2 小时突然出现惊厥，表现为意识丧失、双目上翻、口唇青紫、四肢节律性抽搐，持续 1~2 分钟，经按压人中穴自行缓解，当时测体温 39.3℃。体格检查：T 38.6℃，P 120 次 / 分，HR 30 次 / 分，BP 110/70mmHg，体重 15kg，发育正常，营养良好。意识清，面容无特殊，自动体位，查体合作。头颅大小正常，双侧瞳孔等大等圆，对光反射迟钝。咽部充血，双侧扁桃体Ⅱ度肿大，无渗出，咽弓可见散在疱疹。双肺呼吸音对称，音清，可闻及痰鸣音。心脏听诊（－），腹部检查正常。辅助检查：血生化示肌酐 31.9μmol/L。心电图与脑电图未见异常。

（1）目前存在的主要护理诊断 / 问题是什么？

（2）作为责任护士，针对该患儿应采取哪些护理措施？

3. 患儿，女性，3 个月。入院前 2 日有咳嗽，胸片显示肺炎，入院当日出现吐奶、气促、口唇发绀、腹胀。体格检查：T 36.3℃，P 160 次 / 分，R 48 次 / 分，BP 78/44mmHg。意识淡漠，前囟平软，呼吸急促，三凹征阳性，口周青紫，口吐泡沫，咽部充血，双肺可闻及散在湿啰音及痰鸣音，心音有力，节律齐，无杂音，肝肋下 2cm，腹胀明显，四肢末端凉，甲床发绀。辅助检查：WBC 9.5×10^9/L，HB 112g/L；血气：pH 7.34，PaO_2 45mmHg，$PaCO_2$ 59mmHg，HCO_3^- 31.0 mm/L，BE 5.6 mm/L，SaO_2 73.3%。

（1）从哪些方面进行护理评估？

（2）如何保持该患儿呼吸道通畅？

4. 患儿，男性，26 天。气促 26 天，加剧伴呛咳、面色苍白 1 天入院。患儿出生后即有气促现象，1 天前气促加剧，并有吃奶呛咳，面色苍白。体格检查：T 37.6℃，P 180 次 / 分，HR 75 次 / 分，BP 37/28mmHg，SaO_2 90%。意识清，面色苍白，呼吸急促，口唇发绀，鼻翼扇动，三凹征明显，双眼睑水肿，两肺呼吸音粗，未闻及啰音，心律齐，心前区闻及Ⅲ级收缩期杂音，腹软，肝肋下 3.0cm，脾肋下 1.5cm，尿量减少。初步诊断为充血性心力衰竭。

（1）目前存在的主要护理诊断 / 问题是什么？

（2）作为责任护士，针对该患儿应采取哪些护理措施？

5. 患儿，男性，4 岁。因吃饭时哭闹，馒头进入气管致窒息，送入急诊室时面色青紫，无呼吸心搏，气管异物尚未取出。

（1）如果你是急诊室接诊的护士，如何处理？

（2）在使用药物中应注意什么？

附录　0 ～ 18 岁儿童青少年生长标准

（2005 年中国 9 市 0~7 岁儿童体格发育调查，2005 年中国学生体质与健康调查）

附表 1　0~18 岁儿童青少年年龄别身高百分位数值（cm）

年龄（岁）	男							女						
	3rd	10th	25th	50th	75th	90th	97th	3rd	10th	25th	50th	75th	90th	97th
0	47.09	48.13	49.19	50.38	51.58	52.68	53.76	46.55	47.55	48.57	49.72	50.88	51.94	53.00
1	71.48	73.08	74.71	76.55	78.41	80.10	81.80	70.01	71.56	73.16	74.97	76.81	78.49	80.17
2	82.05	84.09	86.19	88.55	90.94	93.13	95.31	80.91	82.88	84.92	87.23	89.58	91.74	93.90
3	89.71	91.93	94.21	96.78	99.39	101.77	104.15	88.64	90.81	93.05	95.59	98.17	100.53	102.91
4	96.73	99.06	101.44	104.13	106.85	109.34	111.82	95.82	98.09	100.42	103.05	105.73	108.18	110.63
5	103.29	105.80	108.38	111.28	114.23	116.91	119.59	102.34	104.80	107.34	110.20	113.10	115.75	118.40
6	109.10	111.81	114.58	117.70	120.86	123.75	126.53	108.10	110.76	113.50	116.57	119.69	122.54	125.38
7	114.62	117.56	120.58	123.97	127.41	130.54	133.67	113.31	116.21	119.19	122.53	125.92	129.00	132.08
8	119.90	123.08	126.34	130.00	133.71	137.08	140.45	118.50	121.64	124.86	128.46	132.10	135.41	138.71
9	124.56	127.96	131.45	135.36	139.32	142.92	146.51	123.31	126.71	130.19	134.09	138.01	141.58	145.12
10	128.65	132.28	135.99	140.15	144.36	148.17	151.98	128.35	132.07	135.86	140.10	144.36	148.22	152.05
11	132.91	136.84	140.85	145.34	149.87	153.98	158.06	134.21	138.15	142.16	146.63	151.11	155.16	159.16
12	138.10	142.49	146.96	151.95	156.97	161.51	166.02	140.24	144.11	148.03	152.39	156.75	160.67	164.54
13	144.97	149.60	154.31	159.54	164.79	169.52	174.20	144.96	148.57	152.23	156.29	160.34	163.99	167.58
14	152.34	156.66	161.03	165.88	170.73	175.09	179.39	147.93	151.34	154.79	158.62	162.44	165.87	169.25
15	157.49	161.43	165.40	169.81	174.20	178.15	182.04	149.48	152.79	156.13	159.83	163.53	166.85	170.12
16	159.88	163.62	167.41	171.60	175.78	179.54	183.23	149.84	153.12	156.44	160.12	163.78	167.08	170.32
17	160.87	164.53	168.24	172.35	176.44	180.12	183.74	150.13	153.39	156.69	160.34	163.99	167.26	170.48
18	161.26	164.90	168.58	172.65	176.71	180.36	183.94	150.44	153.68	156.96	160.59	164.21	167.45	170.66

附表2 0~18岁儿童青少年年龄别体重百分位数值（kg）

年龄（岁）	男							女						
	3rd	10th	25th	50th	75th	90th	97th	3rd	10th	25th	50th	75th	90th	97th
0	2.62	2.83	3.06	3.32	3.59	3.85	4.12	2.57	2.76	2.96	3.21	3.49	3.75	4.04
1	8.16	8.72	9.33	10.05	10.83	11.58	12.37	7.70	8.20	8.74	9.40	10.12	10.82	11.57
2	10.22	10.90	11.65	12.54	13.51	14.46	15.46	9.76	10.39	11.08	11.92	12.84	13.74	14.71
3	11.94	12.74	13.61	14.65	15.80	16.92	18.12	11.50	12.27	13.11	14.13	15.25	16.36	17.55
4	13.52	14.43	15.43	16.64	17.98	19.29	20.71	13.10	13.99	14.97	16.17	17.50	18.81	20.24
5	15.26	16.33	17.52	18.98	20.61	22.23	24.00	14.64	15.68	16.84	18.26	19.83	21.41	23.14
6	16.80	18.06	19.49	21.26	23.26	25.29	27.55	16.10	17.32	18.68	20.37	22.27	24.19	26.30
7	18.48	20.04	21.81	24.06	26.66	29.35	32.41	17.58	19.01	20.62	22.64	24.94	27.28	29.89
8	20.32	22.24	24.46	27.33	30.71	34.31	38.49	19.20	20.89	22.81	25.25	28.05	30.95	34.23
9	22.04	24.31	26.98	30.46	34.61	39.08	44.35	20.93	22.93	25.23	28.19	31.63	35.26	39.41
10	23.89	26.55	29.66	33.74	38.61	43.85	50.01	22.98	25.36	28.15	31.76	36.05	40.63	45.97
11	26.21	29.33	32.97	37.69	43.27	49.20	56.07	25.74	28.53	31.81	36.10	41.24	46.78	53.33
12	29.09	32.77	37.03	42.49	48.86	55.50	63.04	29.33	32.42	36.04	40.77	46.42	52.49	59.64
13	32.82	37.04	41.90	48.08	55.21	62.57	70.83	33.09	36.29	40.00	44.79	50.45	56.46	63.45
14	37.36	41.80	46.90	53.37	60.83	68.53	77.20	36.38	39.55	43.19	47.83	53.23	58.88	65.36
15	41.43	45.77	50.75	57.08	64.40	72.00	80.60	38.73	41.83	45.36	49.82	54.96	60.28	66.30
16	44.28	48.47	53.26	59.35	66.40	73.73	82.05	39.96	43.01	46.47	50.81	55.79	60.91	66.69
17	46.04	50.11	54.77	60.68	67.51	74.62	82.70	40.44	43.47	46.90	51.20	56.11	61.15	66.82
18	47.01	51.02	55.60	61.40	68.11	75.08	83.00	40.71	43.73	47.14	51.41	56.28	61.28	66.89

附表3 0~7岁儿童体重指数（BMI）百分位数和标准差单位（SD）标准值

年龄	男（kg/m²）						女（kg/m²）					
岁:月	百分位数			标准差单位（SD）			百分位数			标准差单位（SD）		
	3rd	50th	97th	-2SD	Median	2SD	3rd	50th	97th	-2SD	Median	2SD
0:00	11.17	13.07	15.30	11.06	13.07	15.45	11.09	13.00	15.43	10.98	13.00	15.61
0:03	14.80	17.48	20.50	14.64	17.48	20.71	14.29	16.69	19.69	14.16	16.69	19.90
0:06	15.28	17.96	21.23	15.12	17.96	21.47	14.96	17.41	20.49	14.82	17.41	20.71
0:09	15.11	17.62	20.77	14.97	17.62	21.00	14.85	17.19	20.15	14.72	17.19	20.36
1:00	14.84	17.19	20.17	14.71	17.19	20.38	14.52	16.74	19.55	14.39	16.74	19.76
1:03	14.53	16.78	19.63	14.41	16.78	19.83	14.18	16.32	19.03	14.06	16.32	19.22
1:06	14.30	16.47	19.25	14.18	16.47	19.45	13.95	16.03	18.69	13.83	16.03	18.88
1:09	14.14	16.26	18.98	14.03	16.26	19.18	13.79	15.84	18.47	13.68	15.84	18.66
2:00	14.00	16.07	18.72	13.88	16.07	18.92	13.65	15.67	18.27	13.54	15.67	18.46
2:06	13.75	15.73	18.29	13.64	15.73	18.48	13.43	15.40	17.96	13.32	15.40	18.15
3:00	13.74	15.66	18.22	13.63	15.66	18.41	13.45	15.42	18.03	13.35	15.42	18.22
3:06	13.55	15.45	18.02	13.44	15.45	18.21	13.31	15.27	17.90	13.20	15.27	18.10
4:00	13.40	15.32	17.93	13.30	15.32	18.13	13.17	15.15	17.84	13.06	15.15	18.05
4:06	13.28	15.23	17.93	13.18	15.23	18.14	13.04	15.06	17.84	12.93	15.06	18.05
5:00	13.21	15.22	18.06	13.10	15.22	18.28	12.92	14.99	17.88	12.81	14.99	18.10
5:06	13.16	15.27	18.30	13.05	15.27	18.54	12.84	14.96	17.96	12.72	14.96	18.20
6:00	13.12	15.35	18.61	13.00	15.35	18.87	12.77	14.96	18.09	12.66	14.96	18.34
6:06	13.09	15.45	18.97	12.97	15.45	19.26	12.72	14.97	18.25	12.60	14.97	18.51
7:00	13.10	15.59	19.40	12.97	15.59	19.72	12.68	15.02	18.45	12.56	15.02	18.73

注：3岁以下儿童BMI按身长计算，3岁及以上儿童BMI按身高计算

中英文名词对照索引

参考文献

1 ——• 蔡威.现代营养学.上海：复旦大学出版社，2011

2 ——• 崔焱.儿科护理学.第5版.北京：人民卫生出版社，2012

3 ——• 段红梅.儿科护理学.北京：人民卫生出版社，2012

4 ——• 范玲.儿童护理学.第2版.北京：人民卫生出版社，2012

5 ——• 范玲.儿科护理学.第2版.北京：人民卫生出版社，2013

6 ——• 高凤，张宝琴.儿科护理学.第3版.北京：人民卫生出版社，2015

7 ——• 桂永浩，申昆玲.儿科学.北京：人民卫生出版社，2014

8 ——• 胡雁.儿科护理学（双语）.北京：人民卫生出版社，2012

9 ——• 黄力毅，张玉兰.儿科护理学.第2版.北京：人民卫生出版社，2011

10 ——• 黄绍良.小儿血液病临床手册.北京：人民卫生出版社，2010

11 ——• 黄人健，李秀华.儿科护理学.北京：人民军医出版社，2014

12 ——• 江载芳，申昆玲，沈颖.诸福堂实用儿科学.第8版.北京：人民卫生出版社，2015

13 ——• 焦卫红.儿科护理教学查房.第2版.北京：人民军医出版社，2014

14 ——• 刘湘云，陈荣华.儿童保健学.南京：江苏科学技术出版社，2006

15 ——• 梁爽，林素兰.儿科护理学.北京：北京大学医学出版社，2015

16 ——• 楼建华.儿科护理.北京：人民卫生出版社，2012

17 ——• 李兰娟，任红.传染病学.第8版.北京：人民卫生出版社，2013

18 ——• 梁伍今.儿科护理学.第2版.北京：中国中医药出版社，2012

19 ——• 毛萌，李廷玉.儿童保健学.第3版.北京：人民卫生出版社，2014

20 ——• 沈晓明，王卫平.儿科学.北京：人民卫生出版社，2008

21 ——• 石淑华，戴耀华.儿童保健学.北京：人民卫生出版社，2014

22 ——• 王卫平.儿科学.第8版.北京：人民卫生出版社，2013

23 ——• 肖建武.儿科护理学.北京：科学技术文献出版社，2012

24 ·······• 叶春香.儿童护理学习指导及习题集.北京：人民卫生出版社，2006

25 ·······• 尤黎明.内科护理学.第5版.北京：人民卫生出版社，2012

26 ·······• 周乐山，张瑛.儿科护理学.第2版.北京：人民卫生出版社，2014

27 ·······• 郑显兰.危重症护理学.北京：人民卫生出版社，2015

28 ·······• 中国营养学会妇幼分会.中国孕期、哺乳期妇女和0-6岁儿童膳食指南（简要本）.北京：人民卫
生出版社，2010

29 ·······• 涂文军.液相串联质谱筛查高危儿和新生儿重症监护室患儿遗传代谢病研究.中国协和医科大学，2010

30 ·······• Colin Rudolph, Abraham Rudolph, George Lister, et al. Rudolph's pediatrics, 22th ed. McGraw-Hill Education/Medical, 2011

31 ·······• 国康复医学会儿童康复专业委员会，中国残疾人康复协会小儿脑性瘫痪康复专业委员会，《中国脑
性瘫痪康复指南》编委会.中国脑性瘫痪康复指南（2015）：第四部分第三章ICF-CY框架下的儿童
脑性瘫痪评定.中国康复医学杂志，2015，30(10)：1082-1090

32 ·······• 李春枝，卫海燕，古建平等.儿童肥胖症的致病因素及干预方法研究.中国当代医药，2013，20(7)：
16-17

33 ·······• 李莲叶，曲斌.先天性心脏病患儿术前父母压力及焦虑状况的调查.中华现代护理杂志，2010，
16(22)：2615

34 ·······• 刘海涛，于凯江.急性肾损伤：病理生理与治疗.中华重症医学电子杂志，2015，1(1)：42

35 ·······• 盛晓阳.儿童锌缺乏的识别、干预和治疗.实用儿科临床杂志，2011，23(26)：1842-1844

36 ·······• 吴田英，毛红芳.儿童单纯性肥胖研究进展.上海预防医学杂志，2011，23(11)：577-579

37 ·······• 中华医学会肠外肠内营养分会儿科协作组.中国儿科肠内肠外支持临床应用指南.中华儿科杂志，
2010，48(6)：436-440

38 ·······• 中国康复医学会儿童康复专业委员会，中国残疾人康复协会小儿脑性瘫痪康复专业委员会，《中
国脑性瘫痪康复指南》编委会.中国脑性瘫痪康复指南（2015）：第一部分.中国康复医学杂志，
2015，30（7）：747-754

39 ·······• 中国康复医学会儿童康复专业委员会，中国残疾人康复协会小儿脑性瘫痪康复专业委员会，《中
国脑性瘫痪康复指南》编委会.中国脑性瘫痪康复指南（2015）：第六部分.中国康复医学杂志，
2015，30（12）：1322-1330

40 ·······• 国家卫生计生委.儿童喂养与营养指导技术规范.2012

41 ·······• 中国国家卫生部.儿童高铅血症和铅中毒预防指南及儿童高铅血症和铅中毒分级和处理原则试行.2006

42 ·······• 联合国儿童基金会."母爱10平方"启动促建立公共母乳喂养室. http://www.unicef.org/chinese/
infobycountry/china_70055.html

43 ·······• 国家食品药品监督管理总局.关于赛诺菲五联疫苗潘太欣的有关情况说明. http://www.sda.gov.cn/
WS01/CL1763/153560.html